呼吸系统疾病中医特色疗法

分册主编 曲敬来 高 雪

人民卫生出版社

图书在版编目（CIP）数据

呼吸系统疾病中医特色疗法/李顺民，彭立生主编.

—北京：人民卫生出版社，2016

ISBN 978-7-117-23055-1

Ⅰ.①呼… Ⅱ.①李… ②彭… Ⅲ.①呼吸系统疾

病—中医治疗法 Ⅳ.①R259.6

中国版本图书馆 CIP 数据核字（2016）第 188350 号

人卫智网	www.ipmph.com	医学教育、学术、考试、健康，
		购书智慧智能综合服务平台
人卫官网	www.pmph.com	人卫官方资讯发布平台

呼吸系统疾病中医特色疗法

主　　编：李顺民　彭立生

分册主编：曲敬来　高　雪

出版发行：人民卫生出版社（中继线 010-59780011）

地　　址：北京市朝阳区潘家园南里 19 号

邮　　编：100021

E - mail：pmph @ pmph.com

购书热线：010-59787592　010-59787584　010-65264830

印　　刷：三河市尚艺印装有限公司

经　　销：新华书店

开　　本：710×1000　1/16　**印张**：23

字　　数：425 千字

版　　次：2018 年 10 月第 1 版　2018 年 10 月第 1 版第 1 次印刷

标准书号：ISBN 978-7-117-23055-1/R·23056

定　　价：50.00 元

打击盗版举报电话：010-59787491　E-mail：WQ @ pmph.com

（凡属印装质量问题请与本社市场营销中心联系退换）

呼吸系统疾病中医特色疗法

主　编

曲敬来（深圳市中医院）　　　高　雪（深圳市中医院）

副主编

陈　生（深圳市中医院）　　　谢　纬（深圳市中医院）

熊　广（深圳市中医院）　　　余　燕（深圳市中医院）

编　委

柯新桥（深圳市第五人民医院）　　　唐明文（深圳市中医院）

石　现（中国人民解放军301医院）　乔秋杰（深圳市中医院）

陈　生（深圳市中医院）　　　　　　傅　斌（宁波市北仑区中医院）

贾　丹（深圳市中医院）　　　　　　李亚清（深圳市中医院）

熊　广（深圳市中医院）　　　　　　刘淼雄（深圳市中医院）

朱跃兰（北京中医药大学东方医院）　任永魁（海南省中医院）

曲敬来（深圳市中医院）　　　　　　李敏芳（深圳市中医院）

石克华（上海市中医医院）　　　　　张小瑾（深圳市中医院）

林　娟（深圳市中医院）　　　　　　赵竞秀（东莞市塘厦医院）

高　雪（深圳市中医院）　　　　　　韩正雪（深圳市西乡人民医院）

吴学敏（深圳市第二中医院）　　　　苏英豪（深圳市福田卫生局）

谢　纬（深圳市中医院）　　　　　　钱晓岚（深圳市中医院）

余　燕（深圳市中医院）　　　　　　丁邦晗（广东省中医院）

周岁峰（广东省中山市中医院）　　　莫玉霞（深圳市中医院）

祝庆华（深圳市中医院）　　　　　　刘崇璟（广东青年职业学院）

陈小铨（深圳市中医院）　　　　　　叶小丹（深圳市中医院）

丁志松（广东省梅州市中医院）　　　王亚琼（深圳市中医院）

常　晓（深圳市中医院）　　　　　　喻　群（安徽六安市中医院）

阎　闯（黑龙江中医药大学）　　　　张晓明（广州中医药大学）

韩　钺（深圳市中医院）　　　　　　何咏诗（广州中医药大学）

审稿校对人员： 曲敬来　高　雪　陈　生　熊　广　谢　纬　余　燕等

人民卫生出版社

《临床常见病中医特色疗法》
丛书编委会

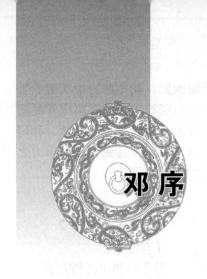

邓 序

　　近半个世纪来，随着医学科学的飞跃发展，中医药事业在各个领域均有了长足的进步，各种行之有效的（包括传统的以及近年各地不断总结的）特色治疗方法愈来愈受到人们的关注，逐渐成为了我国医疗卫生体系中的重要组成部分。鹏城深圳是我国近年来发展最为迅速的地方，昔日的边陲小镇如今已是国际知名的现代化大都市，是对外改革开放的重要窗口。在短暂的三十余年的发展历程中，这里的政治、经济、文化、科技事业取得了举世瞩目的成就，中医药事业亦伴随着时代的发展而不断涌现出可喜的成果，同样走在了全省乃至全国的先进行列。之所以如此，是因为这里的一大批中青年中医药专家学者为了中医事业，刻苦钻研业务，勤奋工作学习。他们在繁忙的临床之余，认真做好科研、教学工作，乃至著书立说。诸如《内科疑难病中医治疗学》《现代肾脏病学》等大型中医专著相继出版发行，为中医药事业的发展不断添砖加瓦，实是值得称道。

　　我的学生，广东省名中医、深圳市中医院院长李顺民教授为牵头人，并组织全国各地知名中医药专家集体编著的《临床常见病中医特色疗法》系列丛书乃是众多专著中的一部缩影。综观各个分册所撰内容，充分体现了"详于治疗方法，略于基础理论"组稿原则；所选择内容以体现中医特色治疗方法为主，如各种行之有效的古今经方效方，外治法中之针灸、推拿、敷贴、灌肠疗法等。凡具中医特色，均被详细收录。其间既有全国各地已被中医学界公认的临床防治各科疾病的有效成果，亦有广东以及深圳地方特色的治疗经验；辨证论治是中医治疗疾病的精髓，本套丛书虽然是以介绍临床各科疾病的中医特色治疗方法，但所选特色疗法处处体现了中医辨证论治法则，颇有独到之处。

　　长江后浪推前浪，深圳中医药事业的良性发展，不但是各级政府高度关注的结果，更离不开一代代中医人的勤奋努力。我深为这些年来全国各地一批又一批的中青年中医学者迅速成长而感到自豪；我深为深圳市中医学界的学子们的辛勤劳动并结出丰硕的成果而激励；我尤其为中医事业后继有人而备感欣慰；我相信，这套由人民卫生出版社出版的《临床常见病中医特色疗法》系列丛书的出版发行，将会成为一部对临床、教学、科研有着重要参考价值的好书。适逢书稿陆续付梓之际，特谨致数语，乐为之序。并推荐给关爱中医药事业的朋友们参考借鉴！

国医大师　邓铁涛

2013 年 9 月 25 日于广州中医药大学

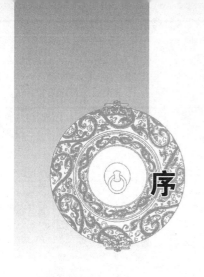

序

　　为医者，在治病，更在传道，更在医人心。医道，可以医人，可以医世，可以医心。前贤有云：良医处世，不矜名，不计利，此其立德也；挽回造化，立起沉疴，此其立功也；阐发蕴奥，聿著方书，此其立言也。一艺而三善咸备，医道之有关于世，岂不重且大耶！

　　本书主编曲敬来、高雪两位教授，是龙江医学流派代表性学术传承人，深圳市中医院呼吸学科学术带头人，"抗非功臣"。行医三十余载，仁术济世，活人无数；钻研学术，治学严谨，厚积薄发，所记方药，辨证明晰，治必效验，提携后学，不遗余力，诊务之余，笔耕不辍。适逢深圳市卫生和计划生育委员会组织编纂《临床常见病中医特色疗法》丛书，两位教授领衔本呼吸分册。采用目前中西医界普遍认可的病名分章节编写，中西医病名并存，每章分述疾病基本概念、临床特点、流行病学情况、国内外最新研究进展、中医理论继承创新、中医病因病机、辨证分型、立法论治、中医特色专方成药、特色外治诸法、特色疗法述评，均突出本书特色和重点。而其中更时时体现出龙江医派的学术思想，并不断发展、日臻完善、推陈出新。其方药按语阐释论治用方之妙，更乃画龙点睛之笔。

　　在西医学强大冲击之下，古老而又与时俱进的中医学因其不可取代的临床疗效在众多领域卓然挺立。如前所言，中医需要不断前进，继续为人类健康事业做出贡献，关键在治病，更在传道。本书娓娓道来，深入浅出，充分展示专业所长，不仅具有极强的临床实用性，更不乏创造性的建树，是呼吸同道互参共鉴的难得佳作。

龙江医学流派代表性学术传承人：

2017 年 2 月 28 日于深圳

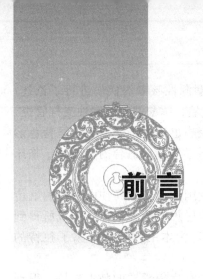

前 言

　　中医药学是中华民族几千年来同疾病作斗争的经验总结，以古老的东方哲学思想，独特而完整的理论体系和丰富的医疗实践经验自立于世界医学之林，成为中华民族灿烂文化的一颗明珠。在科技高速发展的当代，中医的发展是时代的要求，发展的唯一途径就是继承和创新，阐明中医的独特优势是其具有顽强生命力的基础，是促使其发展的内在动力。深圳市卫生和计划生育委员会组织专家编写《临床常见病中医特色疗法》系列丛书就是要继承几千年来中医药文明的精髓，并为中医中药的不断发展做出贡献。

　　呼吸系统疾病是内科常见疾病，时刻威胁人类健康。近年来，大规模流感频频暴发，呼吸系统疾病的发病率呈逐年上升的趋势。在抗击"非典"等一系列捍卫人类健康的战役中，具有中国特色的生命科学——中医药学，其优势和疗效日益为人们所认可。尽管近年来中医特色疗法治疗呼吸系统疾病的研究报道多如繁星，但却缺乏系统整理。为使呼吸系统疾病中医特色疗法新理论、新方法、新成果得到更好的推广运用，为了更好地与同仁共享前沿的医疗信息资源，我们加大力度收集国内外相关资料，结合自己多年的临床经验，精心编写撰成此书以飨读者。

　　本书以中医特色疗法为核心，在介绍呼吸系统疾病的病因病机、临床表现、辅助检查、诊断及鉴别诊断的基础上，对呼吸系统疾病中医特色疗法进行了全面、系统、深入的论述，其中包括辨证论治、特色专方、中药成药、雾化吸入、体针治疗、耳针治疗、穴位敷贴、穴位按摩、穴位注射等特色疗法，结合编者组对呼吸系统疾病临床诊疗的经验，于每一章节篇末进行特色疗法述评，对目前中医中药的临床运用状况、特色之处，中西医各自的特点等方面全面评议，以便于医疗人员提升临床诊疗水平，掌握科学研究动态。

　　本书重点收载了呼吸系统的常见病、多发病，并对影响下呼吸道疾病原来属于耳鼻喉科的上气道咳嗽综合征、咽源性咳嗽等疾病进行了论述；还对呼吸系统的疑难病如间质性肺疾病、肺癌、嗜酸性粒细胞性支气管炎、肺炎性假瘤、肺泡蛋白沉着症、肺不张等疾病也进行了详细的中医特色诊疗方法论述，内容简明扼要、纲举目张，科学实用，适合内科医生、临床医学生以及呼吸病患者阅读参考。

　　本书的主编曲敬来、高雪两位教授是我国近代名医高仲山教授的嫡传人。他们将自己践行龙江医学流派部分学术思想以及多年临床实践所得到的行之有效的经验和方剂十八首倾囊相授，为本书的特色增添了独特的光彩。

　　本书的付梓得益于李顺民、柯新桥、彭立生等领导的鼎力支持，得到了呼吸界很多同道前辈的指点和支持。在此，特对在本书编撰和出版过程中给予大力支持和帮助的各位领导和同道表示衷心的感谢！由于编者水平及编写时间有限，书中尚有不足之处，敬请广大读者不吝指正。

编　者

2017 年 2 月

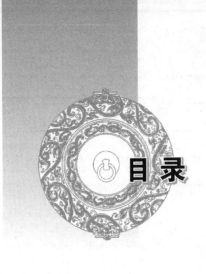

目 录

目 录

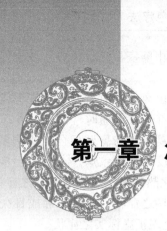

第一章 急性上呼吸道感染

急性上呼吸道感染是鼻腔、咽或喉部急性炎症的总称，简称上感。常见病原体为病毒，仅少数为细菌。该病患者不分年龄、性别、职业和地区，某些病种具有传染性，甚至可以引起严重的并发症。该病全年皆可发病，冬春季节好发。主要通过含有病毒的飞沫传播，亦可由被污染的手及用具传染。多数为散发性，气候突变时则易引起局部或大范围的流行。病毒表面抗原发生变异，则可产生新的亚型，且不同亚型之间无交叉免疫，因此同一人可在1年内多次发病。有些病毒可以在间隔数年后引起较大范围的流行。

本病的临床表现与中医学感冒、外感发热颇为相似，中医学对本病的论述较为详细。

《素问·骨空论》云："风者百病之始也……风从外入，令人振寒，汗出头痛，身重恶寒。"此即外感风邪引起感冒的相关论述。《素问·风论》亦云："风之伤人也，或为寒热。"汉代张仲景论述太阳病时，以桂枝汤治表虚证，以麻黄汤治表实证，为感冒辨证治疗奠定基础。"感冒"一词始见于北宋《仁斋直指方·诸风》，该书在"伤风方论"中记载了参苏饮"治感冒风邪，发热头痛，咳嗽声重，涕唾稠黏。"朱丹溪《丹溪心法·中寒二》提出："伤风属肺者多，宜辛温或辛凉之剂散之。"对后世治疗影响深远。

近年来，伴随数次较大规模流感的暴发，西医、中医以及中西医结合研究均加大力度，通过大量临床经验的积累，急性上呼吸道感染的理论及实验研究均有长足进步，中西医结合治疗以及内外并治、针药并施等中医治疗方法在治愈疾病的过程中发挥重大作用。

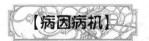

【病因病机】

一、中 医

中医学认为，该病主要由外感六淫、时行疫毒所致，风、寒、暑、湿、燥、火之邪随季节而来，病者无问长少，皆相染疫，症状相似。多与气候突变、寒温失宜、正气虚弱等因素密切相关。

1. 外感风邪、时行疫毒　本病的发生多由风邪或时行疫毒从皮毛或口鼻侵袭人体，使肺卫失和所致。风为六淫之首，往往随时气而入，春季多与热邪合而致病，梅雨季节多与湿邪相合，夏季多与暑邪相合，秋季多与燥邪相合，冬季多与寒邪相合，亦可与时行疫毒合而致病。本病初起多以风寒或风热之邪为主，风热不解或寒邪郁而化热则可呈现热邪犯肺之症状；病邪传里化热，若表证未解，则可见表寒里热之症状；反复感邪或日久未愈，则可由实转虚，亦有体虚感邪者，均可呈现正虚标实之症状。

2. 正气亏虚、肺卫不固　气候突变、寒暖失宜、六淫时邪猖獗之时，易于诱发本病。《素问·评热病论》载"邪之所凑，其气必虚"。该病病位在肺卫，病邪由表入里，可涉及他脏，由此而知，正气亏虚、肺卫不固是发病之内因。生活起居不当，寒暖失宜，伤于劳倦，皆可使人腠理不密，营卫失和，体质虚弱，肺卫不固而致体虚感邪。通常阳虚之人易感风寒之邪；阴虚之人易感风热、风燥之邪；痰湿盛者易感湿邪；湿热盛者易感暑邪。

由上可知，正气亏虚，肺卫不固，加之外感诸邪疫毒，可致肺卫调节功能失常。风、寒、暑、湿等邪或独犯肺卫，或合而致病，使卫表不和，营卫失调，正邪相争而致病。该病病位在肺，病情以来犯之邪为其特征，可兼见他症。

二、西 医

1. 本病70％～80％由病毒引起，主要有鼻病毒、流感病毒（甲、乙、丙）、副流感病毒、呼吸道合胞病毒、腺病毒、鼻病毒、埃可病毒、柯萨奇病毒、麻疹病毒、风疹病毒等，成人以鼻病毒为主，儿童则以副流感病毒和呼吸道合胞病毒为主。细菌感染占20％～30％，以溶血性链球菌最为多见，其次为流感嗜血杆菌、肺炎链球菌和葡萄球菌等，偶见革兰阴性杆菌。

2. 各种可导致全身或呼吸道局部防御功能降低的原因可诱发本病，机体或呼吸道防御功能降低时，先前存在于上呼吸道或从外界侵入的病毒和细菌迅速繁殖，可引起本病。

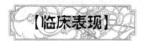
【临床表现】

临床表现有以下类型：

1. 普通感冒　俗称"伤风"，又称急性鼻炎，以鼻咽部卡他症状为主要表现。起病较急，主要表现为鼻部症状如喷嚏、鼻塞、流清水样鼻涕，也可表现为咳嗽、咽干、咽痛、听力减退、流泪、味觉迟钝、呼吸不畅、声嘶等症状。严重者可有发热、轻度畏寒和头痛。体检见鼻腔黏膜充血、水肿、有分泌物，咽部轻度充血等。

2.急性病毒性咽炎、喉炎　由鼻病毒、腺病毒、流感病毒、副流感病毒以及肠病毒、呼吸道合胞病毒等引起。急性病毒性咽炎的临床表现为咽部发痒和灼热感，咳嗽少见。体检见咽部明显充血、水肿，颌下淋巴结肿痛。

急性病毒性喉炎的临床表现为声嘶、讲话困难、可有咳嗽伴有咽痛及发热。体检见喉部水肿、充血，局部淋巴结肿大伴触痛，有时可闻及喉部的喘鸣音。

3.急性疱疹性咽峡炎　由柯萨奇病毒A引起，多发于夏季，儿童多见，成人较少见。临床表现为明显咽痛、发热，病程约一周。体检见咽充血，软腭、腭垂、咽部及扁桃体表面有灰白色疱疹及浅表溃疡，周围有红晕。

4.咽结膜热　主要由腺病毒、柯萨奇病毒等引起。多发于夏季，多由游泳传播，儿童多见。临床表现有发热、咽痛、畏光、流泪等。体检可见咽及眼结膜明显充血。

5.急性咽-扁桃体炎　多由溶血性链球菌，其次为流感嗜血杆菌、肺炎链球菌和葡萄球菌等引起。临床表现为起病急，咽痛明显、畏寒、发热（体温可达39℃以上）等。体检可见咽部明显充血，扁桃体肿大和充血、表面有脓性分泌物，有时伴有颌下淋巴结肿大、压痛，而肺部查体无异常体征。

【辅助检查】

1.外周血象　病毒性感染时白细胞计数正常或偏低，淋巴细胞比例升高；细菌性感染时，白细胞总数和中性粒细胞比例增多，出现核左移现象。

2.病原学检查　因病毒类型繁多，且明确类型对治疗无明显帮助，一般无需明确病原学检查。需要时可用免疫荧光法、酶联免疫吸附法、血清学诊断或病毒分离鉴定等方法确定病毒的类型。细菌培养可判断细菌类型并做药物敏感试验以指导临床用药。

【诊断与鉴别诊断】

一、诊断标准

1.可有受凉、过累、体弱、呼吸道慢性炎症等病史。

2. 依据各临床类型的症状和体征。

3. 胸部 X 线检查阴性。

4. 特殊情况下可进行细菌培养、病毒分离，以确定病原体。

二、鉴 别 诊 断

1. 西医　本病应与过敏性鼻炎、急性支气管炎、肺炎等疾病相鉴别。

2. 中医　主要是与鼻渊、喘证、哮病、肺痨、肺痈等疾病相鉴别。

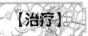

【治疗】

一、一 般 措 施

1. 加强体育锻炼，进行有规律的适度运动，增强体质。

2. 注意保暖，天气突变时，尤须注意增减衣物。

3. 居所及工作环境要定时通风，并且注意室温，避免过凉或过热；可采用食醋熏蒸的方法进行室内消毒，每立方米空间以 5～10ml 的食醋，加水 1～2 倍进行稀释，加热熏蒸 2 小时左右，每日 1 次或隔日 1 次。

4. 尽量避免与感冒患者接触，在感冒流行季节少去公共场所，以减少传播机会；避免受凉，淋雨以及过度疲劳等发病诱因。

5. 反复发生上呼吸道感染者，可酌情接种疫苗，还可以健脾补肺，固表止汗。

二、中医药治疗

中医学理论认为本病邪在肺卫，以实证居多，亦有虚实夹杂者，治当因势利导，解表祛邪，既要辨明外感六淫、时行疫毒，又要分清虚实、顾护正气，同时照顾兼证，据证施治。邪实者慎防补益过早，以免留邪；体虚者，则须扶正固本，兼以祛邪，不宜专行发散，重伤肺气。

（一）辨证论治

1. 风寒束表

主症：鼻塞声重，清涕喷嚏，无汗头痛，身痛腰痛，骨节疼痛，无咽干痛，或咽痒少咳，或恶风发热，或略胸满。舌苔薄白而润，脉浮或浮紧。

治法：发汗解表，宣肺平喘。

方药：麻黄汤加减。麻黄、杏仁各 10g，桂枝、甘草各 6g。诸药合用，功可发汗解表，宣肺平喘。失眠或肝火头胀者去麻黄 10g，加紫苏叶 10g；兼里热烦躁者加生石膏 10g；鼻塞流涕者加辛夷 10g。

2. 风热犯表

主症：发热重，恶寒轻，咽痛口渴，头痛，鼻塞少涕，少咳，少痰，舌边尖红，苔薄白微黄，脉浮数。

治法：清热解表、利咽止咳。

方药：曲氏抗感退热方。柴胡、连翘、荆芥、黄芩、炒牛蒡子各10g。全方功可清热解表、利咽止咳。咽痛甚者加射干10g；咳多者加紫苏叶、杏仁各10g。

3. 暑湿伤表

主症：身热，微恶风，汗少或汗出热不解，头重胀痛，肢体酸重或疼痛，咳嗽痰黏，鼻流浊涕，心烦口渴，或口中黏腻，渴不多饮，胸闷呕恶，大便或溏，舌质红，苔薄黄而腻，脉濡数。

治法：清暑祛湿解表。

方药：新加香薷饮加减。金银花、扁豆花各10g，香薷、连翘、厚朴各6g。诸药合用，功可清暑祛湿解表。暑热偏盛者加柴胡、黄芩各10g；咳痰者加苏叶、杏仁、鱼腥草各10g；湿困卫表，身重少汗，恶风者加藿香、佩兰各10g；里湿偏盛者加苍术、陈皮各10g。

4. 表寒里热

主症：咽痒咳嗽，咳声轻浅，鼻塞声重，痰少色黄白，或发热，恶寒，或口渴，舌质淡红，苔薄白，脉滑。

治法：宣肺疏风，止咳化痰。

方药：前贝止嗽散。紫菀、桔梗、荆芥、百部、陈皮、白前、浙贝、甘草各10g，前胡20g。全方功可宣肺疏风，止咳化痰。发热者加柴胡、黄芩各10g，咽痛者加木蝴蝶、蝉蜕各10g，涕清者加紫苏叶10g，便稀者加葛根15g。

体虚之人祛邪力度酌减，扶正力度因人而异。以上方药，水煎服，每日1剂。重症每日可连服2剂。

（二）特色专方

1. 防感汤1号 牛蒡子、柴胡、桔梗各10g，用水浸泡15分钟，煮沸后煎20分钟即可，复煎一次。每日1剂，分两次餐后温服，儿童酌减。本方为深圳市中医院以高雪、曲敬来为主要成员的专家组在"非典"、人感染禽流感时期创立的防感汤系列方之一，具有清热解毒的功效。适合于从事禽类宰杀、贩运、烹饪的人员及其他与禽类、禽产品有密切接触的人群。

2. 防感汤2号 牛蒡子、柴胡、桔梗、黄芪、扁豆花各10g，用水浸泡15分钟，煮沸后煎20分钟即可，复煎一次。每日1剂，分两次餐后温服，儿童酌减。本方为深圳市中医院以高雪、曲敬来为主要成员的专家组在

"非典"、人感染禽流感时期创立的防感汤系列方之一，具有清热解毒、益气化湿的功效。适合于从事禽类宰杀、贩运、烹饪的人员及其他与禽类、禽产品有密切接触且脾虚夹湿者。

3. 病炎清1号 鱼腥草、黄芩、生石膏各30g，贯众9g。每日2次，早晚各服1次，每次100ml。重症可日3次，每次100ml口服。本方为曲敬来教授多年临证实践之经验方，具有清热解毒、退热泻火之功效，治疗甲型流感病毒上呼吸道感染疗效确切。凡时行感冒，症见发热、咽痛、头身痛者，即可用之，在其流行期间，可作为通方用以治疗与预防，均有卓效。

4. 病炎清10号 柴胡、大青叶、野菊花、金银花、黄芩、防风、辛夷、射干各10g，葛根15g，甘草5g，每日2次，分早晚各服1次，每次100ml。本方为曲敬来教授经验方。治疗以清透戾气，宣肺疏邪为原则。该方组方严谨，体现外感热病清、宣、透之原则，治疗时行之邪从口鼻而入，入里犯肺，肺气郁闭，邪郁化热，邪热壅肺所致之时行疫毒每获良效，临床常用于治疗季节性甲型流感。

5. 茵陈苡仁汤 茵陈蒿15g，黄芩12g，薏苡仁20g，杏仁10g，茯苓12g，泽泻12g，金银花12g，枳壳10g，厚朴6g。日1剂，水煎服。本方具有解表化湿，清热和胃之功。此方尤适用于岭南湿热偏盛之地。

6. 清热宣肺汤 金银花、黄芩、蒲公英、桑白皮、岗梅根各15g，鱼腥草30g，连翘、辛夷、苍耳子、桔梗各12g，薄荷6g（后下），甘草6g。日1剂，水煎服。本方根据叶天士"温邪上受，首先犯肺"的意旨立方，具有清热解表、宣肺疏风之功。

7. 清热散结汤 蒲公英、金银花、浙贝母、牡蛎各30g，紫花地丁、玄参各20g，板蓝根、穿山甲各15g，王不留行12g，夏枯草10g。日1剂，水煎服。扁桃体肿大者，多为痰热壅结于咽所致，本方具有清热解毒、化痰散结之效，可用治急性扁桃体炎。

8. 清瘟解毒汤 金银花、连翘、僵蚕、薄荷、牛蒡子、射干、千层纸、马勃、柴胡各10g，黄芩、桔梗、浙贝母各15g。以免煎颗粒开水冲服，每次1剂，8小时1次。本方着眼清宣解毒，用药多清扬疏散不黏滞，既能辛散宣透，去皮毛之邪，又清化在里之壅滞，全方轻清凉散，开宣肺气，使上焦温邪疏散，肺气宣畅，病证霍然。经多年研究研制的清瘟解毒汤经临床观察发现，能明显缩短流感B病毒感染引起的发热时间，明显改善咽喉肿痛诸临床症状且有见效快，无激素及解热镇痛药的不良反应等特点，是治疗流感B病毒感染的有效方剂。

9. 荆防银翘汤 银花、连翘、柴胡、大青叶各15g，羌活、桔梗、前胡、葛根各10g，薄荷5g，生甘草5g。日2剂，水煎服，6小时1服。本方清、轻、辛、散，温凉并用，有辛凉解表、清热解毒、祛风透邪、泄肺利咽之功，治疗冬季流感，效果良好。

（三）中药成药

1. 连花清瘟胶囊　连翘、金银花、炙麻黄、炒苦杏仁、石膏、板蓝根、绵马贯众、鱼腥草、广藿香、大黄、红景天、薄荷脑、甘草。口服，一次 4 粒，一日 3 次。本品具有清瘟解毒，宣肺泄热之功效，适用于治疗感冒之热毒袭肺证。

2. 热毒清口服液　白蚤休、黄芩、大青叶、连翘、板蓝根、射干、甘草。口服，1 次 10ml，1 日 3 次。本品具有清热解毒、泻火退热、利咽止咳之功，可用于外感高热、风热感冒、急性气管炎、急性咽炎、急性扁桃体炎。

3. 抗病毒口服液　板蓝根、石膏、芦根、生地黄、郁金、知母、石菖蒲、广藿香、连翘等。口服，每次 10～20ml，每日 3 次。本品具有清热祛湿、凉血解毒之功效，可用于风热感冒、温病发热。

4. 银黄口服液　金银花、黄芩。口服，每次 10～20ml，每日 3 次。本品具有清热疏风，利咽解毒之功效，可用于外感风热、肺胃热盛所致之感冒；急慢性扁桃体炎、急慢性咽炎、上呼吸道感染见咽干、咽痛、口渴、发热等证候者。

5. 正柴胡饮冲剂　柴胡、陈皮、赤芍、防风、甘草、生姜。口服，每次 10g，每日 3 次，开水冲服。本品具有表散风寒，解热止痛之功效，适用于外感风寒初起之恶寒发热、无汗、头痛、鼻塞、喷嚏、咽痛咳嗽、四肢酸痛等症。

6. 小柴胡冲剂　柴胡、姜半夏、黄芩、党参、甘草、生姜、大枣。口服，每次 10～20g，每日 3 次。本品具有解表散热、疏肝和胃之功效，适用于外感邪在少阳，寒热往来，胸胁苦满，心烦喜吐，口苦咽干者。

7. 银柴冲剂　忍冬藤、柴胡、薄荷、芦根、枇杷叶、薄荷油。口服，每次 15g，每日 3～4 次，开水冲服。本品有清热解毒之功效，可用于感冒发热、急性气管炎、急性咽炎、急性扁桃体炎。

8. 板蓝根冲剂　板蓝根。口服，每次 15g，每日 3 次，温开水冲服。本品具有清热解毒、凉血利咽之功效，可用于肺胃热盛所致之风热感冒；急性扁桃体炎见咽喉肿痛、口咽干燥等证候者。预防时行感冒，口服 5 日，每日 15g。

9. 感冒冲剂　忍冬藤、板蓝根、前胡、桔梗、葛根、甘草、牛蒡子、薄荷脑。口服，每次 1～2 袋，每日 3 次，开水冲服。小儿用量酌减。本品具有清热解表，宣肺止咳之功，适用于发热、头痛咳嗽、咽喉肿痛之风热感冒。临床可用于治疗上呼吸道感染、急性扁桃体炎、咽喉炎。

10. 风寒感冒冲剂　麻黄、葛根、紫苏叶、防风、桂枝、白芷、陈皮、苦杏仁、桔梗、甘草、干姜。冲剂，口服，每次 1 袋，每日 3 次。小儿酌减。本片具有解表发汗，疏风散寒之功效，为治疗外感风寒型感冒之常用药。

11. 通宣理肺丸　紫苏叶、前胡、桔梗、苦杏仁、麻黄、甘草、陈皮、半夏、茯苓、枳壳、黄芩。口服，每次 2 丸，每日 2～3 次，温开水送服。本品具有解表散寒，宣肺止咳之功效，适用于风寒表证咳嗽偏重者。

12. 防风通圣丸　甘草、石膏、黄芩、桔梗、防风、川芎、当归、白芍、大黄、薄荷、麻黄、芒硝、荆芥穗、白术、栀子、滑石。口服，每次 6 克，每日 2 次，温开水送服。本品具有解表通里，清热解毒之功效，可用于外寒内热、表里俱实之证。

13. 九味羌活丸（颗粒、口服液）　羌活、防风、苍术、细辛、川芎、白芷、黄芩、地黄、甘草。丸剂：姜葱汤或温开水送服，每次 6～9g，每日 2～3 次；口服液：口服，每次 20ml，每日 2～3 次；颗粒剂：姜汤或开水冲服。每次 15g，每日 2～3 次。本品具有疏风解表，散寒除湿之功效，可用于外感风寒夹湿所致之感冒。

14. 桑菊感冒片（冲剂）　桑叶、菊花、连翘、苦杏仁、桔梗、芦根、薄荷、甘草。片剂，每次 4 片；冲剂，每次 1 袋。每日 2 次口服，热水冲服。本品具有疏风清热、宣肺止咳之功效，可用于风热感冒或温病初起，原方为桑菊饮。

15. 羚羊感冒片　金银花、连翘、羚羊角粉、淡竹叶、牛蒡子、淡豆豉、桔梗、荆芥、薄荷、甘草。片剂，口服，每次 4～6 片，每日 2 次。外感风寒者忌用。忌食辛辣刺激物。本方具有辛凉透表，清热解毒之功效，可用于外感风热表证。

16. 银翘解毒片　金银花、连翘、薄荷、淡豆豉、荆芥、牛蒡子、桔梗、淡竹叶、甘草。口服，每次 4～8 片，每日 3 次。本品具有疏风解表、清热解毒之功效，适用于症见发热头痛咳嗽口干、咽喉疼痛之风热感冒。

17. 痰热清注射液　成人痰热清注射液 20ml 加入 5% 葡萄糖注射液 250ml 中，静脉滴注，每日 1 次，疗程 3 天，小儿按每千克体重 0.3～0.5ml 给药。痰热清注射液组方中金银花、连翘清宣疏散，黄芩、山羊角等清解里热。研究表明，本品在清热、化痰、解痉等方面效用满意，而且安全性高，尚未发现不良反应。

18. 穿琥宁注射液　肌注，成人每次 40～80mg，每日 3 次，小儿酌减或遵医嘱；静脉滴注，每次 400～600mg，加入 5% 葡萄糖注射液 250～

500ml 中，每日 1～2 次，小儿酌减或遵医嘱。本品具有清热解毒之功效，适用于风热感冒。

19. 双黄连粉针剂　静脉滴注。临用前，先以适量注射用水充分溶解，再用氯化钠注射液或 5％葡萄糖注射液 500ml 稀释。每次每千克体重 60mg，每日一次，或遵医嘱。本品具有清热解毒，轻宣透邪之功效，可用于风温邪在肺卫或风热闭肺证，证见发热，微恶风寒或不恶寒，咳嗽气促，咳痰色黄，咽红肿痛等及急性上呼吸道感染。

20. 清开灵注射液　胆酸、珍珠母、猪去氧胆酸、栀子、水牛角、板蓝根、黄芩苷、金银花。肌内注射，每日 2～4ml。重症患者静脉滴注，每日 4～8 支（20～40ml），以 10％葡萄糖注射液 200ml 或氯化钠注射液 100ml 稀释后使用。本品具有清热解毒，化痰通络，醒神开窍之功效，可用于上呼吸道感染见发热者。使用需注意有表证恶寒发热者慎用。

（四）针灸疗法

1. 体针疗法　治以祛风解肌，取穴以手太阴、阳明经及督脉上的腧穴为主。主穴：列缺、合谷、大椎、风池、太阳穴。配穴：风寒感冒者，配风门、肺俞；风热感冒者，配曲池、尺泽；气虚感冒者，配肺俞、足三里；夹湿者，配阴陵泉、中脘；夹暑者，配曲池、委中；全身酸疼者，配身柱；鼻塞者，配迎香；咽喉肿痛者，配少商点刺出血。操作方法：主穴用毫针泻法；风寒感冒，大椎行灸法；风热感冒，大椎行刺络拔罐。配穴足三里用补法；少商、曲泽、委中用刺络出血。

2. 耳针疗法　取耳穴肺、气管、内鼻、脾、三焦、耳尖等。局部消毒后，耳尖穴点刺出血，余穴每次选 2～3 个，双侧同时针刺，捻转泻法，留针 10～20 分钟。

3. 电针疗法　取大椎、曲池、合谷、风池等穴。每次选取 2 穴，以毫针刺入，产生针感后，加电刺激，选取适当的波型和频率，以病人出现能耐受的麻胀感为度，每次通电时间 10～20 分钟。

4. 刺络疗法　取尺泽、委中、少商、大椎、耳尖、耳垂等。大椎挑刺出血，并拔罐 5～10 分钟；尺泽、委中用三棱针点刺出血，令其血流自止；少商、耳尖、耳垂诸穴，点刺出血数滴即可。

5. 皮肤针疗法　风寒感冒取脊柱两侧、肘窝、大小鱼际、鼻部；风热感冒取胸背部、风池、大椎、合谷、曲池。以中度或重度刺激，每日治疗 2～3 次。

6. 头针疗法　取感觉区、胸腔区，平刺，每次捻转 1～3 分钟，留针 15 分钟。

7. 光针疗法　取大椎、风池、风门、膈俞、合谷、曲池、鱼际、外关。

每次选穴 2～4 个，用氦-氖激光器照射，功率一般为 10～30 毫安，照射距离为 20～30 毫米，每日照射 1 次，重症每日照射 2 次，每次每穴照射 2～5 分钟。

8. 灸法　取大椎、肺俞、风门、足三里。隔姜灸常规操作，每穴 5～7 壮，每日 1 次，5 次为 1 个疗程。或用艾条灸，每日 1 次，每次灸 15 分钟，5 次为 1 个疗程。

（五）其他特色疗法

1. 穴位敷贴疗法　该疗法通过刺激体表穴位，激发经络的功能，调和气血，调动体内正气以抗邪，是一种常用的内病外治法。在急性上呼吸道感染的治疗中，可作为辅助疗法，有安全性高、痛苦程度低的特点。

（1）涌泉敷贴法：对于急性上呼吸道感染咳嗽较甚者，可将白芥子、栀子、桃仁、杏仁各 20g，吴茱萸、樟脑各 10g，研末混匀，用鸡蛋清、面粉将上末调成饼状，贴于双侧足底涌泉穴，同时对其加温片刻。贴敷 24 小时后取下，根据疾病恢复情况进行续贴。

（2）肚脐敷贴法：先将脐部擦拭干净，用吴茱萸、红参、海马、鹿茸、炙甘草五药按 1∶5∶5∶5∶3 的比例与香油、凡士林等调制成膏，局部敷贴神阙穴，并用胶布敷盖。可用于体虚易感者。

2. 穴位注射疗法　此疗法采用常规方法，利用注射器进行穴位注射。其注射和留药的过程与毫针进针、得气以及留针的过程及作用相似，是中医学针刺疗法与现代注射疗法的有机结合，在急性上呼吸道感染的治疗中，亦为安全、方便、可靠的辅助疗法。在常规治疗的基础上，于第 3 胸椎棘突旁开 1.5cm 的肺俞穴注射维生素 K_1 或维丁胶性钙，每天 1 次。通过有效的刺激肺俞穴可起到宣肺、止咳、平喘、化痰等作用。此外，上感若伴热势较高者，可取柴胡注射液或银黄注射液中任意一种，进行双侧曲池穴注射，每天 2 次，3 天为 1 个疗程，亦有较好疗效。

3. 推拿疗法　选取百会、风池、印堂、太阳、大杼、肺俞等为主穴，运用推、拿、揉、压、按等推拿手法，并结合辨证加减取穴，此法具有宽胸理气、宣肺止咳化痰、解表退热以缓其标之效，同时亦有调整脏腑、平衡阴阳以治其本之功。此法为临床治疗急性上呼吸道感染的常用辅助疗法。

（1）膀胱经擦法：嘱患者取俯卧位，用小鱼际或手掌根部顺患者背部两侧膀胱经，特别在大杼、肺俞、肾俞各擦 50 次以上。若辨证属风寒型，则加推眉弓、攒竹各 20 次，揉按风池、迎香各 20 次，以大鱼际或拇指偏峰推拿前臂手太阴经 20 次，后点掐外关、合谷；若证属风热型，则加风池、太阳、迎香，各揉按 20 次，后点掐少商、商阳、合谷、曲池。体弱气虚者，加点揉足三里、百会；恶心呕吐者，加揉按内关、中脘、足三里。手法完毕后令患者做吹气、呵气口形，不作声响，徐徐出气，直至口中唾液增多，口味甘甜为止。每隔 2 小时 1 次，每次 10 分钟。

（2）头面部推拿法：选取风池、风府、天柱穴，行推、拿手法，操作约 5 分钟。后从印堂向上沿前额发际，运用推法推至头维、太阳穴，往返 3～4 遍。继之按印堂、鱼腰、太阳、百会穴，用抹法从印堂起向上循发际至太阳穴，往返 3～4 遍，施术约 8 分钟。然后再次推、拿风池、风府、天柱穴，同时配合按肺俞、风门穴，拿肩井穴。此法适用于感冒轻证。

（3）小儿推拿法：由于小儿脏腑娇嫩，御邪能力差，易受外邪侵袭，因此易患本病。由于推拿法操作简便、无损伤、痛苦小，因此此法为儿科治疗急性上呼吸道感染常用疗法之一。操作方法：分推八道 100～300 次，分手阴阳 300 次，清肺经 100～200 次，推揉膻中 100～200 次，揉乳根、乳旁各 50～100 次，揉肺俞 100～300 次，补脾经 100～300 次，分推肩胛骨 100～300 次，飞经走气 50～100 次。若辨证属风寒，则可加四大手法，即开天门、推坎宫、揉太阳、揉耳后高骨四法各 30～50 次，掐揉二扇门，推三关各 100～300 次；若辨属风热者，可加清天河水、清肺经各 100～300 次，推脊 50～100 次。操作手法宜轻快柔和。每日 1 次，每次约 15 分钟，3 次为 1 个疗程。

4. 拔罐

（1）走罐法：嘱患者俯卧，裸露背部，将液状石蜡油涂于背部督脉和足太阳膀胱经循行部位。采用闪火拔罐法，首先吸拔大椎穴，然后手扶罐体，沿督脉循行路线慢慢向下推移至至阳穴，来回反复走罐至皮下满布血点。急性上呼吸道感染除兼见体虚者不宜用此法外，其他属实证者均可施用本法治疗。若伴咳嗽严重者，可加拔两侧肺俞穴并留罐 5～8 分钟。每日或隔日 1 次，病愈即止。

（2）留罐法：取大椎、中府、肺俞穴，先用 75% 酒精棉球对所选穴位进行皮肤常规消毒。后行投火法拔罐，对上述各穴分别吸拔并留罐 5～15 分钟。如伴有烦躁、嗜睡或谵语，加拔灵台、神道，一罐拔双穴。每日 1 次。此法尤其适用于急性上呼吸道感染伴见高热者。

（3）刺络拔罐法：取大椎、风门、肺俞穴，常规消毒后用三棱针浅刺出血，以闪火法将中号罐吸附于出血部位，行拔罐放血治疗，出血量为 1～2ml，留罐 15 分钟，每日 1 次。该疗法有解表达邪，引热外行之效，尤其适用于证属风热者。若伴发热者，可加拔曲泽、委中穴放血治疗，操作同前法。

5. 刮痧疗法 取生姜、葱白各 10g 捣烂和匀，用纱布包裹，蘸热酒先刮擦前额及太阳穴，然后刮背部脊柱两侧相关穴位，如大椎、肩井、风门、肺俞等穴，至皮肤潮红为宜，也可配合推刮肘窝及腋窝。此法适用于风寒感冒。

6. 食醋滴鼻疗法：用0.5％的醋酸溶液，如用市售米醋配制，因其所含醋酸浓度较低，故不宜加水过多。每次滴鼻3滴，两次之间间隔2～3小时。24小时为1个疗程，以治愈为度，通常需1～3个疗程。

7. 熏洗疗法　取麻黄9g，桂枝6g，生姜9g，紫苏15g，甘草3g，将上药煎汤以熏洗头面，主要用于急性上呼吸道感染辨证属风寒型，此法可助风寒邪气得汗而解。

8. 药枕预防法　将山奈、丁香、石菖蒲、肉桂等芳香性中药，粉碎后做成香袋，另外填充淡竹叶、艾叶、茵陈、苍术、菊花等作为填充剂做成药枕。每晚睡觉枕用保健枕。此法适用于体虚易感者进行预防以及辅助治疗。

三、西医药常规治疗

目前尚无特效抗病毒药物，故其治疗以对症处理为主，同时注意休息、多饮水、保持室内通风；忌食辛辣和防治继发细菌感染。

1. 对症治疗　鼻塞流涕者，可用1％麻黄碱滴鼻。痰多者，予盐酸氨溴索30～60mg，口服，每日3次，餐后服。刺激性剧烈干咳、无痰者，予可待因15～30mg，口服，每日3次。发热者，可用解热镇痛类药物；也可用酒精擦浴等物理降温方法。

2. 抗生素治疗　普通感冒无需使用抗菌药物。如有白细胞升高、咽部脓苔、咳黄痰等细菌感染证据，可根据经验选用口服青霉素、第一代头孢菌素、大环内酯类或喹诺酮类药物。

3. 抗病毒药物治疗　对无发热、免疫功能正常、发病不超过2天的患者一般不需使用抗病毒药物。金刚烷胺及其衍生物甲基金刚烷胺可用于预防和治疗甲型流感病毒；吗啉胍对流感病毒、腺病毒和鼻病毒等有一定的疗效；利巴韦林和奥司他韦作为广谱抗病毒药，对流感病毒、副流感病毒和呼吸道合胞病毒等均有较强抑制作用，主张早期使用可缩短病程。

【特色疗法述评】

1. 急性上呼吸道感染是目前人类最大的疾病谱，该病往往是一些疾病的开始或是某些疾病发生的诱因。所以，有效的、高水平的诊治急性上呼吸道感染对人类健康意义深远。近30年来抗呼吸道病毒、细菌药物的研发均取得了长足的进步，尤其对病原学的研究取得了举世瞩目的优异成绩。

但本病中相当一部分微生物感染至今尚无行之有效的治疗方法。急性上呼吸道感染有 70%～80% 由病毒引起，抗呼吸道病毒的西药由于抗病毒谱窄、易产生耐药性，有些药物疗效差、副作用大，难以应对不同种类的致病微生物对人类的打击。所以，国内外有一部分医生竟对流感病毒感染后高热不退的患者采取不服用药物，等待疾病自愈的处理办法。

2. 中医对于急性上呼吸道感染的治疗强调"审证求因"。中医学认为本病由外感六淫及时行疫毒所致，正气亏虚，病邪乘虚侵袭肺卫，致使肺卫功能失调，营卫失和，正邪相争，甚则日久累及他脏。病邪各有其性，且往往合而为病，因而该病临床所见症状纷繁，通过对临床症状的分析发现，本病的临证表现与所感之外邪密切相关，特征较为明显。有学者提出依据六淫治则治疗本病，如《补图本草备要》之言"风淫于内，治以辛凉，佐以甘苦，以甘缓之，以辛散之"，"湿淫于内，治以苦热，佐以酸淡，以苦燥之，以淡泄之。"等，为临床治疗该病拓展了思路。

3. 2003 年的 SARS 战役可谓是中国人民抗击呼吸道病毒侵袭的保卫战，在没有任何药物可以消灭 SARS 的情况下，中医药担当起预防和抗击 SARS 的不可低估的有生力量，著名主持人胡一虎曾在凤凰卫视讲到"中国防感汤第一人高雪（本书作者）"，一直战斗在第一线，无论是呼衰的救治，还是普通 SARS 的治疗，以及正常人的预防均有中医药的治疗和参与。当时深圳市中医院发放"防感汤"600 万多袋便是现实的写照。这场战役中深圳市中西医并肩作战创造出病人"零死亡"，医务工作者"零感染"的奇迹。SARS 过后的十年是中医药迅猛发展的十年。那一场没有硝烟的战役确是中医药重新回归重大呼吸道传染病防治主战场的开始。

4. 笔者根据 25 年来研究急性上呼吸道感染的经验，认为风寒束表患者较少，治疗得当，立竿见影，优于西药。风热犯表患者较多，尤其出现外感发热伴有咽痛症状时采用曲氏抗感退热方疗效显著。前贝止嗽散为曲敬来、高雪教授经验方，适用于表寒里热之浅咳，用之得当效若桴鼓。

【主要参考文献】

1. 田德禄，蔡淦 . 中医内科学［M］. 上海：上海科学技术出版社，2006：57～63.

2. 王吉耀 . 内科学［M］. 第 2 版 . 北京：人民卫生出版社，2011：25～27.

3. 陈灏珠，林果为 . 实用内科学［M］. 第 13 版 . 北京：人民卫生出版社，2010：1709～1727.

4. 程凯 . 风寒感冒就用葱豉汤［J］. 东方养生，2011，12：98～99.

5. 李泽庚，张念志 . 呼吸病中医临床精要［M］. 安徽：安徽科学技术出版社，2009：

38～42.

6. 冯维斌，刘伟胜. 呼吸科专病中医临床诊治［M］. 第2版. 北京：人民卫生出版社，2004：7～13.

7. 张玉英，牛淑亮. 呼吸病中医特色诊疗全书［M］. 北京：化学工业出版社，2011：72～76.

8. 程爵棠. 名老中医秘方验方精选［M］. 北京：人民军医出版社，1995：1.

9. 李霞，姚妍妍，李玉实，等. 王道全治疗婴幼儿急性上呼吸道感染咳嗽经验［J］. 实用中医药杂志，2012，28（07）：589.

10. 米一鹗. 首批国家级名老中医效验秘方精选（续集）［M］. 北京：今日中国出版社，1999：39.

11. 曲敬来，高雪，苏英豪. 病炎清10号方治疗季节性甲型流感的临床观察［J］. 中国中医药现代远程教育，2010，8（17）：196～197.

12. 高雪，侯辉，曲敬来，等. 痰热清注射液治疗三种发热性病毒性急性上呼吸道感染的疗效观察［J］. 中国中西医结合耳鼻咽喉科杂志，2006，14（3）：171～173.

13. 乔秋杰，曲敬来，高雪，等. 病炎清颗粒治疗甲型流感病毒上呼吸道感染的临床观察［J］. 中国中医急症，2012，21（12）：1907～1908.

（曲敬来　阎　闯　王亚琼）

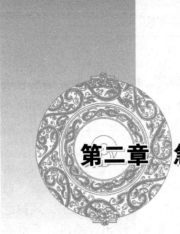

第二章 急性气管–支气管炎

急性气管-支气管炎是由感染、物理、化学刺激或变应原引起的气管-支气管黏膜的急性炎症。临床主要表现为咳嗽和咳痰，部分患者可伴气喘，病愈后支气管黏膜结构可完全恢复正常，是目前临床上最为多发的、常见的疾病之一。急性气管-支气管炎各年龄段皆可发病，寒冷季节或气温突然变冷时多见，在受凉、淋雨、过度疲乏时容易发病。本病若病情迁延，反复发作者可导致慢性支气管炎、支气管扩张的发生。

急性气管-支气管炎属于中医学"咳嗽"中的"外感咳嗽"范畴。咳嗽之名始见于《素问·阴阳应象大论》："秋伤于湿，冬生咳嗽。"汉·张仲景《金匮要略》有"痰饮咳嗽""咳嗽上气"等专篇。咳嗽的分类，历代医家立论纷纭，名称甚多。《素问·咳论》以脏腑命名，分为"肺咳、心咳、肝咳、脾咳、肾咳、胆咳、大肠咳、小肠咳、膀胱咳、三焦咳"，并且描述了各类不同征候的特点。《诸病源候论·咳嗽候》有十咳之称，除五脏咳外，尚有风咳、寒咳、久咳、厥阴咳等。明·张景岳执简驭繁地在《景岳全书·咳嗽》中云"咳嗽之要，止为二证，何为二证？一曰外感，一曰内伤而尽之矣。"明确地将咳嗽分为外感、内伤两大类。至此，咳嗽的辨证分类始较完善，切合临床实际，沿用至今。一般来说，外感咳嗽起病较急，病程较短，病情较轻，常在受凉后突发，病变较局限，一般无其他脏腑的病理改变及临床症状。

【病因病机】

一、中　医

本病的发生，常与体质虚弱，感受六淫之邪或患病者相互传染等有关，致使肺失宣降，肺气不宣，气逆不降而发病，而六淫之邪则是本病的主要发病基础。

1. 风寒袭肺　风寒之邪外束肌表，内郁肺气，以致肺卫失宣是其主要病机。张景岳所言："六气皆令人咳，风寒为主"。风寒袭肺，肺气郁闭不宣，故咳嗽声重；肺气郁闭，水谷津微失于输布，聚湿成痰，故咳痰、痰白。舌苔薄白、脉浮紧，为风寒之邪束表客肺之象。

2. 风热犯肺　《素问·咳论》"皮毛者，肺之合也，皮毛先受邪气，邪气以从其合也。"风热之邪从口鼻而入，内迫于肺，肺失宣降，故咳嗽、咳声高亢重浊。热灼肺津可见痰黏难咳，痰稠黄绿、口干苦、便干。风热之邪炎上，则见咽干。风热客表，营卫失和，故发热、汗出、恶风。舌红苔薄黄，脉浮数为风热客表之象。肺主气，司呼吸，上连气道喉咙，开窍于鼻，外合皮毛，为五脏六腑之华盖，其气灌百脉而通他脏。

3. 风燥伤肺　外感风燥之邪或风寒风热之邪化燥，致肺失清润，故见干咳作呛。燥热灼津则咽喉口鼻干燥，痰黏不易咳吐。苔薄白或薄黄，质红、干而少津，脉浮数，属风燥伤肺之象。

4. 痰湿蕴肺　若饮食不节，嗜酒好烟，或过食肥甘厚味辛辣，或平素脾失健运，饮食精微不归正化，脾湿生痰，上渍于肺，壅遏肺气，故咳嗽，咳声重浊，痰多；湿邪困脾，则脘痞，体倦，大便时溏；舌苔白腻，脉象濡滑为痰湿蕴肺之象。

总之，本病病位在肺在表，多为新病，以实证为主，以邪犯于肺，肺失宣降，肺气上逆为其基本病机。

二、西　医

急性气管-支气管炎可以是病毒和细菌直接感染所致，也可由上呼吸道感染的病毒或细菌蔓延引起，近年来支原体、衣原体引起的急性气管-支气管炎亦趋多见。另外，物理、化学物质的刺激以及过敏反应均与本病发病相关。其病理机制主要是气管、支气管黏膜的急性炎症反应，炎症消退后，气道黏膜的结构和功能可恢复正常。

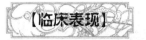
【临床表现】

一、症　状

起病较急，全身症状一般较轻，可有低、中度发热。开始时干咳或咯少量痰，继而为黏液脓性痰，痰量增多，偶伴痰中带血。如果伴有支气管痉挛，可出现程度不等的胸闷、气急。咳嗽和咳痰可延续二三周，有时可延长数周，若咳嗽迁延不愈或反复发作，甚或演变成慢性支气管炎。

二、体 征

可无明显阳性体征。体检时双肺呼吸音粗糙，有时可闻及散在干、湿性啰音，啰音部位常不固定，咳嗽后可减少或消失。

【辅助检查】

1. 血液检查 多数病例的白细胞计数和分类无明显改变，细菌感染严重时白细胞总数和中性粒细胞可增多。血沉加快。CPR升高。

2. 痰液检查 痰涂片和培养可发现致病菌。

3. 胸部X线检查 多数表现为肺纹理增粗，少数病例无异常表现。

【诊断与鉴别诊断】

一、诊 断 标 准

1. 根据病史、咳嗽和咳痰等症状。

2. 两肺呼吸音粗，有时可闻及散在干、湿啰音，在咳嗽、咳痰后啰音可消失。

3. 结合血常规和胸部X线检查。

4. 排除慢性支气管炎、支气管扩张症、肺炎、咳嗽变异型哮喘等疾病。

二、鉴 别 诊 断

1. 西医 本病需与流行性感冒、急性上呼吸道感染、肺炎、肺结核、咳嗽变异型哮喘、肺结核、肺脓肿、麻疹、百日咳等疾病根据其自身特点逐一加以鉴别。

2. 中医 本病需与喉痹、肺痈、肺痨等疾病进行鉴别。

【治疗】

一、一 般 措 施

1. 防止感冒，尽可能在气候适宜的环境生活、学习、工作。尽量避免长时间感受过热、过冷、过燥、过湿、虚风贼邪之气候。防止空气污染，避免劳累，防止风寒暑湿燥火外感六淫之邪侵袭，预防本病的发生。

2. 防止病人互相传染，已患感冒的病人要讲究个人卫生，咳嗽、喷嚏时要遮掩口鼻，不要在可能传播病菌的地方吐痰。易感人群在公共场所要躲避咳嗽发热患者，必要时戴口罩。

3. 参加适当的体育锻炼，增强体质，提高呼吸道的抵抗力，减少本病的发生。

二、中医药治疗

一般而言，外感咳嗽起病多较急，病程较短，初期多伴有表证，实证居多，治疗以疏散外邪、宣通肺气为主，一般不要过早使用滋润、收涩、镇咳之药，以免碍邪。

(一) 辨证论治

1. 风寒袭肺

主症：咳嗽，咳声闷重不畅，痰色稀白，咽痒，常伴鼻塞，流清涕，打喷嚏，发热轻或高而短暂，恶寒重，无汗，头痛，骨节酸痛或咽干痒，或鼻涕倒流，舌淡白，苔薄白，脉浮紧。

治法：疏散风寒，宣通肺气。

方药：止嗽散合三拗汤。桔梗、荆芥、紫菀、百部、白前、杏仁各10g，麻黄、陈皮、甘草各5g。诸药合用，功可疏散风寒，宣通肺气。咽干痒者加射干、木蝴蝶、蝉蜕各10g；风寒夹湿，症见咳嗽痰多，兼有胸脘满闷者加法半夏、苍术各10g；鼻涕倒流甚者加辛夷、白芷各10g。

2. 风热犯肺

主症：咳嗽，咳声高亢重浊，汗出不畏寒，痰黏难咳，时胸闷痛，或痰多黄绿，或发热，或咽痛，或口干苦、便干，或喘鸣，舌质略红，舌苔薄黄或略黄腻，脉浮数。

治法：宣肺止咳，清热化痰。

方药：曲氏肺咳方加减。炙麻黄、杏仁、法半夏、橘红、茯苓、瓜蒌皮、浙贝、木蝴蝶、蝉蜕、甘草各10g。全方功可宣肺止咳、清热化痰。痰多黄绿者加金荞麦、生石膏各10g；发热者加柴胡20g，黄芩10g；咽痛者加射干10g；口干苦、便干者加火麻仁30g；喘鸣者加紫苏叶10g。

3. 风燥伤肺

主症：干咳，连声作呛，喉痒，咽干唇燥，无痰或痰少而黏、不易咳吐，舌质红、干而少津，苔薄白或薄黄，脉浮数。

治法：疏风清肺，润燥止咳。

方药：桑杏汤加减。桑叶、杏仁、浙贝各10g，南沙参15g，山栀子、淡豆豉、梨皮各 6g。诸药合用，共奏疏风清肺，润燥止咳之功。津伤较重者加麦冬、玉竹各 15g；咳甚者加紫菀、百部各 10g；热重者加生石膏、知母各 10g；痰中带血者加白茅根 15g。

4. 痰湿蕴肺

主症：咳嗽，咳声重浊，自汗出，略畏寒，鼻涕倒流，痰稀易咳，胸闷口干，痰白黄脓，或发热，或咽干，舌体偏胖，质淡略黯，舌苔白滑，脉滑或沉。

治法：清热祛湿，化痰止咳。

方药：高氏燥湿顽咳方加减。方中法半夏、陈皮、石菖蒲、紫苏叶、杏仁、荆芥、枳壳、胆南星、天竺黄、瓜蒌皮、前胡、浙贝、甘草各 10g。诸药合用，功可降气化浊、宣肺止咳。痰多黄绿者加金荞麦、鱼腥草各 10g；发热者加柴胡至 20g；咽痛者加射干 10g；口干苦、便干者去瓜蒌皮，加瓜蒌仁 20g，喘鸣者加紫苏叶 10g。

以上方药，每日 1 剂，分两次温服。

（二）特色专方

1. 金沸草散　旋覆花、麻黄、前胡各 9g，荆芥穗 12g，甘草、半夏、赤芍各 3g。上为粗末。每服 9g，水一盏半，入生姜 3 片，红枣 1 枚，煎至8 分，去滓，温服，不拘时候。本方功用散寒宣肺，化痰止咳。风寒咳嗽，不论久暂，均可用本方。若发热咽痛，加银花、连翘、射干；痰多黏稠，加浙贝母、瓜蒌仁；痰涎清稀、头眩心悸，加桂枝、白术；久咳，加紫菀、百部、枇杷叶；脾虚食少或便溏，加党参、黄芪、白术。

2. 苇茎泻白汤　桑白皮、地骨皮、黄芩、桃仁各 15g，冬瓜仁、薏苡仁、鱼腥草各 20g，苇茎 30g，粳米 10g，蛤黛散 10g，甘草 5g。水煎服，日一剂，每日早晚各服 1 次。本方乃泻白散、苇茎汤及蛤黛散三方相合加味而成，功用泻肺火，祛邪热，除痰嗽。主治急性支气管炎属外邪犯肺，化热入里者。若痰多，加瓜蒌仁 15g、天竺黄 10g、浙贝母 15g；兼有喘鸣者，加麻黄 5～10g、葶苈子 15g；痰中带血者，加白茅根 30g、侧柏叶 15g；内热盛，口渴、汗多，加生石膏 30g、知母 15g。

3. 清宣肺经汤　桑叶、牛蒡子、川贝母、杏仁各 6g，瓜蒌皮 9g，马兜铃 4.5g，桔梗 3g，枇杷叶 3 片。水煎服，日一剂。本方功用清宣肺经。主治咳嗽，证属外邪初解，肺热尚盛，干咳痰少。

4. 辛润理肺汤　带节麻黄、炮姜 4g，杏仁、当归、佛耳草各 10g，桔梗、橘红 5g，生姜 1 片，炙甘草 6g。水煎服，日服 1 剂。本方功用温润理肺，降逆止咳。主治凉燥束肺，气逆干咳。如喉中燥痒，频咳不止，加炒荆芥 5g、枇杷叶 10g；如咳而遗尿，宜加五味子 3g；如咳引胸痛，宜加郁金 10g、桃仁泥 5g；痰多者，可加姜半夏 5g。病情好转，应逐渐减少辛散之品。

5. 宣肺止嗽汤　炙麻黄、桔梗各 5g，杏仁、半夏、前胡、大贝母各 10g，佛耳草 12g，生甘草 3g。水煎服，日一剂。本方功用宣利肺气，止咳化痰。主治咳嗽证见咳嗽频频，咽痒则咳，或阵发呛咳，气急，或咳声不扬，甚至咳延数周，咯吐泡沫黏痰，色白或黄，量少或多，咽部可有急慢性充血证，舌质淡红。苔薄白，脉浮滑。风邪在表，加苏叶 10g、桑叶 10g；寒痰伏肺，加细辛 3g；痰湿上扰，加茯苓 10g、橘皮 6g；肺热内郁，加生石膏 15g，知母 10g；痰热蕴肺，加桑白皮 12g，冬瓜子 10g；阴津耗伤，加南沙参 10g、天花粉 10g。

6. 麻杏汤　炙麻黄 2.5g，杏仁 9g，生甘草 4.5g，苏子 9g，炙紫菀 12g，百部 9g，炙白前 6g，炙款冬 6g，海蛤壳 12g，清炙枇杷 9g。水煎服，日一剂。本方功用散寒宣肺，顺气化痰。本方适用于肺燥感寒、气失清肃之支气管炎。常用麻黄、杏仁、甘草、前胡、白前、百部、紫菀为基础方，然后加减运用：痰热者加黄芩、厚朴；宣肺通窍加苍耳子；理气化痰加半夏、陈皮；间或配以地龙、鹅管石、海浮石、海蛤壳等化痰平喘之品。

7. 解郁宣肺止咳汤　柴胡、黄芩各 12g，半夏、五味子、生姜或干姜、杏仁、枳壳各 10g，细辛、甘草各 6g。水煎服，日一剂。本方功用解郁散邪，宣肺止咳。主治外感咳嗽，症见夜间咳甚或昼夜阵咳，吐泡沫清稀痰，病程 1 周以上。春加荆芥、薄荷、防风；夏加香薷、厚朴、陈皮；秋加苏叶、桔梗、前胡；冬加麻黄、桂枝；咳而遗溺者，加黄芪、益智仁；喉痒者，加牛蒡子、蝉蜕；久咳不止者，加罂粟壳、丹参、桃仁。

8. 加减止咳汤　苏叶 5～10g，生姜 2 片，半夏 10～15g，麦冬 5～10g，甘草 3～5g，天竺子 5～10g，杏仁 10～20g，乌梅 10～30g。本方不必久煎，可每日三四服。本方功用化痰止咳。本方适用于各类咳嗽，包括风寒、风热之咳嗽以及阴虚劳伤的干咳。本方系加减沈金鳌"一服煎"而制成，方以苏叶祛外感之寒邪。如无寒证，则可去苏叶而代以苏梗，取其与半夏之类相合、宽中化痰，兼能止呕。以咳甚多吐也；生姜配苏叶，发散寒邪，兼能化痰止呕。如寒邪颇甚，或可去生姜，加以干姜，亦可生姜、干姜同用。以干姜温化寒饮也；半夏化痰，兼去湿邪；麦冬稍减半夏、生姜之燥性，兼能养胃益阴，以土生金也；天竺、杏仁止咳化痰，天竺且具较强之镇咳作用；乌梅酸敛而止咳。运用本方时，如系外感寒邪，可望用苏叶、生姜；如为寒饮，可去生姜，而代以干姜，亦可再加入细辛；如外感温邪，则去苏叶，或代以苏梗，去生姜，加入银花。如为内伤而咳，以苏梗代苏叶，重用乌梅、天竺子。

（三）中药成药

1. 通宣理肺丸　主要成分为紫苏叶、前胡、桔梗、苦杏仁、麻黄、甘草、陈皮、半夏（制）、茯苓、枳壳（炒）、黄芩。功效解表散寒，宣肺止嗽。用于风寒束表、肺气不宣所致的感冒咳嗽，症见发热、恶寒、咳嗽、鼻塞流涕、头痛、无汗、肢体酸痛。用法：口服，一次1～2丸，一日2～3次。

2. 急支糖浆　主要成分为鱼腥草、金荞麦、四季青、麻黄、紫菀、前胡、枳壳、甘草。功效清热化痰，宣肺止咳。用于外感风热所致的咳嗽，症见发热、恶寒、胸膈满闷、咳嗽咽痛；急性支气管炎、慢性支气管炎急性发作见上述证候者。用法：口服，一次20～30ml，一日3～4次；儿童一岁以内一次5ml，一岁至三岁一次7ml，三岁至七岁一次10ml，七岁以上一次15ml，一日3～4次。

3. 蛇胆川贝液　主要成分为蛇胆汁、平贝母。功效祛风止咳，除痰散结。用于风热咳嗽，痰多气喘，胸闷，咳痰不爽或久咳不止。用法：口服，一次1支，一日2次，小儿酌减。

4. 羚羊清肺丸　主要成分为浙贝母、桑白皮（蜜炙）、前胡、麦冬、天冬、天花粉、地黄、玄参、石斛、桔梗、枇杷叶（蜜炙）、苦杏仁（炒）、金果榄、金银花、大青叶、栀子、黄芩、板蓝根、牡丹皮、薄荷、甘草、熟大黄、陈皮、羚羊角粉。功效清肺利咽，清瘟止嗽。用于肺胃热盛，感受时邪，身热头晕，四肢酸懒，咳嗽痰盛，咽喉肿痛，鼻衄咳血，口干舌燥。用法：口服，一次1袋，一日3次。

5. 蜜炼川贝枇杷膏　由川贝、枇杷叶、南沙参、茯苓、化橘红、桔梗、法半夏、五味子、瓜蒌子、款冬花，远志、苦杏仁、生姜、甘草、杏仁水，薄荷脑、蜂蜜，麦芽糖，糖浆组成。润肺化痰、止咳平喘、护喉利咽、生津补气、调心降火。适用于伤风咳嗽、痰稠痰多气喘、咽喉干痒及声音嘶哑。用法：口服，成人每日3次，每次一汤匙，小儿减半。

6. 双黄连注射液　由金银花、黄芩、连翘组成。清热解毒，清宣风热。用于外感风热引起的发热、咳嗽、咽痛。适用于病毒及细菌感染的上呼吸道感染、扁桃体炎、咽炎、支气管炎、肺炎等。用法：静脉注射，一次10～20ml，一日1～2次。静脉滴注，每次每千克体重1ml，加入生理盐水或5％～10％葡萄糖溶液中。肌注一次2～4ml，一日2次。

7. 痰热清注射液　由黄芩、熊胆粉、山羊角、金银花、连翘组成。清热、化痰、解毒。用于风温肺热病痰热阻肺证，症见：发热、咳嗽、咳痰不爽、咽喉肿痛、口渴、舌红、苔黄；肺炎早期、急性支气管炎、慢性支气管炎急性发作以及上呼吸道感染属上述证候者。用法：常用量成人一般一次 20ml，重症患者一次可用 40ml，加入 5％葡萄糖注射液或 0.9％氯化钠注射液 250～500ml，静脉滴注，控制滴数每分钟不超过 60 滴，一日 1 次；儿童按体重 0.3～0.5ml/kg，最高剂量不超过 20ml，加入 5％葡萄糖注射液或 0.9％氯化钠注射液 100～200ml，静脉滴注，控制滴数每分钟 30～60 滴，一日 1 次；或遵医嘱。

（四）针灸疗法

1. 体针　取手太阴、阳明经穴为主，以疏风解表，宣肺止咳。主穴：肺俞、列缺、合谷；随证取穴：风寒者，加风门；风热者，加大椎；燥热者，加曲池；鼻塞者，加迎香；咽喉肿痛者，加少商放血。手法：毫针泻法，风热可疾刺，风寒留针或针灸并用，或针后在背后腧穴拔火罐。每日 1 次，10 次为 1 个疗程。

2. 灸法　选取肺俞、大椎、风门、定喘等穴位，隔姜灸或麦粒灸，视病情每次 3～5 壮不等，每日 1 次，适用于风寒咳嗽或痰湿咳嗽。

（五）其他特色疗法

1. 穴位敷贴法

选肺俞、定喘、风门、膻中、丰隆，用白附子 16％，洋金花 48％，川椒 33％，樟脑 3％制成粉剂。将药粉少许置穴位上，用胶布贴敷，每 3～4 天更换 1 次，5 次为 1 个疗程。

2. 穴位注射法

主穴：肺俞、定喘、风门、大杼。

药液：鱼腥草注射液

方法：每次选主穴 1～2 个，酌选配穴。鱼腥草注射液每穴 0.5～1ml，隔日穴位注射 1 次，5～10 次为 1 个疗程。疗程间隔 3～5 天。

3. 拔罐疗法

（1）外感风寒咳嗽

主穴：大椎、身柱、风门、肺俞、膻中、孔最。

方法：用 1.5 到 2 寸口径之玻璃火罐用闪火法拔大椎、身柱，次用小口径火罐依次拔风门、肺俞、膻中、孔最。拔至局部皮色紫红取下。

（2）外感风热咳嗽

主穴：大椎、身柱、灵台、曲池、足三里。

方法：在上述穴区皮肤常规消毒后，用皮肤针叩刺胸椎 3 穴，叩至皮色潮红有小出血点，用大小适宜的火罐拔 5～10 分钟，次日可如上法在膻中、天突刺络拔罐。

4. 耳针疗法

主穴：平喘、肺、气管、肾上腺、神门、皮质下。

方法：每次取主穴 2～3 个，留针 15～20 分钟，每日或隔日 1 次，也可埋针。

5. 耳压法

主穴：平喘、肺、支气管、大肠、神门、肾穴。

方法：可选用王不留行子或磁珠贴，两耳交替换压，每 3 日 1 次，连用 12 次为 1 个疗程，休息 7 日后可行第 2 个疗程。为了加强刺激强度及疗效，耳压后，每 3～5 小时，患者用拇指、食指指腹对压耳穴 1 次，每次可持续数分钟，以耳朵发热充血为度。

6. 耳穴按摩法

方法：可行双侧耳屏、耳甲腔按摩，每次数分钟，以局部发热、疼痛为度，每日 1～2 次，连用 12 次为 1 个疗程，休息 4～7 天后可行第 2 个疗程。此按摩可医生进行，患者自己也可进行，即患者用两食指指腹按摩该区域，每次数分钟，可每隔 5～6 小时进行 1 次。

7. 磁穴贴敷疗法

主穴：天突、膻中、肺俞、定喘。

方法：取直径 8mm 的锶铁氧体，磁场强度 300～900GS，辨证取穴，用胶布将其固定在穴位上。3 天后复查 1 次，15 天为 1 个疗程，每穴 5～10 分钟，每日 1 次，每次 30 分钟。

8. 刮痧疗法

有效穴区：①大椎至至阳；②大杼至肺俞；③天突至膻中；④中府至云门；⑤尺泽至列缺。

方法：胸背部用快刮法，上肢部用快刮加按揉法，中府、云门用角刮法。

三、西医药常规治疗

1. 一般治疗　多休息，多饮水，避免劳累；忌烟酒、忌食辛辣。

2. 对症治疗　咳嗽、无痰或少痰者，可酌情应用右美沙芬、喷托维林、那可丁或其合剂等镇咳药。但对于有痰的病人，不应给予诸如可待因等强力镇咳药，以免影响痰液排出。痰多者，可用盐酸氨溴索 30mg，每日 3 次；溴己新 8～16mg，每日 3 次；桃金娘油 0.3g，每天 3 次；也可雾化排痰。发热者可使用解热镇痛药。发生支气管痉挛时可用平喘药如茶碱、β_2-受体激动剂、胆碱能阻滞剂等。

3. 抗生素治疗　仅在有细菌感染证据时使用。一般咳嗽 10 天以上，细菌、支原体、肺炎衣原体等感染可能性大，可选用青霉素类或大环内酯类药物，也可选用头孢菌素类或喹诺酮类药物。多数患者口服抗生素即可，当症状较严重时，可经肌内注射或静脉滴注给药，特殊患者可做痰涂片和细菌培养，然后根据优势病原菌及其药敏试验选择抗生素。

【特色疗法述评】

1. 急性气管-支气管炎属于常见病、多发病，严重地影响着人类的身心健康。近 30 年来抗细菌、抗呼吸道病毒药物的研发均取得了长足的进步。尤其是抗生素药物的不断发展使大多数细菌性的急性气管-支气管炎患者获得较好的治疗。但本病中相当一部分致病微生物感染至今尚无行之有效的治疗方法。如病毒引起的急性气管-支气管炎便是如此。这类疾病在急性气管-支气管炎所占比例较大，抗呼吸道病毒的西药由于抗病毒谱窄、有些药物疗效欠佳、副作用大，难以应对不同种类的致病微生物对人类的侵袭。临床确实需要有效的治疗方剂的问世。所以，开发行之有效的治疗呼吸道病毒感染引起的急性气管-支气管炎的中成药十分重要。

2. 急性气管-支气管炎中医病机方面的研究：肺受邪气而失于宣肃上逆作咳，是学者们普遍认同的本病致病病机。对所受之邪气，认为无非外感六淫，或素有痰饮、气滞、郁火等。多数学者强调外感咳嗽之病机，除了感受外邪，离不开"气"和"痰"。治疗上注重疏散外邪的同时兼顾宣降肺气、清热化痰或是温化寒痰等治法的应用。

3. 急性气管-支气管炎中医辨证研究：对于本病的辨证研究，尚无统一的辨证分型标准。综合近代文献资料，对本病的常见分型有风寒型、风热型、风燥型、肝火型、痰湿型、痰热型、气虚型、阴虚型等。目前存在的问题有辨证分型不统一，各型临床研究过于分散，缺乏系统性等。

4. 急性气管-支气管炎中医临床治疗疗效研究：近十年来，由于对病毒性急性气管-支气管炎中医病因学的不断认识，经大量的中医临床实践证实中医药在治疗急性气管-支气管炎方面具有很大的优势，曲敬来教授作为龙江医派主要学术传承人，对急性气管-支气管炎颇有研究，所创立的曲氏肺咳方是临床治疗该疾病的有效方剂。急性气管-支气管炎有一小部分患者由于疾病缠绵难治，反复感染转为慢性支气管炎。追究其原因应该是病邪未去，痰浊未能化尽所致。笔者十余年来一直倡导的"化掉最后一口痰"理念，对防止该疾病转为慢性支气管炎具有指导意义。中医药可以化掉支气管最后一口痰且不伤正气，这方面比西药具有优势。反复的呼吸道感染，抵抗力差的患者如何补益身体是临床中很实际的问题，中医药在此方面仍然具有很大的优势。实际上，当最后一口痰化掉后，补益身体的时机就到来了，此时临床往往采用固表、益气、健脾、消食之法可获得较好的疗效。

【主要参考文献】

1. 王永炎，鲁兆麟．中医内科学［M］．第 2 版．北京：人民卫生出版社，2011.54～93.

2. 晁恩祥，孙塑伦，鲁兆麟．今日中医内科．上卷［M］．第 2 版．北京：人民卫生出版社，2011.5：394～397.

3. 陈灏珠，林果为．实用内科学［M］．第 13 版．北京：人民卫生出版社，2010：1709～1730.

4. 陆再英，钟南山．内科学［M］．第 7 版．北京：人民卫生出版社，2010：15～17.

5. 郭子光等．现代中医治疗学［M］．第 2 版．四川：四川科学技术出版社，2002.9：86～87.

6. 吴艳华，郭桃美．呼吸病［M］．北京：人民卫生出版社，2002，1：522～528.

7. 中国中医研究院中药研究所．中国中药成药处方集［M］．北京：人民卫生出版社，1964.

8. 崔应珉．名医方证真传［M］．北京：中国中医药出版社，1996；9.

9. 李素云．急性气管-支气管炎症候诊断的调查分析［J］．中医研究，2013，26（3）：20～23.

10. 刘禹翔，曾仲意，曲敬来，等．热毒宁注射液治疗病毒性急性气管-支气管炎临床分析［J］．中国中医急症，2012，21（7）：1177～1178.

11. 游瑞芳．止嗽散加减治疗外感咳嗽 268 例［J］．中国民间疗法，2007，15（2）：35.

12. 杨利．加减桑菊饮治疗急性支气管炎 60 例临床观察［J］．中医药导报，2006，12（12）：36～37.

13. 李长军．麻杏石甘汤加味治疗急性支气管炎的临床观察［J］．中国当代医药，2012，19（27）：106～107.

14. 覃利兰，熊尤龙．急性支气管炎的中医药治疗进展［N］．广西中医院学报，2010，13（4）：63～64.

15. 鲍玲玲，田军．急性支气管炎的病因及治疗研究进展［J］．医学信息，2012，25（7）：394～395.

（曲敬来　苏英豪　陈　生）

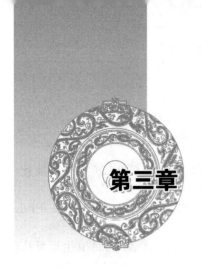

第三章 急性细支气管炎

急性细支气管炎是一种以病毒为主的感染性（后）细支气管炎，多发生于 2 岁以内的婴幼儿，偶见于年长儿童和成人。临床上以呼吸窘迫、喘嗽、呼气阻塞和缺氧为特征。

近 20 余年来，对累及小气道的炎症性病变即细支气管炎（伴或不伴闭塞）一类疾病的认识显著增加，有人称为细支气管综合征（bronchiolar syndrome），包括多种不同疾病或作为其他疾病相关的病理状态。由于其受累部位主要是呼吸性细支气管以远的终末气道。其分型为：①急性细支气管炎；②呼吸性细支气管炎；③闭塞性细支气管炎；④弥漫性泛细支气管炎。

根据其临床主要表现为持续或反复咳嗽、喘憋、呼吸困难，属中医学的"肺炎喘嗽""哮病"范畴。主要病机为痰浊瘀肺，气道阻塞，肺失宣降。古典医籍中就有了类似肺炎喘嗽发病及症状的描述。《内经》中所述"肺风""肺痹""上气"等病，实际与肺炎喘嗽类似。《诸病源候论》阐述的肺闭喘咳的发病机制与肺炎喘嗽的发病更为接近。《金匮要略》所创制的麻杏石甘汤现在仍是治疗肺炎喘嗽的有效方剂之一。至明代，对本病的论述更趋全面，也更为明确。随着温病学派的崛起，对本病的认识又更进一步，并对各个年龄不同阶段的肺炎喘嗽均有描述。在唐宋以前对小儿肺炎喘嗽大多以"喘鸣""肺胀"命名，金元时期朱丹溪及明代周震提到了"肺家炎"。

西药在急性发作期，迅速控制病情发展，控制感染，尤其是重症、变症的急救有着明显优势，但副作用较为明显。如长期大量使用激素带来的真菌感染，免疫力低下，水钠潴留等；长期使用抗生素带来的菌群失调等。中医药对于本病的治疗具有缓效、稳效、持久的特点，在改善症状、减少或停止使用激素、促进损伤气道修复、减少复发，尤其是早期抗病毒治疗，防止出现气道损害具有特有的优势和疗效。中医药疗法的疗效和优势，弥补了西医学治疗本病的不足。

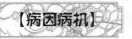

【病因病机】

一、中　医

（一）病因

引起肺炎喘嗽的病因主要有外因和内因两大类。

1. 外因　引起肺炎喘嗽的外邪主要为风邪。寒温失调，风邪外袭而为病。由于四时气候变化不同，风邪多夹热或夹寒为患，其中以风热为最常见。小儿为稚阳之体，不耐寒热，倘照顾不周，最易受外来之邪侵害。

2. 内因　又分为先天不足和后天失养。小儿生理特点为脏腑柔弱，气血未充，肺脏娇嫩。如先天禀赋不足，或后天喂养失宜，或久病不愈，病后失调，则致正气虚弱，腠理不密，卫外不固，而易为外邪所中。成人若冷暖失宜、酗酒熬夜、久病失养、贪凉饮冷、涉水冒雨，也容易受到外邪而致病。

（二）病机及传化

1. 病变脏腑重在肺，可累及心、肝、脾　小儿肺炎喘嗽的病变主要在肺，肺为娇脏，性喜清肃，外合皮毛，开窍于鼻。小儿时期肺常不足，感受风邪，首先侵犯肺卫。或从皮毛而受，或从口鼻而入，致肺气不宣，清肃之令不行，而出现发热、咳嗽、呼吸急促等症。本病初起或见风寒束肺，或风热闭肺，均以外邪侵袭，肺气郁闭为主要病机。本病病位虽然主要在肺，但肺病可累及其他脏腑。肺主治节，肺气郁闭，气滞血瘀，心血运行不畅，血瘀及肺闭相互影响，可致心失所养，心气不足，心阳不振，甚至演变致心阳虚衰。亦有因邪热炽盛化火，内陷厥阴心包和肝经，出现高热动风的证候。

2. 病因是感受风寒、风热或温病时邪　若卫外不固，在病邪作用下，肺气失于宣发肃降，肺津因之熏灼凝聚，形成肺闭痰阻。风热或风寒外犯束肺，肺气闭塞，失于宣降，则气逆而咳喘。小儿阳常有余而津液不足，若寒邪不及时疏解，则易于化热；而时邪瘟毒则"首先犯肺，逆传心包"。故发病初期多表现为肺热壅盛，宣肃失司，痰热相结，闭阻气道，致咳喘加剧。痰阻气机，络脉不畅则血瘀产生，以致痰瘀互结。

3. 病机为外邪闭阻于肺　肺之宣肃不利，通调无权，水液失于输布，凝聚为痰；肺络阻滞，瘀血内生；或温热之邪，灼伤肺津，炼液成痰，痰热交阻于气道，壅盛于肺，以致出现咳喘加剧，喉间痰鸣，声如曳锯诸症。若素体脾虚湿盛，则以喘促痰鸣为主要特征。小儿可见鼻煽气促，张口抬肩,甚则两胁煽动;若痰热炽盛化火,熏灼肺金,则见高热稽留不退。咳嗽、鼻煽,气喘加重。肺闭是其病理机制,痰阻血瘀是其病理产物,二者互为因果,肺闭可加重痰阻血瘀,痰阻血瘀又进一步加重肺闭,如此形成恶性循环。

4. 病情演变重虚实 本病的发生、发展是由实转虚的过程。其病情的演变主要取决于感受病邪与机体正气之间的相互抗争及双方力量的消长变化。尤其小儿脏腑柔弱,疾病传变迅速,病理变化易虚易实。病之初期邪犯肺卫及中期邪热亢盛阶段,邪气实而正气尚不甚虚,正邪交争,因而出现发热、咳嗽、气急、鼻煽等症。如能得到合理治疗,正胜邪怯,则疾病渐趋好转。如邪势过甚,正不敌邪,则病情进一步发展,不仅肺脏受损,尚可由肺累及其他脏腑,而形成各种变证。

二、西 医

呼吸道合胞病毒是细支气管炎最常见的病原,其次为副流感病毒 1 型和 3 型。此外,腺病毒、鼻病毒、肠道病毒、流感病毒和肺炎支原体等亦占一定比例。不同地区中,这些病原体所占比例存在一定差异。儿童中细支气管炎约 55% 由呼吸道合胞病毒引起。少见病原体有冠状病毒、风疹病毒、腮腺炎病毒、带状疱疹病毒、流感病毒、鼻病毒和微小病毒。

免疫组织学研究表明,病毒性肺炎由呼吸道合胞病毒直接损害引起,而毛细支气管炎则为 I 型变态反应的结果。血清中 IgG_1 和 IgG_3 在保护小儿免受下呼吸道感染方面亦起重要作用。病人初次感染呼吸道合胞病毒后,CD_4 和 CD_8 淋巴细胞亚群参与和终止病毒的复制过程,以 CD_8 起主要作用。IL-4 能诱发 IgE 的生成,与毛细支气管炎的发生有密切关系。患毛细支气管炎时,体内产生 IL-2 和 IFN-γ 的细胞克隆受抑制,而释放 IL-4 的细胞克隆优先激活,使 IL-4 分泌增加,IL-4 能特异性地诱导 B 细胞合成 IgE,且通过抑制 IFN-γ 产生而促进 IgE 生成。IL-4 和其他淋巴因子激活中性粒细胞和巨噬细胞脱粒,从而引发变态反应。血清和支气管分泌液中特异性 IgG 和 IgE 上升,并出现气道反应性增高。

病变主要在细支气管,支气管、肺泡也可累及。受累上皮细胞纤毛脱落、坏死,继之细胞增生形成无纤毛的扁平或柱状上皮细胞。管壁水肿、黏液分泌,加之管壁内充满脱落的上皮细胞、白细胞、巨噬细胞碎屑及纤维蛋白形成的渗出物,造成细支气管腔部分阻塞,其远端有显著的肺气肿。细支气管周围有大量细胞浸润,其中绝大多数为单核细胞。黏膜下层和动脉外膜水肿。除细支气管病变外,其周围的肺泡壁有水肿,肺泡腔内亦有炎性渗出物。病变以肺下叶和肺底部为多见。

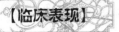

一、症　　状

起病急骤，1～3天内迅速出现呼吸增快和咳喘，伴有激惹、呕吐、食欲减退等表现。上呼吸道卡他症状和咳嗽常为细支气管炎发作的先兆，先兆期常有1～7天的轻度发热。随着病情发展，则出现重度咳嗽和高热。咳嗽是细支气管炎的突出症状，先为阵发性干咳，以后伴有咳痰，多为黏稠痰液。同时出现轻重不等的喘憋。与普通肺炎相比，喘憋症状较严重，出现亦早。发作时呼吸浅而快，伴有呼气性喘鸣，呼吸频率达每分钟60～80次或更快。由于过度换气及液体摄入不足，部分患者有脱水和酸中毒。缺氧严重时可出现神志模糊、惊厥、昏迷等脑病征象，严重低氧血症时出现紫绀。

二、体　　征

肺部叩诊呈过清音；听诊呼吸音减低，满布哮鸣音或哨笛音，喘憋减轻时可闻及细湿啰音。多数病人有明显的"三凹征"，鼻翼煽动，烦躁不安和发绀。极少数患者会出现心力衰竭。

【辅助检查】

1. 血液学检查　血常规检查可出现淋巴细胞升高，伴或不伴中性粒细胞升高，C反应蛋白也可升高，但均对感染诊断的帮助不大。病情严重、出现脱水的患者可有尿素升高或电解质紊乱。动脉血气分析可提示低氧血症。

2. 病原学检查　鼻咽部分泌物病毒免疫荧光检测或PCR检测有助于病因的诊断。血清病毒特异性抗原或抗体检测有助于早期诊断。

3. 影像学检查　胸部影像学表现不典型，可发现肺透亮度增加，肋间隙增宽，横膈平坦。两侧肺门阴影增大，肺纹理增多、增粗，支气管周围有自肺门起始的密度不均匀、不规则线状阴影。一般肺实质无浸润阴影，若肺泡受累明显者，则有小点状或散在片状阴影。多处区域可见小片肺不张，与普通的肺炎浸润很难鉴别。呼吸道合胞病毒感染时，支气管血管影突出。HRCT显示边界不清的小叶中心结节、分叉状阴影、局部实变或磨玻璃影。

4. 肺功能检查　肺功能检查可表现为正常或阻塞性通气功能障碍，FEV_1及FEV_1/VC降低，但弥散功能一般正常。

5. 病理学检查　开胸肺活检是急性细支气管炎诊断的金标准，早期多表现增殖性细支气管炎，晚期则多表现为缩窄性细支气管炎或两者并存。

【诊断与鉴别诊断】

一、诊断标准

1. 多发于 2 岁以下小儿，有上呼吸道感染或与类似患儿接触史。

2. 先有流涕、喷嚏及咳嗽，1～2 日后突然出现喘憋，且呈阵发性加重，于 1～3 日内达到最高峰，呼吸浅快，重者可烦躁。

3. 鼻翼煽动，口、指（趾）末端紫绀，有三凹征，肺部以哮鸣音为主，叩诊呈过清音，或可有呼吸音减低，喘憋缓解时于吸气末可闻及细湿啰音，心率增快，心音低钝。

4. 肺功能：气道阻塞性通气功能障碍，FEV_1 及 FEV_1/VC 降低，但弥散功能一般正常。

5. 实验室检查：周围血象检查：细菌性肺炎白细胞总数及中性粒细胞增多；病毒性肺炎白细胞总数正常或降低，淋巴细胞可增多。病原学检查：细菌培养、呼吸道病毒检测、肺炎支原体检测等，可获得相应的病原学诊断，病原特异性抗原或抗体检测常有早期诊断价值。

6. 典型的胸片表现为肺膨胀过度，有时可以见到小结节影、线样阴影、斑片状磨玻璃阴影或实变和塌陷（肺不张）影。多处区域可见小片肺不张，与普通的肺炎浸润很难鉴别。HRCT 显示小的边界不清的小叶中心结节、分叉状阴影、局部实变或磨玻璃影。

二、鉴别诊断

1. 西医　许多疾病可引起与细支气管炎相似的呼吸困难和喘息表现，不易鉴别，特别是婴幼儿首次发病时。需鉴别的常见疾病有急性喉气管支气管炎（哮吼），支气管哮喘、喘息性支气管炎和肺炎。

2. 中医　主要是与喘证、哮证、咳嗽等疾病相鉴别。

【治疗】

一、一般措施

1. 保持室内空气新鲜流通，冬春季节尽量少去公共场所。

2. 气候寒暖不调时，随时增减衣服，防止感冒。

3. 加强体育锻炼，增强体质。

4. 饮食宜清淡富有营养，多饮水，多吃水果和新鲜蔬菜。

5. 保持居室环境卫生。搞好个人卫生。

6. 呼吸急促时，应保持气道处通畅位置，并随时吸痰。

7. 对于重症肺炎，尤其肺炎患儿要加强巡视，注意病情变化。

二、中医药治疗

（一）证候辨别

1. 辨表证里证　本病初起时与感冒相似，均为表证。但肺炎表证时间短暂，很快入里化热，主要特点为咳嗽、气喘、鼻翼煽动。

2. 辨风寒风热　本病为感受风邪所致，初起应分清是风热还是风寒。感受风寒，则表现为恶寒无汗，咳声不扬，痰多清稀。舌不红，苔多白，脉浮而紧。感受风热者，则表现为发热重，恶寒轻，咳声响亮，痰黏稠或为黄痰，舌边尖红，苔多薄白或薄黄，脉多浮数。

3. 辨痰重热重　痰热壅肺时，应辨清热重、痰重。热重者高热稽留不退，面赤唇红，烦渴引饮，烦躁不安，干咳少痰，大便秘结，小便短赤，舌红起刺，苔黄燥，脉洪大。痰重者，咳嗽剧烈，气促鼻煽，喉中痰鸣，甚则痰声辘辘，胸高气急，舌红苔厚腻或黄腻，脉滑数。

4. 辨轻证重证　肺炎轻证表现为发热、咳嗽、气急，如兼见鼻翼煽动、高热稽留不退、颜面青紫等，则为重证之候。如果病情进一步发展，出现面色苍白，神志不清，四肢不温，精神萎靡，或呼吸不整，甚则痉厥抽搐等，则为变证、危证。

（二）治疗原则

本病的基本治则，是宣肺解表，化痰平喘。初起时，风邪闭肺，治在辛散外邪，宣肺开闭，此期应注意分清风寒风热之不同，而分别选用辛温或辛凉解表之品。中期痰热壅肺，肺闭瘀阻，须察清痰热轻重及痰热、瘀热，重在清热解毒，涤痰开肺，或合以活血化瘀。病久气阴耗伤，注意扶正祛邪，并注重调养，以促正气之恢复。痰多者重在涤痰；喘甚者应予平喘；肺热显著者，则宜清泄肺热；如出现变证，当随症治之。

在用药方面要注意：①因本病易于化热，故在风寒袭肺初期，发表药中宜适量配伍 1~2 味清热药；②通腑药宜早用，肺与大肠相表里，腑通脏安，但对于脾胃素虚者宜谨慎应用；③注意夹有湿邪，大剂量应用清热药时应注意顾护脾胃；④病后药宜益气健脾，活血化瘀，修复其气道损伤，避免用滋腻之品。

（三）辨证论治

常证

1. 风寒闭肺

主症：恶寒发热，无汗不渴，咳嗽气急，痰稀色白，色质淡红，苔薄白，脉浮紧。

此证多见于本病的早期，或严寒季节，年长患儿常自诉恶寒体痛。同时需注意到风寒之邪易于化热，临证时要注意化热的程度。对本病初起时出现的寒战应具体分析，不能一概归属于风寒证。属风寒者，恶寒重无汗，并伴有其他风寒表证。

治法：辛温宣肺，化痰止咳。

方药：三拗汤合葱豉汤加减。麻黄、杏仁、防风、桔梗、僵蚕、葱白、豆豉、甘草各6g。由于本证易于化热，或多兼有热象，可上方中加入银花、连翘各3g。咳嗽痰多加浙贝母、半夏各10g；纳呆作呕加陈皮6g、生姜3片；喉间痰鸣，胸腹满闷，加海浮石10g，苏子、瓜蒌、厚朴各6g等；表寒重加荆芥、紫苏各6g；如兼有化热象，可加石膏10～15g。

2. 风热（风温）犯肺

主症：发热恶风，微有汗出，咽红咽痛，口渴欲饮，咳嗽，痰稠色黄，呼吸急促，舌尖红，苔薄黄，脉浮数。

本证可因感受风热之邪而发病，也可由温热病邪为患。临床表现有轻重之别，前者以发热恶风为主；后者以高热不退为主，重证迅速由卫分转为气分热甚，出现喘憋。有一部分抵抗力很弱的患儿，如重症营养不良、佝偻病等病程中合并肺炎，病情重笃，体温反而低于正常，应引起警惕。另外，早期要注重观察咽部的情况，如果咽红咽痛，口渴欲饮，一般按热证辨证治疗。

治法：辛凉宣肺，清热化痰。

方药：银翘散合麻杏石甘汤加减。银花10g，麻黄、杏仁、连翘、薄荷（后下）、桔梗、牛蒡子、甘草各6g，生石膏（先煎）10g。身热较甚，咽痛口渴，而咳喘不剧者，宜普济消毒饮主之。热邪偏重，伴有频咳，气促或痰多者，以麻杏石甘汤为主。若壮热烦渴，倍用石膏，加知母；喘息痰鸣者加葶苈子、浙贝母各6g，咽喉红肿疼痛，加射干、蝉蜕各6g；津伤口渴加天花粉6g；高热加黄芩、大青叶、柴胡各6g。

叶天士云"上焦药味宜以轻"，轻可去实，桑叶、薄荷、桔梗、牛蒡子、前胡、连翘等气味轻薄，清灵活泼，皆为宣肺透邪之佳品。发热无汗者用生麻黄，有汗而咳喘者用炙麻黄。根据感染的病原不同，临床可以有选择性地用药。如金黄色葡萄球菌感染，可选择银花、连翘、黄连、黄柏、鲜桑叶、金荞麦、蒲公英等；肺炎双球菌感染，可选用黄芩、防风、麻黄、苍耳子等；大肠杆菌感染，可选择麻黄、香薷、薄荷、羌活等；银花、连翘、蒲公英、紫花地丁，对变形杆菌有抑制作用；麻黄、丹皮、鱼腥草、黄芩、黄连、贯众、茵陈、紫草等对流感病毒敏感；知母、桑白皮等对副流感病毒敏感；薄荷、野菊花等对单纯疱疹病毒有抑制作用。

3. 痰热壅肺

主症：壮热烦躁，喉间痰鸣，痰稠色黄，气促喘憋，鼻翼煽动，或口唇青紫，舌质红，苔黄腻，脉浮数。

外邪郁闭于肺，痰热交阻，以壮热喘促痰鸣为主要特征。在辨证时要注意辨别痰热轻重及痰热的转化，少数小儿肺炎病情凶险，来势急暴，迅速出现胸高气急，撷肚抬肩，痰壅气逆，其音如潮，面唇指甲青紫，闷乱烦躁，便秘溲赤，苔黄厚腻呈焦黑，脉象滑数，甚至发生惊厥，此即古代医家所说"马脾风"重证，此证尤须重视，辨别痰重抑或热重。

治法：清热宣肺，涤痰定喘。

方药：五虎汤合葶苈大枣泻肺汤加减。麻黄、杏仁、葶苈子、苏子、虎杖、前胡、甘草各6g，黄芩、生石膏10g。痰重者加服猴枣散；热重大便不通加生大黄6g，或礞石滚痰丸包煎；痰稠便干者加竹沥、枳实各6g；痰多者加天竺黄6g、制胆南星3g；喘剧重用麻黄；高热惊惕加紫雪丹；喘甚便秘痰涌而病情较急者可加安宫牛黄丸。本证易于邪毒内闭而内陷厥阴或心阳虚衰，正气虚脱，临证时应注意观察病情变化，出现变证及早处理。

4. 阴虚肺热

主症：病程延长，低热出汗，面色潮红，干咳无痰，舌质红而干，苔光剥，脉细数。

已无急性症状，但咳嗽未愈，干咳无痰，微热烦躁，口干唇赤，舌红少苔，形神萎顿，二便短少，部分患者咳甚或活动剧烈则喘，肺部啰音难吸收，此缘热伤津液，气阴两虚，故病程迁延。

治法：养阴清肺，润肺止咳。

方药：沙参麦冬汤加减。沙参、麦冬、玉竹各10g，桑叶、炙款冬花、天花粉、生扁豆、甘草各6g。反复低热者加青蒿、知母、黄芩或青蒿鳖甲汤；咳甚者加泻白散；干咳不止加五味子、诃子；盗汗加地骨皮、煅龙骨、煅牡蛎、浮小麦。肺部啰音不消者加三七。

5. 肺脾气虚

主症：病程迁延，低热起伏，气短多汗，咳嗽无力，纳差，便溏，面色淡白，神疲乏力，四肢欠温，舌质偏淡，苔薄白，脉细无力。

本证多见于肺炎恢复期。此类患儿素体脾虚，或已成疳病，或患先天性心脏病、佝偻病、贫血。在感染肺炎后，肺部病灶不易吸收，或者炎症反复加重。临证见神疲乏力、咳嗽无力、痰多稀薄、纳差便溏等。炎症不愈，且易罹患外感。久延不愈者，则终成慢性肺炎。

治法：健脾益气，肃肺化痰。

方药：人参五味子汤加减运用。人参（或党参、太子参）、麦冬各10g、茯苓、五味子、白术、百部、橘红、甘草各6g。虚汗多，动则汗出者加黄芪、煅龙骨、煅牡蛎各10g；咳嗽较甚者加百部、紫菀、炙款冬花各6g；痰多者加天竺黄6g、胆南星3g；纳谷不香加神曲、谷芽、麦芽各6g；大便不实者加怀山药、炒扁豆各10g。

部分迁延性肺炎有血瘀征象，应配合活血化瘀，可在健脾益气基础上加入紫丹参、莪术、水蛭等活血化瘀药，有助于肺炎吸收，损伤修复，恢复肺功能，体质增强。

6. 脾肾两虚

主症：面色㿠白或潮红，肢体倦怠无力，少气懒言，汗出易感，胃纳不佳，咳嗽多痰，有时夜间咳甚，或喘，舌淡、苔白、脉沉细，指纹多沉而色淡。

本证多见于肺炎迁延期，长期使用激素者。表现为虚实夹杂，寒热错杂，气阴两虚，或虚阳浮越，抗病能力明显下降。

治法：补肺健脾，温肾扶阳。

方药：健脾益肺汤。党参、黄芪、茯苓、淫羊藿各10g，焦白术、紫菀、百部、桔梗、陈皮、白前、甘草各6g。喘者加炙麻黄；汗多加浮小麦、糯稻根；畏寒加制附子、干姜；血瘀见证加桃仁、红花。

变证

1. 心阳虚衰

主症：突然面色苍白，紫绀，呼吸困难加剧，汗出不温，四肢厥冷，神萎淡漠或虚烦不宁，右肋下出现癥块，舌淡紫，苔薄白，脉微弱虚数。

本证患者多属体质素弱或感邪较重，气耗损过甚，使病情急剧恶化，逐渐发展而成。本证以突然出现面色苍白，紫绀，呼吸困难加剧，右肋下出现癥块以及脉微弱虚数为主证。

治法：益气固脱，回阳救逆。

方药：参附汤合四逆汤加味。人参、龙骨、牡蛎、磁石各10g，附子3g、干姜、炙甘草、五味子各6g。面色唇舌青紫，右胁肋下癥块明显者，加当归、红花、丹参各6g活血化瘀；呼吸不整或叹息样呼吸者，加山萸肉、炙麻黄、熟地黄各6g或麝香0.06g冲服，并同时嗅鼻；也可隔姜灸人中、百会、神阙、气海等穴位，还可用参附青注射液加入葡萄糖液中静滴，1日2～3次，必要时应配合西药治疗。

2. 内陷厥阴

主症：壮热神昏，烦躁谵语，四肢抽搐，口噤项强，两目上视，咳嗽气促，痰声辘辘，舌质红绛，指纹青紫，可达命关，或透关射甲，脉弦数。

痰热壅盛，高热不退在小儿最易出现惊厥。惊厥之间有明显嗜睡和中毒症状或持续昏迷，或为强直性痉挛、偏瘫等，则可能为邪陷厥阴。需与高热惊厥之一般仅发作1次，或低钙抽搐之血钙显著降低相鉴别。

治法：清心开窍，平肝熄风。

方药：羚角钩藤汤兑服紫雪丹。羚羊角粉（冲服）3g、生地、生石膏（先煎）各10g、白芍、钩藤、菊花、川贝母、鲜竹茹、知母、甘草各6g等。便秘者加大黄6g，热闭重者加安宫牛黄丸或局方至宝丹；抽搐者加石决明10g，痰多加天竺黄、竹沥各6g。

（四）特色专方

1. 清热宣肺汤 银花10g，连翘、百部、麻黄、杏仁、黄芩、地龙、白僵蚕、甘草各6g，生石膏15g，莱菔子8g，桔梗5g。水煎服，日1剂。功能清热宣肺，涤痰定喘，适用于痰热壅肺证型。

2. 益心温阳汤 黄芪、五味子各10g，人参、赤芍、丹参、生地、麦冬、川贝、车前子（包煎）、麻黄各6g，附片4g，甘草5g。水煎服，日1剂。功能益气温阳，活血化瘀，适用于心阳虚衰证型。

3. 三子平喘汤 葶苈子5g、紫苏子5g、莱菔子5g、竹茹5g、紫菀5g、地龙5g，方中葶苈子、紫苏子、莱菔子三子合用降气平喘，止咳化痰，配合竹茹清热化痰，紫菀润肺下气，定喘降逆；再加地龙加强清肺化痰、止咳平喘之功。功能宣肺开闭，祛邪平喘，适用于咳嗽气喘喉中痰鸣，有汗或无汗，舌红，苔薄白或黄，指纹青紫，多在气关，辨证属风邪闭肺型。

4. 麻杏石甘汤加减方 炙麻黄、杏仁、生石膏、甘草、银花、连翘、知母、麦冬、黄芩、板蓝根。功能辛凉宣肺，清热平喘。麻杏石甘汤是治疗外邪未解、肺热咳喘的常用方剂，再配合疏散风热、清热解毒的银花、连翘，清热泻火、生津润燥、养阴润肺的知母、麦冬，以及燥湿凉血消痈的黄芩、板蓝根。现代药理研究表明本方具有解热、抗炎、祛痰、平喘、镇咳、抗变态反应、改善血液循环等作用。

5. 小青龙汤加减方 麻黄3~6g，桂枝5g，白芍6g，清半夏6g，干姜3g，五味子6g，细辛0.5g，炙甘草3g，紫菀6g，款冬花6g，百部6g。水煎服，每日1剂。功能解表散寒、温肺化饮。适用于风寒束肺证，症见无汗不渴，咳嗽气急，痰稀色白，舌质淡红，苔薄白。

6. 高氏化瘀平喘汤 麻黄3~5g，桂枝5~10g，半夏5~10g，细辛2~5g，五味子5~10g，地龙5~10g，桃仁5~10g，红花5~10g，全瓜蒌5~15g，炙甘草5~10g。功能温肺散寒定喘，佐以化瘀，适用于风寒束肺证兼夹瘀证。水煎服，日1剂，分2次服。本方宗"病痰饮者当以温药和之"古训，以小青龙汤为核心温肺化饮。加桃仁、红花、地龙等活血化瘀药，通脉络，化瘀滞。加全瓜蒌开肺气，化痰浊，平喘嗽。兼有鼻鸣浊涕者加辛夷、苍耳子、路路通；兼有乳蛾肿大者加浙贝、玄参。

（五）中成药

1. 通宣理肺丸　功效：解表散寒，宣肺止嗽，用于风寒袭肺证。主要成分半夏、陈皮、茯苓、甘草、黄芩、桔梗、麻黄、前胡、枳壳、紫苏叶、麻黄碱。大蜜丸，每丸重6克，10丸/盒。口服。一次6g，一日2～3次。

2. 桑菊银翘散　功效：辛凉透表，宣肺止咳，用于风热犯肺证。清热解毒。组成：桑叶，菊花，金银花，连翘，滑石，绿豆，川贝母，芦根，蝉蜕各60g，薄荷，淡竹叶，荆芥，牛蒡子，苦杏仁，甘草各40g，僵蚕，桔梗各30g，淡豆豉20g。10g/袋，口服，每次10g，日2～3次。

3. 止咳青果丸　功能主治：宣肺化痰，止咳定喘用于痰热壅肺证。成分：西青果、麻黄、苦杏仁（去皮炒）、石膏、甘草、紫苏子（炒）、紫苏叶、半夏（制）、浙贝母、桑白皮（蜜制）、白果仁、黄芩、款冬花、冰片。辅料为蜂蜜。每丸重3g，口服，一次2丸，一日2次。

4. 炎热清胶囊　本品解表清里，清热解毒。用于痰热壅盛证。主要成分：柴胡、黄芩、龙胆、栀子、生石膏、知母、玄参、薄荷脑。口服成人每次3粒，病重者可剂量加倍，一日一次，温开水送服，小儿酌减。

5. 牛黄醒脑片　本品清热解毒，芳香开窍，豁痰镇惊用于合并肺炎及中毒性脑病。组成：牛黄、水牛角、麝香、冰片、郁金、黄连、黄芩、栀子、雄黄、珍珠母、玳瑁、朱砂。0.388/片，成人4片/次，2次/日；温开水送服。

6. 莪术油注射液　按1ml/（kg·d）加入液体（所用液体种类及用量视临床需要而定）静脉滴注，每日1次，1个疗程5～7天。

7. 热毒宁注射液　其主要成分由青蒿、栀子、金银花等草药提取而成，具有抗感染、抗病原微生物等多重作用。小儿用法0.6ml/（kg·d），加入5％葡萄糖注射液100～250ml中（20～40滴/分钟），1次/天，静脉滴注。

8. 细辛脑注射液　主要成分是天南星科植物石菖蒲的提取物α-细辛脑，辅助治疗婴幼儿毛细支气管炎，疗效确切，安全可靠，减轻肺部症状，缩短疗程，是临床治疗小儿呼吸道感染可靠有效的药物。有明显的祛痰止咳作用，具有抑菌抗病毒作用，增加机体的防御能力，提高血氧饱和度，减轻喘憋症状，加速痰液的吸收和排出。用法5％或10％葡萄糖注射液100ml＋细辛脑注射液1～2ml/（kg·d）静滴，1次/天，1周为1个疗程。

9. 哮喘平口服液　麻黄、浙贝母各6g，杏仁、地龙、蚤休、法半夏各10g，黄芪15g，细辛3g，茜草、五味子、紫草各9g，鱼腥草12g，蝉蜕、僵蚕各 8g。服法：<1 岁者，每次 10ml，每日 3 次，1～2 岁，每次 15ml，每日 3 次。适用于正虚邪实患者。

10. 双黄连注射液　由金银花、黄芩、连翘组成。清热解毒，清宣风热。用于外感风热引起的发热、咳嗽、咽痛。适用于病毒及细菌感染的上呼吸道感染、扁桃体炎、咽炎、支气管炎、肺炎等。用法：静脉注射，一次 10～20ml，一日 1～2 次。静脉滴注，每次每千克体重 1ml，加入生理盐水或 5%～10% 葡萄糖溶液中。肌注一次 2～4ml，一日 2 次。

11. 痰热清注射液　由黄芩、熊胆粉、山羊角、金银花、连翘组成。清热、化痰、解毒。用于风温肺热病痰热阻肺证，症见：发热、咳嗽、咳痰不爽、咽喉肿痛、口渴、舌红、苔黄；肺炎早期、急性支气管炎、慢性支气管炎急性发作以及上呼吸道感染属上述证候者。用法：常用量成人一般一次 20ml，重症患者一次可用 40ml，加入 5% 葡萄糖注射液或 0.9% 氯化钠注射液 250～500ml，静脉滴注，控制滴数每分钟不超过 60 滴，一日 1 次；儿童按体重 0.3～0.5ml/kg，最高剂量不超过 20ml，加入 5% 葡萄糖注射液或 0.9% 氯化钠注射液 100～200ml，静脉滴注，控制滴数每分钟 30～60 滴，一日 1 次；或遵医嘱。

（六）食疗方药

1. 瓜蒌茶　选用全瓜蒌 30 个，洗净。蒸熟压扁晒干，切丝，煎水，代茶饮。辅治肺热咳嗽。

2. 川贝杏仁饮　川贝母 6g，杏仁 3g，冰糖或蜂蜜少许。洗净的川贝、杏仁同置锅内加水煮沸后，放入冰糖或蜂蜜，转用文火煮 30 分钟。每日临睡前服 5～10ml。辅治小儿肺炎痰鸣等症。

（七）针灸疗法

体针　主穴：尺泽、孔最、列缺、合谷，肺俞、足三里。配穴：邪客肺卫，加风门、大椎、风池；痰热壅肺，加少商、丰隆、曲池、中脘；肺灼阴伤，加太溪、膏肓；阳气虚脱，加气海、关元、百会。一般施以捻转泻法或透天凉手法，足三里施以捻转补法，气海、关元、百会可配合灸法，每日 1 次。

（八）其他疗法

1. 推拿疗法

风寒闭肺　清肺经、大肠经，清天河水，揉二扇门，按天突、风池、肺俞，擦胸背。

风热闭肺　清肺经、大肠经，清天河水，退六腑，清心经、脾经，推涌泉。推脊。

痰热壅肺　清肺经，清天河水，退六腑，揉天突，分推膻中，直推膻中，揉乳旁、乳根，揉肺俞，分推肩胛骨，推脊，推涌泉。

正虚邪恋　补脾经、肺经，推三关，按揉精宁，摩中脘，按揉足三里，推涌泉，揉心俞、肺俞。

正虚邪陷　清天河水，退六腑，补心经、肺经，掐小天心、人中、十宣、精宁、水底捞月。

2. 拔罐疗法　取穴：风门、肺俞、膏肓或在肺部有湿性啰音处，闪火法操作。每日或隔日 1 次。

3. 超声雾化疗法　桑叶、知母各 15g，杏仁、前胡、白前各 10g，桔梗 6g，甘草 3g，银花、鱼腥草各 20g。制成雾化剂，超声雾化吸入，每次 10 分钟，1 日 2 次，5～7 天为 1 疗程。用于风热闭肺证。

4. 穴位贴敷疗法　肉桂 12g，丁香 16g，川乌、草乌、乳香、没药各 15g，当归、红花、赤芍、川芎、透骨草各 30g 制成 10% 油膏敷背部；1 日 2 次，5～7 天为 1 疗程。用于肺部湿性啰音久不消失者。

5. 中药清热宣肺贴片配合经穴脉冲仪肺俞穴贴敷治疗　中药清热宣肺贴片（组方有效成分：金银花、柴胡、杏仁、川贝、款冬花、板蓝根、制南星等）将中药耦合凝胶贴片贴于双侧肺俞穴处，将配对治疗电极用按扣连接固定，进行透皮治疗，每日 1 次，每次 15～20 分钟。治疗结束后撤去治疗电极，保留贴片外敷 2～4 小时后揭去，4～7 日为 1 个疗程。经穴脉冲治疗仪集药疗、电疗、热疗及穴位治疗于一体，达到舒通经络作用，它通过电脉冲致孔技术、离子导入技术，促进药物向皮肤渗透，达到经皮靶向给药的作用。该疗法避免了肝脏对药物的"首过效应"和胃肠道的降解破坏，使药物浓度保持恒定，减少了药物的峰谷变化，其渗透性比单纯局部敷药的透皮吸收可提高 60～200 倍。

三、西医药常规治疗

1. 氧疗　氧疗对细支气管炎很重要，婴幼儿缺氧主要是由于通气/灌注异常，故吸入低浓度氧有效。以面罩吸氧并带有湿化装置者为佳。注意保持呼吸道通畅，保持室内适当湿度、温度；患儿因呼吸急促使不显性失水增加，应少量多次喝水。不能进食或重症者应静脉补液。脱水的纠正有利于喘憋症状的好转。

2. 抗病毒治疗　一般使用的抗病毒药物有：利巴韦林、更昔洛韦、重组人干扰素等。多采用静脉滴注或雾化吸入的方式。

3. 平喘治疗　糖皮质激素对细支气管炎无益，但近年来有研究认为细支气管炎后持续喘息的患儿雾化吸入表面作用激素显示有效，现临床普遍使用普米克令舒（布地奈德混悬液），效果满意。应用支气管扩张剂治疗仍有争议，但少数婴儿雾化或胃肠外给予支气管扩张药，症状会有所改善。此外，静脉滴注或雾化吸入 25％硫酸镁，亦有一定疗效。

【特色疗法述评】

1. 急性细支气管炎之所以是临床上难以根治的病症，原因是西医缺乏有效药物和治疗方法。尤其对呼吸道合胞病毒、腺病毒、副流感病毒、鼻病毒、肠道病毒等，西药没有明显作用的有效药物，因而推荐支持性治疗，以及长期激素控制。但是，疗效不尽如人意，患者肺部损伤（如小气道阻塞、肺不张、肺部啰音等）仍然不能得到修复和改善。而支气管扩张、肺部空洞常常不可避免。而且，长期大量使用激素，患者免疫功能受到极大抑制，真菌感染多发，反复感染现象难以避免。大量使用抗生素带来的菌群失调也非常棘手。寻找新的防治方案亟待解决。近二十年来，随着中药抗呼吸道病毒的研究不断深入，显示中药在此领域有可靠的疗效，具有明显优势和研究开发前景。抗呼吸道病毒中成药及中药静脉制剂的研究和新药的问世，使中医药疗法和中西医结合防治本病的疗效有了较显著的提高。

2. 本病的现代病因学研究表明，急性细支气管炎为病毒感染后的细支气管炎性变态反应性改变，而目前对中药单味及复方的现代化研究表明，中药在抗炎、抗变态反应、抗病毒、抗细菌、改善细支气管黏膜水肿、改善肺实变、消除肺部啰音等方面显示出满意的疗效和优势。一些学者对中医药及中医疗法的机制也在逐步进行西医学的验证，从而为有效开展中西医结合防治提供了理论上的依据。

3. 近年来，对针灸、拔罐、药物穴位贴敷治疗急性支气管炎进行了大量的临床和实验研究。国内诸多学者通过实验研究，初步揭示了其作用机制。研究结果表明，针灸、穴贴具有抗变态反应、提高体液免疫和细胞免疫功能、调节神经兴奋性、抗炎、降低气道高反应性和改善肺功能的作用。而中西医疗法的结合运用研究也取得初步进展，穴位贴敷配合电脉冲致孔技术、离子导入技术等，促进药物向皮肤渗透，达到经皮靶向给药的作用，从而进一步改善了疗效。

4. 中医治疗急性细支气管炎的特色之一，还在于整体辨证的优势。急性细支气管炎的患者中，有大部分兼有鼻或副鼻窦炎，使得下呼吸道处于慢性炎症的威胁中而得不到修复。笔者在临床中注重"同一气道，同一炎症"的理念，肺鼻同治，创制了高氏化瘀平喘汤，标本兼治，化痰与除瘀并举，对恢复小气道功能疗效显著。

5. 临床疗效方面，西药虽然缺少有效的抗病毒药物，但是在急性发作期，迅速控制病情发展，尤其是重症、变症的急救有着明显优势。中医药具有缓效、稳效、持久的特点，在改善症状、减少或停止使用激素、促进损伤气道修复、减少复发，尤其是早期抗病毒治疗，防止出现气道损害具有特有的优势和疗效。中医药疗法的疗效和优势，弥补了西医学治疗本病的不足。因此，如何形成更有效的、完整的、系统的中西医结合诊疗路径，成为进一步研究的方向。其中，中医药的现代化剂型的研究，以及中医疗法的规范化推广，中医外治法的作用机制、药物作用机制的研究以及预防作用的现代研究有待进一步探索。

6. 中医药抗病毒疗效确切，对肺部损伤修复尤其具有优势。但以汤剂为主的药物剂型相对落后；现有的静脉制剂，由于中药成分复杂，有效成分难以达到更高纯度，临床如果辨证不准确，配伍不慎重，容易出现不良反应，使得很多西医医院拒绝使用中药静脉制剂，这也是妨碍临床形成中西医结合标准化治疗方案的重要因素之一。目前针对本病大规模研究的报道不多，多为中医药的临床疗效观察，未能采用大样本的规范化疗效研究。对于中医药、中医疗法的作用机制、剂型、有关生化指标的观察、治疗方法的改进等仍需更高层次的研究和总结，因而将成为本病进一步研究的方向。

【主要参考文献】

1. 王永炎．中医内科学［M］．上海：上海科学技术出版社，2009：54～62.
2. 钟南山，刘又宁．呼吸病学［M］．第2版．北京：人民卫生出版社，2012：516～565.
3. 吴艳华．名医临证经验呼吸病［M］．北京：人民卫生出版社，2010：85～91.
4. 赖克方，郑燕冰．慢性咳嗽［M］．北京：人民卫生出版社，2005：46～85.
5. 细支气管疾病的最新分类［J］．中国全科医学，2009，9（16）：1197.
6. 滕劲松．中医治疗小儿久咳六法浅述［J］．浙江中医杂志，2013，48（1）：26～27.
7. 姚臻．急性毛细支气管炎的药物治疗进展［J］．华夏医学，2006，4（19）：817～830.
8. 王德虎，台光耀，孙燕．经穴脉冲联合中药清热宣肺贴片治疗婴幼儿毛细支气管炎100例疗效观察［J］．中国中西医结合儿科学，2012，4（2）：172～173.
9. 高红伟．中西医结合治疗小儿急性毛细支气管炎45例［J］．河南中医，2006，26（7）：54～55.
10. 郭鲜贞．中西医结合治疗小儿急性毛细支气管炎疗效观察［J］．湖北中医杂志，2006，28（1）：31～32.

（高　雪　韩　钺　余　燕）

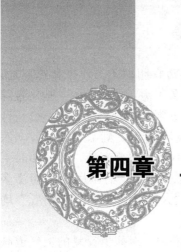

第四章 上气道咳嗽综合征

上气道咳嗽综合征（upper airway cough syndrome，UACS）是引起咳嗽的常见原因，过去称为鼻后滴流综合征（post nasal drip syndrome，PNDS）。上气道咳嗽综合征指的是在鼻窦、鼻腔的慢性炎症作用下，其炎症部位的脓液倒流至鼻咽、口咽以及下咽等部位，甚至反流入声门或气管，导致以咳嗽为主要表现的综合征。2006年美国胸科医师学会（ACCP）指南中建议用UACS代替PNDS，主要是因为目前尚无法明确上呼吸道疾病引起的咳嗽是通过鼻后滴流途径，还是疾病对上呼吸道结构的刺激，或炎症直接刺激咳嗽受体引发咳嗽，或与鼻后滴流共同引起的咳嗽。

上气道咳嗽综合征患者除了咳嗽、咳痰外，患者通常有咽喉部滴流感、清咽，口咽部黏膜鹅卵石样观、口咽部黏液附着，频繁清喉，咽痒不适或鼻痒、鼻塞、流涕、打喷嚏、头痛等。有时患者会主诉声音嘶哑，讲话也会诱发咳嗽。但其他原因的咳嗽本身也有此类主诉。通常发病前有上呼吸道疾病史而在长期慢性刺激下发生继发性感染。

上气道咳嗽综合征是慢性咳嗽最常见和最容易忽视的病因，本病与哮喘、胃食管反流性疾病共同构成了慢性咳嗽的三大主因，占慢性咳嗽的85%～98%，可能会引起多种严重并发症，严重威胁着人们的身体健康。

上气道咳嗽综合征，或者鼻后滴流综合征均是西医学病名，中医学没有这个病名，但根据其临床特点：咳嗽、鼻塞、鼻痒、涕多、咽痒等症，可推断其属中医学"久咳""久嗽""鼻窒""鼻渊""鼻鼽""顽固性咳嗽"等范畴。

中医学对鼻部疾病与肺脏的关系也早有认识，《灵枢·五阅五使》云："鼻者，肺之官也。"《灵枢·脉度》又云："故肺气通于鼻，肺和则鼻能知臭香矣。"《内经》说"天气通于鼻"，认为肺气贯通于整个肺系，上达鼻窍，肺鼻协调，共同完成肺气之"宣"与"降"的功能。说明了肺与鼻在生理上关系密切，而两者在病理上也相互影响。《医学心悟》说："肺有两窍，一在鼻、一在喉，鼻窍贵开而不闭，喉窍宜闭而不开，今鼻窍不通，则喉窍将启，能无虑乎。"鼻病及咽部病变日久不愈，邪郁于内，肺气宣降失常，则咳嗽反复发作，迁延难愈。《素问·五常政大论》说："大暑以行，咳嚏，鼽衄，鼻窒。"《素问·气厥论》："胆移热于脑，则辛頞鼻渊"，《医学摘粹·杂证要诀·七窍病类》："如中气不足，肺金壅满，而浊涕时下者……总由土湿胃逆"，《秘传证治要诀及类方》："有不因伤冷而涕多者……此有肾虚所生"，《灵枢·经脉》曰："太阳之别……实则鼽窒。"均说明了本病的发生。

中医药治疗有着不可替代的优势和发展潜力，对病情反复的上气道咳嗽综合征患者，在减轻患者症状、减少复发次数方面有肯定的疗效，尤其对经西医用抗生素治疗无效的患者，遵循中医辨证论治方法，重视治风、尤重痰瘀、异病同治，采用疏风宣肺、化痰利咽之基本治法仍可取得较好疗效。

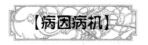

【病因病机】

一、中　医

上气道咳嗽综合征的发生，常与体质虚弱，感受风寒或湿热之邪或患病者相互传染等有关，致使气道不畅，宣发受阻，肺气上逆而发病，而风寒或湿热之邪则是上气道咳嗽综合征的主要发病基础。

1. 外感湿热，伏于肺系　上气道咳嗽综合征的形成与发作，多以外感湿热为基本病因。外感湿热之邪侵袭鼻窍，影响肺系输布水谷精微，聚而成涕。湿郁化热，痰热瘀积，致涕黄量多。影响肺之宣发功能而致咳嗽。阻碍气机，则胸闷不适。清窍受阻，则头痛时有。湿性缠绵重浊也致疾病反复不愈。

2. 邪热伤肺　上气道咳嗽综合征的形成与发作，也有少数以邪热伤肺为基本病因。邪热侵袭鼻窍，肺失宣发，浊涕滋生，浊与热结，胶着难去。邪热久居肺系，伤阴耗气，病情难愈。

二、西　医

引起上气道咳嗽综合征的基础疾病包括变应性鼻炎、血管舒缩性鼻炎、嗜酸性粒细胞增多性非变应性鼻炎、感染性鼻炎、真菌性鼻炎、细菌性鼻窦炎、真菌变应性鼻窦炎、解剖异常诱发的鼻炎、理化因素诱发的鼻炎、职业性鼻炎、药物性鼻炎、妊娠期鼻炎等。伴有大量痰液者多为慢性鼻窦炎所致。血管舒缩性鼻炎的特征是随气温改变，鼻腔有时会产生大量稀薄水样分泌物。

上气道咳嗽综合征产生咳嗽的机制是鼻后滴流物刺激咽喉部咳嗽感受器或累及下呼吸道而引起咳嗽反射。主要表现在三个方面：①下咽部或喉部的咳嗽受体受到从鼻或鼻窦滴流的分泌物的刺激；②患者的上气道咳嗽反射比正常人更敏感；③误吸的分泌物刺激下呼吸道的咳嗽反射。

鼻黏膜纤毛系统担负着重要的防御功能，通过纤毛有规律的摆动，将表面的黏液输送至鼻咽部，以清除外来的致病微生物及其他颗粒性物质。当鼻腔、鼻窦发生炎性疾病时，刺激分布于鼻、鼻窦、咽喉等处的咳嗽感受器，使其产生同下呼吸道相似的炎症反应，同时感觉神经末梢所含神经元和神经递质，可以刺激气道感觉神经，增加咳嗽反射的敏感性。上气道咳嗽综合征时，鼻黏膜纤毛功能受损，上呼吸道分泌物增多、倒流滴入到咽喉部或下呼吸道时，刺激此处咳嗽感受器，产生冲动，通过神经反射而咳嗽。同时上气道咳嗽综合征还可以导致咽后壁慢性炎症、黏膜下淋巴滤泡增生，以及增加下呼吸道的炎性反应和反射性支气管收缩。

【辅助检查】

1. 鼻窦 X 线片或 CT 检查　X 线或 CT 检查显示鼻窦黏膜增厚、窦腔内存在气液平面或窦腔模糊为特征性表现，可诊断为慢性鼻窦炎。

2. 电子鼻咽镜检查　通常前鼻镜可直观鼻腔黏膜有无肿胀、息肉；鼻内镜检查可较全面的反映鼻腔、鼻窦、鼻咽部的情况，尤其鼻分泌物的产生及流向等。

3. 特异性变应原的检测　如咳嗽具有季节性或病史提示与接触特异性的变应原（例如花粉、宠物、尘螨等）有关时，体外特异性过敏原 IgE 检测有助于诊断。怀疑变应性真菌性鼻窦炎时，可行曲霉菌和其他真菌的皮肤试验。

4. 肺功能检查及支气管舒张试验、支气管激发试验　可用于排除咳嗽变异型哮喘。

5. 胃镜检查和 24 小时食管 pH 值监测　可排除胃食管反流性咳嗽。

【诊断与鉴别诊断】

一、诊断标准

根据 2005 年中华医学会呼吸病学分会哮喘学组制定的《咳嗽的诊断与

治疗指南》（草案）PNDS 诊断标准，参考《慢性咳嗽》（赖克方，人民卫生出版社，2008 年 9 月）及《慢性咳嗽诊断与治疗》（陆月明、钮善福，第二军医大学出版社，2007 年 7 月），诊断主要有以下五个方面：

1. 发作性或持续性咳嗽，以白天咳嗽为主，入睡后较少咳嗽；

2. 鼻后滴流和（或）咽后壁黏液附着感、频繁清嗓；

3. 有急慢性鼻-鼻窦炎、变应性鼻炎鼻息肉或慢性咽喉炎等病史；

4. 检查发现咽后壁有黏液附着，咽后壁淋巴滤泡增生，呈鹅卵石样外观；

5. 经针对性治疗后咳嗽缓解。

二、鉴别诊断

1. 西医　本病需与慢性支气管炎、气管异物、咳嗽变异型哮喘、肺结核、慢性支气管炎、胃食管反流性咳嗽等相鉴别。

2. 中医　主要是与喘证、肺胀、肺痨等疾病相鉴别。

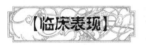

【临床表现】

一、症　状

主要表现为阵发性或持续性咳嗽，咳嗽以日间为主，入睡后很少咳嗽，多伴咳痰。除了咳嗽外，可有咽部症状：咽部不适，黏痰附着，频繁清嗓、经常做"缩痰"回吸动作，伴有咽部发堵或黏液从后鼻孔流入或滴入咽喉部的感觉，有时患者会主诉声音嘶哑，讲话也会诱发咳嗽。可有鼻部症状：急、慢性鼻炎、鼻窦炎、变应性鼻炎引起者还可伴有喷嚏、流涕、鼻塞、鼻疼、头痛、头昏、夜间睡眠差、白天嗜睡以及精神不振和记忆力下降等症状。还有少数患者并没有相应的上呼吸道症状或体征，但对第一代抗组胺药或减充血剂治疗有效，目前将这部分患者称为"安静"的上气道咳嗽综合征或隐性上气道咳嗽综合征。

二、体　征

鼻部可见：鼻黏膜充血、肿胀，中、下鼻甲肥大，严重时可有下鼻甲表面不平、桑椹状，下鼻道、中鼻道有黏性、脓性分泌物；部分表现为黏膜肥厚或充血样改变。咽部可见：部分患者口咽部黏膜可呈鹅卵石样改变或咽后壁附有黏脓性分泌物。有些患者表现为咽部黏膜充血或（和）淋巴滤泡增生。这些临床表现较为常见，但无特异性。

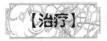
【治疗】

一、一 般 措 施

1. 避免过度劳累，增强体质锻炼，可坚持跑步、打太极拳等，适时增添衣被，防止外邪侵入。

2. 要积极找出各种致敏原，以免再次接触，如儿童对牛奶、蛋类、鱼虾等产生的过敏现象，应少食或禁食；对花粉、油漆、染料、工业粉尘等易过敏者，应尽可能少接触。

3. 要及时治疗可能诱发鼻炎、鼻窦炎的疾病。

4. 预防感冒发生，预防复发。

5. 多饮水、进食清淡食物及保持大便通畅。

6. 戒除烟酒等不良嗜好。

二、中医药治疗

（一）辨证论治

1. 湿热内蕴

主症：鼻涕倒流，涕黄白黏稠量多，头痛时有，咳嗽咳痰，夜咳多或早起后咳多，痰出后咳减，或恶寒打喷嚏清涕，或怕热打呼噜，或便稀，或胸闷不适。舌红，苔白腻，脉滑。

治法：通窍宣肺，清热化湿

方药：高氏鼻渊咳嗽方。白前、川芎、荆芥、防风、白芷、薄荷、羌活、龙胆草、野菊花、栀子、甘草各10g，细辛3g。诸药合用，功可通窍宣肺，清热化湿。恶寒打喷嚏清涕者去龙胆草、栀子，加紫苏叶10g；畏热、鼻鼾者加鱼腥草10g，路路通10g；便稀者加葛根30g；胸闷不适者加柴胡、白芍10g，枳壳5g。

2. 痰湿阻肺

主症：鼻涕倒流，咳嗽重浊，痰白略黏，痰居气管及鼻窍，喘息痰鸣，自汗出略畏寒，或痰黄脓，或咽略干，或畏寒甚，舌体偏胖，质淡略黯，舌苔白滑，脉滑或沉。

治法：宣肺祛湿、化痰止咳。

方药：曲氏湿邪鼻肺咳方。辛夷、白芷、紫苏子、杏仁、桂枝、白芍、法夏、甘草各10g，细辛5g、五味子5g，黄芩20g，鱼腥草30g。诸药合用，共奏宣肺祛湿、化痰止咳之功。痰黄脓者加金荞麦、金银花各10g；咽略干者加射干、木蝴蝶各 10g，畏寒甚者加干姜 5g。

中医根据"异病同治""同病异治"的原则，不管何种病因，只要抓住其共性临床特征，鼻咽（喉）肺同治，既体现整体观，又有以简驭繁的优势；同时，根据不同体质和鼻咽（喉）见症，对其采取个体化的辨证治疗，中医特色就会突显。在明确病因的基础上，辨别所累脏腑病位，分析病因病机特点，掌握疾病传变规律，针对不同证候特征进行特异性的中西医辨病与辨证相结合的治疗。

UCAS 包括鼻源性和喉源性两大类，而分别又有变应性和非变应性之因。我们根据"异病同治"治则，抓住风痰留伏、咽喉不利、肺气上逆的共性病机，遵循中医辨证论治方法，化繁为简，异病同治，采用疏风宣肺、化痰利咽之基本治法，临床根据鼻、咽喉病位的浅深及风（寒）、痰湿、热（燥）、瘀结的不同，灵活予以变法化裁，做到鼻咽兼顾、重视治风、尤重痰瘀、病证结合的整体化治疗。若鼻窍见症为显（鼻塞、流涕、喷嚏等），当配用疏风散寒、疏风清热或化湿通窍之法；若咽喉见症为著（咽有异物梗阻、咽喉干痒、频繁清嗓等），宜加强祛痰祛瘀、软坚散结、养阴润燥之法；若鼻咽兼症同现，又有风燥同治、寒热兼治之法；对于病程已久，出现津气两伤之时，又当分别给予益气疏风、生津润燥等法。

（二）特色专方

1. 辛夷散和杏苏散加减方　炙前胡 10g、清半夏 10g、杏仁 10g、苏子 10g、射干 10g、炙枇杷叶 10g、黄芩 10g、紫菀 10g、桔梗 6g、薄荷 3g、苍耳子 10g、辛夷 5g、枳壳 10g、橘红 6g，日 1 剂，水煎服。本方疏风宣肺，止咳祛痰，适用于外邪犯肺，肺气失宣而致清窍不利之症。

2. 缩泉丸加味　乌药 20g、益智仁 20g、炒白术 15g、诃子肉 15g、石榴皮 15g。用于肾阳不足、纳气失权所致涕液滴滴下淋，采用温肾壮阳、温脾散寒之"缩泉丸"加味治疗最为有效。

3. 健脾缩腺汤　黄芪 20g、太子参 15g、茯苓 10g、鸡内金 10g、浙贝母 10g、山慈菇 10g、白芷 10g、辛夷花 10g、苍耳子 10g、蒲公英 10g、连翘 10g、玄参 10g、桔梗 10g、甘草 10g，日一剂，水煎服，合鼻渊舒口服液治疗 38 例儿童腺样体肥大所致 UACS 总有效率达 92.0%。

4. 加味三叶汤　人参叶 10g、枇杷叶 10g、龙利叶 10g、紫菀 10g、款冬花 10g、浙贝母 10g、北杏仁 10g、桔梗 10g、前胡 10g、防风 10g、辛夷花 10g、苍耳子 10g、沙参 15g、甘草 6g，清热疏风祛痰，润肺通窍止咳。临床控制率 20.69%，显效率为 75.86%，有效率 3.44%，总有效率 100%，明显高于西医对照组临床控制率 0%，显效率 16.67%，有效率 63.33%，无效率 20%（$P<0.01$ 或 $P<0.05$）。

5. 周和平银蝉牛蒡汤　金银花 20g、连翘 15g、薄荷 15g、白僵蚕 15g、牛蒡子 15g、苏子 15g、枳壳 15g、蝉蜕 12g、桔梗 12g、射干 10g、山豆根 10g、甘草 6g，一日剂，水煎服，总有效率为 91%。

6. 苍夷射干汤　苍耳子 10g、辛夷花 10g、射干 10g、黄芩 10g、僵蚕 10g。鼻后滴漏综合征病机总属风热犯肺，上塞鼻窍，蕴结咽喉，病理性质属实属热，若病久不祛，则可耗伤肺阴而成虚实夹杂之病。治宜疏风通窍，清肺利咽。

7. 益气清鼻散　黄芪 12g、白术 9g、桔梗 6g、党参 9g、防风 6g、陈皮 6g、石菖蒲 9g、瓜蒌皮 9g、苍耳子 6g、辛夷 6g、白芷 6g 等。随证加减治疗鼻源性咳嗽 40 例，每日 1 剂，水煎服，3 个月为 1 个疗程，总有效率 90%。

8. 清窦利咽汤　辛夷 10g、炒苍耳子 10g、鱼腥草 15g、金银花 10g、桔梗 10g、生甘草 10g、黄芪 10g、白蔹 10g、露蜂房 10g 治疗 PNDS 5 例，总有效率为 91.1%。

9. 通鼻清肺汤　苍耳子、白芷、薄荷、黄芩、蝉蜕、石菖蒲、辛夷花、皂角刺、桔梗、生甘草、鱼腥草，白花蛇舌草、瓜蒌为基本方，随证加减。每日 1 剂，水煎频服。4 周为 1 个疗程。若确诊为鼻窦炎者加抗生素治疗 4 周，并予糠酸莫米松鼻喷剂联合治疗；确诊为变应性鼻炎者予鼻喷糖皮质激素及抗组胺药联合治疗。治疗 4～8 周，治愈 40 例，显效 9 例，好转 5 例，无效 2 例。总有效率为 96.43%。

10. 止咳鼻敏散　由吴氏《温病条辨》之桑杏汤与《世医得效方》之玉屏风散合苍耳子散为基础化裁而成，治疗过敏性鼻炎致久咳不愈，诸方合用宣肺开窍，祛风止咳。

11. 通窍止咳汤（白芷、苍耳子、辛夷、黄芩、藿香、桔梗、稻香陈、皂刺、地龙）加减口服，症状改善后加玉屏风散调理善后，并配合香丹注射液经皮穴位离子导入，治疗小儿鼻后滴漏综合征引发咳嗽总有效率为 94.4%。通窍止咳汤寒温并用，运用"实则泻之虚则补之，损则益之"的原则，随症加减治疗，使浊邪祛，清阳得升，清窍自利。

（三）中药成药

1. 鼻渊舒　由柴胡、黄芩、木通、黄芪、细辛、苍耳子、辛夷等构成的纯中药制剂，治疗慢性鼻窦炎所致顽固性咳嗽，效果满意。临床观察表明，鼻渊舒能迅速减轻鼻黏膜充血肿胀，改善鼻腔的通气引流，解除鼻塞，减少脓性分泌物，恢复鼻腔及鼻窦的生理功能。这就从根本上解除了鼻腔的阻塞和脓性分泌物的刺激，达到祛除引起咳嗽原因的目的，故止咳效果良好，并且由于机体抗病能力的提高，既减少了反复感冒，又避免了鼻窦炎的反复发作达到标本同治的目的。

2. 双黄连注射液 每千克体重用本品 1ml，加入生理盐水或 5％葡萄糖注射液中，静脉滴注，每日 1～2 次；口服，每日 3 次，儿童每次 20ml，成人每次 40ml。适用于伴有感染的患者，可起到加强抗炎和抗病毒作用。

3. 清开灵注射液 含牛黄、郁金、黄连、黄芩、山栀、朱砂等。每次 20～40ml 加入 5％葡萄糖注射液 250～500ml 静滴，每日 1 次。适用于痰瘀阻肺、表寒里热患者的辅助治疗。

（四）针灸疗法

1. 主穴：丰隆（双侧）、印堂。配穴：迎香、睛明、合谷、列缺、风池、阴陵泉、足三里等，每次选 3 个穴。方法：患者仰卧，选用 30 号不锈钢毫针。丰隆，直刺 1～1.5 寸，行提插捻转泻法；印堂，提捏局部皮肤，向下平刺 0.3～0.5 寸，用泻法。留针 20～30 分钟。每次主穴必取，配穴可随证加取 3 个穴。每日 1 次，5 天为 1 疗程。用于治疗慢性鼻窦炎。

2. 主穴取迎香、攒竹、上星等。肺气虚证加风门、肺俞；肾气虚证加命门、肾俞；脾气虚证加脾俞、足三里。主穴均采用捻转泻法 1 分钟，以酸胀为度，配穴采用捻转补法，每次 30 分钟，每天 1 次，12 次为 1 个疗程，疗程间隔 1 天，共治 3 个疗程。用于治疗过敏性鼻炎、效佳。

（五）其他特色疗法

1. 鼻腔冲洗疗法 双黄连冻干粉鼻腔冲洗法，是高雪、曲敬来教授历经 20 年成功探索出来的一种将中成药用于治疗上气道咳嗽综合征的新型鼻腔冲洗方法。该方法旨在使药物直达病所，提高临床疗效，缩短病程，减少患者的痛苦，帮助患者恢复鼻之功能。20 年来两位教授带领呼吸团队接诊了数万人次慢性鼻窦炎和鼻后滴流综合征患者，运用双黄连冻干粉剂加入 0.9％生理盐水进行鼻腔冲洗，经过大量的临床实践证明该方法是安全可靠、疗效显著、患者依从性好、可行性强的中医外治法，并成功治愈了众多患者的慢性鼻窦炎及其并发症带来的种种病症。

临床表现：鼻涕倒流，痰涕色白质黏，或黄绿如脓，或结块如胶冻状，每日十口以上，或咽干、鼻鼾、鼻窒而张口呼吸，或口臭如败卵。可伴有慢性支气管炎、支气管哮喘、肺炎、慢性阻塞性肺疾病、慢性肺源性心脏病、呼吸衰竭等。小儿可伴有腺样体肥大、扁桃体肥大。

用法与用量：0.9％生理盐水 500ml 加双黄连冻干粉剂 1.8～2.4g 配成溶液，行鼻腔冲洗，每天一次。

注意事项：①由于口腔通过咽鼓管与中耳相通，所以，冲洗时需要按要求进行操作，避免药水逆流入中耳内；②洗鼻时应在水池上方低头清洗鼻腔，切勿侧头；洗鼻时必须张开嘴巴呼吸，并便于使进入口腔的药液直线下流；③洗鼻药水不宜流速过大过快，以缓缓下流即可；④腺样体肥大的患儿洗鼻时要特别小心，因该疾病有些患儿炎症已经波及近中耳；⑤若因鼻腔红肿阻塞鼻腔，药水不能进入出现反流，应立即停止鼻腔冲洗；⑥寒冷季节可将溶液适度加温，避免溶液过凉引起的鼻部不适；⑦注意使用一次性洗鼻器，避免细菌滋生感染鼻腔。

2. 穴位贴敷疗法

（1）天灸疗法：取穴：脾俞、肺俞、足三里（均双侧取穴）。中药：细辛、白芥子、麻黄，将其分别打成粉，过筛，按 1：4：3 混合均匀，加蜂蜜、水调成糊状，做成药饼敷于胶布上备用。患者取坐位，将药饼贴敷于所选穴位上，贴敷时间为 3～6 小时，每年 3 次（初伏、中伏、末伏各 1次），连续 2 年为 1 疗程。

（2）采用印堂穴敷贴斑蝥粉发泡疗法治疗额窦炎。治疗方法将斑蝥去翅，研末备用。用时取适量食用醋调成糊状。擦净印堂穴。胶布中间留0.5cm×0.5cm 的圆孔，取斑蝥糊敷于小孔内，外用胶布贴盖。贴敷 24 小时揭去。1 周 1 次。注意观察贴敷时间和患者皮肤反应。避免应用刺激性过强的药物。

（3）隔姜灸配合（麝香、甘遂、细辛、半夏、白芥子、肉桂、沉香按比例研成细末，与姜汁调成糊状）敷贴。

3. 耳穴疗法　耳穴埋豆法（取肺、内外鼻、肾上腺、内分泌、过敏区等），或取耳穴压王不留行籽（取内鼻、外鼻、咽喉、肺、肾、肾上腺、内分泌、皮质下、神门，每次 5～8 穴）。

4. 温熨法　取辛夷、白芷、薄荷、细辛、菊花、苍耳子、生姜、葱白各适量，煎煮取液。纱布蘸取药液，选取印堂、阳白、迎香等穴位局部热敷或温熨，每日 2 次，每次不超过 30 分钟。注意药液温度不可过高，避免烫伤局部皮肤。

5. 穴位埋线法　选穴：主穴：迎香、天枢、气海、足三里。配穴：肺虚感寒加肺俞，脾气虚弱加脾俞，肾阳亏虚加肾俞。操作方法：穴位用0.5％ 碘伏常规消毒，取一段适当长度的羊肠线放入注射针头的前端，后接针芯，用左手的拇指和食指固定拟进针穴位，右手持针对准穴位快速进针过皮肤，然后将针送至一定深度（按毫针刺法操作），得气后右手轻提针头，左手推针芯将羊肠线埋植在穴位内，出针后用消毒棉签轻压针孔止血。针刺方向与线的长度：迎香针尖向同侧鼻通穴平刺，背俞穴针尖顺经斜刺，其余穴位直刺；迎香取线长 0.3～0.5cm，其余穴位取线长 1～1.2cm。15天治疗 1 次，4 次为 1 个疗程。

6. 熏蒸冲洗疗法　方法将苍耳子 15g、辛夷 15g、白芷 10g、细辛 5g、鹅不食草 8g、薄荷 15g、金银花 15g、食盐 5g、冰片 2g 等药液煮沸，以鼻吸其热蒸气，药液温度下降至 37℃，用药液冲洗鼻腔，治疗急慢性鼻炎、鼻窦炎。

7. 外用药治疗

(1) 复方丹参注射液行双下鼻甲黏膜下注射治疗。

(2) 将中药（黄芪、半夏、白芷、甘草、防风、白术、五味子、苍耳子、细辛、薄荷）碾碎，纱布包好放在雾化器中，喷雾取嚏。

(3) 鹅不食草软膏（鹅不食草粉、凡士林）入两侧鼻腔，半小时取出，1 天 1 次，15 次为 1 个疗程。

(4) 用皂荚嚏鼻，并用皂荚与食醋调成膏敷于迎香穴，效佳。

8. 蜂针疗法　用蜂针，取蜂毒皮肤试验阴性者，于足三里、三阴交、曲池穴每穴用一只蜜蜂针刺，间隔 3 天至 7 天治疗 1 次，5 次为 1 个疗程。

9. 吹鼻（喷鼻、吸嗅）法

(1) 以冰片、细辛各 3g，丝瓜络 24g，研成细末密封备用，纸筒纳药吹鼻治疗慢性额窦炎，效佳。

(2) 以白芷 30g，薄荷、苍耳子各 12g，辛夷 10g，樟脑、冰片各 3g 研成细末密封备用，直接由鼻吸入，治疗鼻窦炎疗效甚好。

三、西医药常规治疗

1. 病因治疗　主要是针对各种病因进行治疗，如抗感染，改善鼻腔通气，开放鼻窦窦口，促进引流，同时辅助减低咳嗽反射等治疗。必要时进行手术治疗。

2. 对症治疗　使用减充血剂 3～5 天，一般不应超过 1 周；口服抗组胺药物；局部使用糖皮质激素，多用于儿童，尤其对季节性变应性鼻炎效果明显；另外 7 岁以上儿童及成人可行鼻腔局部生理盐水冲洗治疗。当后期鼻腔炎症基本消退时，可单独使用生理盐水鼻腔冲洗，以改善咽部不适感。年幼者可行鼻腔置换疗法。

3. 局部治疗　包括鼻腔局部冲洗（生理盐水，内溶庆大霉素、糜蛋白酶、地塞米松、内溶中药冲洗剂），雾化吸入或局部超短波或红外线理疗等。

4. 改善黏膜纤毛功能　使用桃金娘油、盐酸氨溴索等，能够溶解黏液，促进分泌，主动刺激黏液纤毛运动，增强黏液纤毛清除功能。

5. 免疫治疗　对皮肤试验阳性的患者，可使用脱敏治疗，目的是使患者体内产生特异性 IgE 抗体，阻断变应原，降低肥大细胞、嗜酸性粒细胞对该变应原敏感性。

6. 手术治疗　对鼻窦炎保守治疗无效或伴鼻息肉者可行鼻内镜手术治

疗，以改善鼻道、窦口的通气和引流。对腺样体增生肥大的患儿可选择切除其腺样体。

【特色疗法述评】

1. 上气道咳嗽综合征是慢性咳嗽的主要疾病，长期以来一直影响着人类的身心健康。半个多世纪以来抗生素的研发取得了长足的进步，尤其对病原学的研究更取得了举世瞩目的成绩。目前抗生素对于 UACS 的治疗多半能起到很好的杀灭细菌作用，使得多半患者得到了较好的治疗。但一部分细菌进入鼻窦腔内后抗生素很难取效，病人症状得不到有效的改善。其原因一则是抗生素的耐药或选择不当，另一则为窦腔内血管纤细所致。还有霉菌感染的 UACS，临床更属于疑难病症。所以，患 UACS 的病人病邪缠绵难去、涕液长期倒流。临床迫切需要研发出能够治疗细菌性、霉菌性UACS 的中成药。

2. 上气道咳嗽综合征中医基本理论的研究　16 年来，高雪、曲敬来教授作为龙江医派代表性学术传承人对 UACS 进行了大量的研究，创立了"肺鼻同治"的理论。该理论在治疗肺系疾病的基础上发现相当多的病邪来自鼻后滴流，这些病邪不去，肺系疾病即便是治愈还会复发，所以，治愈上气道鼻后滴流十分重要。该理论对肺系疾病防治具有重大的临床意义。

3. 高雪、曲敬来教授创立的高氏鼻渊咳嗽方、曲氏湿邪鼻肺咳方。这两个行之有效方剂的出现为临床医生提供了既可以治疗慢性鼻窦炎、又可以治疗慢性咳嗽或支气管炎的有效药物。

4. 双黄连冻干粉　鼻腔冲洗法是一种将中成药用于治疗上气道咳嗽综合征的新型鼻腔冲洗方法。该方法旨在使药物直达病所，提高临床疗效，缩短病程，减少患者的痛苦，帮助患者恢复鼻之功能。20 年来用该法诊治了数万人次慢性鼻窦炎和鼻后滴流综合征患者，运用双黄连冻干粉剂加入0.9%生理盐水进行鼻腔冲洗，经过大量的临床实践证明该方法是安全可靠、疗效显著、患者依从性好、可行性强的中医外治法，并成功治愈了众多患者的慢性鼻窦炎及其并发症带来的种种病症。

该洗鼻方法具有深厚的中医理论渊源，其秉承了龙江医派"肺鼻同治"的理论，认为"肺开窍于鼻"，"鼻为肺之门户"。若鼻部受外邪侵袭（主要为湿邪、燥邪），则易影响肺之宣发肃降，导致肺鼻同病，进而表现为慢性鼻窦炎合并慢性咽炎、慢性支气管炎、支气管哮喘、肺炎，甚至进一步发展为慢性阻塞性肺疾病、慢性肺源性心脏病、呼吸衰竭等。经过大量的临床实践与观察，高雪、曲敬来两位教授认为慢性鼻窦炎患者多为湿邪所致，湿性黏滞，病程缠绵难愈，易损伤人体阳气，日久湿邪下注，抵达咽喉则导致慢性咽炎，表现为鼻涕倒流，痰色白黏，或黄绿，或胶冻样，咽部异物感；若继续下行，则可致慢性支气管炎或支气管哮喘，变为慢性咳嗽，咳痰，久治不愈，或气短、呼吸张口抬肩、喉中哮鸣音。若成人上述疾病久治不愈，可发展为慢性阻塞性肺疾病、慢性肺源性心脏病、呼吸衰竭等。严重影响患者的日常生活和威胁患者的生命安全。小儿患者则易引起腺样体肥大，可出现鼻鼾喉鸣，频繁皱眉、眨眼、吸鼻、歪嘴、呲牙等怪动作或多动症；成人可以引起睡眠通气障碍，或成人睡眠呼吸暂停综合征。若进一步下注则可导致肺炎，支气管扩张，肺脓肿等病症。

在我国有相当多的人患有慢性鼻窦炎，严重影响了人们的生活质量。现代生活环境污染严重，人们长期吸入粉尘、细菌等致病菌，这些致病菌可能会破坏鼻腔的正常功能，甚至会使鼻腔或窦腔成为细菌长期滋生的场所。大量的实验和论证发现，一旦把鼻腔内的细菌清除干净，疾病的发生率就大大降低，且慢性鼻窦炎的病程也随之缩短，其鼻炎症状及其他并发症也大大减轻甚至消失。两位教授在临床实践中通过将中药汤剂内服和本方法结合起来，成功治愈了大量慢性鼻窦炎患者，帮助患者结束了长久以来的"紧箍咒"，并成功治愈了众多西医认为必须手术的鼻部疾患病人，使患者免除了手术的痛苦。经过实践证明，用双黄连冻干粉剂进行鼻腔冲洗可将许多的鼻后滴流综合征患者鼻腔内的黏稠分泌物和寄生的细菌清除，让鼻腔恢复其正常功能。该治疗鼻后滴流综合征的方法是可行、安全、有效的方法。在大量依靠抗生素抗菌的时代，独辟蹊径，将中医传统智慧与现代科学原理结合起来，创立的中成药外用治疗细菌感染所致的鼻窦炎，药物直达病所，不仅抗炎，而且改变局部内环境，使致病菌不易生长，具有独特的优势，其显著的临床疗效将会更好地为人类的健康事业服务。

【主要参考文献】

1. 赖克方. 慢性咳嗽 [M]. 北京，人民卫生出版社，2008：9～167.

2. 王永炎. 中医内科学 [M]. 北京：中国中医药出版社，2009：54～93.

3. 钟南山，刘又宁. 呼吸病学 [M]. 第 2 版. 北京：人民卫生出版社，2012：900～901.

4. 蔡柏蔷，李龙芸. 协和呼吸病学 [M]. 第 2 版. 北京：中国协和医科大学出版社，2011：1969～1981.

5. 谢纬，陈生，高雪，等. 芎芷石膏汤加减治痰热阻窍型鼻后滴流综合征 32 例 [J]. 江西中医药，2009，40（04）：56～57.

6. 吕德中，杨晓彦. 慢性咳嗽新病因 [J]. 中国实用中西医杂志，2004，4

（17）：484～485.

7. 张荣葆. 对鼻后滴流综合征的新认识 [J]. 中华全科医师杂志，2007，6（8）：461～462.

8. 迟春花. 鼻后滴流综合征与慢性咳嗽 [J]. 中国临床医生杂志，2007，35（1）：16～17.

9. 崔红生. 慢性咳嗽的辨病与辨证 [J]. 中医杂志，2006，47（7）：500.

10. 邓燕飞，郭永清，杨海斌. 鼻后滴漏综合征的临床相关因素分析 [J]. 临床耳鼻咽喉头颈外科杂志，2008，22（14）：660～662.

11. 韩德民，王向东，周兵，等. 鼻黏膜纤毛系统的研究进展 [J]. 中华医学杂志，2003，83（2）：172.

（曲敬来 余 燕 喻 群）

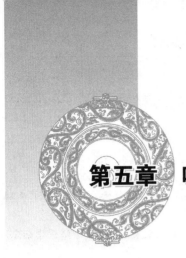

第五章　咳嗽变异性哮喘

咳嗽变异性哮喘（cough variant asthma，CVA）又称咳嗽型哮喘或过敏性咳嗽，是一种特殊类型的支气管哮喘（简称哮喘），临床上主要表现为持续性或慢性咳嗽，无明显喘息、气促等症状或体征，但有气道高反应性，使用抗生素治疗无效，而使用支气管扩张剂可使咳嗽发作缓解。由于 CVA 的特殊临床表现，常被误诊或者漏诊，很多患者被延误治疗最终发展成为支气管哮喘。因此如何早期诊断，早期治疗是呼吸内科医生面临的一个难题。

咳嗽变异性哮喘无明确对应中医病名。根据本病的临床表现，一般归为中医学"咳嗽""痉咳""百日咳"等范畴。《景岳全书》云："咳嗽之要，止惟二证。何为二证？一曰外感，一曰内伤而尽之矣"，以及《内经》中"肺之令人咳"和"五脏六腑皆令人咳，非独肺也"之理论，是辨证论治本病的理论基础。

本病以长期慢性干咳为主症，其特征表现为阵发性、突发性、反复性，还有一个较为常见的兼症就是咽干、咽痒，咽痒即咳，难以克制，综上特点笔者认为这些证候符合风证"善行而数变"，"风盛则挛急"，"无风不作痒"的特性。《素问·太阴阳明论》"伤于风者上先受之"。明代李梴《医学入门》咳嗽总论中"风乘肺咳，则鼻塞声重，口干喉痒，语未竟而咳"。笔者认为风邪是本病证发生、发展和演变过程中的主要致病因素之一，而痰饮并不是内在的主要因素，充其量也只能说是其中的一个触发因素。

本病在慢性咳嗽的患者中约占 31.4%，是慢性咳嗽的常见病因，由于往往不伴喘息症状，临床易被误诊，甚至延治，发展成严重的哮喘状态。西医治疗以支气管扩张剂及吸入激素为主，多数不能长期坚持治疗，病情容易反复。中医药治疗以疏风、解痉、理气、化痰、活血、祛邪扶正、修复气道为主，常取得较好疗效。

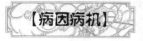

【病因病机】

一、中　医

本病的病因病机，当属正气亏虚外邪侵袭所致，由于正气亏虚，无力抗邪，病邪侵袭日久，影响肺之宣降功能，导致疾病反复发作。故"正虚邪实"则是其最基本的病理机制。

1. 正气亏虚　正虚以先天禀赋不足或后天肺脾气虚为主。临床所见以疾病易反复发作为主，尤其气候变化易诱发本病发作。

2. 外邪侵袭　该病总是在正虚基础上复感外邪。咳嗽变异型哮喘四季皆可发病，但以春秋季发作居多，虽"风、寒、暑、湿、燥、火六气皆令人咳"，但此病之原因笔者认为当以风邪为主。

3. 饮食不节　经常饮食生冷，或嗜食烟酒、海鲜等伤及肺脾之气，皆使津液不布，凝聚而成寒痰，内伏于肺与膈上，痰气相击，气道受阻，肺气阻闭而发咳喘等。

4. 起居失调　临床所见本病的发生与起居失调也有一定关系。睡眠昼夜颠倒，暗耗心血，心肾不交，虚火上炎与风邪交阻影响肺之宣发肃降可致此病。

二、西　医

1. 气道炎症、气道高反应性和气道重塑　CVA 的病理改变目前仍不清楚，但以嗜酸性粒细胞为主的多种炎症因子被证明参与了 CVA 的发病过程。与 CA 相似，CVA 不仅具有气道炎症及气道高反应性的特征，还有气道重塑的特点，表现为黏膜基底层增厚、杯状细胞增多和血管增生。

2. 咳嗽受体、神经肽　目前认为中央气道咳嗽受体极为丰富，CVA 主要表现为中央气道过敏性炎症。而典型哮喘因过敏性炎症发生在中央气道和周围气道，故除咳嗽外，尚出现喘息及呼吸困难。有研究发现 CVA 气道内感觉神经的异常增多可能与咳嗽受体的高反应有关。咳嗽受体及神经肽与 CVA 的持续性咳嗽有密切关系。

3. 研究发现肺炎支原体（MP）感染是哮喘的启动因素之一，还可诱发CVA，MP 是仅次于病毒的与 CVA 急性发作或长期难以缓解以及恶化有关的病原，MP 感染与 CVA 密切相关。

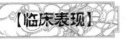

一、症　　状

主要表现为刺激性、持续性干咳，通常咳嗽比较剧烈。咳嗽持续发生或者反复发作一个月以上。特别晚上就寝或凌晨明显，以春、秋季节最为多见，发作频繁、剧烈，很多患者伴有咽喉发痒、鼻塞等症状；少数患者在咳嗽剧烈时偶可闻及喉中哮鸣。常因呼吸道感染、剧烈运动后、冷空气吸入、接触过敏源而诱发并加重；也可因吸入刺激性气味（油漆、汽油、油烟、香水、花粉等）而发作；也有部分患者在没有任何诱因的情况下发作。

二、体　　征

可无明显阳性体征。体检时双肺呼吸音稍粗糙，咳嗽剧烈时偶可闻及少许散在哮鸣音，咳嗽后可消失。

【辅助检查】

1. 支气管激发试验　用以测定气道反应性。常用吸入激发剂为乙酰甲胆碱、组胺、甘露糖醇等，目前推荐吸入乙酰甲胆碱进行激发。吸入激发剂后其通气功能下降、气道阻力增加。运动亦可诱发气道痉挛，使通气功能下降。一般适用于通气功能在正常预计值的 70% 以上的患者。如 FEV_1 下降 ≥20%，可诊断为激发试验阳性。支气管激发试验诊断 CVA 敏感度较高，但特异度相对较低。因此对激发试验阳性的慢性咳嗽患者应结合其他临床资料综合判断，特别需要与有长期吸烟史的患者及部分上呼吸道感染后的咳嗽患者相鉴别。

2. 肺功能指标　CVA 患者的 FEV_1 或者呼气峰流速（PEF）较正常人群略有降低，但绝大多数仍接近正常范围，因此支气管舒张试验对 CVA 的诊断作用不大。支气管舒张剂对咳嗽症状的可逆性要比对 FEV_1 的改善具有更大的诊断价值。

3. 气道炎症标志物　目前在临床上应用的气道炎症标志物主要有诱导痰细胞学检查和呼出气一氧化氮检测（FENO）。痰液嗜酸性粒细胞增多可以提示 CVA 的诊断。且痰液嗜酸性粒细胞增多与气道高反应性同为 CVA 患者易进展为典型哮喘的预测因子，对 CVA 患者的预后评估具有重要意义。然而，符合痰液嗜酸性粒细胞增多标准（>3%）的 CVA 患者仅有 1/3

左右，因此对痰嗜酸性粒细胞不高的慢性咳嗽患者也难以排除 CVA 的诊断。对痰液嗜酸性粒细胞增多的慢性咳嗽患者，需要根据气道反应性或者支气管舒张剂的疗效与嗜酸性粒细胞性支管炎进行鉴别。

4. 胸部 X 线检查　多无明显异常或双肺呼吸音增粗，合并感染可出现渗出性斑片影。

【诊断与鉴别诊断】

一、诊断标准

多数患者有个人过敏史，或伴有湿疹、荨麻疹、过敏性鼻炎等病史，部分可以查出家族过敏史。常规抗感冒、抗感染治疗无效，支气管扩张剂治疗可以有效缓解咳嗽症状，此点可作为诊断和鉴别诊断的依据。肺通气功能和气道高反应性检查是诊断 CVA 的关键方法。

诊断标准：

1. 慢性咳嗽（超过 8 周），常伴有明显的夜间刺激性咳嗽，无痰或少量白稀痰。

2. 支气管激发试验阳性或最大呼气流量（PEF）昼夜变异率＞20％，或支气管舒张试验阳性。

3. 抗生素和止咳药无效，用支气管扩张剂、糖皮质激素治疗有效。

4. 体格检查无阳性体征。胸片正常，肺通气功能正常（非咳嗽发作期），五官科检查未发现异常。

5. 排除其他原因引起的慢性咳嗽。

二、鉴别诊断

1. 西医　本病需与嗜酸性粒细胞性支气管炎、上气道咳嗽综合征、胃食管反流性咳嗽、肺结核、弥漫性泛细支气管炎、肺癌、慢性支气管炎等疾病相鉴别。

2. 中医　主要是与感冒、哮病、肺痨、肺胀等相鉴别。

【治疗】

一、一般措施

1. 加强体育锻炼，增强抗病能力，可坚持跑步、打太极拳、呼吸操、八段锦、床上八段锦等，适时增添衣被，防止外邪侵入。

2. 要及时治疗可能诱发本病的隐性疾病，如过敏性鼻炎、慢性鼻窦炎、荨麻疹、湿疹、慢性咽炎等。

3. 预防感冒发生，要防早、防小（指幼年阶段已有此病，应及时综合防治）。避免外邪侵袭，躲避感冒、发热、新感咳喘之人。

4. 戒除烟酒等不良嗜好。

5. 要积极找出各种致敏原，以免再次接触，如儿童对牛奶、蛋类、鱼虾等产生的过敏现象，应少食或禁食；对花粉、油漆、染料、工业粉尘等易过敏者，应尽可能少接触。

二、中医药治疗

传统中医学理论认为：本病病因病机的本质当属外感六淫之邪失治，邪郁于肺，肺气失宣，肃降不能，肺气上逆。中医学有"急则治其标"，急性发作"急治其肺"之说，因此，本阶段应当重在"祛邪平喘"的原则基础上，兼用止咳化痰。

(一) 辨证论治

1. 风热犯肺

主症：咳嗽或喘鸣，痰白黏稠，咽或痛或干或痒或异物感，鼻塞或喷嚏，气逆气短，怕热或身热，遇热咳重，舌略红，苔略薄黄，脉滑无力。

治法：宣肺止咳，清热化痰。

方药：曲氏肺咳方加减。炙麻黄、杏仁、法半夏、橘红、茯苓、瓜蒌皮、浙贝、木蝴蝶、蝉蜕、金荞麦、甘草各10g。全方功可宣肺止咳、清热化痰。发热者加柴胡20g，生石膏、黄芩各10g；咽痛者加射干10g；口干苦、便干者加火麻仁30g。

2. 湿邪犯肺

主症：咳嗽或喘鸣，痰黄或白黏或呈泡沫状量多，胸闷气短，汗出略怕冷，大便或稀薄或正常，鼻涕倒流，舌体偏胖，舌质略淡，苔白滑，脉滑。

治法：祛湿平喘，止咳化痰。

方药：曲氏湿邪鼻肺咳方。辛夷、白芷、紫苏子、杏仁、五味子、桂枝、白芍、法夏、甘草各10g，细辛5g，黄芩20g，鱼腥草30g。诸药合用，共奏祛湿平喘、止咳化痰之功。胃痛去黄芩20g，加瓜蒌皮20g；皮肤痒加白蒺藜、全蝎、蝉蜕各10g。

以上方药，每日1剂，分两次温服。

(二) 特色专方

1. 止咳平喘汤　麻黄、前胡、白前各4~12g，桃仁、乌梅、甘草各3~

10g，杏仁 3～12g，枳壳 5～15g，黄芩 4～15g，蝉蜕 10～30g，僵蚕 9～12g，地龙 15～30g。功能宣肺平喘，清热化痰。用治外寒里热，痰、气、血相互搏击，壅塞气道，肺失宣降之证。水煎服，每日 1 剂，分 2 次服。

2. 凉肝熄风汤　羚羊角粉 0.16～0.19g（分 3 次吞服），蝉蜕 6g，广地龙、白僵蚕各 10g。若肝火偏旺，症见面红目赤，加龙胆草 3～6g，白芍 20g，生甘草 6g 以清肝泻火，凉肝熄风；诸药合用共奏清金宁咳之功，主治肝经风火上逆之肝热肝风咳嗽。水煎服，每日 1 剂，分 2 次服。

3. 参麦柴玄汤　西洋参（炖服）、玄参、旋覆花、郁金、射干、法夏、白僵蚕、蝉蜕各 10g，麦冬 15g，淮山药 20g，柴胡、炙甘草各 5g。共奏柔肝养阴，益气化痰之功效，用于肝失疏泄、肝气上逆犯肺、肺气不疏、肺气虚衰之证。水煎服，每日 1 剂，分 2 次服。

4. 广济止咳方　柴胡 15g，黄芩、陈皮、紫菀、浙贝母、苦杏仁、百部、白前、五味子各 10g，炙麻黄、桔梗各 12g，甘草 6g。诸药合用，共奏宣肺止咳，清热化痰之功效。水煎服，每日 1 剂，分 2 次服。

5. 疏风宣肺解痉汤　炙麻黄 4～10g，杏仁 5～10g，荆芥 4～10g，防风 4～10g，蝉蜕 3～10g，地龙 5～10g，白僵蚕 4～10g，钩藤（后下）5～10g，生甘草 3～5g。全方可以消除气道的高反应性，扩张痉挛的支气管，从而使肺气宣降自如，咳嗽得愈。水煎服，每日 1 剂，分 2 次服。

6. 止咳定喘汤　苦参、黄芩各 5～10g，白花蛇舌草 15～20g，麻黄、银杏、苏子各 6g，乌梅 9g，五味子 4g，紫菀、百部各 7g，桑白皮 10g。诸药配伍，共奏宣肺止咳定喘之功效。水煎服，每日 1 剂，分 2 次服。

7. 祛风定喘汤　炙麻黄、净蝉蜕各 5g，桃仁、杏仁、柴胡、防风、黄芩、生黄芪、粉前胡、炙苏子、地龙各 10g，炙五味子、炙甘草各 3g。用于风邪留恋之证。水煎服，每日 1 剂，分 2 次服。

8. 仙鹤止嗽汤　仙鹤草 30～50g，荆芥 10～15g，白前、前胡、紫菀、款冬花、当归各 10g，百部 10～30g，桔梗、陈皮各 5g。用于主治病机为风邪留恋、肺失宣肃之证，诸药合用温润平和，不寒不热，无攻击过当之虞，而有启门逐贼之势，是以客邪疏散，肺气安宁。水煎服，每日 1 剂，分 2 次服。

9. 顾氏验方（顾丕荣）　细辛、五味子各 3g，鲜生姜 3g，制半夏 6g，桔梗 6g，瓜蒌皮 15g，远志 15g，炙马兜铃 15g，玉竹 15g，炙甘草 15g，天浆壳 10g，麦冬 12g，炙枇杷叶 9g。全方温而不燥，润而不腻，辛不过热，苦不过寒，药证相合，获辛温解表，甘凉润肺之良效。水煎服，每日 1 剂，分 2 次服。

10. 天龙定喘汤（邱志楠）　青天葵 10g，地龙 10g，甘草 10g，葶苈子

15g，白芥子 15g，莱菔子 15g，紫苏子 15g，黄芪 15g，党参 15g。本方祛痰止咳平喘，能降低气道反应性，改善肺功能，通过扶正祛邪，增强肺抗哮喘能力，减轻气道炎症，缓解咳嗽症状，阻断其发展为典型哮喘。水煎服，每日 1 剂，分 2 次服。

（三）中药成药

1. 苏黄止咳胶囊　紫苏子、麻黄、紫菀、五味子、前胡、地龙、蝉蜕按 1:1:1.5:1:1.5:1:0.5 比例制成胶囊，每粒 0.45g，每次 3 粒，每日 3 次，温开水送服，疗程为 14 天。用于风邪犯肺的咳嗽。

2. 止咳合剂　由炙麻黄、炒杏仁、紫苏、百部、紫菀、黄芩、白僵蚕、七叶一枝花、蝉蜕、白果、地龙、桔梗、防风、金荞麦组成。每瓶 100ml 口服。一日 3 次，一次 10ml，口服，小儿酌减。用于风寒咳嗽。

3. 抗支口服液　由炙麻黄、石膏、杏仁、黄芩、射干、鱼腥草、僵蚕、地龙、重楼、炙百部、平贝母、炙桑皮、虎杖、芦根、甘草等组成。一日 3 次，一次 10ml，口服，小儿酌减。清热、化痰、止咳，用于痰热咳嗽。

4. 痉咳散　由蜈蚣、胆南星、甘草组成。研细末后按需混匀成散剂。4～6 岁每次 1.5g，每日 3 次；7～12 岁每次 2g，每日 3 次，蜂蜜调匀，开水吞服。7 日为 1 个疗程。

5. 益肺平合剂　人参、麦门冬、五味子、白芍药、桂枝、白果、防风、白僵蚕、乌梅、紫菀、黄精等制成，每瓶 100ml 口服。＜5 岁者每日 100ml，分 3 次温服；＞5 岁每日 100～200ml，分 3 次温服。

6. 解痉止咳冲剂　柴胡、莪术、僵蚕、钩藤各 1 袋，黄芩、桑白皮、郁金、白芍、地龙、前胡各 2 袋，每日 1 剂，连服 8 剂。用于肝郁犯肺，肺失宣降之咳嗽。

7. 桂龙咳喘宁胶囊　主要成分由桂枝、龙骨、蛤蚧、冬虫夏草、半夏、人参、川贝、芍药、杏仁、黄连、生姜等多味中药配伍而成，具有寒热兼顾、温肾宣肺、止咳化痰、降逆平喘、祛邪扶正等作用。

8. 通宣理肺丸　由紫苏叶、麻黄、前胡、苦杏仁、桔梗、陈皮、半夏、茯苓、枳壳、甘草组成。具有解表散寒，宣肺止咳的功效。主要用于风寒袭肺引起的咳喘。每次 2 丸，每日 2～3 次，口服。将丸药熬开服汤效果更好。

9. 金水宝胶囊　每次 4 粒，每日 2～3 次，用于哮喘缓解期，肺肾气虚者。

（四）针灸疗法

针刺疗法：选穴：肺俞、定喘、列缺、天突、膻中。肺俞可直刺或向内斜，勿向外斜刺，以免伤肺脏。久喘体虚，语言无力者加肾俞、关元、太溪；痰多者加丰隆、中府、足三里；有热者加刺大椎、曲池；咳嗽加尺泽、太渊。咳嗽剧烈实施以强刺激，每日 1 次；缓解期平补平泻，可隔日 1 针。

（五）其他特色疗法

1. 中药穴位敷贴　芥子敷贴法：白芥子、甘遂、延胡索、细辛各 15g。按比例研成细粉末，姜汁调成糊状。选穴：肺俞、脾俞、肾俞、膏肓、风门。

2. 穴位注射　于天突穴注射醋酸曲安奈德 0.3～0.8ml（3～8mg），并于双肺俞各注射核酪注射液 1ml。按摩太渊、太白，配合脾俞、章门、中脘，用斯奇康穴位注射脾俞、胃俞以培土生金，联合口服美普清片及酮替芬。

3. 中药超声雾化

（1）取皂角为主，桔梗、半夏为辅，煎煮过滤后用乙醇沉淀法除树脂、鞣质及其他物质，浓缩到一定浓度消毒即可。每次取 10ml，每次雾化 15～20 分钟，每日 1 次，雾化时嘱患者深吸气，频率以每分钟 4～5 次为宜，3 天为一个疗程。

（2）用射干麻黄汤加味雾化吸入治疗，药用射干、半夏、紫菀、款冬花、五味子、地龙各 10g，麻黄、全蝎各 6g，细辛 3g，丹参 15g，加水 600ml，武火煎沸，文火煎 30 分钟，冷却后取上清液 50ml，滤纸过滤后装入雾化罐中，采用超声雾化器吸入治疗，雾化量每分钟耗水 1～2ml，每次 15～20 分钟，每日 2 次。

4. 穴位拔罐联合穴位贴敷　选穴：风池、风门、肺俞、心俞、神阙、膻中、天突。方法：将药酒（白芥子、细辛、延胡索各 30g，甘遂 10g，共研细末，浸入 75％的乙醇 500ml 内 7 天，过滤取液瓶装备用）滴入火罐内（玻璃罐）3～5 滴，迅速将火罐拔在以上穴位 10～15 分钟，取下火罐，将参龙白芥散（由白芥子、细辛、甘遂、吴茱萸、苍术、青木香、川芎、雄黄、丁香、肉桂、皂角各等量，红参、海龙按以上总量的 3％加入，冰片为 5g 加入，瓶装密封保存）用鲜姜汁调成糊状，做成直径 1cm 的圆饼敷在穴位上，用关节止痛膏固定贴 6～24 小时，每日 1 次，7 次为 1 个疗程。

5. 蜂针疗法　方法：定喘、足三里双侧交替治疗，穴位常规消毒，捏住蜜蜂双翅，将其尾刺螯刺入穴位，5s 后拔出。蜂量每次 2 只，7 日治疗 1 次，5 次为 1 个疗程。

三、西医药常规治疗

1. 激素　给药途径包括吸入、口服和静脉应用等，吸入为首选途径。诊断 CVA 后可尽快开始吸入糖皮质激素治疗。国外指南推荐使用的剂量为

布地奈德 $400\sim800\mu g/d$ 或丙酸氟替卡松 $200\sim400\mu g/d$，有些病例可能会需要更高的剂量。如单用糖皮质激素吸入治疗不能缓解症状，应联合支气管舒张剂治疗。对于大多数 CVA 患者，吸入糖皮质激素治疗可以快速缓解咳嗽症状，在咳嗽缓解后可以考虑逐渐减量至终止。有少数学者建议给予 CVA 患者长期吸入糖皮质激素治疗以预防进展为典型哮喘，但有待于循证医学依据。

2. β_2 受体激动剂　短效-β_2 受体激动剂，常用的药物有沙丁胺醇和特布他林等。一般不推荐长期单独使用长效-β_2 受体激动剂，常用的药物有沙美特罗和福莫特罗等。近年来推荐联合吸入激素和长效-β_2 受体激动剂治疗哮喘。这两者具有协同的抗炎和平喘作用，可获得相当于（或优于）应用加倍剂量吸入激素时的疗效，并可增加患者的依从性、减少较大剂量吸入激素引起的不良反应。

3. 茶碱　具有舒张支气管平滑肌作用，并具有强心、利尿、扩张冠状动脉、兴奋呼吸中枢和呼吸肌等作用。多采用口服给药，症状持续不缓解者亦可静脉给药。

4. 白三烯受体拮抗剂　常用的药物有孟鲁司特钠、扎鲁司特、异丁司特等。英国胸科学会推荐的 CVA 的治疗方案包括短效 β_2-受体激动剂、吸入糖皮质激素，以及白三烯受体拮抗剂。美国 ACCP 指南建议，经吸入糖皮质激素和支气管舒张剂疗效不佳的 CVA 患者，在排除依从性差等影响因素后，可以在升级到口服激素治疗前先增加白三烯受体拮抗剂治疗。由于目前还未证实白三烯受体拮抗剂对气道重塑和进展为典型哮喘有预防作用，因此使用白三烯受体拮抗剂治疗 CVA 时最好同时联合吸入糖皮质激素治疗，对不能耐受或依从性差的患者，方可考虑白三烯受体拮抗剂单药治疗。

5. 抗胆碱药物　常用的药物有溴化异丙托品、溴化氧托品和噻托溴铵等，其舒张支气管的作用比 β_2-受体激动剂弱，起效也较慢，但长期应用不易产生耐药，对老年人的疗效不低于年轻人。本品与 β_2-受体激动剂联合应用具有协同、互补作用。

6. 其他疗法　如抗 IgE 治疗、变应原特异性免疫疗法（SIT）等，均有待于临床的进一步观察和证实。

【特色疗法述评】

1. 西医方面　咳嗽变异性哮喘病因病机复杂，目前国内外尚无较为明确的诊断标准及有效的治疗方案。西药可以通过每天给予糖皮质激素、白三烯调节剂、长效 β_2-受体激动剂、缓释茶碱控制或缓解咳嗽变异性哮喘的症状。但用药时间长，难于停药，难以除根为其特点。

2. 中医病因病机方面　近年来，中医的病因病机研究一直围绕正虚邪实进行着探索。邪实方面一直围绕着风、寒、暑、湿、燥、火六淫之邪进行研究。笔者率先提出咳嗽变异型哮喘的主要病因是风邪。本病以长期慢性干咳为主症，其特征表现为阵发性、突发性、反复性，还有一个较为常见的兼症就是咽干、咽痒，咽痒即咳，难以克制，综上特点笔者认为本病符合风证"善行而数变"，"风盛则挛急"，"无风不作痒"的特性。因此，本病属"风咳"范畴，风邪是本病证发生、发展和演变过程中的主要致病因素之一。而邪客于肺，气道受损是本病的主要病机。

3. 临床疗效方面　曲氏肺咳方是笔者多年来治疗咳嗽变异性哮喘行之有效的经验方。风邪致病易夹热、夹寒、夹湿的特性在本病中也有典型体现。治疗强调辨证施治，多以疏风、解痉、理气、化痰、活血、祛邪扶正、修复气道为原则。

4. 本病的最佳治疗方案　急性发作期中西并用快速奏效。缓解期补肾益肺以求疾病除根。但中医方面还没有形成标准化、规范化的临床方案。所以，需要大样本、多中心进行中西疗效对比、中中疗效对比的研究，为该病建立最佳临床路径。

【主要参考文献】

1. 王永炎. 中医内科学 ［M］. 北京：中国中医药出版社，2009：54～93.

2. 陈灏珠，林果为. 实用内科学 ［M］. 第 13 版. 北京：人民卫生出版社，2010：1730～1743.

3. 欧阳忠兴，柯新桥. 中医呼吸病学 ［M］. 北京：中国医药科技出版社，1997：481～499.

4. 柯新桥. 咳嗽变异性哮喘的中医辨治思路与方法 ［J］. 湖北中医杂志，2005，27（2）：3～5.

5. 罗社文，李友林，晁恩祥. 咳嗽变异性哮喘的中医证候学研究 ［J］. 北京中医药大学学报：中医临床版，2007，14（3）：11～14.

6. 洪广祥，王丽华. "咳痒煎"治疗咳嗽变异性哮喘的临床研究 ［J］. 江西中医药，2000，31（6）：17.

7. 张新健. 活血化瘀止咳法治疗小儿咳嗽变异性哮喘 62 例 ［J］. 中国中医药科技，2000，7（3）：199.

8. 李丽. 中药外敷配合内服治疗咳嗽变异性哮喘 78 例 ［J］. 实用中医内科杂志，2005，19（1）：66，472.

9. 蒋延文，孙永昌，周庆涛. 支气管哮喘患者痰嗜酸性粒细胞相对计数与糖皮质激素治

疗反应性的关系 [J]．中华结核和呼吸杂志，2007，30（6）：447～451.

10. 张秋平．穴位拔药物罐后贴药治疗过敏性咳嗽 58 例临床观察 [J]．中医外治杂志，2004，13（5）：36.

11. 张九成，宣桂琪．儿童过敏性咳嗽的中医治疗 [J]．浙江中医药大学学报，1997，2（5）：15.

（曲敬来　常　晓　熊　广）

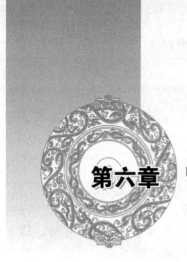

第六章　胃食管反流性咳嗽

胃食管反流性咳嗽是指因胃酸和其他胃内容物反流进入食管，导致以咳嗽为突出表现的临床综合征，属于胃食管反流病的一种特殊类型，胃食管反流性咳嗽是慢性咳嗽的常见原因。典型反流症状表现为胸骨后烧灼感、反酸、嗳气、胸闷等。临床上很多胃食管反流性咳嗽患者没有典型反流症状，咳嗽是其唯一的临床表现。咳嗽大多发生在日间和直立位，干咳或咳少量白色黏痰。我国流行病学研究表明，胃食管反流性咳嗽是引起成年人慢性咳嗽的最常见原因之一，约占慢性咳嗽患者的 11.8%。欧美国家研究表明胃食管反流性咳嗽占慢性咳嗽病因比例较大，达 20%～40%，存在一定的地区差异。

胃食管反流性咳嗽在中医学属于"内伤咳嗽"范畴，咳嗽一症病因复杂，治疗棘手，胃食管反流性咳嗽易被临床忽略。结合其临床表现，应属于中医"胃咳"范围。《素问·咳论》有"五脏六腑皆令人咳，非独肺也"之说。并对"胃咳"症状作了描述，"胃咳之状，咳而呕，甚则长虫出"。然临床上胃咳未必皆有长虫呕出，历代医案记录胃咳者甚多，其涉及呕虫者少，不必拘泥于条文。咳嗽虽与脏器相关，但必有其至关紧要的脏器作为咳证的病变中心，《咳论》又提出"此皆聚于胃，关于肺"，强调了咳嗽不离肺胃的观点。

近年来，随着中医、中西医结合研究的不断深入，内伤咳嗽，尤其是慢性咳嗽，无论在基础理论研究，还是临床经验的积累方面，均取得了可喜的成果。

西医在此领域倡导抑制胃酸，增加胃动力，有一定疗效，但有其自身的瓶颈。中医具有扶正祛邪、标本兼治的作用，肺胃同治，尤其调理肝的疏泄、胃的和降、脾的健运、肺的宣发肃降的治法和方药，疗效独特，标本兼治，效果显著，具有中医辨证论治的优势。

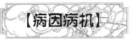

【病因病机】

一、中　医

本病病因为外邪入里，或饮食不节，嗜食辛辣炙热之品，熏灼肺胃，久之肺胃津液耗损，虚火上炎，肺胃之气失降，肺失清肃，肺气上逆所致。久病未愈，虚实错杂，肺脾（胃）俱伤，甚可穷及肾脏。其标在肺，其本在脾胃。病机是因中焦气机升降失司，肺失宣肃，肺气上逆所致，与胃失和降、肺失肃降密切相关。概括而论，脾胃气机失调的原因有二：

1. 外邪直接犯胃，累及肺，发为咳嗽，即《素问·咳论》谓："其寒饮食入胃，从肺脉上至于肺，则肺寒，肺寒则内外合邪，因而客之，则为肺咳。"内外合邪是该种咳嗽的主要病机。

2. 脾病累及肺胃，"五脏六腑皆令人咳，非独肺也。""脾咳之状，咳则右胁下痛隐隐引肩背，甚则不可以动，动则咳剧"（《素问·咳论》）。脾肺为母子关系，又同为太阴经，经气相通，脾虚则肺失所养，脾病及肺，肺气上逆则为咳嗽，补脾气则肺气充，咳自止。五脏咳久不愈则脏病及腑，出现六腑咳，即"五脏之久咳，乃移于六腑"。"脾咳不已，则胃受之，胃咳之状，咳而呕"。故五脏六腑咳"皆聚于胃，关于肺"是对肺胃相关致咳的高度概括。

总之，肺胃息息相关，肺属金，胃属土，胃为化源，肺主布津，若胃能和降而不上逆，肺气自可通调肃降水津；反之，胃失和降，则肺不布津，必致水湿停滞胃中而为痰为饮，又可上逆壅肺而为咳变。从气机升降角度看，肺以肃降为顺，胃以通降为和，二者皆以降为主，肺主气，其肃降为胃之通降的基础；而胃之通降也是肺之肃降的必要条件，因此任何邪气引起胃失通降者都可影响肺的肃降功能，严重者可致肺气上逆而发生咳喘。由此可知，中焦气机升降失调，是本病的基本病机。病位主要在肺胃或包括肺系。

二、西　医

1. 涉及微量误吸、食管-支气管反射、食管运动功能失调、自主神经功能失调与气道神经源性炎症等。目前认为食管-支气管反射引起的气道神经源性炎症起着主要作用。

2. 除胃酸外，少数患者还与胆汁反流有关。

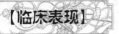

【临床表现】

一、症　状

1. 咳嗽　不同的患者咳嗽差异可能较大。咳嗽持续的时间较长，可从数周到数年。24 小时食管电极监测的结果表明，反流常发生在清醒和直立体位时。也有学者认为，胃食管反流性咳嗽常发生在夜间；平躺后，胃内容物由于重力作用的减弱、食管蠕动异常或贲门口松弛，导致反流。部分患者在进食，尤其是进食刺激性食物后有咳嗽加重的表现。因为，食物可以导致反流加重。

2. 咳痰　咳嗽以干咳为主，部分患者可以有咳痰，多为白色黏液痰。

3. 胃食管反流症状——典型反流症状　表现为胸骨后烧灼感、反酸、嗳气、胸闷等。有微误吸的胃食管反流性咳嗽患者，早期更易出现咳嗽症状及咽喉部症状。部分胃食管反流性咳嗽患者完全没有反流症状，咳嗽是其唯一的临床表现。甚至有研究发现一些胃食管反流性咳嗽的患者，咳嗽和消化道症状在治疗时存在分裂现象，即使消化道症状在抗反流治疗后消失，但咳嗽症状仍没有改善；甚至有些患者在抗反流手术后仍不能控制胃食管反流的症状，因此建议即使患者曾行抗反流手术也不能除外胃食管反流为咳嗽的病因。

二、体　征

多数患者无特异性体征。少数可以见咽部充血，咽后壁淋巴滤泡增生，鼻甲肥大。伴有鼻后滴流者还可见鼻咽腔脓性分泌物，或扁桃体肥大。

【辅助检查】

检查手段包括食管钡餐、食管镜、食管内压力测定、24 小时食管 pH 监测。患者咳嗽伴有反流相关症状或进食后咳嗽，对诊断有一定提示意义。24 小时食管 pH 值监测是目前诊断胃食管反流性咳嗽最为有效的方法。目前主要的诊断方法如下：

1. 钡餐检查上消化道造影（钡餐检查）　是诊断胃食管反流简单易行的方法之一，如果观察到钡剂从胃里往食管运动可以考虑诊断胃食管反流。但是约 30％的正常人也可以观察到吞钡剂后反流；而约 60％的胃食管反流病人却可以观察不到钡剂的反流现象。这表明吞钡透视检查诊断胃食管反流性咳嗽的敏感性和特异性均较差。不过，少数胃食管反流患者如果食管pH电极检查阴性，钡餐检查则可能是唯一证明该患者存在反流的检查方法。

2. 胃镜　电子胃镜检查是诊断反流性食管炎的主要方法，尤其对有食管炎症、糜烂甚至溃疡的患者意义更大，但对于无黏膜损害的胃食管反流病并无诊断价值，也不能确定反流与咳嗽的相关性。

3. 食管内压力测定　食管下段一过性的括约肌松弛是导致反流的重要原因。通过放置食管内的压力传感器，对不同状态下食管各段压力的测量对判断食管运动功能失调有重要意义。

4. 24小时食管pH监测　应用pH记录仪（pH电极和数码记录仪）在生理状况下对患者进行24小时食管pH连续动态监测，利用监测观察反流事件与咳嗽的症状相关概率（SAP），目前仍然是诊断胃食管反流性咳嗽最敏感、最特异性的方法。通过24小时食管pH监测获得Demeester积分≥12.70和（或）SAP≥75％为诊断标准。Demeester总积分由6项参数组成：24h食管pH值<4的次数，反流时间>5分钟的次数，最长反流时间，总、立位、卧位pH值<4的时间占监测时间的百分比。该积分由计算软件分析结果得出。24小时食管pH监测虽是目前最好的检测方法，但仍存在如下问题：①若反流间歇发生，可能导致假阴性结果；②非酸性如胆汁反流，酸性反流合并碱性反流时pH可能正常，所以结果阴性也不能排除GERC诊断，最终确诊GERC，需要根据抗反流治疗的效果来判断。

【诊断与鉴别诊断】

一、诊　断

根据中华医学会呼吸病学分会哮喘学组制定的咳嗽诊断与治疗指南（2009版），确定如下诊断标准：

1. 慢性咳嗽，以白天咳嗽为主。

2. 24小时食管pH监测　Demeester积分≥12.70，和（或）反流与咳嗽症状的相关概率（SAP）I>75％。

3. 排除咳嗽变异型哮喘、嗜酸性粒细胞性支气管炎、鼻后滴流综合征等疾病。

4. 抗反流治疗后咳嗽明显减轻或消失。

抗反流治疗有效是诊断胃食管反流性咳嗽的最重要的标准，但抗反流治疗无效并不能完全排除胃食管反流性咳嗽的存在，因为可能抗反流治疗力度不够，或内科药物治疗无效，或者为非酸性反流等。

此外对于没有食管 pH 监测的单位或经济条件有限的慢性咳嗽患者，具有以下指征者可考虑进行诊断性治疗：①患者有明显的进食相关的咳嗽，如餐后咳嗽、进食咳嗽等。②患者伴有胃食管反流症状，如反酸、嗳气、胸骨后烧灼感等。③排除 CVA、EB、PNDS 等疾病，或按这些疾病治疗效果不佳。抗反流治疗后咳嗽消失或显著缓解，可以临床诊断胃食管反流性咳嗽。

二、鉴 别 诊 断

1. 西医　本病应与咳嗽变异型哮喘、嗜酸性粒细胞性支气管炎、鼻后滴流综合征、肺结核、慢性支气管炎等疾病相鉴别。

2. 中医　主要是与吞酸、嘈杂、胸痹、噎膈、梅核气等疾病相鉴别。

【治疗】

一、一 般 措 施

主要是生活习惯和饮食结构的调整，高蛋白低脂肪饮食，少食多餐，睡前 3h 禁食。减少摄入可以降低食管下括约肌压力的食物，如咖啡、坚果、巧克力、薄荷、洋葱、大蒜等。避免食用酸性或刺激性饮料或辛辣食物，忌烟酒等。减肥，避免穿紧身衣服和紧束腰带，避免长时间增加腹压的动作或体位。尽量避免食用诱发或加重胃食管反流的药物如硝酸甘油、钙离子通道阻滞剂、茶碱、阿司匹林等。

二、中医药治疗

胃食管反流性咳嗽的中医病因病机，近年来国内中医界进行了深入而有意义的研究。传统中医学理论认为：本病的发生，病位在肺，实源于胃。其基本病理机制为胃失和降、肺胃不和、肺失清肃。在本病的中医治疗中，应以肃肺止咳为标，和胃降逆为本；涉及的脏腑以肺为标，脾胃或肝胃为本。根据不同症型及表现，临床遣方用药体现了辨病和辨证相结合的特点，以针对病因治疗为主，并非见咳止咳，当仔细斟酌，灵活化裁。

（一）辨证论治

1. 脾胃虚弱，胃逆作咳

主症：反复咳嗽多年，伴吐酸、胸闷、剑突下不适、舌淡、脉细缓。素易感疲倦乏力，易出现呛咳、反酸。

治法：健脾温中，和胃降逆。

方药：香砂六君子汤加味。砂仁 5g，木香 10g，法半夏 10g，陈皮 10g，党参 15g，茯苓 10g，白术 10g，桔梗 10g，枳壳 10g，前胡 10g，黄芪 10g，干姜 5g。此证以脾胃虚弱为主，诸药合用，具有健脾温中、和胃降逆之功。

2. 痰气交阻，肺气上逆

主症：反复干咳多年，伴胸骨后梗阻感、咽异物感、右胁不适。每因情志不舒前症加剧，易出现饭后反酸，舌质淡红，苔白腻，脉弦滑。

治法：理气化痰，疏肝降逆。

方药：半夏厚朴汤合柴胡疏肝散加减。茯苓 10g，半夏 10g，紫苏叶 6g，厚朴 6g，柴胡 6g，陈皮 10g，川芎 10g，香附 10g，枳壳 10g，白芍 6g，桔梗 10g，前胡 10g，合欢皮 10g，甘草 3g。本证乃因肝气郁结、痰气交阻、肺气上逆。虽以干咳为主症，但类似于中医之"梅核气"，西医之胃自主神经功能失调，治疗以半夏厚朴汤合柴胡疏肝散。

3. 痰湿内聚，逆气咳喘

主症：反复咳嗽，夜甚，甚伴气喘，喉间痰鸣，咳痰稀白，舌苔白腻，脉濡滑。

治法：燥湿化痰，平喘止咳。

方药：二陈汤加减。法半夏 10g，陈皮 10g，茯苓 10g，党参 10g，桔梗 10g，前胡 10g，枳壳 10g，厚朴 10g，杏仁 10g，瓜蒌皮 10g，浙贝母 10g，海蛤壳 15g，细辛 3g，甘草 3g。若兼有肺系伏邪，见仰卧位时鼻涕倒流，咽中痰阻，咳吐不爽，加辛夷 10g，白芷 10g，石菖蒲 10g。或与射干麻黄汤合方加减。

4. 血瘀气滞，肺气不降作咳

主症：咳嗽，胸骨后疼痛向背部放射，夜半尤甚，须坐起，频拍背部后有缓解。舌质紫黯，舌边有瘀斑，脉细涩。

治法：理气宽胸，活血化瘀止痛。

方药：血府逐瘀汤加减。桃仁 10g，红花 3g，当归 6g，生地黄 10g，川芎 10g，赤芍 10g，牛膝 10g，桔梗 10g，柴胡 6g，枳壳 10g，白及 20g，前胡 10g，紫草 10g。本病例以咳嗽、胸骨后疼痛为主诉，痛有定处，舌脉均示气滞血瘀之象，故主以血府逐瘀汤加减，方中重用白及，取其消肿生肌，促进黏膜炎症修复。

临床观察年老气血虚弱者或进食偏冷食物后易出现症状者，病情多易反复，成为本病治疗之难点。桔梗、枳壳、前胡合用有宽胸利气之功，针对胃食管反流性咳嗽在辨证治疗的基础上常配合应用，止咳效果明显。

5. 肝胃郁热，木火刑金作咳

主症：咳嗽气急，面红耳赤，咳声洪亮，痰少质黏，咽干口苦，急躁易怒，脘胁痞满，或胀闷疼痛，反酸嗳气，大便干结。舌边尖红，舌苔黄，脉弦或弦数。

治法：疏肝和胃，清热止咳。

方药：高氏加味柴胡陷胸汤。柴胡、黄芩、黄连、枳壳、青皮、陈皮、槟榔片、杏仁各10g，木香5g（后下），前胡、海螵蛸、瓦楞子各20g，瓜蒌仁20g。仍便秘者加酒大黄10（后下）；胀痛者加川楝子、元胡各15g；急躁易怒者加代赭石20g，旋覆花10（包煎）；若兼有鼻塞，浊涕者，还可以"胃鼻同治"，加白芷、石菖蒲、川芎各10g。本方是高氏家传三代的经验方，经高仲山教授沿用60余载，又经高文彬、高雪、曲敬来教授继承研究30余年锤炼而成。该方集止痛、消炎、抑酸、抗幽门螺杆菌、胃肠动力、止咳于一身，屡用屡效。

（二）特色专方

1. 旋覆代赭连叶汤　以旋覆代赭汤、黄连苏叶饮为主加减组成。旋覆花（包煎）10～15g，代赭石15～30g，党参10g，法半夏10g，陈皮10g，黄连6g，紫苏叶10g，茯苓12g，厚朴10g，枇杷叶10～15g，生姜3g，甘草6g。反酸重者加瓦楞子、桑螵蛸；烧心、胸骨后灼痛明显加蒲公英、郁金；食滞明显加莱菔子、鸡内金；大便秘结加瓜蒌仁、肉苁蓉、大黄；腹痛明显加延胡索、郁金；咳嗽重者加百部、马兜铃；幽门螺杆菌阳性加蒲公英、大黄、吴茱萸。每日1剂，水煎取汁400ml，分早晚2次服用。两方合用，共奏和胃降逆、通调肺胃、肺清肃降之功。更加厚朴、枇杷叶以增和胃降逆、肃肺止咳之力。

2. 和胃止嗽汤　代赭石30g，杏仁、郁金、麦芽、百部、神曲、炙枇杷叶各20g，枳壳、厚朴各15g，甘草10g，木蝴蝶（别名千层纸）10g，水煎服每日1剂，分3次服用，150～200毫升/次，7天为1个疗程。腹胀者加大腹皮、柴胡各15g；咳甚者加五味子20g；呃逆甚者加旋覆花15g；反酸甚者加乌贼骨10g。全方具有疏调肝气、和胃降逆、助肺宣降的功效。

3. 枳桔六君子汤加味　炒麦芽30g，党参、浙贝母、乌贼骨各15g，枳壳、桔梗、陈皮、白术、茯苓各10g，半夏9g，生甘草6g。随症加减：咽干者加天花粉、草石斛；呕吐者加芦根、姜汁、炙杷叶。每日1剂，早晚分服。7天为1个疗程。本方具有健脾理气、宣肺止咳之功。

4. 加减半夏泻心汤　姜半夏15g，焦曲、枳实、杏仁、旋覆花、苏子霜、茯苓、扁豆、苡仁、姜汁各10g。每日1剂，早晚分服。7天为1个疗程。本方具有温通胃阳、清降热结、止咳利肺之功。

5. 旋覆泻心止咳汤　旋覆花（包煎）10g，枇杷叶（包煎）10g，黄连

l5g，干姜 5g，吴茱萸 5g，制半夏 10g，党参 15g，炙甘草 5g，紫菀 10g，浙贝母 10g，枳壳 10g，煅瓦楞 15g。加水 300ml 煎服，每日 1 剂煎 2 次。肺胃气虚者加黄芪、生白术；肺郁化热者加柴胡、黄芩、桑白皮；干咳者加瓜蒌、海蛤壳、炙百部；痰多者加茯苓、远志、苏子。诸药相配寒热并用，升降相因，补泻同施，共成和胃降逆、调和虚实、肺胃相济之功，体现异病同治、治病溯源的思想精髓。

6. 四逆散加味　柴胡、枳实、白芍、炙甘草各 10g。若肺寒气逆者，加五味子、干姜。每日 1 剂，水煎分 2 次服。共奏和胃降逆、温敛肺气之功。

7. 麦门冬汤加味　麦门冬、太子参各 30g，制半夏、浙贝母各 10g，枳壳、炙枇杷叶各 15g，海螵蛸、白及各 20g，粳米、大枣各 15g，甘草 6g。痰多气逆加天竺黄 12g、旋覆花 12g；肺郁化热加黄芩 15g、地骨皮 15g；肺胃气虚甚加黄芪 30g、山药 30g；反酸甚加煅瓦楞子 20、煅牡蛎 20g；久咳不止加炙百部 15g、炙罂粟壳 6g；久病肾虚加五味子 10g、淫羊藿 15g。每日 1 剂，水煎分 3 次服。诸药相配，具有清养脾胃，止逆下气之功。

8. 保和丸合三子养亲汤　山楂、神曲、莱菔子、麦芽各 20g，半夏、陈皮、茯苓、连翘、白芥子、紫苏子各 10g。每日 1 剂，水煎分 2 次服。两方配合标本同治，畅调气机，具有降胃气、畅中焦、顺肺气之功效。

9. 加味半夏厚朴汤　法半夏 10g，厚朴 15g，茯苓 15g，生姜 3 片，紫苏叶 10g，瓜蒌皮 15g，款冬花 10g，煅瓦楞子 30g。每日 1 剂，水煎 2 次，取汁 300ml，分两次，于早晚餐前服用。全方共奏肃肺和胃、降逆止咳之功，恰中本病之肺胃气逆咳嗽之病机，治咳兼顾胃，治胃利于肺，故可获良效。

（三）中药成药

1. 左金丸　由黄连、吴茱萸组成，口服，一次 3～6g，一日 2 次，具有泻火、疏肝、和胃、止痛等功效，用于肝火犯胃，脘胁疼痛，口苦嘈杂，呕吐酸水，不喜热饮。

2. 加味乌贝散　由乌贼骨 50g、大贝母 50g、生白芍 50g、生甘草 50g、乳香 30g、没药 30g、参三七粉 30g 组成。共为细末，装入空心胶囊，每丸重约 0.5g。每日 3 次，每次 6 粒，饭前 2 小时温开水冲服。25～30 天为 1 疗程。具有制酸止痛通瘀，养胃和中通络功效，用于反酸嗳气，胃痛胃胀等。

3. 平胃散　由苍术（去粗皮，米泔浸二日）五斤，厚朴（去粗皮，姜汁制，炒香）、陈皮（去白），各三斤二两、甘草（炒）三十两组成。共为细末。每服二钱，以水一盏，入生姜二片，干枣二枚，同煎至七分，去姜、枣，带热空腹服。主治脾胃不和，不思饮食，心腹胁肋胀满刺痛，口苦无味，胸满短气，咳嗽干哕，噫气吞酸，面色萎黄，肌体瘦弱，怠惰嗜卧，体重节痛，常多自利，膈气反胃。

4. 健脾丸　由党参、白术（炒）、陈皮、枳实（炒）、山楂（炒）、麦芽（炒）组成。方中党参、白术补益脾胃以资运化；山楂、麦芽消食化滞；陈皮、枳实理气和胃。诸药合用，补脾益胃，理气运滞。用于脾胃虚弱导致的脘腹胀满、食少便溏，是常用的消食导滞药。

5. 肝胃气痛片　健胃制酸。主治肝胃不和所致的胃胀反酸作痛，积食停滞，食欲不振。口服，一次1～2片，一日3次。孕妇忌服。

6. 木香顺气丸　行气化湿，健脾和胃。主治湿浊中阻、脾胃不和所致的胸膈痞闷、脘腹胀痛、呕吐恶心、嗳气纳呆。口服，一次10g，一日2～3次。孕妇忌服。

（四）针灸疗法

采用针刺配合捏脊疗法。针刺以上脘、期门（双）、不容（双）穴为主，用75%酒精在针刺穴位常规消毒，选取1寸毫针在穴位上垂直进针至得气。用平补平泻手法，留针15分钟，每5分钟行针一次。每次针刺之后，两手沿脊柱两旁，由下而上连续夹提肌肤，边捏边向前推进，自患者尾骶部开始，一直捏到颈项部大椎穴，在经过脏腑背俞穴"肺俞、肝俞、胃俞、大肠俞"时行提拿手法，重复3次。每周治疗3次，4周为1个疗程。针刺配合捏脊疗法具有调整脏腑功能作用。针刺推拿二法同用可起到和胃降逆，疏肝理气，肃肺止咳之功，可使食管下段括约肌功能提高，胃逆蠕动消失，治疗胃食管反流性咳嗽有较好的疗效。

（五）其他特色疗法

拔罐疗法　穴位取定喘、大椎、肺俞、胃俞、大肠俞。取大号玻璃罐，罐内直径5cm，用乙醇闪火法迅速置罐，每次置3～5罐，15分钟起罐，以局部不起水疱为度，每次更换不同位置，共3～5次，疗程10天。

三、西医药常规治疗

1. 药物治疗　单用质子泵抑制剂或H_2受体阻断剂及促进胃动力药或联合应用。如应用抑酸药和促动力药后，反流症状仍不缓解，应考虑是否存在十二指肠胃反流，此时可给予黏膜保护剂治疗，减少胃酸等对食管黏膜的损害，服后可迅速改善症状。

药物治疗可以使70%的患者咳嗽缓解，一般2～4周起效，无症状性胃食管反流性咳嗽可能需要2～3个月才有效果，咳嗽终止后再继续治疗3个月，然后逐渐停药。药物治疗的同时必须要注意饮食控制及改变不良生活习惯。

据临床资料统计显示，目前药物治疗的复发率达78％，多主张采用促动力剂维持治疗，疗程至少为6个月。

2. 手术治疗　目前无特定的适应证。一般适用于：①对药物治疗无效者；②长期需药物维持治疗者；③由于胃食管反流引起反复发作的肺炎，哮喘等病变者；④有严重并发症治疗无效者。

目前认为对于手术（抗反流手术）和内镜治疗（包括内镜下缝合或折叠、射频治疗、内镜下注射治疗和黏膜下置入可膨胀假体等）应当慎重。对于那些希望停止药物维持治疗的胃食管反流性咳嗽患者，可行抗反流手术。亚太地区共识推荐，在新的更好的内镜技术被引入胃食管反流性咳嗽治疗前，现有的内镜技术只能在设计良好的临床试验中应用。

【特色疗法述评】

1. 目前胃食管反流性咳嗽还没有一个国际公认的最佳治疗方案，发挥中医辨证论治的优势，肺胃同治，或中西医结合论治无疑是值得提倡和深入探索的。

2. 西医学用药注重局部，改善食管下段括约肌功能、促进动力的同时，使用抑酸剂和黏膜保护剂，难治者可内镜介入或外科手术治疗，见效快但易反复。中医注重整体调节，尤其调理肝的疏泄、胃的和降、脾的健运、肺的宣发肃降作用，从而矫正自主神经功能紊乱形成的偏差。中医通过辨证施治，分清标本虚实，对不同的个体给予相应的治疗，可以集消炎、止痛、抑酸、抗幽门螺杆菌、胃肠动力、止咳化痰于一方，从根本上改善食管下段括约肌功能，达到减少复发的目的，使不治咳而咳自止。中西医结合是二者的优势互补，是目前治疗本病较好的方法。

3. 大多数患者以咳嗽作为唯一症状就诊，占胃食管反流性疾病的43％～75％，仅少数患者可有不同程度的胸骨后及上腹部烧灼感、反酸、恶心、食欲不振、腹胀痛，明确临床诊断不易，需要结合西医学的理化检查。

4. 五脏六腑咳"皆聚于胃，关于肺"是对肺胃相关致咳的高度概括。本病是因中焦气机升降失司，与胃失和降、肺失肃降密切相关。本病以胃病在先，咳嗽为继发，故在治疗上应重在通降疏导气机，胃以通为顺，以降为和，脾胃的升降出入是肺之肃降的必要条件，临床中可采用辨病与辨证相结合进行治疗，治疗上以辛开苦降，降气肃肺为主，配合宣肺、止咳、化痰、清肺、养阴等方法。

5.《黄帝内经》认为，肺的经脉"起于中焦，循胃口，上膈属肺"。脾胃居于中焦，中焦又是肺经之起源，脾胃肺三脏又通过中焦互相联络，而经络又是人体气血的通道，这就说明三脏气血通过经络相互影响。针刺、推拿、拔罐等法具有调整脏腑功能作用，可起到和胃降逆，疏肝理气，肃肺止咳之功。

6．"胃鼻同治"也是龙江医学流派重要的学术思想之一。高氏加味柴胡陷胸汤是高氏家传三代，历经百余年锤炼而成的经验方。近代研究该方集止痛、消炎、抑酸、抗幽门螺杆菌、胃肠动力、止咳于一身，完美体现整体综合治疗的优势。

7．胃食管反流是引起慢性咳嗽的主要病因之一。但是，胃食管反流并不一定都引起咳嗽，大多数反流性食管炎患者并没有咳嗽症状；倘若部分患者既有胃食管反流又有咳嗽，也未必就能确定胃食管反流是咳嗽的病因，因为它们可以并存。因此，临床上掌握其独特的临床特征、诊断、治疗方法非常重要。西医在此领域具有自身的瓶颈，中医的整体辨证，扶正祛邪、标本兼治的治疗特色具有强大的优势。在今后的探索中，需广大中医药工作者进一步开展大量临床与理论研究工作，使其更加丰富完善。

【主要参考文献】

1. 王永炎．中医内科学［M］．北京：中国中医药出版社，2009：54～189．

2. 钟南山，刘又宁．呼吸病学［M］．第2版．北京：人民卫生出版社，2012：903～904．

3. 蔡柏蔷，李龙芸．协和呼吸病学［M］．第2版．北京：中国协和医科大学出版社，2011：1192～1195．

4. 吴艳华．名医临证经验呼吸病［M］．北京：人民卫生出版社，2010：215～233．

5. 赖克方，郑燕冰．慢性咳嗽［M］．北京：人民卫生出版社，2005：143～167．

6. 林信钊．胃食管反流性咳嗽中西医结合治疗心得［J］．中医杂志，2007，48（12）：1074～1075．

7. 叶辉．中西医结合治疗胃食管反流性咳嗽临床观察［J］．当代医学，2012，18（30）：293～294．

8. 李永昌．自拟旋覆代赭连叶汤治疗胃食管反流性咳嗽体会［J］．中国中医药信息杂志，2012，19（8）：83．

9. 李建华，曹利平．枳桔六君子汤治疗胃食管反流性咳嗽30例［J］．陕西中医，2009，30（12）：1576～1577．

10. 王跃，朱瑞华．旋覆泻心止咳汤治疗胃食管反流性咳嗽62例临床观察［J］．四川中医，2007，25（11）：51～52．

11. 何志良．四逆散加味治疗胃食管反流性咳嗽临床观察［J］．中华实用中西医杂志，

2008，15（21）：1255～1256.

12. 张晋云，陈建芬. 麦门冬汤加味治疗胃食管反流性咳嗽80例疗效观察［J］. 实用河北中医，2008，30（6）：612～613.

13. 陆书琼，王宗明. 保和丸合三子养亲汤治疗胃食管反流性咳嗽疗效观察［J］. 贵阳中医学院学报，2010，32（4）：37～39.

14. 赵丽芸，陈宁. 加味半夏厚朴汤治疗胃食管反流性咳嗽38例临床观察［J］. 中医药导报，2011，17（6）：27～29.

15. 张扬. 经络辨证临床应用2例［J］. 甘肃中医，2011，24（2）：83.

16. 郑秀丽. 张之文教授运用加减半夏泻心汤治疗胃食管反流性咳嗽经验总结［J］. 亚太传统医药，2009，5（9）：42～43.

（高　雪　乔秋杰　钱晓岚）

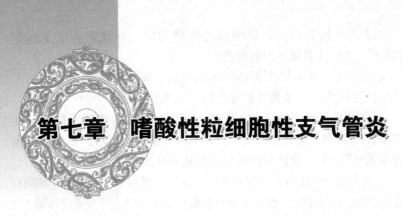

第七章　嗜酸性粒细胞性支气管炎

嗜酸性粒细胞性支气管炎（EB）是一种以气道嗜酸性粒细胞浸润为特征，以慢性干咳或晨咳少许黏痰，不伴有喘息为主要表现的临床疾病。本病由澳大利亚学者 Gibson 于 1989 年首先定义诊断，其病因尚不明了。实验室检查表现为诱导痰嗜酸性粒细胞（Eos）比例≥3%，肺通气功能正常，无气道高反应性，糖皮质激素治疗效果良好。EB 是引起慢性咳嗽的重要原因，2005 年中国《咳嗽的诊断与治疗指南》和 2006 年美国胸科医师协会的《咳嗽的诊断与治疗指南》均将 EB 作为一种独立的疾病列入慢性咳嗽的常见病因。我国广州呼吸疾病研究所的一项研究资料显示，EB 引起的咳嗽占慢性咳嗽的比例高达 22%。国外报道其比例占慢性咳嗽的 10%～30%。

古典医籍中没有嗜酸性粒细胞性支气管炎之病名，根据本病的临床表现，可将其归类于中医学咳嗽范畴，多见"内伤咳嗽"。中医学认为，内伤咳嗽的发生和发展与外邪的侵袭和脏腑功能失调有关，而且往往是外感和内伤同时影响发病。历代医家们辨治咳嗽的经验对治疗本病有所启示。《素问·咳论》云："五脏六腑皆令人咳，非独肺也"，《杂病源流犀烛》"盖肺不伤不咳，脾不伤不久咳，肾不伤火不炽，咳不甚，其大较也"，指出肺脾肾三脏是咳嗽的主要病位所在。

目前对嗜酸性粒细胞性支气管炎这一疾病的认识只有二十余年历史，临床报道较少，其中运用中医药方法治疗的研究报道亦很少。EB 患者吸入糖皮质激素治疗后短期内咳嗽减轻，痰嗜酸性粒细胞下降，但长期效果尚不确定。鉴于西医治疗方法的局限性，寻求中医中药的有效治疗方法成为临床的迫切需求。

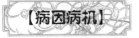

【病因病机】

一、中　医

本病的病因病机，当属正气亏虚外邪侵袭所致，由于正气亏虚，无力抗邪，六淫之邪侵袭日久，影响肺之宣降功能，导致疾病反复发作。故"正虚邪实"则是其最基本的病理机制。

1. 正气亏虚　正虚以先天禀赋不足或后天肺肾气虚为主。临床所见以疾病易反复发作为主，尤其气候变化易诱发本病发作。

2. 外邪侵袭　该病总是在正虚基础上复感外邪。嗜酸性粒细胞性支气管炎四季皆可发病，但以春秋季发作居多，虽"风、寒、暑、湿、燥、火六气皆令人咳"，但一般认为该疾病属邪从热化所致。

3. 起居失调　临床所见本病的发生与起居失调也有一定关系。睡眠昼夜颠倒，暗耗心血，心肾不交，虚火上炎与外邪交阻影响肺之宣发肃降可诱发本病。

本病的发生，常因感受六淫之邪所诱发。与情志内伤、疲劳虚损、饮食所伤等内因有关。正气亏虚是疾病难愈与复发之根本。

二、西　　医

本病首先是在不明原因的慢性咳嗽患者中发现的一种疾病现象，以慢性干咳或晨咳少许黏痰为主要表现，其病因尚不明了，但患者均发现诱导痰嗜酸性粒细胞明显增多，Eos 比例≥3%。肺通气功能正常，无气道高反应性，糖皮质激素治疗效果良好。

【临床表现】

一、症　　状

本病唯一的临床症状为慢性刺激性咳嗽。一般为干咳，偶尔咳少许黏痰，可在白天或夜间咳嗽。患者无气喘、呼吸困难等症状，肺通气功能及呼气峰流速变异率正常，无气道高反应性的证据。部分患者对油烟、灰尘、异味或冷空气比较敏感，常为咳嗽的诱发因素。就诊前多数患者病程超过 3 个月，甚至长达数年以上。部分患者伴有变应性鼻炎症状。本病可发生于任何年龄，多见于青壮年，男性多于女性。

二、体　　征

本病无明显体征。

【辅助检查】

1. 诱导痰嗜酸性粒细胞计数　诱导痰细胞学检查是诊断 EB 最关键的

检查方法。EB患者诱导痰嗜酸性粒细胞≥3％（国内标准为2.5％）。多数在10％～20％。个别患者可高达60％以上。由于本病患者大多数为干咳，因而诱导痰细胞学检查在病因诊断中有着不可替代的作用。通过对不能自然咳痰的患者进行高渗盐水雾化获得。HE染色光镜下进行细胞学分类。结果显示患者Eos明显增多≥3％示为有意义。如果诱导痰不成功，通过纤支镜进行支气管灌洗亦可获得类似的结果。

2. 呼出气一氧化氮（NO）测定　呼出气一氧化氮水平是反映呼吸道炎症的另一无创方法，呼出气一氧化氮增高与气道嗜酸性粒细胞水平呈正相关，有可能用于EB患者的辅助诊断。

3. 外周血象正常，少数患者Eos比例及计数轻度增高。

4. 肺功能检查　肺通气功能正常，支气管舒张试验阴性，支气管激发试验阴性。

5. 胸部X线检查　无异常表现。

【诊断与鉴别诊断】

一、诊断标准

临床症状及体征均缺乏特征性，诊断主要依靠诱导痰细胞学检查。诊断标准如下：①慢性咳嗽，多为刺激性干咳，或伴少量黏痰；②X线胸片正常；③肺通气功能正常，气道高反应性检测阴性，PEF日间变异率正常；④痰细胞学检查嗜酸性粒细胞比例≥3％；⑤排除其他嗜酸性粒细胞增多性疾病；⑥口服或吸入糖皮质激素有效。

二、鉴别诊断

1. 西医　本病需与支气管哮喘、慢性阻塞性肺疾病、慢性支气管炎、咳嗽变异型哮喘、肺嗜酸性粒细胞浸润症、寄生虫疾病相鉴别。

2. 中医　主要是与喘证、肺胀、肺痨、喉痹、梅核气等疾病相鉴别。

【治疗】

一、一般措施

1. 加强体育锻炼，增强抗病能力，可坚持跑步、打太极拳、呼吸操、八段锦、床上八段锦等活动。适时增添衣被，防止外邪侵入。

2. 要及时治疗可能诱发本病的隐性疾病，如慢性鼻窦炎、过敏性鼻炎、荨麻疹、湿疹、慢性咽炎等。

3. 预防感冒发生，避免外邪侵袭。避免接触感冒和呼吸道感染患者。

4. 戒除烟酒等不良嗜好。饮食宜清淡，忌食辛辣、煎炒、酸咸、甜腻及海腥发物。

5. 要积极找出各种致敏原，以免再次接触，如儿童对牛奶、蛋类、鱼虾等产生的过敏现象，应少食或禁食；对花粉、油漆、染料、工业粉尘等易过敏者，应尽可能少接触。

二、中医药治疗

近年来国内中医界对本病的中医病因病机进行了深入而有意义的研究。传统中医学理论认为：本病的发生，常因患者先天不足、情志内伤、疲劳虚损、饮食所伤、元气亏虚的基础上，被六淫之邪侵袭所致，实属正虚邪盛、虚实夹杂的病理证候。涉及脏腑以肺肾为主。中医学有"急则治其标，缓则治其本"之说。因此，发作阶段应重在祛邪，缓解阶段重在补虚。但是，始终要贯以利咽止咳的基本治疗原则。

（一）辨证论治

1. 热邪犯肺

主症：咳嗽响亮，咳声似咽喉欲上翻感，咽痒或干或烟熏感或紧束感，刷牙时干呕，无痰无涕，胸闷略怕冷，舌略红，苔薄黄，脉细略数。

治法：清热解表，利咽止咳。

方药：高氏热感方。黄芩、贯众、木蝴蝶、牛蒡子、马勃、柴胡、荆芥、桔梗、甘草各10g。诸药合用，功可清热解表、利咽止咳。咽痛重者加射干10g；气逆似喘者加厚朴5g；胸中有痰者加法半夏5g。

2. 肺阴不足

主症：咳声不扬，痰少喑哑，盗汗颧红，渴不多饮，小便短赤，舌红少苔，脉细数。

治法：养阴润肺，止咳利咽。

方药：百合固金汤。生地、熟地、玄参、贝母、桔梗、麦冬、白芍、当归各10g，前胡、知母各20g。兼有新感者加白薇、柴胡；咳重者加炙麻黄。

3. 肺肾亏虚

主症：咳嗽间作，短气难续，痰咸质黏，不易咯出，咽干口燥，自觉口咸，腰膝酸软，疲劳倦怠，舌红少津，舌体瘦小，脉沉细。

治法：滋肾纳气，肃肺止咳。

方药：金水六君煎加减。当归、熟地、陈皮、半夏、茯苓、杏仁各10g，前胡、紫菀、蛤蚧各20g。若大便不实而多湿者，去当归，加山药；若痰盛气滞，胸胁痞满者，加白芥子；若兼表邪寒热者，加柴胡；若兼喘者，加炙麻黄、五味子、白果。

以上方药，水煎服，每日1剂。

（二）特色专方

本病临床报道相对较少，运用中医药干预的则更少，且多研究时限短，观察例数不多，因此中医药对本病的长期治疗效果、病情的转归仍需进一步观察，现整理如下，供临床参考。

1. 止嗽散　梁建华等辨证本病中医病机为外感余邪，郁久化热，伤肺耗津，肺失宣降。在本病患者口服泼尼松的基础上加用止嗽散加减治疗22例。药用桔梗、白前各9g，紫菀、川贝各12g，荆芥、麦冬各10g，百部、沙参、玄参各15g，陈皮、炙甘草各6g，地龙10g。若表虚易感者加玉屏风散；阴虚、气阴两虚者加党参15g，五味子10g；肾虚者加黛蛤散。水煎服，每日1剂，分2次服，治疗组全部病例均临床治愈，有效率100%，联合中医药治疗无不良反应及副作用。止嗽散方温润平和，不寒不热，具有疏表宣肺、化痰止咳之功效。方中桔梗开宣肺气，白前降气化痰，一宣一降，使肺气得以宣降；百部、紫菀温润平和，用以润肺止咳；沙参、川贝、麦冬、玄参养阴清热，清肺止咳。因为其咳嗽时间长，易耗伤肺脏气阴，甚至殃及肾元，故随症加减而治疗。诸药合用，共奏养阴清热，润肺止咳之功，从而使肺恢复宣降功能，方药对症甚合病机。

2. 清肝宁肺汤　药物组成青黛6g，瓜蒌子10g，海蛤粉15g，山栀子10g，诃子10g，浙贝母15g，桔梗6g，杏仁10g，柴胡10g，沙参10g，僵蚕10g，甘草3g加水400ml，煎药取汁200ml，每天上、下午2次温服。清肝宁肺方是全国第二、三批及第四批老中医专家学术经验继承指导老师王行宽教授经验方。由咳血方加减而来，是其从肝治杂病学术思想的具体表现。咯血方出自《丹溪心法》，主治肝火犯肺之咳证。本方中青黛味咸性寒，能清泻肝经实火，凉血止血，有学者报道，青黛中有效成分之一靛玉红有抑嗜酸性粒细胞的作用；栀子苦寒，入心肝肺经，清泄三焦之火，除烦凉血之功。两药合用，澄本清源，共为君药。痰不除则咳不宁，故又以甘寒入肺之瓜蒌清热化痰，润肺止咳。咸平入肺之海蛤清金降火，软坚化痰，清水之上源，二者降火而兼行痰，为臣药；诃子苦涩性平，入肺与大肠经，功能清热下气，敛肺化痰，其有效成分诃子素对平滑肌的解痉作用类似于罂粟碱；桔梗归肺经，开宣肺气；杏仁降利肺气，其有效成分苦杏仁苷能抑制呼吸中枢起镇咳平喘作用，此外，还能促进肺表面活性物质的合成，有利于肺呼吸功能。与桔梗相伍，一宣一降，以复肺气之宣降，增强宣肺平喘之功；沙参味甘以清肺养阴，益胃生津。其药理作用持久，能显著增加碳粒廓清指数及吞噬指数，从而提高非特异性免疫功能；柴胡疏肝解郁，条达肝气，其有效成分柴胡皂苷有促肾上腺皮质激素释放作用，从而镇咳、抗炎。其柴胡粗皂苷又延长睡眠，类似地西泮的镇静安神作用；僵蚕咸、辛、平，归肝肺两经，搜络祛瘀，共为佐药。诸药合用，共奏清肝宁肺止咳之效。

3. 自拟清燥润肺方　本方组成桑叶、南杏仁、炒栀子、浙贝母、桂枝、桃仁、赤芍、白术各 10g，茯苓、丹皮、防风各 15g，芦根、黄芪各 20g，南沙参、北沙参各 30g，每日 1 剂，水煎分 2 次服，疗程 4 周。中药治疗 EB 过程中可见到痰液 Eos 水平逐渐降低，疗程结束时恢复正常。治疗结果显示中药能有效治疗 EB，特别是对于拒绝使用激素的患者更显优势。

4. 三拗汤加减　药物组成麻黄 5g、杏仁 20g、款冬花 15g、僵蚕 15g、蝉蜕 15g、防风 15g、浙贝母 20g、甘草 10g。兼寒者加桂枝 15g；兼热者加黄芩 15g；兼湿者加薏苡仁 20g；兼燥者加玉竹 20g、天花粉 20g。每日 1 剂，水煎，分 3 次服用，每次 150ml，5 天为 1 个疗程。《素问·风论》云：“风者，百病之长也”。三拗汤出自《太平惠民和剂局方》，原方主治感冒风邪所致诸证。方中麻黄疏风散寒，开宣肺气，杏仁降气止咳，两药合用，麻黄去其致咳之源，杏仁则制其致咳之具，一君一臣，其功已明；以甘草和之，则无不调之疾。在此方基础上加入款冬花、浙贝母以止咳化痰；蝉蜕、僵蚕、防风以疏风、宣肺。诸药合用，共奏疏风、宣肺、止咳之功效。据现代药理研究证实：防风、蝉蜕、僵蚕具有抗过敏作用。全方配伍合理，治疗嗜酸性粒细胞性支气管炎疗效确切。

5. 理肺止咳汤　本方组成紫菀 12g、百部 20g、白前 12g、桔梗 12g、枳壳 10g、穿山龙 10g、地龙 15g、地骨皮 20g、五味子 5g、麦冬 20g，每日 1 剂，水煎后分两次温服，连用 7 天，疗效满意。咽痛者加玄参 12g、炒牛蒡子 12g；咽痒者加橘红 10g、荆芥 9g；咽干者加花粉 20g。用药期间戒烟酒、浓茶，忌食辛辣、海腥油腻之物。功能主治调理肺气，清润止咳。理肺止咳汤方中紫菀性温而润，百部性寒味苦而润，白前温润降逆，三者合用，寒热相济、润肺止咳，为治咳良药；桔梗、枳壳一升一降，调理肺气；地龙化痰解痉止咳，穿山龙含薯蓣皂苷，有皮质激素样作用，抗过敏作用显著；五味子敛肺，麦冬润肺滋阴，两者合用可调节免疫功能、稳定内环境，地骨皮清肺止咳，诸药合用收效良好，痰检 Eos 下降，故认为本方对 EB 有良效。

6. 麻黄连翘赤小豆汤加减方　本方组成生麻黄 10g、南杏仁 10g、桑白皮 10g、赤小豆 15g、连翘壳 15g、苍术 10g、土茯苓 15g、晚蚕沙 30g、厚朴 10g、法半夏 10g、茵陈 20g、枳实 30g。洪广祥通过观察慢性干咳确诊为嗜酸性粒细胞性支气管炎者，其临床表现是以慢性干咳或晨咳，有少许黏痰，同时兼见伴胸闷和气道作痒，呼吸不畅，咯出黏痰则舒；晨起口黏腻，胃纳欠佳，喜热恶冷，大便软或不爽，舌质红，舌苔黄白厚腻，脉濡滑等湿热证候为主要表现，认为 EB 的病机为湿热郁肺，肺气失宣，治法当以清化湿热，宣畅肺气。应用宣湿透热方药可获较好疗效。应用麻黄连翘赤小豆汤加减既能清利湿热，又能宣畅肺气；既可外散表邪，又能内清"瘀热"，为表里双解，双向调节的良方。在该方基础上，再加苍术、厚朴，以苦温燥湿；茵陈、土茯苓擅长清利湿热，使湿热毒邪由小便而解，并能健脾胃，助运化，绝湿源，为治湿热之要药。晚蚕沙味甘辛，性温，有祛风湿，化湿浊的作用。王士雄谓其"既引浊下趋，又能化湿浊使之归清"。蚕沙与"主治大风在皮肤中如麻豆苦痒"（《神农本草经》），有较强的抗过敏活性的枳实相配伍，能抑制嗜酸性粒细胞性支气管炎的变态反应，起到相得益彰的效果。

7. 温胆汤加小陷胸汤加减　本方组成黄芩 10g、浙贝母 10g、陈皮 10g、制半夏 10g、茯苓 15g、竹茹 15g、枳实 10g、路路通 15g、蝉衣 5g、胆南星 6g、瓜蒌实 15g、大黄 10g；配合射干、莱菔子开结下气。治法清热化痰，健脾调中，适用于咳嗽反复发作，咳声重浊，干咳无痰或痰少如丝，口干少饮，胸闷脘痞，纳少体倦，舌质略红苔薄滑或苔厚浊，脉滑。

（三）中药成药

1. 咳喘定口服液　本药组成由麻黄、地龙、甘草、辛夷花、黄芩等中药材提取液混合加工而成。该方源于部分中医老专家的经验总结，经过多年的临床实践，证明其有平喘、止咳、祛痰的作用。采用咳喘定口服液对 13 例嗜酸性粒细胞性支气管炎患者进行为期 2 个月的治疗，取得了与吸入丙酸倍氯米松气雾剂相似的疗效，而且未发现该药有明显的副作用，患者的依从性也较好。同时，本研究的两组患者经过治疗后，临床症状改善、痰嗜酸性粒细胞比例下降，提示咳喘定口服液与丙酸倍氯米松气雾剂均可通过抑制嗜酸性粒细胞性支气管炎的气道炎症，从而发挥治疗作用。咳喘定口服液对嗜酸性粒细胞性支气管炎具有良好的治疗效果，副作用少。但研究时限较短，例数较少，对嗜酸性粒细胞性支气管炎患者的长期治疗效果、病情的转归仍需进一步观察。

2. 苏黄止咳胶囊　组成麻黄、紫苏叶、地龙、蜜枇杷叶、苏子、蝉蜕、前胡、牛蒡子、五味子。本品为硬胶囊，口服，一日 3 次，疗程 7～14 天。功效疏风宣肺、止咳利咽，用于风邪犯肺、肺气失宣的咳嗽、咽痒等。

3. 羚羊清肺丸　主要成分为浙贝母、桑白皮、前胡、麦冬、天冬、天花粉、地黄、玄参、石斛、桔梗、枇杷叶、苦杏仁、金果榄、金银花、大青叶、栀子、黄芩、板蓝根、牡丹皮、薄荷、甘草、熟大黄、陈皮、羚羊角粉。功效清肺利咽，清瘟止嗽。用于肺胃热盛，感受时邪，身热头晕，四肢酸懒，咳嗽痰盛，咽喉肿痛，鼻衄咳血，口干舌燥。用法：口服，一次 1 袋，一日 3 次。

4. 蜜炼川贝枇杷膏　由川贝、枇杷叶、南沙参、茯苓、化橘红、桔梗、法半夏、五味子、瓜蒌子、款冬花、远志、苦杏仁、生姜、甘草、杏仁水、薄荷脑、蜂蜜，麦芽糖，糖浆组成。润肺化痰、止咳平喘、护喉利咽、生津补气、调心降火。适用于伤风咳嗽、痰稠痰多气喘、咽喉干痒及声音嘶哑。用法：口服，成人每日三次，每次一汤匙，小儿减半。

5. 解痉止咳冲剂　柴胡、莪术、僵蚕、钩藤各 1 袋，黄芩、桑白皮、郁金、白芍、地龙、前胡各 2 袋，每日 1 剂，连服 8 剂。用于肝郁犯肺，肺失宣降之咳嗽。

6. 桂龙咳喘宁胶囊　主要成分由桂枝、龙骨、蛤蚧、冬虫夏草、半夏、人参、川贝、芍药、杏仁、黄连、生姜等多味中药配伍而成，具有寒热兼顾、温肾宣肺、止咳化痰、降逆平喘、祛邪扶正等作用。

（四）针灸疗法

目前没有针对嗜酸性粒细胞性支气管炎的针灸文献报道，根据其临床症状，可参考慢性咳嗽的针灸疗法治疗。

1. 慢性咳嗽选取背俞穴肺俞、脾俞、肾俞为针刺主穴，天突、膻中埋入羊肠线。针刺背俞穴、穴位埋线两种疗法的配合使用可达止咳化痰、健脾益肺的目的。肺俞、脾俞为主穴，可健脾益肺，止咳化痰。肾俞可以益肾气、固本调元。天突、膻中是止咳平喘的常用穴位，而且解剖位置上邻近气管、肺脏，埋入羊肠线后羊肠线在体内液化、分解、吸收的过程中，对穴位有持续的刺激作用，解痉止咳。肺俞位于第 3 胸椎棘突下，旁开 1.5 寸，解剖位置上接近支配气道和肺的交感神经节（胸段 5），针刺后使交感神经兴奋，使支气管平滑肌舒张，缓解咳嗽症状。

2. 慢性咳嗽即外感久咳病机为人体感受六淫之邪，经治余邪未祛，滞留于内；或感冒后未及时宣肺散邪，或止咳化痰药久投，或敛肺收涩药早用，或正气虚弱等，致外邪恋肺，肺失宣降，上逆而咳；肺气不利，内生痰液，阻塞气道，咳久不愈，耗伤肺气。久咳不愈必影响脾胃，导致脾气虚，或肺虚脾寒。艾叶具有辟秽化浊、温经透达的性能，艾灸能充分发挥艾灸和穴位对机体的调节作用，临床上可采用热敏灸配合穴位注射治疗外感久咳，先行回旋灸 3 分钟温热局部气血，继以雀啄灸 2 分钟，循经往返灸

2分钟激发经气，再以温和灸发动感传，开通经络。双侧肺俞穴同时双点温和灸，患者自觉热感透至胸腔并传至上肢，灸至传感消失；至阳穴温和灸，患者自觉热感透至胸腔并沿督脉向上传导，灸至感传消失；双风池穴温和灸，患者自觉热感上行至整个头顶部，后整个头部发热，灸至感传消失。每次取同样的穴位，最长治疗时间以1小时为宜。3日为一个疗程，疗程间隔1天，连续治疗两个疗程。

（五）其他特色疗法

外治法与内治法一样，均以中医整体观念和辨证论治为指导，通过施术于体表不同部位，发挥其疏通经络、调和脏腑气血、扶正祛邪等作用，从而促进机体功能恢复，达到治愈疾病的目的。

1. 拔罐疗法　可用拔罐加TDP治疗仪治疗慢性咳嗽，直接在背部经络上取穴治疗，以活血化瘀，温经通络，温脾化痰。慢性咳嗽患者由于体质的个体差异，疾病的轻重不同，在同等条件下，拔罐瘀紫的程度和部位也不同，瘀滞贯穿始终，并随着每次拔罐颜色转浅而咳嗽减轻。拔罐具有通经活络、行气活血、祛风散寒的作用，配合磁疗，增强温经通络、活血化瘀及消痰利气的作用。上背为人体阳中之阳的部位，主穴中大椎穴能通诸阳经；风门、肺俞祛风散寒，调理肺气；膏肓能理肺气而补虚；膈俞为血会，能活血行瘀；脾俞能健脾化痰，诸穴共同达到疏通脏腑输注之气的目的。由于直接在两肺底相应部位治疗，温通经络，行气活血，使瘀化血行，脾健痰消，络通气清，咳嗽渐平。

2. 砭石疗法　以泗滨浮石为原料制成砭具，通过热熨、刮痧、点穴等治疗作用于人体。砭石性温，善助阳气，具有温补、鼓舞体内阳气的作用。虚实证候皆可用，尤其对虚寒证的治疗好于刮痧。砭刮：刮督脉、膀胱经及肩部，有疏风散邪，疏通经络之效，用于风邪偏胜所致的咳嗽。

3. 穴位敷贴　穴位敷贴疗法是中医传统的治疗方法之一，是以中医学整体观念和辨证论治为原则，依据中医"未病先防""内病外治"及"冬病夏治"等理论，根据经络学说，采用化痰平喘、辛温通散等天然药物敷贴于特定穴位，通过渗透向敷贴部位持续释放药物，激发经气，引起传导和调控作用而实现的。背俞穴是脏腑经气输注于背腰部的腧穴，慢性咳嗽取穴多选肺俞、脾俞、肾俞、风门、膏肓俞等。补益肺脾肾，调整全身气血阴阳，借助药物对穴位、经络的刺激，激发经气促进该处经络通畅、气血旺盛，促使药效经穴位由表入里，循经络内达脏腑，调整脏腑阴阳，使人体各种功能趋于平衡，从而达到扶正祛邪之功。

4. 三伏贴　天灸疗法是根据《黄帝内经》"春夏养阳"的养生原则及充分体现中医特色的子午流注时间治疗学理论，特取每年夏季初、中、末三伏天，选取特定中药，在特定穴位敷贴，专门治疗某些疑难疾病的有效治疗方法。三伏贴又称冬病夏治穴位贴敷法，为传统中医特色外治疗法，其根据《素问·四气调神大论》中"春夏养阳"的原则，结合天灸疗法，利用三伏天气温高的有利时机。通过敷贴中药对穴位的刺激及循经感传作用，以调整人体的阴阳平衡，进而防治疾病。取穴：肺俞、大椎、膻中，药用生白芥子 6g、熟白芥子 15g、苏子、延胡索、细辛、甘遂各 12g 等，碾成细末，取适量药末用鲜姜汁调成厚糊状做成药饼贴敷。

5. 穴位注射取穴　双侧肺俞、脾俞、风门。选用一次性使用 5ml 的 5 号针头无菌注射器，药物选用复方当归注射液和 10％ 葡萄糖溶液。使用注射器抽取复方当归注射液 1ml 加入 10％ 葡萄糖溶液 4ml，穴位局部常规消毒后，右手持注射器向脊柱方向斜刺入穴位 1 寸，提插得气后，经回抽无血，再缓慢推入药液。每穴 0.4ml，隔日 1 次，每次都取同一组穴位，3 日一个疗程，连续治疗两个疗程。脾俞、肺俞分别为脾、肺两经气血输注之处，同属足太阳膀胱经，具有宣肺、健脾、止咳化痰之功，取风门穴具解表宣肺，祛风散寒之功，明·高武著《行针指要歌》指出："或针嗽，肺俞风门需用灸"。故三穴合用有宣肺、健脾、止咳化痰之功。

三、西医药常规治疗

支气管扩张剂治疗无效。

通常采用吸入糖皮质激素治疗，二丙酸倍氯米松（每次 250～500μg）或等效剂量的其他糖皮质激素，每天 2 次，持续应用 4～8 周。推荐使用干粉吸入剂：布地奈德干粉剂 200～400μg，每日 2 次，应用时间一般 2～4 周。初始治疗或个别严重的病例需要联合应用泼尼松口服，每天 10～20mg，持续 3～7 天。予糖皮质激素合并使用 H_1 受体拮抗剂效果也良好。目前有人认为，EB 可能是哮喘的更早期阶段，及早治疗可防止其发展成哮喘。由于症状长期存在，提示它是一个慢性问题，可能需要长期治疗，为此推荐至少治疗 6 个月。

总的治疗时间多长为宜，目前尚无定论。个别病例需要长期吸入糖皮质激素甚至系统应用糖皮质激素治疗，才能控制痰 Eos 增高。其他治疗方法如抗组胺和抗白三烯需进一步研究。

【特色疗法述评】

1. 由于嗜酸性粒细胞性支气管炎是澳大利亚学者 Gibson 于 1989 年首先定义诊断，其病因尚不明了。二十多年来对这种疾病的认识仍处于不断研究、不断提高阶段。西医的进展有：实验室检查表现为诱导痰嗜酸性粒细胞（Eos）比例≥3%，肺通气功能正常，无气道高反应性，糖皮质激素治疗效果良好。关于 EB 患者的预后及治疗结束后病情是否反复，目前尚无定论。据初步观察，多数患治疗后症状消失。部分患者还有轻微的咳嗽症，亦有部分患者出现症状反复。个别患者发展成哮喘。国外还有 EB 患者发展为 COPD 的个案报道。最先报道的 12 例 EB 患者经过 10 年随访观察，大多预后良好，呈自限性。Berry 等对 32 例 EB 患者进行了 1 年以上随访，发现 9% 发展为具有典型哮喘症状和 AHR 的哮喘，66% 症状持续或具有持续性呼吸道炎症，16% 发展为不可逆性气流阻塞，仅有个别患者症状完全缓解，痰 Eos 降至正常。但整体而言，EB 组的肺功能下降与健康对照组无明显差别。症状复发者需注意有无持续接触变应原，或合并胃食管反流、鼻后滴流综合征、支气管扩张等疾病。由于这些研究的 EB 患者多数曾经吸入或口服激素治疗，对于自然状态下 EB 发展为哮喘的情况并不清楚。

2. 近年来国内中医界进行了一些有意义的研究。本书收集了各具特色的治法和方药，其中，清、宣、润、敛、补等俱全。然而，以个案或经验总结为多，尚不具备完善的理论和临床路径。曲敬来教授集三十余年治疗经验，认为本病的发生，常因患者肺肾亏虚的基础上兼有六淫之邪的侵袭所致，实属正虚邪盛、虚实夹杂的病理证候。涉及脏腑以肺肾为主。中医学有"急则治其标，缓则治其本"之说。发作阶段应重在祛邪，缓解阶段重在补虚。但是，始终要贯以宣肺利咽，止咳平喘的基本治疗原则。

3. 曲敬来教授通过临床实践发现用高氏热感方可以治愈嗜酸性粒细胞性支气管炎。并认为本病病因可能是睡眠昼夜颠倒或性情急躁、五志化火或长期嗜食烟酒辛辣熏蒸咽喉加之病邪外袭，内外合邪，客于咽喉所致。曲敬来教授还发现，本病治愈或基本治愈后，若不改变不良的生活和饮食习惯，导致心血暗耗，心肾不交，虚火上炎；或急躁焦虑，五志化火；或烟酒过度、嗜食辛辣，一旦感受病邪，内外合邪，阻碍肺之宣发肃降，仍可重蹈覆辙，再次诱发本病。若规范服用《伤寒论》仲景提出之"猪肤汤"，则病可趋于痊愈。

【主要参考文献】

1. 蔡柏蔷. 协和呼吸病学 [M]. 第 2 版. 北京：中国协和医科大学出版社，2011：1515～1518.

2. 钟南山，刘又宁. 呼吸病学 [M]. 第 2 版. 北京：人民卫生出版社，2012：653～659.

3. 王永炎．中医内科学［M］．北京：中国中医药出版社，2009：54～93.

4. 赖克方．慢性咳嗽［M］．北京：人民卫生出版社，2008：150～152.

5. 罗炜，王慧．嗜酸粒细胞性支气管炎和哮喘患者诱导痰微量元素的变化及意义［J］．检验医学与临床，2012，9（10）：1158～1162.

6. 李莉，陈强．嗜酸性粒细胞性支气管炎的诊断与治疗［J］．实用儿科临床杂志，2011，26（10）：810～812.

7. 程光宇．中药治愈嗜酸性粒细胞性支气管炎1例［J］．江西中医药，2004，35（263）：37.

8. 洪广祥．慢性咳嗽中医药治疗再探讨［J］．中医药通报，2010.，9（3）：10～14.

9. 何德平，林琳．慢性咳嗽中医证候分布规律探讨［J］．广州中医药大学学报，2008，25（6）：560～562.

10. 赖克方，钟南山．嗜酸粒细胞性支气管炎及其与支气管哮喘的关系［J］．内科理论与实践，2011，6（2）：88～91.

11. 梁建华，郑献敏．止嗽散加味治疗嗜酸粒细胞性支气管炎22例［J］．实用中医内科杂志，2011，25（2）：48～49.

12. 游柏稳．清肝宁肺方治疗嗜酸粒细胞性支气管炎肝火犯肺证的临床观察［J］．湖南中医药大学学报，2011，31（9）：61～67.

13. 何梦璋，赖克方．咳喘定口服液治疗嗜酸粒细胞性支气管炎的评价［J］．广东医学，2006，27（7）：1100～1101.

14. 李光，陈昆．三拗汤加味治疗嗜酸粒细胞性支气管炎31例疗效观察［J］．云南中医中药杂志，2011，32（1）：25.

15. 魏文周，杨会双．理肺止咳汤治疗嗜酸细胞性支气管炎36例［J］．国际中医中药杂志，2007，29（3）：177.

16. 叶文彬．50例嗜酸细胞性支气管炎辨证分型治疗［J］．福建中医药，2007，38（1）：35.

17. 程光宇，薛汉荣．嗜酸粒细胞性支气管炎17例报告［J］．江西中医药，2005，36（276）：15.

18. 杨玉霞．针刺背俞穴配合穴位埋线治疗慢性咳嗽49例疗效观察［J］．河北中医，2012，34（7）：1039～1040.

19. 杨坤，胡锋．热敏灸配合穴位注射治疗外感久咳56例［J］．湖北中医杂志，2010，32（9）：69～70.

20. 林芳．拔罐加TDP治疗慢性咳嗽31例［J］．福建中医药，2005，36（1）：28～29.

21. 黄敏玲．施安丽老师运用内外治法治疗咳嗽经验［J］．按摩与康复医学，2011，2（6）：45～46.

（曲敬来　林　娟　叶小丹）

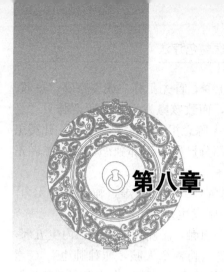

第八章 感染后咳嗽

感染后咳嗽（post infectious cough，PIC）是指各种病原体如细菌、病毒、支原体、衣原体等致呼吸道感染，在急性期症状消失后咳嗽迁延不愈、病程超过 3 周的咳嗽，其中以感冒引起的咳嗽最为常见，又称为"感冒后咳嗽"。PIC 大多持续 3～8 周，约占亚急性咳嗽的 48%，是最常见的亚急性咳嗽的一个重要病因。少部分患者症状可迁延至 2 个月以上，成为慢性咳嗽的病因之一。引起 PIC 的呼吸道感染病原体 70%～80% 为病毒，20%～30% 为细菌和其他病原体。病毒包括流感病毒、副流感病毒、呼吸道合胞病毒、鼻病毒和腺病毒等，而细菌以流感嗜血杆菌、肺炎链球菌和葡萄球菌等常见。少部分为百日咳杆菌、肺炎支原体和肺炎衣原体引起。PIC 的发生是由感染导致的继发气道改变引起，而与感染本身无直接关系。

根据本病的临床表现，一般将其归类于中医学"咳嗽"中的"久咳""顽咳""风咳"范畴，多因患者摄生不慎，外感后出现感冒表现，经西药抗感染、中药清热解毒治疗后，表热已解，而风邪未祛，风邪稽留于肺，肺失宣肃，发为本病。咳久可有夹寒、夹湿、夹瘀之别。《内经》对咳嗽的成因、症状及证候分类、病理转归及治疗等问题进行了较为详细的论述，如《素问·咳论》既认为咳嗽是由于"皮毛先受邪气"所致，又指出"五脏六腑皆令人咳，非独肺也"，强调外邪犯肺或脏腑功能失调，病及于肺，均可以导致咳嗽。

近年来，随着中医、中西医结合研究的不断深入，在本病的临床经验方面取得了可喜的成果，中医学治疗本病的优势尤为突出。

【病因病机】

一、中 医

本病的发病诱因主要可总结为以下几点。

1. 外邪留恋　多为风邪留恋。风邪上受，首先犯肺，或夹寒邪、热邪、燥邪、湿邪，外邪袭肺，影响肺之宣肃，而致咳嗽发生，此所谓肺只"受得本然之正气，受不得外来之客气"（清·陈念祖《医学三字经》）。此类患者多在感邪早期，经积极治疗，外邪大部分已除，风邪独恋，部分患者正气已伤，祛邪无力。

2. 正气不足　为病邪已除，邪伤正气，或素体正虚，肺体修复无力，气虚肺失宣肃，阴虚肺失濡润，均可致咳嗽发生。

3. 内外合邪　因素体体质偏颇，外邪引触，脏腑功能失调，内生五邪，干于肺脏，肺失宣肃所致，此所谓"五脏六腑皆令人咳，非独肺也"（《素问·咳论》）。"外感之咳，其来在肺，故必由肺以及脏，此肺为本而脏为标也；内伤之咳先因伤脏，故必由脏以及肺，此脏为本而肺为标也。"（明·张景岳《景岳全书》）

因肺为"娇脏"，易受内外之邪侵袭而为病，病则宣降失常，肺气上逆，发为咳嗽。而"顽咳、久咳"的产生与邪气留恋，正气亏虚，脏腑功能失调有关。病位主要在肺，与肝、脾、肾关系最为密切。

二、西　医

感染后咳嗽的病理生理机制尚未完全明确，目前认为是多种因素综合作用的结果。呼吸道病原体感染导致的气道黏膜损伤、气道炎症、气道高反应及咳嗽敏感性增高等是感染后咳嗽的重要发病机制。

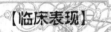【临床表现】

一、症　状

发病前有明确的急性呼吸道感染症状，如发热、全身酸痛、鼻塞、流涕、咽痛和声音嘶哑等。咳嗽可在急性期或其他急性期症状消退后出现，为阵发性或持续性，吸入冷空气、油烟、晨起或晚上睡前时加剧。多为刺激性干咳或咳少量白色黏液痰。咳嗽剧烈时可伴恶心和呕吐，甚至引起胸腹肌疼痛、肋骨骨折和咳嗽晕厥。部分女性患者可出现咳而遗尿。病程迁延，多达3周以上。

二、体　征

本病多无特殊体征，肺部听诊可表现为双肺呼吸音粗，无明显干湿啰音。

【辅助检查】

1. 痰液检查　如患者无痰，可通过诱导痰方法进行检查。诱导痰细胞学嗜酸性粒细胞比例正常。

2. 肺功能检查　肺通气功能正常。支气管激发试验阴性。

3. X 线检查　本病 X 线检查无异常，部分病人可见两肺纹理增粗、紊乱。

4. 血液检查　外周血白细胞计数在正常范围内。血清学肺炎支原体特异性 IgM 抗体≥1：64 或恢复期抗体 IgG 滴度 4 倍升高有助诊断肺炎支原体感染。

【诊断与鉴别诊断】

一、诊断标准

1. 病史　起病前有明确急性呼吸道感染症状，如发热、全身酸痛、鼻塞、流涕、咽痛和声音嘶哑等。

2. 症状　咳嗽可在急性期或其他急性期症状消退后出现，为阵发性或持续性，吸入冷空气、油烟或晨起晚睡时加剧。多为干咳或咳少量白色黏液痰。咳嗽剧烈时可伴恶心和呕吐，影响患者休息和睡眠，甚至引起胸腹肌疼痛、肋骨骨折和咳嗽晕厥。女性患者可因咳嗽导致尿失禁。

3. 病程　迁延至 3 周以上，抗生素治疗无效，但呈自限性，能自行缓解。

4. 体征　体检肺部无啰音。血象和 X 线胸片检查无异常。肺通气功能正常。诱导痰细胞学检查可正常。

5. 除外其他疾病所引起的咳嗽。

当怀疑肺炎支原体感染时，比如在夏末或秋季，在学龄儿童或青年、新兵人群中发生的慢性咳嗽，可以进行冷凝集试验或检测血清学肺炎支原体异性 IgM 抗体，急性期与恢复后期双份血清 IgG≥1：4 升高有助于诊断。对疑似百日咳的患者，可进行相应的实验室检测。

二、鉴别诊断

1. 西医　本病需与咳嗽变异型哮喘、慢性支气管炎、胃食管反流性咳嗽、嗜酸性粒细胞性支气管炎、肺结核等疾病相鉴别。

2. 中医 主要是与哮病、喘证、肺胀等疾病相鉴别。

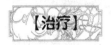【治疗】

一、一 般 措 施

感染后咳嗽是一种自限性疾病，通常随时间推移可以逐渐缓解。目前尚无特异性治疗方法，主要以对症治疗为主。

1. 首选第一代抗组胺 H_1 受体拮抗剂和中枢镇咳药物，缓解症状。

2. 咳嗽比较剧烈的患者可以尝试吸入溴化异丙托品，个别文献报道有一定的疗效，可能与抑制气道黏液分泌有关。

3. 糖皮质激素的疗效尚不肯定，对少数顽固性重症感冒后咳嗽患者，在一般治疗无效的情况下，可短期试用吸入或者口服糖皮质激素治疗，口服 10～20mg 泼尼松（或等量其他激素）3～7 天。

4. 通常没必要使用抗生素。但是对肺炎支原体、肺炎衣原体、百日咳造成的迁延性感染及咳嗽，应及早使用大环内酯类抗生素等。

感染后咳嗽在临床上十分常见，由于有自限性的倾向，一般患者酌情给予对症处理即可，咳嗽程度严重者可给予非特异性镇咳治疗以避免严重影响生活质量或发生并发症。若咳嗽持续时间延长大于 8 周时，应注意其他病因存在的可能，建议进一步检查明确诊断。

二、中医药治疗

感染后咳嗽以风热犯肺、风寒袭肺、燥邪犯肺后，热、寒、燥邪已解，独风邪稽留肺卫，致肺失宣素，咳嗽迁延不愈为主。发展至后期则肺气渐虚，出现夹痰、夹湿、夹瘀等病理变化，以致虚实夹杂，缠绵不愈。药物治疗以疏风宣肺为主要治则。

（一）辨证论治

1. 风稽肺卫

主症：咳嗽日久，咽痒，咯白痰或无咳痰，或胸闷，无发热，无鼻塞流涕。舌质淡红，苔薄白，脉浮。

治法：散风宣肺，止咳化痰。

方药：止嗽散加减。药用白前、荆芥、紫菀、炙百部、陈皮、桔梗各10g，生甘草 6g。夹寒者加麻黄、防风；夹热者加桑叶、金银花；鼻塞者加白芷、苍耳子、辛夷花；咽痛者加牛蒡子、薄荷；湿痰多者加制半夏、茯苓、莱菔子、苏子；热甚者加鱼腥草、野荞麦根、黄芩；伤阴者加天花粉、芦根、南北沙参等。每日一剂，水煎服，早晚 2 次分服。

本症初期常因清热太过，热清而风不祛，风邪稽留，伤肺致病。属中医"咳嗽""风咳""痉咳"等范畴，风邪犯肺，肺失宣降，肺气上逆，致咳嗽咽痒。临床上表现出风邪的特点，如"风善行数变""风性轻扬，易袭阳位""风胜则痒"等。治疗上若按一般的宣肺化痰止咳法，疗效常不佳。在辨证论治的基础上重用疏风之品，使风邪外达，肺气得以宣发，清肃之令得行，气道得以通利，常可取得较好的疗效。止嗽散药性温和，灵活运用显奇效。止嗽散系《医学心悟》中的名方，其组方温润和平，不寒不热，既无攻击过当之虞，又有启门祛邪之势。辨证辨病相结合，疗效倍增。但在临床具体运用中亦需注意辨证与辨病相结合，如果患者自汗畏寒，则为营卫不和，卫阳不足之证，可用止嗽散加用桂枝汤调和营卫。当咳势剧烈，痉咳不止，可加入虫类搜剔之品，如：蝉蜕、僵蚕、全蝎、地龙、蜂房等，可取事半功倍之效。

2. 邪犯少阳

主症：初期畏寒，发热，流涕，咳嗽，经治诸证已愈，唯咳嗽不止，无痰，遇寒冷空气或刺激气体咳嗽加重，夜间咳甚，口干，舌质红，苔薄白，脉弦。

治法：和解少阳，理气止咳。

方药：小柴胡汤加减。柴胡 12g，黄芩、前胡、法半夏、白前、百部各 10g，桔梗、甘草各 6g。咳嗽痰多而黏腻、胸闷气逆者，加茯苓 10g，陈皮 6g，生姜 3 片；嗽痰少、口干咽燥者，加麦冬、沙参各 15g，地骨皮 10g；咳嗽痰多黄稠、心烦口渴者，加全瓜蒌、浙贝母、桑叶各 10g；咳呛气逆阵作、咳时胸胁引痛者，加瓜蒌、丹参各 15g；咳而无力、易汗者，加西洋参、沙参、五味子各 10g。每日 1 剂，水煎服，早晚 2 次分服。

《内经》云：五脏六腑皆令人咳，非独肺也。外邪犯肺，疏解不利，表邪内郁，久则易由太阳传入少阳，致少阳之气失于条达，枢机失调，气机郁遏，津血流通输布受阻，痰饮停聚，故而久咳不愈。此时邪稽少阳，少阳胆木过旺则反来忤金，须用和解祛邪之药。治疗当以宣畅气机为主，调整机体功能，透邪外出。小柴胡汤出自《伤寒论》，为和解少阳之主方，方中柴胡疏泄肝胆，散邪透表，使半表半里之邪得以外解，配前胡宣达肺气，润肺化痰，并可防柴胡燥烈伤津，黄芩清泄少阳之热，使半里之邪得以内彻，桔梗开宣肺气，半夏、白前降气化痰，百部入肺经，止咳化痰，甘草调和诸药。临床随证加减，药证合拍，疗效较好。

3. 肺气虚寒

主症：咳嗽日久，咳声低怯，痰白泡沫状，咳甚欲喘，背寒畏风，咳而遗尿，或小便不利，大便稀溏，舌质淡白，舌苔白或白厚，脉沉细。

治法：温肺化饮。

方药：小青龙汤加减。麻黄5g（先煎，去上沫）、桂枝、白芍、法半夏各10g、细辛3g、五味子5g、干姜5g、白前15g、荆芥10g。背寒者加巴戟天、淫羊藿各10g；便溏者加白豆蔻15g。

《伤寒论》云："伤寒表不解，心下有水气，干呕发热而咳，或渴，或利，或噎，或小便不利、少腹满，或喘者，小青龙汤主之。""伤寒心下有水气，咳而微喘，发热不渴。服汤已渴者，此寒去欲解也。小青龙汤主之。"《金匮要略》认为：咳而遗尿"以上虚不能制下也。此为肺中冷。……甘草干姜汤以温之。"

（二）特色专方

1. 沙参麦冬杏贝汤　北沙参30g，麦冬、花粉、玉竹、冬桑叶、生扁豆、杏仁、浙贝母各15g，甘草6g。每日1剂，2次分服。

2. 三拗四君汤　杏仁12g，甘草6g，白术15g，茯苓18g，炙麻黄、蝉蜕、党参、桔梗、紫菀各10g；痰多加浙贝母、旋覆花；咳重加炙枇杷叶、前胡；便秘用瓜蒌仁；咽痒呛咳加百部、前胡、牛蒡子；呕恶加陈皮、生姜；咽干口渴易党参为沙参，加麦冬；汗出畏风甚加黄芪，偏寒加干姜、细辛，偏热加生石膏、鱼腥草。每日1剂，水煎服。

3. 清扬畅肺饮　桔梗、牛蒡子、浙贝母、炙枇杷叶、荆芥、防风各10g，大青叶15g，蒲公英、连翘、黄芩各20g，杏仁9g，甘草6g。痰多者加陈皮12g，制半夏9g，茯苓12g；痰黄者加瓜蒌30g，知母10g；痰中带血者加牡丹皮10g，栀子10g；痰少、咳嗽夜重者加沙参20g，麦冬15g；咽痛者加玄参10g，金银花20g；便秘者加瓜蒌30g，枳壳10g，厚朴10g；咳声无力、气短、自汗者加党参15g，黄芪15g；气促、胸闷者加地龙10g，紫苏子10g，枳壳10g。每日1剂，水煎取汁300ml，早晚分服。

4. 止咳平喘汤　炙麻黄5～6g，桃仁、苦杏仁各10g，生石膏25～30g，桔梗10g，炙枇杷叶20g，紫菀、款冬花各25g，蝉蜕10g，僵蚕10g，鱼腥草15～20g，地龙30g，浙贝母12g，白芥子12g，罂粟壳4～6g，甘草3g。用法：每日1剂，水煎分2次服。

5. 三拗二虫汤　炙麻黄、五味子各6g，苦杏仁、甘草、蝉蜕、桔梗、僵蚕各10g，百部、紫菀、天浆壳各15g。若兼肺气虚加入黄芪、党参各15g，白术12g；若兼肺阴虚，加入太子参、沙参、麦冬各15g；若兼肺热证，加入桑白皮、黄芩、浙贝母各15g；若兼肺寒证，加入细辛、干姜各5g，半夏12g。每日1剂，清水浸泡1小时后连续煎煮2次，每次取汁150ml，混匀后分早、中、晚3次服。

6. 华盖散加味 生黄芪 30g,炙麻黄 9g,炙桑白皮、紫苏子、杏仁、茯苓、陈皮、桔梗各 12g,白前、生甘草各 10g,麦冬、百合各 15g。每日 1 剂,水煎分 2 次温服,疗程 7 天。随证加减:体虚易感,动则汗出者重用黄芪,加太子参、白术、防风;咽痒甚者加地龙、蝉蜕;脾胃虚弱,胃纳欠佳者加木香、砂仁。

7. 桑杏止嗽饮 桑叶、杏仁各 9g,浙贝母、沙参、蜜紫菀各 12g,蜜枇杷叶 6g,百部 10g,每日 1 剂,水煎 2 次,共取汁 400ml,分早、晚 2 次温服。

8. 加减柴胡枳桔汤 柴胡 12g,黄芩、浙贝母、焦神曲各 15g,炒枳壳、桔梗、连翘、荆芥各 10g,川芎 20g。每日 1 剂,加水 400ml,浸泡 40 分钟,头煎煮沸 8 分钟,二煎煮沸 10 分钟,两煎相混,分 3 次温服。

9. 加减麦门冬汤 麦门冬 15g,半夏、杏仁各 10g,苏叶 5g,茯苓、党参各 12g,陈皮 6g,甘草 3g。阳虚者加防风、羌活、生姜;阴虚甚者加北沙参、玉竹;胃纳欠佳者加神曲、麦芽;兼见肝火郁结者加柴胡、薄荷、枳壳、黛蛤散。每日 1 剂,早晚 2 次分服。

10. 理肺化痰汤 炙麻黄、桔梗各 4g,杏仁、前胡、枇杷叶、炙紫菀、炙地龙、炙百部各 10g,蝉衣、枳壳、橘红各 6g,北沙参 15g,川贝粉、清甘草各 3g。咽痒干咳无痰,剧咳时气急恶心,影响休息加炙罂粟壳 6g;咳时上气,面红耳赤或胸胁胀痛,咳时引痛,可加桑白皮、黄芩各 10g;舌苔白腻加厚朴、苍术各 6g;神疲、气短、口干可加黄芪、知母。1 剂/日,水煎 2 次,共取汁 300ml,分 2 次口服。

(三)中药成药

1. 通宣理肺丸 功效:解表散寒,宣肺止嗽,用于风寒袭肺证。主要成分半夏、陈皮、茯苓、甘草、黄芩、桔梗、麻黄、前胡、枳壳、紫苏叶、麻黄碱。大蜜丸,每丸重 6g,10 丸/盒。口服,一次 6g,一日 2~3 次。

2. 强力枇杷露 由枇杷叶、桑白皮、桔梗、百部、白前、罂粟壳等药制成。本露镇咳作用较强,主要是其中罂粟壳收敛止咳作用强劲,对于久咳不止,干咳无痰及使用一般止咳药无效者,会考虑使用该药。

3. 二陈合剂、浓缩丸 陈皮、半夏(制)、茯苓、甘草。燥湿化痰,理气和胃。用于痰湿停滞导致的咳嗽痰多,胸脘胀闷,恶心呕吐。浓缩丸,1 次 12~16 丸;合剂,1 次 10~15ml,用时摇匀。口服,1 日 3 次。

4. 百令胶囊 发酵虫草菌粉,功能补益肺肾,秘精益气。用于肺肾两虚,精气不足,久咳虚喘。口服,每次 5~10 粒,每日 3 次。

5. 金水宝 发酵虫草菌粉,本品为硬胶囊,内容物为黄棕色至浅棕色的粉末,气香味苦,功能补益肺肾,秘精益气。用于肺肾两虚,精气不足,久咳虚喘。口服，每次 3 粒，每日 3 次。

6. 梨膏 《全国中药成药处方集》（天津方） 由秋梨、萝卜、鲜藕、鲜姜、浙贝母、麦冬组成。每服 1 两，开水冲服。清咽润喉止咳。适用于咳嗽痰喘，痰中带血，咽干口渴，声重音哑。

7. 虫草菌丝粉制剂 人工培养的蝙蝠蛾拟青霉菌、中国被毛孢等虫草菌丝粉，对修复气道的损伤，降低气道高反应，改善肺纤维化有较好疗效。

（四）针灸疗法

1. 针刺治疗 取穴：肺俞、太渊、列缺。随证配穴：风寒者，配合谷、外关；风热者，配大椎、曲池；气虚者，配足三里、气海；阴虚者，配太溪。选用直径 0.30mm×40mm 针灸针，刺入 25～30mm，得气后行泻法，留针 30 分钟，中间行针 1 次，每天 1 次，7 天为 1 个疗程。

2. 艾灸治疗 取穴：风门、肺俞。操作方法：取艾条 1 根，截成 4 段，点燃后放入灸箱内，将灸箱放在患者的双侧风门及肺俞穴上，盖好灸箱的盖子，周围不灸的地方用治疗巾盖好，避免受凉。每次灸至艾条燃尽，皮肤出现潮红、出汗为度。每天 1 次，7 次为 1 个疗程。

（五）其他疗法

1. 刺络拔罐疗法 穴取双侧肺俞、风门。操作：患者坐位，先在肺俞、风门穴上涂刮痧油，再用刮痧板自上而下刮拭，直到穴上出现数个紫色血疱为止，选取较大的 2～3 个血疱，用三棱针刺破疱壁，再用闪火法拔上火罐，留罐 10 分钟后取罐，擦净出血即可。隔 3 天治疗 1 次。

2. 耳穴贴压 穴取咽喉、下屏尖、神门、肺、内鼻。操作方法：常规消毒耳郭；把粘有王不留行籽的胶布对准耳穴贴敷，然后稍加压力按压 1～2 分钟，嘱患者每天自行按压 3～6 次，每次 5 分钟，以感到热、胀、微痛为宜。单侧取穴，两耳交替。

三、西医药常规治疗

本病呈自限性，大多能自行缓解。因此诊断明确且咳嗽轻微者无需治疗，但症状剧烈者需及时控制咳嗽。抗组胺药（减充血剂）是国内外咳嗽指南推荐治疗感染后咳嗽的首选药物。

（一）抗组胺药和减充血剂是首选药物

1. 抗组胺药 常用马来酸氯苯那敏 4mg 口服，3 次/日；或苯海拉明 25mg 口服，3 次/日。除注意嗜睡不良反应外，有严重前列腺增生症的患者应慎用马来酸氯苯那敏，以避免引起急性尿潴留。

2. 减充血剂 常用减充血剂为盐酸伪麻黄碱，剂量 30～60mg，口服 3 次/日。盐酸伪麻黄碱很少单独使用，常与抗组胺药等联合使用。

（二）镇咳药

适当镇咳药物可以缓解咳嗽症状，镇咳药分为中枢性和外周性两大类。

1. 中枢性镇咳药 主要有右美沙芬和喷托维林。此外常用可待因、可待因桔梗片等，但因具有成瘾性，仅在其他治疗无效时短时间使用。

2. 外周性镇咳药 如苯丙哌林、莫吉司坦和那可丁等。临床应用较多者为那可丁，剂量为15～30mg 口服，3次/日。

镇咳药的主要不良反应有精神错乱、恶心和便秘等。具有成瘾性的吗啡类中枢镇咳药使用剂量大时还有呼吸抑制作用，老年患者应慎用。

（三）复方制剂临床应用最多

本病发病机制不清，持续时间较长，目前临床上使用复方制剂较多。如复方甲氧那明胶囊、美敏伪麻溶液、可待因桔梗片、复方磷酸可待因溶液等，疗效显著，且副作用少。

【特色疗法述评】

近年来，感染后咳嗽的发病率有不断上升的趋势，成为快节奏生活的现代人的一大困扰。由于感染期多数为病毒性感染，西药缺乏特效抗病毒药物或者其他切实有效的方法。而中医药在治疗呼吸道病毒感染性疾病的优势尚未得到更广泛的发挥，故中医药的研究和开发就显得迫在眉睫。

本病的发病，与病毒感染初期，缺少有效治疗，滥用抗生素倾向不无关系，与过度使用清热解毒药而不注重宣肺解表也有很大关系，使气道黏膜受损，而又得不到及时有效的修复，导致咳嗽迁延不愈。中药治疗此类咳嗽的最大优势，就是修复气道的损伤。通过温肺、宣肺、疏风、止咳、化痰、活血等治法，可以迅速缓解咳嗽，并促进机体修复气道损伤，防止转成慢性咳嗽。

虽然中医治疗感染后咳嗽的疗效令人满意，但目前研究存在很多不足：如证型名称多而规范证名少；随意辨证多而对症状的描述少；西医诊断标准和纳入标准不清晰或未提及；经验认识、医家个案验案多而随机对照试验少，尤其在样本同质性、随机化实施、病例筛选记录、退出与失访病例报告、结局指标选择、结论推导等方面，普遍未作交代或交代不清。非随机研究，包括经验介绍、医案个案和名老中医临证经验总结，这些研究能够为进一步研究提供线索，但也存在诊断标准不清晰的问题，很可能包括其他多种疾病诱发的咳嗽病因。而非随机临床研究多数对偏倚的控制不够或交代不清，样本量小，未有大样本临床研究。这些都有待于在进一步研究中予以克服、提高。

【主要参考文献】

1. 赖克方．慢性咳嗽［M］．北京：人民卫生出版社，2008：177～200.

2. 钟南山，刘又宁．呼吸病学［M］．第2版．北京：人民卫生出版社，2012：386～575.

3. 王永炎．中医内科学［M］．北京：中国中医药出版社，2009：54～93.

4. 吴艳华．呼吸病专科专病名医临证经验丛书［M］．北京：人民卫生出版社，2002：34～271.

5. 中华医学会呼吸病学分会哮喘学组．咳嗽的诊断与治疗指南［J］．中华结核和呼吸杂志，2005，28（11）：738～744.

6. 吕寒静，邱忠民．感染后咳嗽的诊治［J］．中国社区医师，2012，10：11.

7. 黄爱明．止嗽散加减治疗感染后咳嗽随机对照临床研究［J］．实用中医内科杂志，2012，26（10）：34～35.

8. 谢纬，陈生，祝庆华，等．止嗽三拗汤加味治疗感染后咳嗽疗效观察［J］．中国中医急症，2012，21（02）：324.

9. 章真．小柴胡汤加减治疗感冒后久咳78例［J］．陕西中医，2007，28（10）：1335.

10. 谈馨媛，吴蕾，林琳．中医治疗感染后咳嗽的文献研究［J］．中华中医药杂志，2012，27（12）：3195～3197.

11. 王海明，张峰，叶甫澄．沙参麦冬杏贝汤治疗40例感染后咳嗽疗效观察［J］．实用中西医结合临床杂志，2012，12（1）：25～26.

12. 易伟剑．三拗四君汤治疗感染后咳嗽［J］．现代中西医结合杂志，2011，20（17）：2145～2146.

13. 赵成梅．自拟清扬畅肺饮治疗上呼吸道感染后咳嗽临床观察［J］．中国中医急症，2012，21（7）：1173～1174.

14. 王士军，顾勇刚．三拗二虫汤治疗感染后咳嗽30例临床观察［J］．新中医，2011，43（11）：14～15.

15. 李道五．华盖散加味治疗感染后咳嗽临床体会［M］．中国中医急症，2009，18（12）2051.

16. 王玲，居来提·赛买提，李风森．桑杏止嗽饮治疗感染后咳嗽（风燥伤肺）70例临床观察［M］．中医药导报，2012，18（1）：29～31.

17. 钱锐，韦衮政，李东鸽，等．加减柴胡枳桔汤治疗感染后咳嗽67例［M］．中国中医药信息杂志，2013，20（4）：76～77.

18. 吴学苏．加减麦门冬汤治疗感染后咳嗽38例［M］．陕西中医，2003，24（10）：868～869.

19. 张彩萍，兰建阳，陈宁．理肺化痰汤治疗感染后咳嗽临床观察［M］．浙江中医药大学学报，2011，35（2）：197～198.

（余　燕　陈小铨　曲敬来）

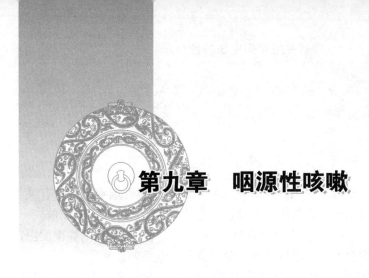

第九章　咽源性咳嗽

咽源性咳嗽又名"喉源性咳嗽"或"咽喉源性咳嗽"，是由国家级名老中医干祖望教授首次提出的，属临床常见病、多发病，为目前呼吸、耳鼻喉科临床上难治病症之一。咽源性咳嗽顾名思义就是咽喉疾患所引起的咳嗽。它的主要特点是：痒为主症，咽痒如蚁行，阵发性咽痒，干咳，不痒不咳，咳的起点在声门之上，多为阵发性咳嗽，咳甚则痉挛状，咳嗽后吐出少许白黏痰。该病迁延难愈，治疗不当，可延数月或经年。近年来，由于温室效应的影响，地球逐渐变暖而引起的空气干燥；工业对环境的污染；空气粉尘、异味气体的刺激及病毒、细菌感染，致使本病发病率呈逐渐上升趋势。

1985年中医教授干祖望提出喉源性咳嗽病名。1992年，陈国丰在干教授指导下指出喉源性咳嗽含义：因咽喉疾病所造成的咳嗽，难以内科中的咳嗽病辨证论治而获效，其主要症状是以咽痒如蚁行及异物痰阻咽喉之不适感而咳嗽为主，常为咽痒则出现一阵咳嗽，咽不痒则无咳，或有异物感而出现"吭、咔、咯、吐"等频繁清嗓动作，属中医的"咽痒、风热喉痹、慢喉痹"范畴，相当于西医学中"上呼吸道感染"或"慢性咽炎"。"喉者肺之系，所以司呼吸也"。《证治准绳幼科集之六》明确指出了喉与肺的关系。清·陈修园《医学三字经》谓"肺为脏腑之华盖，呼之则虚，吸之则满，只受得本脏之正气，受不得外来之客气，客气干之则呛咳矣"，说明外邪袭肺是咳嗽的重要病因之一。本病病程较短者多因外感风热，少数为风寒外感，失治或误治，致肺经伏火，风火相搏于咽喉，故发咽痒、咳嗽之症，而病程日久尚可有津亏之表现。

近年来，中医对咽源性咳嗽的研究日渐深入，治疗方法多样，彰显了中医药治疗咽源性咳嗽的优势。西医治疗本病多以抗生素为主，加用一般止咳镇咳药物，疗效不理想，且易产生耐药性。中医因具有整体观念与辨证论治的特色优势。整体疗效优于西医，且副作用少。

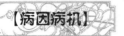

【病因病机】

一、中 医

本病的发生，常与感受风热或邪热、起居失常、嗜食烟酒辛辣等有关，致使阴津不足，虚火上炎，与风热互结，气道不畅，肺气宣发不利而咳。

1. 起居失常 多为工作需要上夜班，或不良生活习惯致睡眠昼夜颠倒，久之耗津伤阴，虚火上炎，熏蒸咽喉，肺气宣发不利而咳。

2. 嗜食烟酒辛辣 平素不良饮食习惯嗜食烟酒或辛辣，长期烟酒辛辣刺激咽喉，致津液亏乏，气道不畅，肺气宣发不利而咳。

3. 风热上袭 风为百病之长，易于侵袭阳位，风热之邪上冲咽喉，致使肺经郁热，肺气郁闭，失于宣肃而致此病。

由此可知，阴津亏乏，虚火上炎，熏蒸咽喉，与风热之邪互结，壅塞气道，使肺之宣发功能异常，是本病的基本病机。病位主要脏腑在肺肾。

二、西 医

曾有学者对咽源性咳嗽患者进行病因学调查，结果发现大部分患者都具有慢性咽炎及上呼吸道感染史；并且对其进行纤维喉镜检查，发现炎症病变部位主要在咽部、声门上区、声门下区，而气管内病变不明显，从而进一步证明了咽喉部疾病是可以引起咳嗽的。这从病理生理学角度对咽源性咳嗽的病机进行了探讨。认为咽源性咳嗽是由于咽喉部炎症刺激了咽喉部某种感受器，兴奋了迷走神经，将神经冲动传入延髓，促发了一系列的协调反射效应，引起了咳嗽。

【临床表现】

一、症 状

主要表现是咽痒如蚁行，一般病程较长，迁延几个月至几年缠绵难愈。其特点有二：一是咽喉作痒，不痒不咳，痒息咳止；二是阵发性咳嗽，甚至呈痉挛性，或伴有咽干，咽燥，咽痛，或声音嘶哑，无痰或少痰，痰质黏稠。少数患者有发热症状。每日咳嗽常有7～8次，严重时每小时达10次以上，甚至因咳嗽而导致嘶哑。病位在咽喉。咽喉部检查可见黏膜慢性充血，黏膜增厚，有或无咽部淋巴滤泡增生的体征。

二、体　征

咳嗽的起点在咽喉，多表现为上呼吸道感染遗留症状。局部检查，咽部黏膜正常或咽部黏膜水肿、伴咽后壁淋巴滤泡增生，或咽部有黏痰附着，或扁桃体充血肿大（程度不等），双肺呼吸音清晰，舌质红或淡红，舌苔腻（薄腻、厚腻、中根部腻、花剥腻），脉多见弦。

【辅助检查】

胸部 X 线透视或胸片可正常或纹理增粗；血常规在正常范围。纤维鼻咽喉镜检查，镜下可见鼻咽部、咽喉部黏膜充血、肥厚或淋巴组织增生，咽后壁有黏液附着、鹅卵石样观。

【诊断与鉴别诊断】

一、诊 断 标 准

1. 咳嗽伴喉头奇痒、咽干、有痰或少痰等症为主，咳嗽多呈间歇性、突发性。发作时咳嗽连续不断甚至呼吸气促。常由说话、平卧、吹风或闻及异味、油烟等而诱发。

2. 咽喉部检查　咽喉黏膜不同程度充血、干燥少津或者附有少量黏性分泌物，黏膜增厚或者变薄，咽后壁淋巴滤泡增多或者增生。

3. 胸部 X 线检查正常，肺功能正常，支气管激发试验阴性。

二、鉴 别 诊 断

1. 西医　本病应与喉部肿瘤、副鼻窦炎、咳嗽变异型哮喘、慢性支气管炎、肺结核、肺气肿、肺癌等疾病相鉴别。

2. 中医　主要是与哮病、肺痨、肺胀、鼻渊等疾病相鉴别。

【治疗】

一、一 般 措 施

1. 生活起居调护　应增强锻炼，提高自身的免疫力，注意寒热变化，避免感冒。保持室内空气清新，温湿度适宜。避免嗅闻不洁空气及刺激性气味（少到人多、空气污浊的地方，遇浓雾、沙尘天气时，可外出戴口罩等）。不要劳倦过度。

2. 饮食调护　少食或不食烟酒、辛辣、熏烤煎炸、生冷、鱼虾羊肉等物。饮食宜清淡，保证大便通畅。

3. 情志调护　勿急躁动怒，保持精神愉快。

4. 用嗓卫生　不宜用嗓过度（勿高声喊叫或长时间说话）。可含用清凉润喉之品（如各种含片，亦可用永泰李干、九制陈皮、百合等冲泡饮用）。

二、中医药治疗

（一）辨证论治

由于本病的主要病理变化在于咽喉，因此，清利咽喉为本病的首要治则。在临床治疗过程中，既要考虑到引起咽喉不利的内在原因，又要根据外在诱发因素的不同，选择相应治疗方法。一般急性发作时多选用宣肺、清肝、利咽之品。缓解时多选用养阴、润肺、利咽之品。

1. 风热犯肺

主症：咳嗽响亮，干咳无痰或少痰，咽痒或咽干，时有咽部异物感，刷牙时干呕，无涕，或胸闷，舌略红，苔薄黄，脉细数。

治法：清热利咽、止咳。

方药：曲氏抗感退热方。柴胡、连翘、荆芥、黄芩、炒牛蒡子各 10g。全方功可清热利咽、止咳。咳多者加诃子、桔梗各 15g，杏仁 5g；咽痛甚者加射干 10g。

2. 阴虚喉痹

主症：偶有清嗓子咳，时轻时重，反复不愈，咽痒或干或异物感，或刷牙时干呕，或无痰无涕，舌略红，苔少，脉细略数。

治法：养阴润肺、利咽止咳。

方药：猪肤汤加减方。鲜猪皮 1 斤，炒面粉、蜂蜜各 15g。全方功可养阴润肺、利咽止咳。若失眠、多梦者加柏子仁、炒酸枣仁、龟板各 10g；若便秘者加火麻仁 30g；

（二）特色专方

1. 止嗽散　紫菀、百部各 12g，白前、桔梗、荆芥、炙麻黄各 10g，岗梅根 20g，苦杏仁 15g，陈皮、甘草各 5g。偏风寒者加辛夷花、防风以祛风散寒；偏风热者加黄芩、瓜蒌皮以疏风清热、利咽止咳；喉痒者加紫苏子、细辛以疏风止痒；夹燥邪者加龙脷叶、天花粉以润燥止咳；肺阴亏虚者加诃子、太子参以益气养阴、润肺止咳。取清水 3 碗浸泡中药 10 分钟，煎煮30 分钟，取药液 250～300ml，待温热适中，饭后分 2～3 次口服。每日 1

剂，疗程为 7 天。

2. 桑菊饮　桑叶、白菊花、连翘、杏仁、薄荷、甘草各 10g，桔梗 8g，芦根 25g。加减法：痰黄黏稠、便秘加火麻仁 10g，黄芩、鱼腥草各 15g；咽喉作痒加防风、蝉蜕、僵蚕、薄荷各 10g；咽喉疼痛加炒牛蒡子、姜黄、威灵仙各 10g；声音嘶哑加蝉蜕 10g，白茅根 20g。煎服法：加水 800ml，浸泡 20 分钟，武火煎煮沸腾后，文火煎 20 分钟即可，去渣取汁 450ml，每次 150ml，每日 3 次服，每日 1 剂。治疗期间忌生冷、煎炸、辛辣食品，戒烟酒，远离油烟、灰尘。

3. 金沸草散　旋覆花（包煎）、姜半夏、白芍各 6g，前胡、茯苓、炙紫菀、炙冬花、炙百部各 9g，蝉衣、薄荷、生甘草 3g，黄芪 12g。咽痒甚者加射干 6g；咽喉充血疼痛者加板蓝根 15g。牛蒡子 9g；口淡、咳嗽欲呕者加生姜 6g；体质虚弱，咳嗽时作时止者加四君子汤；咳嗽痰黄黏稠者加黄芩 6g，川贝（粉末）3g。水煎服日 1 剂分 2 次服，7 天为 1 个疗程。

4. 加味小青龙汤　麻黄 7g、桂枝 10g、白芍 10g、干姜 10g、细辛 5g、五味子 10g、姜半夏 10g、陈皮 10g、白茯苓 10g、枳壳 10g、桔梗 10g、甘草 10g。加减：咽痛明显、咽部黏膜充血甚者加射干 10g、僵蚕 10g；病程较长、咽部充血呈黯红色者加桃仁、赤芍各 10g；干咳痰黏者加石斛、麦冬各 10g；咽后壁增生明显者加海藻 10g、夏枯草 10g。水煎服，每日 1 剂，早晚分服，1 周为 1 个疗程，10 岁以内减半，1 个疗程后统计疗效。综观全方共奏宣肺止痒、利咽止咳之功效，风邪散、咽喉利、咳嗽自愈。临证经验：久咳不愈者，虽无恶寒发热之表证，但喉痒即咳，咳痰不爽，日轻夜重，口渴不思饮，或喜热饮，舌苔白滑，脉弦紧者，亦为本方之适应证也，切不可早用寒凉，以免冰伏其邪。

5. 上焦宣痹汤　射干、郁金、炙枇杷叶、滑石、瓜蒌壳、前胡、杏仁、桔梗、薏苡仁、茯苓、甘草等。热象偏重者加黄芩、鱼腥草，咽喉部红肿疼痛者加牛蒡子、马勃，痰多者加车前子、葶苈子等。每日 1 剂，水煎服每日 3～4 次，每次 200～300ml。诸药同用共奏利湿化痰、调畅气机之功。

6. 木蝴蝶汤　木蝴蝶 5g、杏仁 10g、百部 10g、黄芩 15g、玄参 15g、蝉蜕 5g、生甘草 5g。加减：久咳不愈者加罂粟壳 5g；伴咳痰者加桔梗 6g、浙贝母 15g；咽干痒明显者加麦冬 15g、生地黄 15g；咽痛音哑者加西青果 10g；大便闭结者加生大黄（后下）3～5g；咽喉充血明显者加金银花 10g、连翘 10g、板蓝根 15g；体弱乏力，反复发病者加党参 15g、沙参 15g、白术 15g、防风 10g。日 1 剂，水煎 2 次，共取汁 500ml，频饮，一日内服完，不耐苦味者亦可分早晚 2 次饭后服用。服药期间宜清淡饮食，忌海腥辛辣油腻之品。据现代药理研究，木蝴蝶中含木蝴蝶甲素和木蝴蝶乙素两种黄酮苷，具有镇咳、消炎作用，黄芩有较广的抗菌谱，杏仁、百部均能轻度抑制呼吸中枢，抑制咳嗽反射而具有镇咳之效。诸药合用，共奏清热止咳利咽之功，使肺气和，呼吸利，邪热散，咽喉清，则咳嗽自止。

7. 止嗽散合养阴清肺汤　方药组成：桔梗12g，荆芥12g，蒸紫菀12g，蒸百部12g，蒸白前12g，甘草5g，陈皮6g，生地黄15g，麦冬12g，玄参12g，浙贝母9g，牡丹6g，薄荷（后下）5g，炒白芍9g。痰偏多者，加法半夏9g；咽红、苔黄甚者，加金银花9g、连翘9g；咽干甚者，加当归12g、川芎9g。功效疏表止咳、养阴宣肺兼顾，方选止嗽散合养阴清肺汤。每日1剂，水煎，分早晚2次服，连服7天。

（三）中药成药

1. 金玄利咽颗粒　金玄利咽颗粒主要由野荞麦根、牛蒡子、西青果、玄参等提取物制成棕色至棕褐色的颗粒，10岁以下每次1.5g，10岁以上每次3.0g，每日3次，开水冲服，疗程2周。全方具有清热解毒滋阴、宣肺利咽止咳的作用，对于缓解急慢性咽炎所引起的咽干、咽痛、咽痒和异物感、灼热感、咽分泌物异常等有良好效果，尤其对于刺激性干咳止咳效果更明显。

2. 利咽合剂　主要药物有：南沙参、麦冬、石斛、桑叶、射干、玉苏子等。并配以咽立爽含服。每日3次，每次30ml。咽立爽为白色至淡黄色滴丸，有特异香气，具有消肿止痛、清利咽喉的作用。1～2粒/次，含服，每日3～4次。同时嘱患者多饮水，6天为1个疗程，连服2个疗程。服药期间饮食忌辛辣、生冷、油腻以及多糖食品。利咽合剂是以沙参麦冬汤加减制作而成的合剂，具有养阴生津、清热利咽的作用。利咽合剂配合咽立爽服用能尽快祛除喉痒，缓解咳嗽，服用方便，临床疗效颇佳，易于被广大患者接受。

3. 玄麦止咳颗粒　玄麦止咳颗粒组方为玄参10g，麦冬10g，桔梗6g，藏青果10g，薄荷6g，川贝母6g，僵蚕10g，蜈蚣1条，生甘草3g，溶于200ml的温开水中，搅匀，分2次温服（即1日量，服2次）。7天为1个疗程。全方既能滋阴泻火，又能润燥化痰，同时又能利肺解痉而止咳。适用于阴虚风燥型的咽源性咳嗽。玄麦止咳颗粒的作用机制可能具有抗炎、祛痰、解痉、止咳等多种功效。

4. 辛芩颗粒　细辛、黄芩为君以祛风化饮清肺热；荆芥、白芷、桔梗、苍耳子、石菖蒲为臣以疏风散寒解表邪；黄芪、白术、防风以益气固表，抵御风邪，诸药合用有清肺热，疏风散邪，益气固表之功效。每包5g，每次1包，1日三次，7天为一疗程，治疗期间停用其他中西药物。辛芩颗粒对过敏性介质组织胺有确定的对抗作用，采用其治疗疗效满意，无嗜睡副作用，又方便服用。现代药理研究认为荆芥、防风、黄芩、桂枝有抗炎、抗过敏作用；防风对迟发性过敏反应有抑制作用；黄芩为抗过敏药；细辛对呼吸道平滑肌有显著的松弛作用；桂枝、苍耳子、石菖蒲有祛痰、镇咳作用；黄芩、防风、黄芪、白术可增强机体免疫功能。该颗粒剂标本兼治，能有效地控制咽部黏膜的过敏反应症状。辛芩颗粒能有效地缓解咽灼热感、咽痒及阵发性刺激性咳嗽等症状，为目前治疗呼吸道变应性疾病较理想的中成药。

5. 蝉贝合剂 蝉贝合剂由蝉蜕、浙贝、桔梗、前胡、车前草、牛蒡子、鹿衔草、蜜炙枇杷叶、陈皮、甘草、黛蛤散、蔗糖煎制而成的，每日 3 次，每次 25ml，连服 5 天。具有清热宣肺、利咽止咳之功，用之于临床，每见良效。方中蝉蜕疏散风热，宣肺利咽；浙贝化痰止咳，清热散结；桔梗与前胡一升一降，宣肺止咳，而桔梗、甘草合用利咽止咳；牛蒡子清利咽喉；蜜炙枇杷叶、陈皮化痰；黛蛤散清热消痰止嗽；前胡清肺化痰；鹿衔草能止久咳。诸药合用，共奏清热宣肺、利咽止咳之功。

6. 十味龙胆花颗粒 十味龙胆花颗粒由龙胆花、烈香杜鹃、川贝母、甘草、矮紫堇、小檗皮、鸡蛋参、螃蟹甲、藏木香、马尿泡十味天然高原药材组成。具有清热解毒、利咽止咳之效，兼能补益气阴、调和脾胃。现代研究表明，十味龙胆花颗粒具有抗炎、解热、抗菌等作用。并能缓解支气管平滑肌痉挛，增加呼吸道分泌，使痰液变稀，同时能增加黏膜上皮细胞纤毛的清扫运动，使痰液易于咳出。每次 1 袋，每袋 3g，日 3 次，开水冲服。1 周为 1 疗程，连服 2 个疗程。十味龙胆花颗粒对痰热壅肺、气阴两伤型咽源性咳嗽有较好的治疗效果。

（四）针灸疗法

1. 取穴天容、扶突、肺俞、太渊穴。随证加减：阴虚火旺加三阴交、鱼际，去扶突；阴虚津枯加照海、少商，去太渊；痰阻血瘀加足三里、膈俞；热毒蕴结加合谷；大便干结加大肠俞。用 32 号 0.5～3 寸不锈钢毫针，快速刺天容穴 1～2 分深，再徐徐向对侧天容穴透刺，当针到对侧天容穴时轻轻稍捻转，得气后再徐徐出针（注意针尖接近咽喉时要小心谨慎，以防刺伤动、静脉血管）；针肺俞向下斜刺，3～6 分，或向脊柱方向斜刺至横突；针扶突时，针向胸锁乳突肌的前后方向直刺，针 5～8 分；针太渊时，在腕掌侧横纹桡侧直刺，针 3～5 分，注意避开动静脉。每日或隔日 1 次，手法以平补平泻为主，小幅度捻转 1～3 次，使气至病所，留针 10～15 分钟。

2. 采用手部针刺法治疗，取穴为咽喉点（位于掌面拇指第二节与掌骨交界处横纹中点）、鱼际及肺点（位于掌面无名指第一关节和第二关节交界处横纹中点）。常规消毒后，选用 28～32 号 0.5 寸毫针，咽喉点直刺 2 分，鱼际穴直刺 4 分，肺点直刺 2 分，用平补平泻法，留针 15～30 分钟，或用三棱针点刺出血 1～2 滴。儿童或体弱畏针者不必留针，嘱患者用王不留行籽贴压穴位，每 2 小时按压 1 次，以微疼为限，每日 1 次，3～5 天为 1 疗程。

（五）其他特色疗法

1. 透皮贴敷　药物组成：①清咽药：银花、胖大海各 30g，梅花 15g，青黛 10g。②止咳药：紫菀、百部、冬花、前胡各 50g。方法：将药物研末过筛，以透皮剂适量调膏备用。将清咽药膏摊于 1cm×1cm 的塑料薄膜上，再用剪成 4cm×4cm 的麝香膏将药固定在天突穴上。同样。将止咳药膏摊于 1cm×1cm 的塑料薄膜上，再用剪成 4cm×2cm 的麝香膏将药贴在后颈部的双侧定喘穴上。以上药膏每次贴 7～8 小时，每天换 1 次，5 天为 1 疗程，最长治疗 2 个疗程。一般在贴药 5 分钟后咽部即有凉爽的感觉，较敏感的患者咽部症状顿觉大减。

2. 中医灼烙法　用 1% 丁卡因注射液作咽部 2 次黏膜麻醉，采用 TCA-1 型扁桃体灼烙器圆形小烙铁械具进行治疗，在酒精灯上加热（90℃左右），即刻蘸香油使其涂满烙铁头，所涂香油以不下滴为度，医师左手用压舌板将患者舌体压平，充分暴露出咽后壁，右手握住灼烙器的柄，将加热后的灼烙器迅速伸入口腔，灼烙器头部轻触患者咽后壁淋巴滤泡表面黏膜，触及的时间常规为 0.5 秒钟后，随即将灼烙器退出口腔，反复 2～3 次，可见灼烙处咽后壁淋巴滤泡黏膜变白。隔 3 天烙 1 次，7 次为 1 疗程。但应注意，灼烙不宜太深，以防损伤咽壁纤维层和肌层造成感染。

3. 穴位敷贴法　将麻黄 50g，细辛 50g，白芥子 50g，百部 15g，地龙 50g，磨成粉末状，混合均匀以鲜姜汁调为膏状，放置容器内避光密封待用。取穴天突穴：于治疗时取一元硬币大小的药饼，常规碘伏皮肤消毒后，用脱敏橡皮膏贴于天突穴位，患者每天贴敷 8 小时，连续 7 天为 1 疗程，连续 3～5 个疗程。

4. 中药外敷法　取麻黄、细辛、牙皂，按 2∶1∶1 比例，以水煮醇沉法制成浓度为 25% 药液。用直径为 2cm 的棉球浸透药液，置于天突穴上，在棉球上用直径为 3cm、深 0.3cm 的软塑料盖覆盖（取保湿作用），四周用胶布固定，敷贴 4～6 小时，每日 1 次。观察 7 天为一疗程，敷药期停用一切止咳内服药。1 疗程后评定疗效。

5. 针刀微创疗法　患者取坐位，头正位固定，暴露口咽部，丁卡因口咽部表面麻醉 1～2 次，3 分钟后，Ⅰ型Ⅰ号小针刀点刺咽后壁淋巴滤泡，每次 3～5 个淋巴滤泡，深度 0.3cm，见出血即可，7 天后复诊，重复上述操作 1 次（选定不重复的淋巴滤泡）。

6. 超声雾化吸入　取"慢性咽炎雾化剂"20ml 行咽喉部超声雾化吸入，每天 2 次，每次 15 分钟。慢性咽炎雾化剂药物组成：麦冬、生地、玄参、牡丹皮等各 30g，射干、厚朴、浙贝、夏枯草等各 15g，薄荷（后下）10g，木蝴蝶 10g。以 500ml 水浸泡 20 分钟，用武火煎 20 分钟后下薄荷，煎 5 分钟，取汁 300ml，再加水 500ml，煎 20 分钟，取汁 200ml，2 次药液混合为慢性咽炎雾化剂。

7. 穴位按摩　取廉泉、天突、合谷、少商、血海等穴。用食指左右来回点揉廉泉穴，弯曲食指紧靠胸骨切迹内侧缘向下点揉天突穴。余穴用拇、食或中指按顺时针方向点揉 60～100 次，以酸麻胀为宜，2 次/日。

8. 穴位封闭　以鱼腥草、地塞米松、2％利多卡因三者混合，取双侧东风穴、天突穴。进行穴位封闭治疗。

三、西医药常规治疗

目前尚无疗效确切的治疗方法。平时应以预防为主，适当锻炼身体，增强体质，戒烟戒酒，少食辛辣性食物，注意居住环境的通风，保持适当的湿度，少量多次饮水润喉。

1. 对症治疗　咳嗽、无痰或少痰者，可酌情应用右美沙芬、喷托维林等镇咳药。刺激性剧烈干咳、无痰者，予可待因 15～30mg，口服，每日 3 次，但对于痰多者，则不能应用，以免影响痰液排出。痰多者，可使用盐酸氨溴索、溴己新、桃金娘油等。也可雾化治疗。部分患者使用抗过敏治疗，效果明显。必要时可使用激光、射频等外治法，疗效不十分确切。

2. 抗生素治疗　大部分无需使用抗菌药物。如有白细胞升高、咯黄痰等细菌感染证据，可根据经验选用口服青霉素、第一代头孢菌素、克林霉素等药物。

3. 抗病毒药物治疗　一般不需使用抗病毒药物。部分有病毒感染证据者，可早期、短程使用，如金刚烷胺及其衍生物甲基金刚烷胺、吗啉胍、利巴韦林等。

【特色疗法述评】

1. 本文根据龙江医派主要传承人曲敬来教授近十年来治愈咽源性咳嗽七十余例临床经验编写而来。1985 年国家级名老中医干祖望教授提出喉源性咳嗽病名。1992 年陈国丰教授在干教授指导下提出喉源性咳嗽含义。本文则首次较系统的将咽源性咳嗽治愈经验一一写出。咽源性咳嗽作为单一病名提出来后，至今已被大多数中医人士认同，并得到了进一步的研究和发展。该病多属疑难杂症就诊，多见于成人，少见于儿童。多年以来，虽有一些文章个案报道，却不见大样本病例的报道，更不见出版书籍正规刊登。但中医可以治愈咽源性咳嗽。其疗效明显优于西药。

2. 曲氏抗感退热方经曲敬来、高雪两位教授近十年来潜心深入研究而成。用于治疗咽源性咳嗽十分有效，若辨证准确、用之得当效若桴鼓。经过对咽源性咳嗽的反复研究，总结出临床主症：咳嗽响亮，干咳无痰或少痰，咽痒或咽干，时有咽部异物感，刷牙时干呕，无涕，或胸闷，舌略红，苔薄黄，脉细数。

笔者认为咽源性咳嗽阴津亏乏、虚火上炎是本。发病趋势为初起熏蒸咽喉，引起咽源性咳嗽。长期阴津亏乏、虚火上扰心神易入睡困难、多梦易醒。年老者又易肝肾阴虚，出现腰膝酸软，行走不利。

3. 西医学认为，咽源性咳嗽的发生主要由于细菌或病毒感染引起咽喉部炎症，咽喉部的炎症刺激了咽喉部的咳嗽感受器，兴奋了舌咽、迷走神经，将神经冲动传入延髓，触发了一系列的协调反射效应，气道反应性增高，引起了咽痒、咳嗽等症状。其病变位于咽喉部，不包括支气管及肺部病变引起的咳嗽，临床检查一般仅见咽部充血及淋巴滤泡增生，余无明显阳性体征，支气管及肺部 X 线检查无明显异常征象。此种咳嗽若单从肺部入手而不兼顾咽喉多难以收功。目前西医治疗咽源性咳嗽临床显示尚无有效地治疗方法。笔者认为，余邪未清，邪热灼伤肺阴，津伤则咽窍少濡，炼津为痰，结聚咽喉，或病久由肺及肾，金燥水涸，肾阴亏虚，阴亏液乏则咽窍失滋。因此，邪毒瘀滞结聚是咽喉淋巴滤泡产生的病理特性，咽后壁淋巴滤泡的增生或咽部弥漫性充血就是咽源性咳嗽的特征之一，如何解决这一病理特征成为治疗该病的症结所在。

4. 笔者通过亲身临床实践，将治愈的 70 余例咽源性咳嗽进行病因病机分析，发现病人大多为成人，很少是儿童及婴幼儿病例。病史在 3 个月～20余年之间，本组患者大于 20 年病史者 5 例，大于 15 年病史者 15 例，最长病史 23 年。大多患者天天咳嗽，天天咽部不适。病因多为睡眠昼夜颠倒或性情急躁、五志化火或长期嗜食烟酒辛辣熏蒸咽喉加之风热之邪外袭，两者互结咽喉所致。

5. 笔者通过亲身临床实践，将治愈的七十余例咽源性咳嗽进行临床分析，发现病人多需要近两个月时间方可治愈或基本治愈该疾病，但如果睡眠昼夜颠倒，暗耗心血，心肾不交，虚火上炎与风邪交阻影响肺之宣发仍可诱发本病。或性情急躁、五志化火或长期嗜食烟酒辛辣熏蒸咽喉，则重蹈覆辙疾病死灰复燃。若规范服用《伤寒论》中仲景之"猪肤汤"则病可趋于痊愈。

【主要参考文献】

1. 赖克方. 慢性咳嗽 [M]. 北京：人民卫生出版社，2008：119～181.

2. 王永炎. 中医内科学 [M]. 北京：中国中医药出版社，2009：54～93.

3. 万文蓉. 干祖望辨治喉源性咳嗽经验探要 [J]. 北京中医，2000，19（5），6～7.

4. 刘小会. 中医药治疗喉源性咳嗽近况 [J]. 辽宁中医药大学学报，2008，10（4）.

5. 韩德民. 耳鼻咽喉科学 [M]. 北京：中国医药科技出版社，2004.

6. 林拥军. 喉源性咳嗽证治探微 [J]. 辽宁中医杂志，2005，（2）.

7. 练红燕. 三拗汤加味治疗喉源性咳嗽 [J]. 广东医学，2003，24（2）：204～205.

8. 鲁海婷. 加味止嗽散治疗喉源性咳嗽142例 [J]. 陕西中医，2003，24（4）：304～305.

9. 孙秀凤. 桑菊饮加味治疗喉源性咳嗽60例 [J]. 陕西中医，2003，24（4）：305～306.

10. 闫菊. 沙参麦冬汤化裁治疗喉源性咳嗽58例 [J]. 四川中医，2003，21（4）：74～75.

11. 丛品，魏炯洲. 三合一法治疗喉源性咳嗽96例 [J]. 浙江中医杂志，2001，36（3）：98.

12. 余波，刁本恕. 综合疗法治疗喉源性咳嗽181例 [J]. 四川中医，2002，20（1）：69.

13. 冯跃，张广麒，甄艳. 中药外敷治疗喉源性咳嗽临床分析 [J]. 中国针灸，2000，20（10）：627.

（曲敬来　刘崇璟　张晓明）

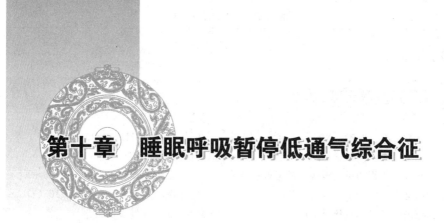

第十章　睡眠呼吸暂停低通气综合征

睡眠呼吸暂停低通气综合征（SAHS）包括阻塞型睡眠呼吸暂停低通气综合征（OSAHS）、中枢型睡眠呼吸暂停综合征、睡眠低通气综合征等。其中临床上以 OSAHS 最常见，主要表现为睡眠时打鼾并伴有呼吸暂停、呼吸表浅，睡眠时反复的呼吸暂停引起频繁低氧和二氧化碳潴留，导致多系统多器官损害，甚至死于严重的并发症。适时有效的治疗可显著改善临床症状，还可提高生存率，降低严重患者的病死率。

根据本病的临床表现，目前中医对本病病因、病机、临床辨证分型、治疗等方面尚未形成统一规范的标准，未形成对本病证的系统认识。就临床症状而言睡眠呼吸暂停低通气综合征现在多以"鼾症"命名，与多寐、嗜卧、嗜睡等疾病的症状有类似之处。历代文献对其有相关描述，如《伤寒论》有"风温为病，脉阴阳俱浮，自汗出，身重，多眠睡，鼻息必鼾"，《诸病源候论》中对"打鼾"做了明确定义："鼾眠者，眠里喉咽间有声也，其有肥人眠作声者，但肥人气血沉厚，破隘喉间，涩而不利亦作声。"主要病机为本虚标实、虚实夹杂。虚是先天禀赋不足，或脏腑虚弱；实乃痰湿、血瘀、气滞。其病机主要为痰湿内阻，气滞血瘀，脏腑失调，以脾失健运、肺气不利为关键。早期痰湿为患，郁而化热，阻滞气机，气机升降不利，气滞则血瘀，痰瘀胶结，痰邪贯穿，瘀从中生，是本病主要的两个病理因素。

目前西医学治疗鼾症多采用药物治疗、口腔矫治器、持续气道正压通气、外科手术治疗等方法，而中医药的辨证治疗具有一定的优势和特点。中医治疗多以理气化痰，活血化瘀，醒神开窍等方法为主，兼顾肺脾肾，疗效确切。

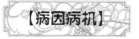

【病因病机】

一、中　医

"喉为肺之门户"，鼾症多由痰浊壅滞咽喉而致，痰湿内生是重要的发病因素，痰湿阻滞，经络不通，气血内阻，故而瘀血内生是病程日久的征象；外感六淫之邪可以引动痰湿或炼津成痰或助湿生痰。

1. 先天禀赋不足　具有一定的家族史，上气道生理结构异常（如先天性鼻中隔偏曲、下颌后缩、小颌畸形等），导致气道不畅，气滞痰凝，呼吸不利，鼾声如雷，呼吸暂停。

2. 饮食不节　久食肥甘厚味，过食生冷，嗜酒无度，致脾失健运，不能运化转输水谷精微，湿从内生，聚而为痰，痰湿上阻气道，气道不畅，痰气交阻，肺气不利，入夜尤甚，出现呼吸暂停等症。

3. 吸烟　嗜烟成性，熏灼于肺，灼津成痰，上阻咽喉，肺失宣降，痰气搏击气道而作鼾，甚至呼吸暂停。

4. 外感六淫　感受风温热邪，灼津生痰，渐致血脉痹阻，咽喉肿胀壅塞，气血闭阻；或感受风寒湿之邪，引动痰湿，均将诱发或加重本病。

5. 邪伏鼻窍　感受六淫之邪未及时清解，痰浊或湿热伏于鼻窍，致气血瘀滞，鼻腔肿胀（鼻渊），或赘生肉瘤，形成息肉（鼻痔），闭塞孔窍，气不宣通，痰气搏击而鼾鸣。鼻息肉增多变大，长期不予治疗，可致鼻背增宽形成"蛙鼻"，严重影响通气，甚至呼吸暂停。

6. 体虚病后　素质不强，或病后体虚，或劳倦内伤，损伤脏腑功能。心藏神，是生命活动的中心；肺主一身之气，为生气之源，司呼吸；肾主水、主纳气，《类证制裁》有云"肺为气之主，肾为气之根，肺主出气，肾主纳气"。心阳不振，失却主神明的统率作用；肺气虚弱，失于宣降，肾虚摄纳无权，呼吸失却均匀和调，则夜间打鼾、呼吸表浅甚至呼吸暂停。或肺脾肾虚，肺不能布津、脾不能运化、肾不能蒸化水液、以致津液气化失司而形成痰湿，随气升降，壅遏肺气。

由此可知，主要病机为虚实夹杂，多为本虚标实，虚为肺脾肾气虚或阳虚，实为痰浊、瘀血。总之，痰（湿）和瘀血为主要病理因素，与肺脾肾三脏关系密切，最终痰瘀互结而成。

二、西　医

1. 引起睡眠呼吸暂停和低通气的因素很多，可以简要归纳如下：肥胖、性别、上气道解剖学异常、家族史、酒精、镇静剂、催眠剂、吸烟、特殊遗传疾病、内分泌疾病（如甲状腺功能低下、肢端肥大症）。

2. 发病机制　上气道解剖结构异常、睡眠时对上气道的影响、气道呼吸力学的改变、上气道顺应性的影响、神经肌肉因素。

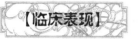

一、症　状

夜间的临床表现：①打鼾：是其主要症状，鼾声不规则，往往是鼾声-气流停止-喘气-鼾声交替出现，一般气流中断的时间为 10～30 秒，个别长达 2 分钟以上，此时患者可出现明显的发绀。②呼吸暂停：75% 的患者有呼吸暂停，呼吸暂停多随着喘气、憋醒或响亮的鼾声而终止。③憋醒：呼吸暂停后忽然憋醒，常伴有翻身，四肢不自主运动甚至抽搐，或忽然做起，感觉心慌、胸闷等。④部分患者伴有多动不安、多汗、夜尿频繁，也有患者出现睡眠行为异常，如呓语、夜游、幻听等。

白天的临床表现：思睡或嗜睡为其最常见的症状，轻者表现为日间工作或学习时间困倦，严重时吃饭、与人谈话时即可入睡，甚至发生严重的后果。头晕、疲倦、乏力；头痛，常在清晨或夜间出现，隐痛多见，一般不剧烈，可持续 1～2 小时；烦躁、易激动、焦虑等，注意力不集中、精细操作能力下降、记忆力和判断力下降，症状严重时不能胜任工作，老年人可表现为痴呆。约有 10% 的患者可出现性欲减退，甚至阳痿。

全身器官损害的表现：患者常以心血管系统异常表现为首发症状和体征，可以是高血压、冠心病的独立危险因素。可出现各种类型的心律失常、肺心病、呼吸衰竭、缺血性或出血性脑血管病等。

二、体　征

多数患者较肥胖，部分患者可能有鼻甲肥大、鼻息肉、鼻中隔偏曲等。

【辅助检查】

1. 血常规及动脉血气分析　病程长，低氧血症严重者，血红细胞计数和血红蛋白可有不同程度增加。病情严重或已合并肺心病、呼吸衰竭者，可有低氧血症、高碳酸血症和呼吸性酸中毒。

2. 多导睡眠图　通过多导生理记录仪进行睡眠呼吸监测是确诊 SAHS 的主要手段，通过监测可确定病情严重程度并分型，及与其他睡眠疾病相鉴别，评价各种治疗手段对 OSAHS 的疗效。可参照 AHI 及夜间最低 SaO_2 对 SAHS 病情严重程度进行分级，分级标准见下表，实践中多需要结合临床表现和并发症的发生情况综合评估。家庭或床边应用的便携式初筛仪也可作为 OSHAS 的初步筛查。

SAHS 的病情程度分级

病情分度	AHI（次/小时）	夜间最低 SaO_2（%）
轻度	5～15	85～90
中度	>15～30	<80～85
重度	>30	<80

3. **胸部 X 线检查** 并发肺动脉高压、高血压、冠心病时，可有心影增大，肺动脉段突出等相应表现。

4. **肺功能检查** 患者可表现为限制性肺通气功能障碍，流速容量曲线的吸气部分平坦或出现凹陷。肺功能受损程度与血气改变不匹配提示 OSAHS 的可能。

5. **心电图及超声心动图检查** 有高血压、冠心病时，出现心室肥厚、心肌缺血或心律失常等变化。动态心电图检查发现夜间心律失常提示 OSAHS 的可能。

6. **其他** 头颅 X 线检查可以定量的了解颌面部异常的程度，鼻咽镜检查有助于评价上气道解剖异常的程度，对判断阻塞层面和程度及是否考虑手术治疗有帮助。

【诊断与鉴别诊断】

一、诊断标准

1. **临床诊断** 根据患者典型的睡眠时打鼾伴呼吸不规律、白天嗜睡、身体肥胖、颈围粗及其他临床症状可作出临床初步诊断。

2. **多导睡眠图监测** PSG 监测是确诊 SAHS 的金标准，并能确定其类型及病情轻重。

3. 对确诊的 SAHS 常规进行耳鼻喉及口腔检查，了解有无局部解剖和发育异常、增生和肿瘤等。头颅、颈部 X 线照片、CT 和 MRI 测定口咽横截面积，可作狭窄的定位判断。对部分患者可进行内分泌系统的测定。并除外其他病变。

SAHS 病情分级 根据 AHI 和夜间血氧饱和度将 SAHS 分为轻、中、重度，其中以 AHI 作为主要判断标准，5～20 次/小时为轻度，21～40 次/

113

小时为中度，＞40 次/小时为重度，夜间最低 SaO_2 作为参考。

二、鉴 别 诊 断

1. 西医　本病需与单纯鼾症、慢性低通气综合征、中枢性呼吸暂停和潮式呼吸等鉴别，如伴有嗜睡需注意同引起嗜睡的其他疾病进行鉴别。

2. 中医　主要是与不寐、失眠等相鉴别；部分需与癫痫相鉴别。

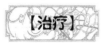

【治疗】

一、一 般 措 施

1. 增强体育锻炼，保持良好的生活习惯。

2. 避免烟酒嗜好，因为吸烟能引起呼吸道症状加重，饮酒加重打鼾、夜间呼吸紊乱及低氧血症。尤其是睡前饮酒。

3. 对于肥胖者，要积极减轻体重，加强运动。我们的经验是减轻体重的 5%～10% 以上。

4. 鼾症病人多有血氧含量下降，故常伴有高血压、心律紊乱、血液黏稠度增高，心脏负担加重，容易导致心脑血管疾病的发生，所以要重视血压的监测，按时服用降压物。

5. 睡前禁止服用镇静、安眠物，以免加重对呼吸中枢调节的抑制。

6. 采取侧卧位睡眠姿势，尤以右侧卧位为宜，避免在睡眠时舌、软腭、腭垂松弛后坠，加重上气道堵塞。可在睡眠时背部垫一个小枕头，有助于保持侧卧位睡眠。

二、中医药治疗

鼾症患者病因虽然复杂，鼻窍不利，肺气不宣是病机的重点；痰、瘀是病理产物，同时又是新的致病因素，始终贯穿于疾病的发生、发展过程中。治疗遵"脾为生痰之源，肺为储痰之器"，"肺为水之上源，肾为水之下源"之旨，化痰治湿，必顾及肺脾肾三脏，早期多以痰湿为主，郁久化热而成痰热，痰阻气机、升降不利而致痰瘀互结，日久者可造成脏腑虚损与痰瘀互见，临床治疗当辨证论治。

（一）辨证论治

1. 痰湿内阻，肺气壅滞

主症：睡眠时打鼾，夜寐不实，时时憋醒，形体多肥胖，白天神疲乏力，兼有呕恶、痰白咯吐不利，不思饮食，头昏肢重。舌质淡红，苔白腻，脉象滑或濡。

治法：健脾化痰，顺气开窍。

方药：二陈汤加减。法半夏、茯苓、白术、陈皮、郁金、石菖蒲、枳实、桔梗、厚朴、贝母各 10g，甘草 9g，诸药合用，功可健脾化痰、顺气开窍。寒痰较重，痰黏白如沫，怯寒背冷，加干姜 5g、细辛 5g、白芥子 10g 温肺化痰；久病脾虚，加党参 15g、白术 10g；痰湿郁而化热，加黄芩、金荞麦、胆南星各 10g。

2. 痰浊壅塞，气滞血瘀

主症：睡眠时鼾声如雷鸣，夜寐不实，易憋气而醒，形体多肥胖，白天困倦乏力，嗜睡，健忘，胸闷，咳痰不爽，色白，头重如蒙，面色晦黯，肌肤甲错，或有紫斑，舌质黯紫或有瘀点，脉细涩。

治法：理气化痰，活血开窍。

方药：涤痰汤合血府逐瘀汤加减。制南星、法半夏、枳实、茯苓、橘红、石菖蒲、竹茹、当归、生地、桃仁、红花、桔梗、川芎各 10g，甘草 5g；若脾气亏虚，短气乏力，易出汗，加党参 15g、黄芪 15g、白术 10g；痰郁化热，见痰黄或黏稠难咯，舌苔黄腻、脉滑，加黄芩、竹茹、海蛤壳各 10g。伴有头痛昏晕，耳聋面青者，还可以用通窍活血汤加减。

3. 肺脾肾亏，痰瘀交阻

主症：睡眠时有鼾声，夜寐不实，时时憋醒，白天嗜睡，痰白难咯，胸闷心慌，形寒汗出，眩晕健忘，腰膝酸软，伴小便频数或夜间遗尿，气短乏力，舌黯紫或有瘀斑，脉沉细无力或细涩。

治法：益肾健脾，祛瘀除痰。

方药：金水六君煎加减。当归、熟地、陈皮、法半夏、茯苓、石菖蒲、生地、桃仁、红花、桔梗、川芎、丹参各 10g，五味子、炙甘草 5g。如阴寒盛而嗽不愈者，加细辛 3g；如肾阳虚明显，畏寒肢冷，五更泄泻，加山茱萸、肉豆蔻、补骨脂 10g。

4. 心肾亏虚，阳气不足

主症：睡眠时打鼾，时断时续，鼾声不响，夜寐不实，易憋气而醒，白天表现为神疲懒言，嗜睡，睡不解乏，动则心悸汗出，身寒汗冷，胸闷气短，腰酸腿软，面色㿠白，夜尿多或遗尿，小便清长，舌淡体胖，苔白，脉沉。

治法：补益心肾，温阳开窍。

方药：金匮肾气丸化裁。熟附子（先煎）5g，熟地黄、山茱萸、牡丹皮、山药、茯苓、泽泻、怀牛膝、远志、麦门冬、桔梗各 10g，黄芪、党参各 15g，肉桂 5g，若阴虚内热，可改用知柏地黄丸化裁；夹瘀血者，加丹

115

参、赤芍、川芎、红花各10g。

5. 肺系伏邪，痰浊闭阻

主症：睡眠打鼾，鼻塞迫使张口呼吸，或鼻中赘生肉瘤，闭塞孔窍，气不宣通，致睡眠表浅，易醒，或睡眠中呼吸暂停。可有流涕咳痰，嗅觉减退，夜尿频多，心悸头痛，耳鸣、胸闷和听力减退，口唇肢端青紫，白天乏力倦怠，舌质红或紫黯，舌苔厚，或厚腻，脉沉或滑。

治法：宣肺利窍，化痰解郁。

方药：辛夷散合芎芷石膏汤加减。辛夷、白芷、川芎、羌活、藁本、防风、木通、升麻各10g，细辛3g；痰热者加菊花、连翘、黄芩各10g；鼻塞重加路路通15g；夹瘀者加桃仁、红花各10g；心悸头痛者可以加生龙骨、生牡蛎、石决明、白芍；夜尿多加桑椹子、桑螵蛸各15g。

（二）特色专方

1. 六味地黄丸加减方　熟地15g、山药15g、云苓15g、陈皮12g、枸杞子15g、女贞子15g、山萸肉15g、五味子15g、木通15g、泽泻15g。本方为六味地黄丸加减六补三泻。此方六补，补肾治本助肾主纳气之功，由于肾阴虚，常可致虚火上炎，故配泽泻、木通、茯苓利水降肾经虚火为之三泻。再配陈皮理气调中，用于中焦气滞而致肺失宣降而痰多气逆。全方甘淡和平，共奏补肾、润肺、理气之功效。肾主纳气，肺主呼气，故可治疗通道不利，气机不畅所致的鼾症。10付，每日1付，水煎服。

2. 通畅汤　药物组成：白芍15g、竹茹10g、全瓜蒌15g、甘草10g、土鳖虫10g（研末冲服）、丹参15g、枳实20g、黄芪10g、莪术10g、升麻10g、炒苍术10g。加减：痰浊偏盛者加桔梗15g、白芥子10g；脾虚偏盛者加山药20g、白术12g、茯苓12g、莲子肉10g；瘀血偏重者加赤芍12g、桃仁10g、山楂15g。每天1剂，水煎分2次温服。以1个月为1疗程，2个疗程后观察临床效果满意。

3. 温阳化痰通窍方　组成制附子15g、干姜15g、炙甘草15g、云苓20g、桂枝10g、白术15g、瓜蒌皮15g、薤白15g、法夏15g、砂仁10g。辨证加减：伴头痛、记忆力下降加苍术15g、泽泻20g；伴精神疲倦加北芪30g、党参20g；伴腰膝酸软加淫羊藿15g、怀牛膝15g。1剂/天。煎服法：上方加水1000ml，煎煮115 h以上，煎取汁200ml，分早晚2次服。疗程3个月。本方是由四逆汤合苓桂术甘汤合瓜蒌薤白半夏汤而来，此三方皆源于仲景方，四逆汤为《伤寒论》少阴篇中的方剂，其为少阴阳虚之证而设，苓桂术甘汤为吐下后中焦阳虚而内生水饮的主方，瓜蒌薤白半夏汤为上焦阳虚痰浊痹阻胸阳之胸痹的主方。方中用四逆汤温煦肾阳，使元阳充足，脾阳得以温煦，用苓桂术甘汤温阳化饮，使脾阳充足截生痰之源，瓜蒌薤白半夏汤温化上焦之痰，使痰湿得化又无从以生，则不能作祟，则鼾眠自消。

4. 通窍方　方药组成：辛夷、苍耳子、鱼腥草、连翘、灵芝、枳实、莱菔子、郁金、石菖蒲、川芎、路路通、佩兰、桔梗。方中苍耳子、辛夷直入鼻窍，辛开疏通；枳实、莱菔子、郁金、石菖蒲导滞化瘀、宣开清窍；连翘、鱼腥草清化湿热；消肿散结；灵芝、佩兰化浊宣痹；川芎、路路通活络通滞；桔梗引药上行，直达病所，利气化痰。每天 1 剂，10 天为 1 个疗程，连续服用 2 个疗程，疗程间隔 5～7 天。

5. 二陈解鼾颗粒　颗粒组成：制半夏、陈皮、石菖蒲、桃仁、红花、黄芩、川芎、当归、淡竹茹各 10g，泽泻、绞股蓝、生山楂各 30g，茯苓 15g，甘草 6g。诸药合用，共奏健脾化痰通浊之效。明确体现了《医宗必读》中"脾为生痰之源，治痰不理脾胃，非其治也"之旨。临床适用于痰湿型阻塞性睡眠呼吸暂停低通气综合征，证见晨起口干，咳痰白稀，舌质淡红边有齿痕，舌苔白或白腻或白滑，脉弦滑或濡缓。每次 2 袋，每日 2 次，早晚分服。疗程 3 个月。

6. 柴胡疏肝散加减　　处方：柴胡 12g、枳壳 12g、升麻 9g、葛根 30g、白芷 12g、川芎 15g、当归 15g、黄芩 12g、天花粉 12g、防风 15g、浙贝 12g、天麻 20g，水煎服，每日 1 剂。升麻取其升阳发散，引清气上行之功，佐柴胡总调左右之清气运行。葛根、防风、升麻皆为辛散之品，取其"能散能行"之功，即发散、行气行血的作用，以针对患者气血阻滞之证，身体沉重之象。天麻、防风、白芷共奏祛风清上之功。

7. 醒神汤（张元兵）　方药组成：陈皮、茯苓、法半夏、生甘草、远志、石菖蒲、郁金、杏仁、桔梗和枳实，对改善白天嗜睡、乏力等症状具有较好疗效。

（三）中药成药

1. 金匮肾气丸　自《金匮要略》，正所谓"益火之源，以消阴翳。"方药组成熟地黄，怀山药，山茱萸，泽泻，茯苓，牡丹皮，桂枝，制附子，制半夏。诸药合用，温而不燥，滋而不腻，振奋肾阳，恢复气化。主治肾阳亏虚的鼾证。每次 6g，每天 2 次。

2. 六君子丸　组成为党参、茯苓、白术、甘草、陈皮、半夏，功效健脾理气，增加化痰，主治痰浊阻滞的鼾证。

3. 六味地黄丸　本方组成熟地、山药、云苓、山萸肉、泽泻、丹皮，功效滋阴补肾，用于阴虚偏重的鼾证。

4. 安宫牛黄丸　本方组成牛黄、郁金、犀角、黄芩、黄连、雄黄、栀子、朱砂各 30g，冰片、麝香各 5g，珍珠 15g，金箔为衣。功效清热开窍、豁痰解毒，主治痰热闭窍的鼾证，治疗轻中度阻塞性睡眠呼吸暂停低通气综合征。1.5g 大蜜丸，口服，一次 1 丸，一日 1 次。

5. 百令胶囊　发酵虫草菌粉，功能补益肺肾，秘精益气。用于肺肾两虚，精气不足，久咳虚喘。口服，每次 5～10 粒，每日 3 次。

6. 金水宝　发酵虫草菌粉，本品为硬胶囊，内容物为黄棕色至浅棕色的粉末，气香味苦，功能补益肺肾，秘精益气。用于肺肾两虚，精气不足，久咳虚喘。口服，每次 3 粒，每日 3 次。

（四）针灸疗法

针灸治疗：针刺具有健脾化痰、疏通经络、调理气机等作用的穴位可以治疗 OSAHS，主穴：足三里、丰隆、阴陵泉、四神聪治疗脾虚湿困痰湿内阻患者，配穴根据鼾症不同症型取穴。留针 30 分钟，每 5 分钟行针 1 次，1 次/日，可有效改善症状。

推拿治疗：①拿揉两侧胸锁乳突肌，㨰揉、一指禅推两侧骶棘肌及斜方肌，重点按揉天鼎、中府、缺盆、水突等穴，配合拿肩井、风池、少冲；②㨰揉、一指禅推两侧腰背部足太阳膀胱经，督脉，点揉肺俞、天柱等穴；③两拇指沿两侧肋缘分推数次，两拇指交替分推上脘、中脘、下脘数次，按揉膻中、上脘、中脘等穴。

（五）中药鼻腔冲洗疗法

中药鼻腔冲洗，针对感染性因素导致鼻窦炎、鼻息肉、腺样体肥大等造成的鼻咽腔狭窄进行治疗，克服了口服或静脉使用抗生素局部吸收利用率低，局部外用抗生素易产生耐药性的不足。患者依从性好，见效快，副作用小，远期疗效好。尤其对鼻窦炎、鼻息肉效果显著，可以使大多数患者鼻鼾减轻或消失，免除手术和使用呼吸机之苦，对手术后患者的康复也非常有效，中医特色突出，优势明显。常用药物：0.9% 氯化钠注射液 500ml，加入双黄连冻干粉剂 1.8～2.4g，每日 1 次，鼻腔冲洗。

三、西医药常规治疗

（一）一般治疗

纠正能引起 OSAHS 或使之加重的基础疾病，并对患者进行健康教育，包括减肥、睡眠体位改变（侧位睡眠，抬高床头）、戒烟酒，避免服用镇静剂。

（二）药物治疗

药物对 OSAHS 的疗效还很不确定，可试用乙酰唑胺。莫达非尼对改善白天嗜睡作用，应用于接受 CPAP 治疗后嗜睡症状改善不明显的患者，有一定效果。药物治疗还没有作为常规治疗手段。

（三）持续气道正压通气治疗（CPAP）

自 1981 年 SulliVan 首先在临床应用持续气道正压通气治疗 OSAHS 取得显著效果后，经过长时间和大量的临床观察，CPAP 已成为 OSAHS 治疗公认和首选的方法。其治疗的原理是在整个呼吸周期过程中，通过鼻罩/口鼻面罩向上气道输送一定的正压，使口咽部无论在吸气或呼气状态下都能保持一定的压力水平，使上呼吸道的压力平衡，从而防止上气道塌陷和阻塞。

（四）手术治疗

包括耳鼻喉科手术和口腔矫治手术，如鼻手术、腭垂软腭咽成形术、激光辅助咽成形术、低温射频消融术、正颌手术及鼻腔阻塞性疾病的治疗。

（五）口腔矫治器治疗

主要用于治疗良性鼾症和轻中度 OSAHS 的患者，对个别不能耐受 CPAP 治疗者亦有一定程度的治疗作用。但需要指出的是口腔矫治器不能根治 OSAHS，必须每晚整夜使用，对牙齿、口腔卫生的要求较高。

【特色疗法述评】

OSAHS 的发病机制尚没有完全确定，有许多未知因素有待于进一步研究，涉及了多门学科，应不同学科间共同协作配合，探讨最佳治疗方案。如在矫治手术或鼻甲手术、鼻息肉手术治疗后，可予中医药治疗促进康复；正压通气治疗、口腔矫治器、减肥、调整睡眠姿势、避免烟酒过度等非手术治疗方法相结合，才可能取得更好的临床治疗效果。对于感染性因素导致的睡眠呼吸暂停低通气综合征，近年来中医或中西医结合治疗，辨病与辨证相结合，取得了很大进步。中药宣肺化痰，通窍活血有利于上气道炎症的控制，有利于鼻息肉、腺样体、扁桃体的缩小甚至消失。特别是笔者继承龙江医学流派的学术思想，"肺鼻同治"，运用中药内服配合中药鼻腔冲洗，见效快，缩短疗程，副作用小，远期疗效好，可以使患者鼻鼾减轻或消失，改善通气状态和血氧饱和度，使大多数病人避免佩戴呼吸机和手术之苦，尤其对鼻窦炎、鼻息肉、腺样体肥大效果显著，对手术后患者的康复也非常有效，大大减少了该病对心脑血管影响等危险因素，中医特色突出，显示出中医药治疗该病的良好优势。

【主要参考文献】

1. 钟南山. 呼吸病学 ［M］. 第 2 版. 北京：人民卫生出版社，2010：765～782.

2. 蔡柏蔷，李龙芸．协和呼吸病学［M］．第 2 版．北京：中国协和医科大学出版社，2011：1781～1851.

3. 王永炎．中医内科学［M］．北京：中国中医药出版社，2009：54～93.

4. 江杨清．中西医结合临床内科学［M］．北京：人民卫生出版社，2012：215～221.

5. 姚亮等．睡眠呼吸暂停综合征中医分型初探［J］．河南中医，2004，24（2）：32～33.

6. 李建委．中医对阻塞性睡眠呼吸暂停低通气综合征的认识与治疗进展［J］．中国实用医药，2008，10（3）：185～187.

7. 徐婷贞，骆仙芳．阻塞性睡眠呼吸暂停低通气综合征中医辨证分型的临床研究［J］．中医药学刊，2006，24（8）：1475～1476.

8. 粟俊，李磊．阻塞性睡眠呼吸暂停低通气综合征的证型研究［J］．中医杂志，2004，36（7）：25.

9. 王真，杨珺．二陈解鼾颗粒治疗痰湿型 OSAHS 4 例临床观察［J］．浙江中医杂志，2013，4（4）：245～246.

（谢　纬　李亚清　高　雪）

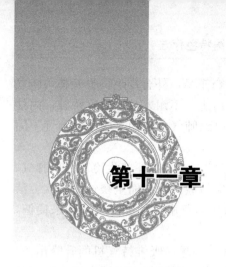

第十一章　慢性支气管炎

慢性支气管炎（简称慢支）是指气管、支气管黏膜及其周围组织的慢性、非特异性炎症。临床以慢性咳嗽、咳痰为其特征。患者每年咳嗽、咳痰达 3 个月以上，连续 2 年或更长，并除外其他已知原因引起的慢性咳嗽，可诊断为慢性支气管炎。本病是危害人民健康的常见病、多发病，早期症状表现为轻咳，有或无痰，不易引起注意。长期反复发作，可进展为慢性阻塞性肺疾病、慢性肺源性心脏病，因此必须积极防治。2002 年美国一项有关慢性咳嗽、咳痰的调查中显示，17％吸烟者、12.4％戒烟者和 6％不吸烟者均可达到慢性支气管炎的诊断标准。世界卫生组织调查显示 13.9％成年人患有慢性阻塞性肺疾病，其中最主要的原因就是慢性支气管炎。

根据本病的临床表现，慢性支气管炎多属中医学的"咳嗽""喘证""痰饮"范畴，属于易复发性慢性咳喘疾病之一。近年来，中医、中西医结合在治疗慢性支气管炎方面进行了许多卓有成效的探索，急性发作期的中西医结合治疗，慢性迁延期、临床缓解期采用的中医特色疗法治疗皆取得了较为满意的疗效。

【病因病机】

一、中　　医

中医学认为，慢性支气管炎的发生和发展，主要与外邪侵袭和内脏亏损有关，特别是与肺、脾、肾等脏腑的功能失调密切相关。

1. 外邪侵袭　六淫之邪侵袭肌表，或从口鼻而入，内合于肺，久居不去，痰饮滋生，阻塞于肺，肺失宣发与肃降，引起咳喘、咳痰。由于外邪性质的不同，临床有寒、热的差异。外邪侵袭肺系日久从寒化成痰饮，致病特点缠绵难愈。从热化成痰热，痰热互结，气机不畅，而致咳喘。

2. 肺脏虚弱　肺主气，司呼吸，开窍于鼻，外合皮毛，为五脏六腑之华盖，其气灌百脉而通他脏。由于肺体清虚，不耐寒热，故称娇脏，内外之邪侵袭后易于为病，病则宣肃失司，以致肺气上逆而至咳嗽、肺气不固则汗出畏寒易感。

3. 脾气不足　肺虚日久，"子盗母气"，或恣食厚味生冷，损伤脾气，甚或损伤脾阳，脾失健运，水谷无以化生精微，聚湿而生痰饮，痰饮上渍于肺，壅塞气机，肺失宣肃，而致咳嗽痰多气喘，脾脏虚弱则纳呆便溏，气短乏力。

4. 肾气虚衰　肺主呼气，肾主纳气，一呼一吸维持气机的升降出入。肺病日久，累及于肾，肾不纳气，气失归藏，则肺气上逆而表现为咳嗽喘促，动则益甚。

总之，本病主要病位在肺，涉及脾肾。早期多由新感失治或迁延，邪恋伤肺，使肺脏虚弱，肺气不得宣肃，故长期咳嗽、咳痰。反复迁延不愈日久易累及脾肾。病情多表现为虚实夹杂、本虚标实之证。正虚早期多以肺气虚为主。日久才可伴有脾脏虚弱，肾气虚衰。逐渐演变为肺胀、喘脱等病症。

二、西　医

慢性支气管炎的病因包括多种因素，分外因和内因，一般认为在机体免疫力降低（内因）的基础上，加上感染、理化因素刺激等（外因）的存在，长期、反复相互作用引起发病。年龄＞40岁、男性、反复呼吸道感染、气候变化为其高危因素。

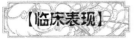
【临床表现】

一、症　状

慢性支气管炎的主要临床表现为咳嗽、咳痰、喘鸣及反复呼吸道感染。

1. 咳嗽　长期、反复、逐渐加重的咳嗽是本病的突出表现。开始时仅在冬春季节变化剧烈或接触有害气体后发病，夏季或停止接触后咳嗽减轻或消失。病情缓慢发展后，可表现为一年四季均咳，冬春加剧。一般晨间咳嗽较重，白天较轻，临睡前有阵咳或排痰，黏痰咳出后即感胸部舒畅，咳嗽减轻。分泌物积聚、吸入刺激性气体均可诱发咳嗽。

2. 咳痰　一般痰呈白色黏液或浆液泡沫状，合并感染时，痰液转为黏液脓性或黄色脓痰，且咳嗽加重，痰量随之明显增多，偶带血。常以晨起排痰较多，晚期患者支气管黏膜腺体萎缩，咳痰量可以减少，且黏稠不易咳出，给患者带来很大痛苦。

3. 喘鸣或气短 部分患者支气管痉挛，可引起喘鸣，常伴哮鸣音，可因吸入刺激性气体而诱发。早期常无气短。反复发作，并发慢性阻塞性肺疾病时，可伴有轻重不等的气短。

4. 反复感染 寒冷季节或气温骤变时，容易发生反复的呼吸道感染。此时病人气喘加重，痰量明显增多且呈脓性，伴有全身乏力，畏寒发热等。肺部出现湿啰音，查血白细胞计数增加等。反复的呼吸道感染尤其易使老年病人固有疾病的病情恶化，必须予以充分重视。

二、体 征

本病早期多无特殊体征，急性发作期多数病人在背部和肺底部可以听到少许湿性或干性啰音。有时在咳嗽或咳痰后可暂时消失。慢性喘息性支气管炎发作时，可听到广泛的哮鸣音，喘息缓解后则消失。长期反复发作的病例可发现有肺气肿的征象。

【辅助检查】

1. X线检查 早期可无异常。病变反复发作，引起支气管管壁增厚，细支气管或肺泡间质炎症细胞浸润或纤维化，可见两肺纹理增粗、紊乱，呈网状或条索状、斑点状阴影，或出现双轨影和袖套征，以下肺野较明显。

2. 肺功能检查 早期常无异常。如有小气道阻塞时，最大呼气流速-容积曲线在75%和50%肺容量时，流量明显降低，它比第一秒用力呼气容积更为敏感；闭合容积可增加。发展到气道狭窄或有阻塞时，就有阻塞性通气功能障碍的肺功能表现，如第一秒用力呼气量占用力肺活量的比值减少（<70%），最大通气量减少（<预计值的80%）；流速-容量曲线降低更为明显。

3. 血液检查 慢性支气管炎急性发作期或并发肺部感染时，可见白细胞计数及中性粒细胞增多。喘息型者嗜酸性粒细胞可增多。缓解期多无变化。血清降钙素原（PCT）在慢性支气管炎急性发作期呈阳性，可以作为慢支急性发作期的特异性监测指标。

4. 痰液检查 痰涂片可见革兰阳性菌和革兰阴性菌，痰培养可见肺炎球菌、流感嗜血杆菌、甲型链球菌及奈瑟球菌等。近年来革兰阴性菌感染有明显增多趋势，特别是多见于院内感染的老年患者。涂片中可见大量中性粒细胞，已破坏的杯状细胞，喘息型者常见较多的嗜酸性粒细胞。

【诊断与鉴别诊断】

一、诊 断 标 准

1. 以咳嗽、咳痰为主要症状或伴有喘息。每年发病持续 3 个月，并连续 2 年以上。

2. 排除肺结核、尘肺、肺脓肿、支气管哮喘、支气管扩张、心脏病、心功能不全、慢性鼻咽疾病等具有咳嗽、咳痰、喘息症状的其他疾病。

如每年发病持续不足三个月，但有明确的客观检查依据（如 X 线、肺功能等）支持，亦可诊断。

二、慢性支气管炎的分期与分型

1. 分型　慢性支气管炎据其临床表现可以分为单纯型和喘息型。

（1）单纯型：符合慢性支气管炎的诊断标准，具有咳嗽、咳痰两项症状。

（2）喘息型：符合慢性支气管炎诊断标准，具有喘息症状，并经常或多次出现哮鸣音。

2. 分期　按病情进展分为三期：

（1）急性发作期：指在一周内出现气短、脓性或黏液脓性痰，痰量明显增加，或伴有发热、白细胞计数增高等炎症表现，或一周内咳嗽、咳痰、喘息中任何一项症状明显加剧。急性发作期患者按其病情严重程度又分为：① 轻度急性发作：指患者有气短、痰量增多和脓性痰等 3 项表现中的任意 1 项；② 中度急性发作：指患者有气短、痰量增多和脓性痰等 3 项表现中的任意 2 项；③ 重度急性发作：指患者有气短、痰量增多和脓性痰等全部 3 项表现。

（2）慢性迁延期：指不同程度的咳嗽、咳痰或喘息症状迁延不愈一个月以上者。

（3）临床缓解期：指经治疗后或自然缓解，症状基本消失，或偶有轻微咳嗽和少量咳痰，保持两个月以上者。

三、鉴 别 诊 断

1. 西医　本病应与咳嗽变异型哮喘、嗜酸性粒细胞性支气管炎、上气道咳嗽综合征、胃食管反流性咳嗽、支气管扩张、肺结核、弥漫性泛细支气管炎、肺癌、矽肺等疾病相鉴别。

2. 中医　主要是与哮病、肺胀、肺痨、肺痿等疾病相鉴别。

【治疗】

一、一般措施

1. 做好环境保护，避免烟雾、粉尘和刺激性气体对呼吸道的影响，以免诱发慢性支气管炎。

2. 在气候变冷的季节，患者要注意保暖，避免受凉，因为寒冷一方面可降低支气管的防御功能，另一方面可反射的引起支气管平滑肌收缩、黏膜血液循环障碍和分泌物排出受阻，可发生继发性感染。

3. 加强锻炼，慢性支气管炎患者在缓解期要作适当的体育锻炼，以提高体能和心、肺的贮备能力。尤其呼吸操、太极拳、八段锦、床上八段锦的锻炼很重要。

4. 预防感冒，加强个人卫生，注意个人保护，预防感冒发生，有条件者可做耐寒锻炼以预防感冒。

5. 增加营养，摄取丰富的蛋白质和维生素，对慢性支气管炎的患者非常重要。尤其含有大量免疫球蛋白的牛初乳、大豆制品、新鲜果蔬，都是增加营养、增强免疫力的主要食材。

二、中医药治疗

急性发作期的治疗

中医学理论认为，本病的发生，主要是六淫之邪侵袭卫表，侵犯于肺，久居肺系，肺失宣降，日久累及脾肾所致。根据"急则治其标，缓则治其本"原则，急性发作期主要以"祛邪化痰，止咳平喘"为主，辅以温化之法。

（一）辨证论治

1. 痰湿蕴肺

主症：咳嗽日久，咳声重浊，鼻涕倒流，自汗出略畏寒，痰白灰色或淡黄，喘息痰鸣，痰多居胸，或痰黄脓，或咽略干，或畏寒甚，舌体偏胖，质淡略黯，舌苔白滑，脉滑或沉。

治法：宣肺祛湿、化痰止咳。

方药：曲氏湿邪鼻肺咳方。辛夷、白芷、紫苏子、杏仁、桂枝、白芍、法夏、甘草各 10g，细辛 5g，五味子 5g，黄芩 20g，鱼腥草 30g。诸药合用，共奏宣肺祛湿、化痰止咳之功。痰黄脓者加金荞麦、金银花各 10g；咽略干者加射干、木蝴蝶各 10g，畏寒甚者加干姜 5g。

2. 湿热郁肺

主症：咳嗽气逆，喘促气短，时有胸闷痛，咳声重浊，痰黏难咳，痰居胸中，或痰稠黄绿，或发热，或咽痛，或口干苦、便干，舌质略红，舌苔薄黄或略黄腻，脉滑略数。

治法：清热祛湿、宣肺化痰。

方药：曲氏湿邪肺咳方。辛夷、紫苏叶、法夏、杏仁、苏子、枳壳、五味子、柴胡、白芍、三七（冲服）、甘草各 10g，瓜蒌皮 20g，鱼腥草、金荞麦各 30g，黄芩 15g。全方功可清热祛湿、宣肺化痰。痰稠黄绿者加败酱草、浙贝各 10g；发热者柴胡加至 20g；咽痛者加射干 10g；口干苦、便干者加桑白皮 10g。

3. 风热犯肺

主症：发热畏寒，头痛咽干，咳声重浊，咳痰黄黏，痰居胸中，胸闷不适，或咽痛或便干，舌边尖红，苔黄，脉浮数。

治法：清热利咽、化痰止咳。

方药：曲氏肺咳方加减。炙麻黄、杏仁、法半夏、橘红、茯苓、瓜蒌皮、浙贝、木蝴蝶、金荞麦、生石膏、甘草各 10g。全方功可清热利咽、宣肺化痰。咽痛者加射干 10g，便干者去瓜蒌皮，加瓜蒌仁 30g，大便稀薄者加葛根 30g，痰中带血者加仙鹤草 30g，高热不退者加柴胡、黄芩各 10g。

以上方药，每日 1 剂，分两次温服。重者每日可服 3 次。

（二）特色专方

1. 治咳嗽方　百部 15g，远志 12g，前胡 9g，桔梗、川贝母、杏仁、五味子、海浮石（后下）、甘草各 10g。水煎服，日一剂，每日早晚各服 1 次。本方功用宣肺化痰止咳。本方适合慢性支气管炎急性发作期，即感染期使用。

2. 麻杏射胆汤　净麻黄、红枳实各 5g，大杏仁 10g，制胆星、嫩射干、杜苏子、炒僵蚕、制半夏各 9g，净蝉衣、广陈皮、玉桔梗、生甘草各 4.5g，鹅管石 12g 水煎，分 2 次顿服。如小儿可分 3、4 次服，当天服完。本方源自国医大师董漱六先生治慢支名方，本方功用宣肺化痰，降气定喘。本方以射干麻黄汤、导痰汤加减而成，为急性支气管炎、慢性喘息性气管炎伴有肺气肿的有效方剂。若有口渴烦躁、痰黏、舌红苔黄者，可去半夏、陈皮、加石膏 30g，知母、贝母各 12g；如形寒肢冷无汗，淡白呈泡沫状者，舌苔白滑，可去蝉衣、僵蚕、桔梗。加桂枝 4.5g，细辛 3g，干姜 2.4g；如咽红乳蛾肿痛、痰稠、舌红脉数者，去半夏、陈皮，加金银花、连翘各 9g，炒牛蒡子 12g，生麻黄改用炙麻黄 5g；如溲黄便秘舌红者，可去桔梗、甘草，加黄芩 9g，桑白皮 12g，生麻黄改用蜜炙麻黄 5g，制半夏改用竹沥半夏 9g，广陈皮改用广橘络 5g；如咳喘气逆，腹胀胁痛者，去桔梗、甘草，加莱菔子、白芥子各 9g；如脘腹痞胀，口黏纳差，苔白腻者，去蝉衣、僵蚕，加厚朴 4.5g，焦六曲 12g；如头痛头胀，鼻塞多涕者，可去半夏、陈皮用 9g，苍耳子 9g。

3. 牛蒡汤 炙牛蒡、白前、紫菀、杭白芍、桑白皮、知母、贝母各 9g，杏仁 12g，射干、远志肉各 4.5g，甘草 3g，枇杷叶 3 片（去毛，包）。水煎服，日一剂。本方源自国医大师章次公先生治嗽名方，本方功用化痰宣肺止咳。本方适用于风热犯肺，肺气失宣之急性支气管炎。祛风用牛蒡子；清热用射干、知母；祛痰镇咳用白前、紫菀、桔梗、贝母、杏仁、桑皮、枇杷叶。对风寒袭肺、肺失宣肃之急性支气管炎（痰白而黏），拟麻芥汤：生麻黄 12g，山慈菇片（研末分 2 次调入）、炙款冬花、炙紫菀、苏子、白芥子各 9g，桔梗、白前、橘皮各 6g，苍术、射干各 3g，粉草 2.4g，以燥湿豁痰，散寒止咳。若证属痰热蕴肺，肺气失宣，发于冬季干咳者，拟五麻汤：生麻黄 6g，车前子、杏仁泥、白前、天竺子、旋覆花（包）、百部、桑白皮各 9g，五味子、粉草各 4.5g 以宣肺止咳。

4. 地龙汤 炙麻黄、五味子、旋覆花、百部、冬花、广地龙、北沙参各 9g，佛耳草 15g，川贝 6g，竹沥 30g（冲）。水煎服，日服 1 剂。本方源自名医姜春华，功用宣肺降气，止咳平喘。本方适用于肺阴不足、痰热内恋之支气管炎。故以炙麻黄、旋覆花、款冬花宣肺降气；地龙、川贝、百部止咳平喘；沙参益肺生津；竹沥清热化痰。

5. 三冬汤 冬瓜仁、竹茹各 15g，苏子、前胡、桑白皮、紫菀、天冬、麦冬、花粉、玄参、杏仁、知母各 9g，甘草 3g。水煎服，日一剂。本方功用滋阴润肺，降气平喘。本方适用于阴虚燥热、痰气上逆之支气管炎。方以二冬、花粉、玄参滋肺养阴；杏仁、前胡、桑皮、苏子宣肺降气，冬瓜仁、竹茹清热化痰；紫菀止咳平喘；知母清热。

6. 麻杏汤 炙麻黄 2.5g，清炙枇杷（包）、苏子、百部、杏仁各 9g，生甘草 4.5g，海蛤壳、炙紫菀各 12g，炙白前、炙款冬各 6g。水煎服，日一剂。本方源自近代名医黄文东，功用散寒宣肺，顺气化痰。本方适用于肺燥感寒、气失清肃之支气管炎。常用麻黄、杏仁、甘草、前胡、白前、百部、紫菀为基础方，然后加减运用：痰热者加黄芩、厚朴；宣肺通窍加苍耳子；理气化痰加半夏、陈皮；或配以地龙、鹅管石、海浮石、海蛤壳等化痰平喘之品。

7. 辛夷散合杏苏散加减方 前胡、法半夏、杏仁、苏子、射干、炙枇杷叶、黄芩、炙紫菀、苍耳子、枳壳各 10g，薄荷 3g，辛夷 5g，桔梗、橘红各 6g。水煎服，日一剂。本方源自有"当代御医"之称的李辅仁，功用疏风宣肺，止咳化痰。素有慢性支气管炎，复感外邪，又诱发慢性副鼻窦炎同时发病，辨证为外邪袭肺，肺失清肃，肺气失宣，则现清窍不利之症。此方用辛夷散、杏苏散加减，紫菀、半夏、陈皮、前胡、杏仁、苏子以宣肺降逆止咳，杏仁、桔梗、枳壳一升一降，宣降肺气，下气止咳排痰。射干、黄芩、橘红、枇杷叶用以肃肺利咽喉，咳嗽顿除，鼻塞亦获愈。

8. 加减止咳汤　苏叶、麦冬、天竺子各 5～10g，生姜 2 片，半夏 10～15g，杏仁 10～20g，乌梅 10～30g，甘草 3～5g。本方不必久煎，可 1 日 3、4 服。本方源自功用化痰止咳。本方适用于各类咳嗽，包括风寒、风热之咳嗽以及阴虚劳伤的干咳。本方系加减沈金鳌"一服煎"而制成，方以苏叶祛外感之寒邪，如无寒证，则可去苏叶而代以苏梗，取其与半夏之类相合、宽中化痰，兼能止呕。以咳甚多吐也；生姜配苏叶，发散寒邪，兼能化痰止呕。如寒邪颇甚，或可去生姜，加以干姜，亦可生姜、干姜同用。以干姜温化寒饮也；半夏化痰，兼去湿邪；麦冬稍减半夏、生姜之燥性，兼能养胃益阴，以土生金也；天竺、杏仁止咳化痰，天竺且具较强之镇咳作用；乌梅酸敛而止咳。运用本方时，如系外感寒邪，可望用苏叶、生姜；如为寒饮，可去生姜，而代以干姜，亦可再加入细辛；如外感温邪，则去苏叶，或代以苏梗，去生姜，加入银花。如为内伤而咳，以苏梗代苏叶，重用乌梅、天竺子。

（三）中药成药

1. 消咳喘糖浆　止咳，祛痰，平喘。用于寒痰阻肺所致的咳嗽气喘、咳痰色白；慢性支气管炎等上述症候者。口服，一次 10ml，一日 3 次，小儿酌减。

2. 炎立消胶囊　主要成分丁香叶。清热解毒，消炎。用于属于热证的细菌性痢疾、急性扁桃体炎、急慢性支气管炎、急性肠胃炎、急性乳腺炎等感染性疾病。口服，一次 2～3 粒，一日 3～4 次。

3. 杏仁止咳糖浆　由杏仁水、百部流浸膏、远志流浸膏、陈皮流浸膏、桔梗流浸膏、甘草流浸膏、蔗糖组成。口服，一次 15ml，一日 3～4 次。化痰止咳。用于痰浊阻肺，咳嗽痰多；急、慢性支气管炎见上述证候者。

4. 牛黄蛇胆川贝液　由人工牛黄、蛇胆汁、川贝母等药组成。口服，一次 10ml，一日 3 次，小儿酌减。清热、化痰、止咳。用于热痰、燥痰咳嗽，症见咳嗽、痰黄或干咳、咳痰不爽。恶寒发热者忌服。

5. 止咳祛痰颗粒　由桔梗、百部、苦杏仁、盐酸麻黄碱组成。润肺祛痰，止咳定喘。用于伤风咳嗽，气喘。温开水冲服，一次 10g，一日 3 次。

6. 止咳橘红丸　由化橘红，陈皮，法半夏，茯苓，甘草，紫苏子

（炒），苦杏仁（去皮炒），紫菀，款冬花，麦冬，瓜蒌皮，知母，桔梗，地黄，石膏组成。清肺润燥，止嗽化痰。用于肺热燥咳，痰多气促，口苦咽干。口服，一次2丸，一日2次。

（四）针灸疗法

以手太阴肺经腧穴和肺的俞、募穴为主。实证宜取肺俞、中府、列缺、太渊。虚证宜取脾俞、肾俞、复溜、命门等。随证取穴：痰湿加足三里、丰隆化痰止咳；痰热加内关、少商、商阳。咳嗽病变在肺，按俞募配穴法取肺俞、中府调理肺脏气机、宣肺化痰；列缺为手太阴络穴，配肺俞可宣通肺气；太渊为肺经原穴，配肺俞可宣肺化痰。丰隆是足阳明经之络穴具有健脾化痰、和胃降逆、开窍醒神的作用。内关穴属手厥阴心包经，是该经之络穴与三焦经相通，少商和商阳是临床常用"对穴"有清降肺胃、解郁开窍之功。

（五）其他特色疗法

1. 鼻腔冲洗疗法　用双黄连冻干粉针1.8g加入0.9%氯化钠注射液500ml，鼻腔冲洗，每日1次，30～90天为1疗程。治疗急、慢性鼻窦炎效佳。主症：鼻涕倒流，痰色白黏，日十口以上，或打呼噜，或张口睡，或口干鼻臭，舌淡红，苔白腻，脉滑。

2. 穴位敷贴法（天灸）　天灸疗法是根据《黄帝内经》"春夏养阳"的养生原则及充分体现中医特色的子午流注时间治疗学理论，特取每年夏季初、中、末三伏天，选取特定中药，在特定穴位敷贴，专门治疗某些疑难疾病的有效治疗方法。

主穴：肺俞、大椎、膈俞、肾俞、膻中、天突、定喘，足三里。

方法：基本沿用清·张璐在《张氏医通》书中所记载的处方，以白芥子、延胡索、甘遂、细辛、生姜、麝香作为基本方。生药粉和生姜汁的比例为10g：10ml，可以根据各地气候因素和经验予以适当调整。贴敷时取生药粉用姜汁调成较干稠膏状，药物应在使用的当日制备，或者置冰箱冷藏室备用。先将贴敷部位用75%乙醇或碘伏常规消毒，然后取直径1cm，高度0.5cm左右的药膏，将药物贴于穴位上，用5cm×5cm（小儿患者可适当减小）的脱敏胶布固定。一般在每年夏季，农历三伏天的初、中、末伏的第一天进行贴敷治疗（如果中伏为20天，间隔10天可加贴1次）。在三伏天期间也可进行贴敷，每两次贴敷之间间隔7～10天。目前，有些单位尚在探索"三九"天或平时时间进行贴敷，以提高临床疗效。成人每次贴药时间为2～6小时，儿科患者贴药时间为0.5～2小时。连续贴敷3年为一疗程。疗程结束后，患者可以继续进行贴敷，以巩固或提高疗效。

3. 耳穴压贴法

主穴：选取肺气管、过敏点、脾、肾、平喘等穴。

方法：在患者单侧耳上取穴，用75%的酒精消毒后，选用剪成5mm×5mm大小的麝香壮骨膏，将王不留行籽逐一黏附压贴在上述穴位处，嘱患者每日按压4～6次，每次10分钟左右，5天后取下，间隔2天后重复上述治疗，每次交替两耳治疗。以1个月为1疗程。

4. 拔罐加穴位注射

主穴：大椎、肺俞、肾俞。

方法：每次取两个穴位，肺俞和肾俞交替使用。患者采用俯卧位，先拔火罐，用闪火法，留罐10～15分钟。取罐后抽取4ml核酪注射液，每穴2ml，隔日1次，10次为一疗程，两疗程间休息一周。主要用于慢性支气管炎急性发作。

5. 穴位注射

主穴：风门、肺俞、大杼、膻中、中府。配穴：大椎、内关、足三里。

药液：当归注射液、鱼腥草注射液、核酪注射液、丙酸睾丸素、混合注射液（系维生素 B_1 100mg/2ml、维生素 B_{12} 100mg/1ml 与10%葡萄糖注射液5ml 三药混合而成。注射时，临时混合）。鱼腥草注射液用于慢性支气管炎急性发作时，混合注射液用于慢性喘息型支气管炎。余药任选一种，用于各种类型慢性支气管炎。

方法：每次选主穴1～2个，酌选配穴。选用胸背部穴时，可先寻找阳性结节，以肺俞及中府附近多见，为结节状或条索状物。注射时，宜将针头刺中阳性物或压之有酸麻的阳性反应点。得气后注入药液。如为急性发作，推药速度可稍快，一般宜缓缓注药。用药量：当归注射液，每穴2ml，核酪注射液每穴1ml，鱼腥草注射液每穴0.5～1ml，混合注射液每穴2ml。应用上药，均为隔日穴注1次，5～10次为一疗程。疗程间隔3～5天。丙酸睾丸素每次每穴12.5毫克，仅用于膻中穴，每周注射1次，10次为一疗程，冬季和夏季各注射一疗程。应用穴位注射法总计治疗393例，其中近期控制113例（28.5%），显效111例（28.3%），有效132例（33.6%），无效37例（9.4%），总有效率为90.6%。

6. 穴位冷冻

主穴：中府、膻中、气舍、肺俞、定喘。

方法：每次取2穴（仅用1侧），轮流或据症选用。以电子冷冻增热针灸治疗仪治疗，针柄温度为-10℃，留针20分钟，每日1次，1周为一疗程。本法治疗喘息型支气管炎60例，其止咳显效率为92.0%，祛痰显效率为77%，定喘显效率为73.0%。多在治疗2次后见效。但冷冻针灸属近年来新出现的一种穴位刺激法，其确切疗效及适应证型还有待进一步观察。

7. 自体血穴位注射疗法

主穴：大椎、风门（双）、肺俞（双）；配穴：肾俞（双）、脾俞（双）。

方法：用 5ml 注射器抽取肘部静脉血 4ml，分别注入上述穴位中，其中大椎 0.5ml，风门 0.5～0.8ml，肺俞 0.5～0.8ml，肾俞 0.3ml，脾俞 0.3ml。每次主穴必取，配穴可根据脾虚、肾虚的不同选用，病程重者每周 2 次，病情轻者每周 1 次，1 个月为 1 疗程，共治 2 个疗程。西医学认为慢支与机体免疫功能有关，而且自血穴位注射临床中已证明有调整人体免疫功能的作用。

8. 刮痧疗法

主穴：大椎、风门、肺俞、身柱、膻中、中府；放痧穴：肺俞、太冲。

方法：泻法，太冲，肺俞可放痧。先刮颈部大椎，再刮背部风门、肺俞、身柱，然后刮胸部中府、膻中，最后刮足背部太冲。

大椎为诸阳经交会穴，可疏泄阳邪而退热；肺俞、中府相配可调补肺气，止咳化痰；风门主上气咳喘；膻中理气化痰，止咳平喘；太冲可泄肝火止咳；身柱配肺俞清热宣肺，治疗咳嗽喘疾。

慢性迁延期和临床缓解期的治疗

患者有不同程度的咳、痰、喘症状，迁延不愈达 1 个月以上者。此期患者外邪大多已去，但内饮、痰浊留恋，阻遏肺气。仲景云："病痰饮者当以温药和之"。慢性迁延期多采用"祛痰化湿、温肺止咳"之法。临床缓解期的慢性支气管炎患者，外邪已去，痰浊大多消失，正气未复，无论其有无临床症状，都仍处于体质虚弱的状态，一般可进行补益肺气、健运脾土为主。

（一）辨证论治

1. 肺脾气虚，余邪未尽

主症：晨起偶咳，偶有鼻涕倒流，痰少易咳，自汗出略畏寒，气短乏力，既往喘鸣，食少咽略干，或偶有鼻血，或皮肤瘙痒，舌体偏胖，舌质淡略黯，舌苔白滑，脉滑或沉。

治法：宣鼻利咽，补益脾肾。

方药：曲氏补鼻肺方。辛夷、白芷、木蝴蝶、炙黄芪、山萸肉、补骨脂、焦山楂、炙甘草各 10g，鱼腥草 5g，炒麦芽 15g。全方功可宣鼻利咽，补益脾肾。偶有鼻血者加仙鹤草 15g，皮肤瘙痒者加白蒺藜、蝉蜕各 10g，全蝎 5g。

2. 肺虚型

主症：偶咳无痰，畏风形寒，声音低怯，面色发白，易患感冒，或有自汗，或食少倦怠，舌淡，苔薄白，脉弱。

治法：调和营卫。

方药：桂枝汤加减。桂枝、白芍、甘草、大枣各 10g，生姜两片。诸药合用，共奏调和营卫之功。自汗者加黄芪、白术、防风各 10g；食少倦怠者加党参、炒麦芽各 15g、鸡内金 10g。

3. 脾虚型

主症：气短声低，痰少质稀，色白，自汗，畏风，常易感冒，倦怠无力，食少便溏，或头晕无痰，舌质淡，苔白，脉细弱。

治法：健脾益气，补土生金。

代表方：六君子汤加减。党参、白术各 15g，茯苓、法半夏、陈皮、甘草各 10g。诸药合用，功可健脾益气，补土生金。头晕无痰者加补中益气汤。

以上方药，每日 1 剂，分两次温服。慢性迁延期可以服药至痰湿症状消失。为缓解期益气固表，健脾益肺打下基础。

（二）特色专方

1. 宁肺止嗽汤　炙麻黄 4～6g，苦杏仁、姜半夏各 10g，生石膏 15～20g，炙甘草 7g，鱼腥草 18～30g，白芥子、炙苏子各 12g，炒葶苈子（包）7～9g。水煎服，不需久煎，以 25 分钟为度，1 日服 2 次。本方源自名医薛萌，功用肃肺降气，镇咳祛痰。适用于急慢性支气管炎、肺气肿、肺炎、咳嗽咯吐稀白痰、哮喘、口渴等症。阴虚热咳者，加炙兜铃、南北沙参；阳虚寒咳者，加生黄芪、五味子、淡干姜；咯吐白色稀痰者，去石膏，加茯苓、生白术；黄稠痰，加鲜竹沥、瓜蒌皮；喘逆较甚者，加胡颓子叶、牡荆；津伤口渴，加天麦冬、天花粉；卫虚形寒，加淡附片、北细辛；老年性慢支哮喘，肾不纳气者，加紫石英、蛤蚧；素有心脑血管疾患及高血压病人，麻黄减量慎用，或易以桂枝亦可。

2. 补气化痰汤　黄芪 45～60g，沙参 24g，桔梗、杏仁、紫菀、甘草各 9g，云苓 10g，百合、半夏各 12g。水煎服，1 日 1 剂。本方源自名医李绍南，功用补气平喘，止咳化痰。本方取义于丹溪谓"善治痰者，不治痰而治气。气顺则一身津液随气而顺矣"。适用于慢性支气管炎、肺气肿、肺肾亏损、缠绵不愈者。若咳嗽痰稀，舌苔白滑，加白术 12g，桂枝 6g，橘红 9g。咳嗽痰稠而黄，如加苏子、前胡各 9g，蛤粉 15g，川贝母 6g；干咳无痰加枇杷叶 12g，百部 9g；憋轻喘重加枸杞子 25g，补骨脂 10g，五味子 9g，胡桃肉 30g；有时合苓桂术甘汤以化饮，或合都气丸以纳气壮肾使子母均健，从而达到治肺之目的。

3. 加味苇茎汤　炙枇杷叶（包）、桃仁、杏仁各 10g，海浮石、炒苡仁、冬瓜仁各 12g，干芦根 20g，石韦 15g。水煎服，日一剂。本方源自名医陈亦人，功用清化痰热，肃肺定喘。适用于慢性支气管炎、喘息性支气管炎等属痰热蕴肺，肺失清肃者。本方为千金苇茎汤加杏仁、枇杷叶、海浮石、石韦而成。更增其清化痰热，肃降肺气之功。杏仁苦平泄降，专主泄降肺气，与枇杷叶相伍刚相得益彰，海浮石乃江海间细沙水沫凝日久结成。中医以为诸石皆沉惟此石独浮，其色白入肺，性味咸寒，故能清金降火，化老痰。石韦乃治淋浊要药。陈氏经验，以其配杏仁则清肺化痰，肃肺气之功卓著，临床每每配成药对使用，治疗痰热阻肺的病症。若因痰热久羁，肺阴损伤者，可伍入沙参、麦冬等以养其阴；亦可伍用大剂生芦根，以发挥其清热生津之效。痰热久伏、肺气耗伤，则又宜伍入生黄芪，一则补其不足之气，一则可冀其托邪外出。

4. 三子贞元饮　苏子、地骷髅各 10g，白芥子 9g，熟地黄、当归各 15g，莱菔子、炙甘草各 12g。水煎服，日一剂，每日早晚各服 2 次。本方源自名老中医魏长春，功用降气化痰，培本扶元，宽胸消胀。方以三子治肺，贞元饮（熟地、当归、甘草）补肾，加地骷髅（即汲完萝卜子的地下萝卜壳）宣肺利水，宽胸消胀。诸药合用，疏纳并用，肺肾同治，上下两图。偏于热者，咳嗽咽干，去白芥子，加牛蒡子 9g；偏于体质虚弱，又无食滞胀满者，去莱菔子加刀豆子 9g；兼有烦躁失眠者，去白芥子、莱菔子，加枸杞子 9g，五味子 3g。

5. 锄云止咳汤　荆芥、白前、桔梗、化橘红各 6g，杏仁、贝母、前胡、连翘、百部、紫菀各 9g，甘草 3g，芦根 24g。水煎服，日一剂。本方源自国医大师岳美中，功用止咳化痰。本方适用于伤风感冒，治不得法，肺气上逆，久咳不愈而成的慢性气管炎。故以荆芥疏散风寒余邪；杏仁、桔梗、前胡、贝母宣肺化痰；百部、白前、紫菀降气镇咳；连翘、芦根、甘草清泄肺热，本方实为止嗽散加味而成。

6. 麻参汤　净麻黄 4.5g，生石膏 24g（先煎），炙甘草 3g，党参、光杏仁、熟附子、炙苏子各 9g，开金锁、鱼腥草各 30g，防己 12g，泽漆 18g。水煎服，日一剂。本方源自中医学家蒲辅周，功用补益心气，清化痰热。本方适用于肺气不足、痰饮内停、正虚邪实、寒热夹杂之慢性支气管炎继发感染。张伯臾认为凡治痰饮久痰，必寻其本而标本兼治之。故以麻、杏、石、甘清化痰热之时，又用参、附补益心肺之阳气以顾标本。

（三）中成药

1. 梨膏　由秋梨，萝卜，鲜藕，鲜姜，浙贝母，麦冬组成。每服 1 两，开水冲服。清咽润喉止咳。适用于咳嗽痰喘，痰中带血，咽干口渴，声重音哑。

2. 强力枇杷露　由枇杷叶、桑白皮、桔梗、百部、白前、罂粟壳等药制成。本露镇咳作用较强，主要是其中罂粟壳收敛止咳作用强劲，对于久咳不止、干咳无痰及使用一般止咳药无效者，会考虑使用该药。

3. 安嗽片　由浙贝母、百部、前胡、桔梗、半夏（制）、陈皮、甘草组成。止咳，祛痰。用于咳嗽多痰。口服，一次 3～6 片，一日 3 次。

4. 二陈合剂、浓缩丸　陈皮、半夏（制）、茯苓、甘草。燥湿化痰，理气和胃。用于痰湿停滞导致的咳嗽痰多，胸脘胀闷，恶心呕吐。浓缩丸，1 次 12～16 丸；合剂，1 次 10～15ml，用时摇匀。口服，1 日 3 次。

5. 京都念慈菴蜜炼川贝枇杷膏　由川贝、枇杷叶、南沙参、茯苓、化橘红、桔梗、法半夏、五味子、瓜蒌子、款冬花、远志、苦杏仁、生姜、甘草、杏仁水、薄荷脑、蜂蜜、麦芽糖、糖浆组成。润肺化痰、止咳平喘、护喉利咽、生津补气、调心降火。适用于伤风咳嗽、痰稠痰多气喘、咽喉干痒及声音嘶哑。口服，每次一汤匙，成人每日三次，小儿减半。

6. 复方川贝止咳糖浆　由川贝母 7g，枇杷叶 38g，桔梗、化橘红、苦杏仁各 13g，麻黄、陈皮、桑白皮、薄荷各 3g，五指毛桃 49g，重楼、百合、百部、麦冬、甘草各 19g，薄荷脑 0.1g，紫苏子、天花粉各 6g 组成。镇咳祛痰，润肺定喘。用于伤风咳嗽，痰多，气喘。口服，一次 15ml，一日 4 次。

（四）针灸疗法

取肺俞、脾俞补益肺脾之气，以增强肺之宣降，脾之运化功能；中脘、足三里健脾胃以化痰浊；尺泽泻肺以止咳，丰隆化痰以降气，诸穴共收健脾化痰止咳之效。

（五）其他特色疗法

1. 鼻腔冲洗疗法　用双黄连冻干粉针 1.8g 加入 0.9% 氯化钠注射液 500ml，鼻腔冲洗，每日 1 次，30～90 天为 1 疗程。治疗急、慢性鼻窦炎效佳。主症：鼻涕倒流，痰色白黏，日十口以上，或打呼噜，或张口睡，或口干鼻臭，舌淡红，苔白腻，脉滑。

2. 穴位敷贴法（天灸）

（1）冷哮方（白芥子、细辛、延胡索、生甘遂、姜汁）制成药膏穴位贴敷治疗慢性支气管炎缓解期 110 例，总有效率为 65.45%。冷哮方减甘遂加芫花、正红花油等制成药膏，贴敷穴位治疗慢性支气管炎缓解期 48 例，结果总有效率达 85.42%。

平喘膏（蛤蚧 10g，麦冬 12g，紫菀、百合、瓜蒌各 9g，杏仁、麻黄、五味子、甘草各 6g）贴敷穴位肺俞、脾俞、胃俞、肾俞、中府、志室穴，治疗慢性喘息型支气管炎迁延期患者 42 例，设对照组 39 例（贴敷安慰剂），结果：治疗组有效率明显高于对照组（$P < 0.01$）。

（2）三伏分期取穴：取穴肺俞、肾俞、脾俞、定喘、大椎，中药贴敷治疗慢性支气管炎，结果：有效率 81.8%，高于对照组（斯奇康肌注）的 66.3%，差异有统计学意义（$P<0.05$）。

穴位贴敷治疗慢性支气管炎 48 例，取穴肺俞、天突、膻中、肾俞、定喘、膏肓、足三里、太溪、气海，配合肺俞、足三里穴位注射核酪注射液治疗，结果：显效 30 例，好转 12 例，无效 6 例，总有效率 87.5%。

穴位贴敷治疗慢性支气管炎 500 例，分期取穴：初伏：大椎、肺俞、天突、心俞；中伏：大杼、身柱、膻中、肾俞；末伏：定喘、风门、璇玑、脾俞。结果：治愈 80 例，显效 245 例，好转 145 例，无效 30 例，总有效率 94%。

冷哮方加斑蝥，三伏灸治疗小儿慢性支气管炎 90 例，分期取穴，初伏：肺俞、中府、足三里；中伏：肾俞、定喘、神阙；末伏：脾俞、风门、关元。结果：治愈 70 例，占 78%，好转 15 例，占 17%，无效 5 例，总有效率为 95%。

3. 敷脐疗法　苍耳、苍术、细辛、白芥子各 5 份，公丁香、肉桂、半夏各 3 份，麻黄 10 份，麝香 1 份，细粉填满脐窝，胶布固定，每 2 天换药 1 次，10 次为 1 疗程。

4. 穴位针刺贴药法

主穴：风门、肺俞、定喘、心俞、肾俞（以上均双取）、天突、膻中、足三里。

方法：以白芥子、细辛、甘遂、洋金花各等份，焙干研细来过筛。生姜加工成姜泥，滤出姜汁备用。用时将药粉用生姜汁调成泥状，再加入少许麝香，研匀备用。操作方法：病人取前屈坐位，充分暴露背部，根据不同情况取上述穴位 2～4 对，常规消毒后，再用生姜片擦拭穴位，之后用华佗牌不锈钢针，针刺得气，背俞穴向内斜刺（局部产生酸麻、胀感。3 岁以下刺 3 分，成人刺 5～8 分）后不留针，用自制竹板将 2～3g 左右的药糊，置约 3cm×3cm 的橡皮膏中央贴敷在穴位上，2 小时后自行取掉，个别病例可适当延长至 24 小时取下。以局部微红或微微起水疱（水疱不需作任何处理，局部可自行吸收）为最佳。治疗时间：我们集中在每年的第一、二、三伏的当天，每年共治疗 3 次，也可每年连续贴治。

5. 穴位冷冻

主穴：中府、膻中、气舍、肺俞、定喘。每次取 2 穴（仅用 1 侧），轮流或据症选用。

方法：以电子冷冻增热针灸治疗仪治疗，针柄温度为 −10℃，留针 20 分钟，每日 1 次，1 周为一疗程。本法治疗喘息型支气管炎 60 例，其止咳显效率为 92.0%，祛痰显效率为 77%，定喘显效率为 73.0%。多在治疗 2 次后见效。但冷冻针灸属近年来新出现的一种穴位刺激法，其确切疗效及适应证型还有待进一步观察。

6. 穴位埋植

主穴：膻中、肺俞、天突。配穴：定喘、丰隆、足三里、身柱。主穴每次取 1～2 穴，配穴据症情酌配 2～3 穴。可采取主穴埋藏家兔脑垂体，主穴注入肠线。

方法：取体重 2 千克以上家兔的脑垂体（或小块脑组织），置于无菌液中。再将 0～1 号肠线剪成 1cm 左右长之小段，浸于 75% 酒精之中。嘱患者平卧，用 1% 普鲁卡因浸润麻醉，于主穴旁 1cm 处沿脊柱方向纵行切开皮肤约 1cm，深达肌层，分离组织。然后，用刀柄或止血钳按摩深部，使病人有较明显的麻胀之感。再将备好之垂体或脑组织送入穴位深部，全层缝合，消毒切口后，外敷无菌敷料。一般埋植 3 次，第一、二次，间隔 50 天；第二、三次，间隔 5 个月。辅穴可用带针芯之 12 号腰穿针，将肠线注入。亦可全部采用埋线针埋植。每次 2～4 穴，在穴位下方 0.6 寸处作为进针点，消毒局麻后，用埋线针将 1～2 号肠线埋入。注意勿使线头露出，针眼用消毒敷料包扎。埋线针埋植，可 20 天左右 1 次，3 次为一个疗程。以上法共治慢性支气管炎 1803 例，其中埋植兔脑垂体配合注线为 1203 例，近期控制 475 例（39.5%），显效 512 例（43.4%），有效 206 例（17.1%），有效率达到 100%；单纯用埋线针埋植 500 例，近期控制 174 例（34.8%），显效 182 例（36.4%），有效 124 例（24.8%），无效 20 例（4.0%），总有效率为 94%；单纯埋植兔脑组织 100 例，均为喘息型支气管炎，结果单纯性喘息型气管炎有效率为 95%，并发肺气肿者为 92%。表明疗效大致类似。

三、西医药常规治疗

治疗目的在于减轻或消除症状，防止肺功能损伤，促进康复。在急性发作期和慢性迁延期应以控制感染和祛痰、止咳为主；伴发喘息时，应给予解痉平喘治疗。在缓解期以加强锻炼、增强体质、提高机体抵抗力、预防复发为主。

（一）急性发作期的治疗

1. 控制感染 抗生素使用原则为及时、有效。常用抗生素可选用喹诺酮类、大环类酯类、β-内酰胺类或磺胺类口服，病情严重时静脉给药。如果能培养出致病菌，可按药敏试验选用抗菌药。

2. 祛痰镇咳 盐酸氨溴索 30mg，每日 3 次；桃金娘油 0.3g，每天 3 次。干咳为主者可用镇咳药物，如右美沙芬、那可丁或其合剂等。

3. 解痉平喘　适用于喘息型患者急性发作，或合并肺气肿者，常用药物有氨茶碱、博力康尼、丙卡特罗等，也可应用吸入型支气管扩张剂。如硫酸沙丁胺醇或异丙托溴铵，或长效 β_2 受体激动剂加糖皮质激素吸入。

4. 雾化治疗　可选用抗生素、祛痰药、解痉平喘药等进行雾化吸入治疗，以加强局部消炎及稀释痰液作用，对部分患者可能有一定疗效。

（二）慢性迁延期的治疗

1. 戒烟，避免有害气体和其他有害颗粒的吸入。

2. 增强体质，预防感冒，也是防治慢性支气管炎的主要内容之一。

3. 反复呼吸道感染者，可试用免疫调节剂，如细菌溶解产物、胸腺肽等，部分患者可有效。

【特色疗法述评】

1. 西医治疗方面，自抗生素发明以来，对慢性支气管炎细菌感染的控制起了很大作用，几十年来，急性发作期运用抗炎、解痉、化痰方法进行治疗，使得大部分慢支患者的治疗水平有了显著提高。

2. 中医病因病机方面，中医学认为慢性支气管炎的病因病机与外邪侵袭和内脏亏损有关，特别是与肺、脾、肾等脏腑的功能失调密切相关。笔者认为慢性支气管炎的中医病因主要为痰湿致病。痰湿久居鼻窍及肺，易于化饮。十余年来本书作者们一直强调的"肺鼻同治法"出此理论。痰湿黏滞、重浊、趋下的基本性质，决定着该病邪侵犯的方向。助长痰湿强弱因素的变化决定着该病邪下行的速度。痰湿缠绵难愈的属性决定着该疾病的反复发作，病程迁延、不易痊愈的特点。也告知医者治疗该病要有耐心，患者要有心理准备。

3. 现代中医学家对慢性支气管炎治则治法研究可谓百家争鸣。石景采用培土生金法治疗 36 例慢性支气管炎效果良好，总有效率达到 90.2％。孙光祥运用益肾健脾活血化瘀法治疗慢性支气管炎，效果良好。马卫采用血府逐瘀汤治疗 68 例慢性支气管炎疗效良好。宋传荣根据肺与大肠相表里、大肠通畅有助于肺气肃降的理论，按照中医辨证论治原则，对慢性支气管炎急性发作的痰热证患者运用泻热通腑法，对慢性支气管炎伴有阴津不足的肠道燥结证采用润下通腑法，对气滞证患者采用理气通腑法，对肺气虚证采用益气通腑法，均取得良好的疗效。潘红斌采用健脾和胃化瘀法治疗慢性支气管炎急性发作期患者 50 例，用二陈汤合参苓白术散加减治疗，疗效显著。万文容采用辛温通络法治疗慢性支气管炎效果显著。

4. 临床疗效方面，十余年来"肺鼻同治"理论的出现为慢性支气管炎的诊治打开了广阔的道路。曲氏湿邪鼻肺咳方就是依据这一理论创造出来的，该方用之得当可适用于急性发作期、慢性迁延期及临床缓解期的治疗。近年来，我们倡导的"化除最后一口痰"的理念，使得慢性支气管炎出现减少复发，增加治愈可能。该理论在临床中的不断推广应用使得多种疾病导致的慢性咳喘病出现明显的好转趋势。另外，中医的特色疗法如穴位贴敷等治疗方法临床取得了较好的疗效。其中三伏灸、三九灸已被广泛运用于临床并被较多患者认可。部分特色治疗仍在进一步研究中，如自血疗法等。

5. 高雪、曲敬来教授发明的鼻腔双黄连冻干粉加盐水的冲洗技术对患有鼻窦炎的患者十分有益。有一部分鼻后滴流综合征是慢性支气管炎反复发作的原因，2～3个月的鼻腔冲洗可以明显改善或治愈较多的鼻涕倒流患者，减少了慢性支气管炎的发生，尤其对一部分儿童慢性鼻窦炎合并支气管哮喘也有较好的疗效。

【主要参考文献】

1. 赖克方. 慢性咳嗽 [M]. 北京：人民卫生出版社，2008，9.

2. 徐丽华. 慢性支气管炎中医辨证现代研究述评与展望 [J]. 中华现代临床医学杂志，2003，5.

3. 于会乃. 肺气虚与肺功能变化规律的探讨 [J]. 中医杂志，1983，24（2）：62.

4. 曲敬来. 哮喘 V 号方（肺鼻同治法）治疗寒哮发作期的临床观察 [J]. 中医药信息，2012，29（1）：59～60.

5. 熊符. 血液流变学在常见几种疾病检测中的临床意义 [J]. 中国血液流变学杂志，2002，12（1）：62～64.

6. 曹代娣. 慢性支气管炎的中医分型与血液流变学的关系 [J]. 辽宁中医杂志，1992，(5)：20～21.

7. 陈克进，刘青，洪亨惠. 喘证患者的甲皱微循环观察 [J]. 中国中医急症，1997，6（5）：198～200.

8. 杨永清，陈汉平. 慢性支气管炎病人免疫状态的研究 [J]. 免疫学杂志，1995，11（4）：242～245.

9. 徐锡鸿，韩冬，沈金美，等. 肺气虚证患者的免疫功能探析 [J]. 中医研究，1999，15（3）：37～38.

10. 李山平. 慢性支气管炎患者血清 IL-2、TNF-α 与中医辨证分型的关系 [J]. 浙江中西医结合杂志，1997，7（1）：1～2.

11. 魏秀元. 慢性支气管炎辨证分型与血浆皮质醇水平的关系 [J]. 山东中医杂志，1994，13（6）：251～252.

12. 李泽庚. 肺气虚证与自由基代谢初探 [J]. 辽宁中医杂志，1995，22（5）：

207～209.

13. 陈达理，周立红．四种虚证患者血清丙二醛含量变化［N］．山东中医学院学报，1995，19（1）：41.

14. 胡小佳．血清降钙素原和C-反应蛋白在慢性支气管炎急性发作期患者中的临床评价［N］．南方医科大学学报，2010，30（7）：1618.

15. 崔应珉等．名医方证真传．北京：中国中医药出版社，1996：9.

16. 中国中医研究院中药研究所．中国中药成药处方集．北京：人民卫生出版社，1964.

17. 沈自尹．微观辨证和辨证的微观化［J］．中医杂志，1986，27（2）：135.

（余　燕　谢　纬　张小瑾）

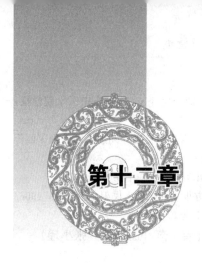

第十二章 慢性阻塞性肺疾病

慢性阻塞性肺疾病（chronic obstructive pulmonary disease，COPD）是一种可以预防和可以治疗的常见疾病，其特征是持续存在的气流受限。气流受限呈进行性发展，伴有气道和肺对有害颗粒或气体所致慢性炎症反应的增加。此病患病人数多，病死率高，社会经济负担重，已成为影响人类健康的重要的公共卫生问题。COPD目前居全球死亡原因的第4位，至2020年COPD将位居世界疾病经济负担的第5位。我国的流行病学调查表明，40岁以上人群COPD患病率为8.2%，患病率之高十分惊人。

根据本病的临床表现，一般将其归类于中医学喘证。喘证是以症状命名的疾病，既是独立性疾病，也是多种急、慢性疾病过程中的症状，若伴发于其他疾病时，应结合其他疾病的证治规律而治疗，本节主要讨论以喘促为临床特征的病证。

《黄帝内经》最早记载了喘的名称，有"喘息""喘呼""喘喝""喘咳""上气"等称谓，同时阐明了喘证的病因有外感与内伤，如"暑""风热""水气""虚邪贼风"（泛指外感六淫邪气）、"气有余"等，病机有虚有实，病位以肺为主病之脏，亦可由心、肾等脏之病引发。元·朱丹溪在《丹溪心法·喘》中说："六淫七情之所感伤、饱食动作、脏气不和、呼吸之息、不得宣畅而为喘急，亦有脾肾俱虚，体弱之人，皆能发喘"。林佩琴《类证治裁·喘证》认为："喘由外感者治肺，由内伤者治肾"，主张"喘由外感者治肺，由内伤者治肾"；均对该病病因、病机、诊疗做了详尽论述，为我们临证治疗提供了理论基础。

近年来，对COPD投入了大量的基础和临床研究，取得了一定的进展。急性期中西医结合的治疗、缓解期中医特色治疗，均取得较好的成绩。

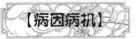
【病因病机】

一、中　医

喘证主要指六淫之邪侵犯肺系，日久病邪不去或反复发作，加之内伤因素，导致肺失宣降，肺气上逆或气无所主，肾失摄纳，以致呼吸困难，甚则张口抬肩，鼻翼煽动，不能平卧等为主要临床特征的一种病证。严重者可由喘致脱出现喘脱之危重证候。其发病与肺肾关系密切，盖"肺为气之主，肾为气之根。肺主出气，肾主纳气，阴阳相交，呼吸乃和。"

1. 六淫之邪侵犯肺系，日久病邪不去，邪居于肺，外闭皮毛，内遏肺气，肺气不得宣畅，气机壅滞，上逆作喘。

2. 湿邪侵及肺系，易致病情缠绵难愈或反复发作，湿邪侵及人体可根据体质的不同或从寒化或从热化。日久肺气损伤，子盗母气，出现肺脾气虚。也可累及肾脏，形成肺脾肾三脏虚弱。

3. 饮食不当，恣食生冷、肥甘，或嗜酒伤中，脾失健运，痰浊内生，上阻肺气，肃降失常，发为喘促。

4. 情志失调，情志不遂，忧思气结，肝失调达，气失疏泄，肺气痹阻，或郁怒伤肝，肝气上逆于肺，肺气不得肃降，升多降少，气逆而喘。

5. 劳欲久病，肺系久病，咳伤肺气，或久病脾气虚弱，肺失充养，肺之气阴不足，以致气失所主而喘促。若久病迁延，由肺及肾，或劳欲伤肾，精气内夺，肺之气阴亏耗，不能下荫于肾，肾之真元伤损，根本不固，则气失摄纳，上出于肺，出多入少，逆气上奔为喘。

二、西　医

引起COPD的危险因素包括个体易感因素以及环境因素两个方面，两者相互影响。某些遗传因素可增加COPD发病的危险性。已知的遗传因素为α1-抗胰蛋白酶缺乏。重度α1-抗胰蛋白酶缺乏与非吸烟者的肺气肿形成有关。在我国α1-抗胰蛋白酶缺乏引起的肺气肿迄今尚未见正式报道。支气管哮喘和气道高反应性是COPD的危险因素，气道高反应性可能与机体某些基因和环境因素有关。另外环境因素如吸烟、职业性粉尘和化学物质、空气污染、感染、营养状况等。

随着COPD的进展，外周气道阻塞、肺实质破坏及肺血管的异常等减少了肺脏的气体交换能力，产生低氧血症，以后可出现高碳酸血症。长期慢性缺氧可导致肺血管广泛收缩和肺动脉高压，常伴有血管内膜增生，某些血管发生纤维化和闭塞，造成肺循环的结构重组。COPD 晚期出现的肺动脉高压是其重要的心血管并发症，并进而产生慢性肺源性心脏病及右心衰竭，提示预后不良。

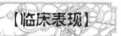
【临床表现】

一、症 状

1. 慢性咳嗽　通常为首发症状，部分患者咳嗽伴随终生。初起咳嗽呈间歇性，早晨较重，以后早晚或整日均有咳嗽。少数病例咳嗽不伴咳痰，也有部分病例虽有明显气流受限但无咳嗽症状。

2. 咳痰　一般为少量白色黏液痰，偶可带血丝，清晨痰液较多。合并感染时痰量增多，可为脓性，多呈黄色或黄绿色。

3. 气短或呼吸困难　早期仅于劳力时出现，后逐渐加重，以致日常活动甚至休息时也感气短，是患者焦虑不安的主要原因，也是 COPD 的标志性症状。

4. 喘息和胸闷　不是 COPD 的特异性症状。部分患者特别是重度患者或急性加重时可出现。

5. 其他　在疾病的临床过程中，特别在较重患者，可能会发生全身性症状，如体重下降、食欲减退、外周肌肉萎缩和功能障碍、精神抑郁和（或）焦虑等，急性加重时部分患者会有发热。

二、体 征

COPD 早期体征可不明显。随疾病进展，常有以下体征：

1. 视诊　桶状胸。部分患者呼吸变浅，频率增快等。

2. 触诊　双侧语颤减弱。

3. 叩诊　肺叩诊可呈过清音，心浊音界缩小，肺肝界下降。

4. 听诊　两肺呼吸音减弱，呼气相延长，部分患者可闻及干性啰音，两肺底或其他肺野可闻及湿啰音；心音遥远，剑突处心音较响亮。

【辅助检查】

1. 肺功能检查　肺功能检查是判断持续气流受限的主要客观指标，对 COPD 的诊断、严重程度评价、疾病进展、预后及治疗反应等均有重要意义。吸入支气管舒张剂后 $FEV_1/FVC\% < 70\%$ 者，可确定为持续的气流受

限。肺总量（TLC）、功能残气量（FRC）和残气容积（RV）增高，肺活量（VC）减低，表明肺过度通气。肺泡隔破坏及肺毛细血管床丧失可使弥散功能受损，一氧化碳弥散量（DLCO）降低。

2. 胸部 X 线检查 慢阻肺早期 X 线胸片可无明显变化，以后出现肺纹理增多、紊乱等非特异性改变；主要 X 线征为肺过度充气：肺容积增大，胸腔前后径增长，肋骨走向变平，肺野透亮度增高，横膈位置低平，心脏悬垂狭长，肺门血管纹理呈残根状，肺野外周血管纹理纤细稀少等，有时可见肺大泡形成。并发肺动脉高压和肺源性心脏病时，除右心增大的 X 线征外，还可有肺动脉圆锥膨隆，肺门血管影扩大及右下肺动脉增宽等。对于明确自发性气胸、肺炎等并发症及与其他疾病（如肺间质纤维化、肺结核等）鉴别有重要意义。

3. 胸部 CT 检查 CT 检查可见慢阻肺小气道病变的表现，肺气肿的表现以及并发症的表现，但其意义在于排除其他具有相似症状的呼吸系统疾病。

4. 血气检查 对确定发生低氧血症、高碳酸血症、酸碱平衡失调以及判断呼吸衰竭的类型有重要价值。

5. 其他 慢阻肺合并细菌感染时，外周血白细胞增高，核左移。痰培养可能查出病原菌。

【诊断与鉴别诊断】

一、诊 断

COPD 的诊断应根据临床表现、危险因素接触史、体征及实验室检查等资料综合分析确定。考虑 COPD 的主要症状为慢性咳嗽、咳痰和（或）呼吸困难及危险因素接触史；存在不完全可逆性气流受限是诊断 COPD 的必备条件。肺功能测定指标是诊断 COPD 的金标准。用支气管舒张剂后 $FEV_1/FVC<70\%$ 及 $FEV_1<80\%$ 预计值可确定为不完全可逆性气流受限。有少数患者并无咳嗽、咳痰症状，仅在肺功能检查时 $FEV_1/FVC<70\%$，而 $FEV_1\geqslant80\%$ 预计值，在除外其他疾病后亦可诊断为 COPD。

二、病 程 分 期

1. 急性加重期 指在疾病过程中，短期内咳嗽、咳痰、气短和（或）喘息加重，痰量增多，呈脓性或黏液脓性，可伴发热等症状。

2. 稳定期 指患者咳嗽、咳痰、气短等症状稳定或症状较轻。

三、严重程度分级

Ⅰ级（轻度 COPD）：其特征为轻度气流受限（$FEV_1/FVC<70\%$但$FEV_1\geqslant80\%$预计值），通常可伴有或不伴有咳嗽、咳痰。此时患者本人可能还没认识到自己的肺功能是异常的。

Ⅱ级（中度 COPD）：其特征为气流受限进一步恶化（$50\%\leqslant FEV_1<80\%$预计值）并有症状进展和气短，运动后气短更为明显。此时，由于呼吸困难或疾病的加重，患者常去医院就诊。

Ⅲ级（重度 COPD）：其特征为气流受限进一步恶化（$30\%\leqslant FEV_1<50\%$预计值），气短加剧，并且反复出现急性加重，影响患者的生活质量。

Ⅳ级（极重度 COPD）：为严重的气流受限（$FEV_1<30\%$预计值）或者合并有慢性呼吸衰竭。此时，患者的生活质量明显下降，如果出现急性加重则可能有生命危险。

四、鉴 别 诊 断

1. 西医　本病需与支气管哮喘、支气管扩张、充血性心力衰竭、肺结核、弥漫性泛细支气管炎、支气管肺癌及其他原因所致呼吸困难相鉴别。

2. 中医　主要是与肺痨、咯血、哮病、肺痈等相鉴别。

COPD 应与支气管哮喘、支气管扩张、肺结核等鉴别

诊　　断	鉴别诊断要点
慢性阻塞性肺疾病	中年发病；症状缓慢进展；长期吸烟史；活动后气促；大部分为不可逆性气流受限
支气管哮喘	早年发病（通常在儿童期）；每日症状变化快；夜间和清晨症状明显；也可有过敏性鼻炎和（或）湿疹史；哮喘家族史；气流受限大多可逆
充血性心力衰竭	听诊肺基底部可闻细啰音；胸部 X 线片示心脏扩大、肺水肿；肺功能测定示限制性通气障碍（而非气流受限）
支气管扩张症	大量脓痰；常伴有细菌感染；粗湿啰音、杵状指；X 线胸片或 CT 示支气管扩张、管壁增厚
结核病	所有年龄均可发病；X 线胸片示肺浸润性病灶或结节状空洞样改变；细菌学检查可确诊
闭塞性细支气管炎	发病年龄较轻，且不吸烟；可能有类风湿关节炎病史或烟雾接触史、CT 片示在呼气相显示低密度影
弥漫性泛细支气管炎	大多数为男性非吸烟者；几乎所有患者均有慢性鼻窦炎；X 线胸片和高分辨率 CT 显示弥漫性小叶中央结节影和过度充气征

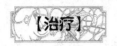【治疗】

一、一 般 措 施

1. 加强体育锻炼，增强抗病能力，可坚持慢跑、打太极拳、体弱者做床上八段锦等。

2. 慎风寒，适寒温，节饮食，戒烟酒，饮食宜清淡而富有营养，忌食辛辣刺激及甜黏肥腻之品以免助湿生痰动火。平素宜调畅情志，因情志致喘者，尤须怡情悦志，避免不良精神刺激。

3. 防止病人互相传染，已患感冒的病人要讲究个人卫生，不要对着别人咳嗽，不要在人多的场合随地吐痰。易感人群在公共场所要躲避咳嗽发热的患者，必要时戴口罩。

4. 已病者要及早治疗。可坚持中医自血疗法、天灸等治疗以提高机体免疫力。

二、中医药治疗

喘证的辨证首分虚实，实喘又当辨外感内伤。其治疗原则是按虚实论治。实喘治肺，治以祛邪利气。应区别寒、火、湿、风邪的不同，分别采用温化宣肺、清化肃肺、祛湿祛风等。虚喘治以培补摄纳，或补肺，或健脾、或补肾。虚实夹杂、寒热互见者，当分清主次，权衡标本，辨证用药。

喘病多由其他疾病发展而来，积极治疗原发病，是阻断病势发展，提高临床疗效的关键。

（一）辨证论治

1. 痰浊阻肺

主症：咳嗽胸满胀闷，痰多色白，黏腻难咳，短气喘息，难以平卧，稍劳即甚，怕风易汗，脘腹痞满，食纳减少，倦怠乏力，舌质偏淡，苔浊腻，脉滑。

治法：降气化浊，宣肺止咳。

方药：高氏燥湿邪肺咳方。方中法半夏、陈皮、石菖蒲、紫苏叶、杏仁、荆芥、枳壳、胆南星、天竺黄、瓜蒌皮、前湖、浙贝、甘草各10g。诸药合用，功可降气化浊、宣肺止咳。口渴者加天花粉10g；大便稀薄者加葛根30g；胁痛者加三七10g。

2. 风热犯肺

主症：发热畏寒，头痛咽干，咳声重浊，咳痰黄黏，痰居胸中，胸闷不适，或咽痛或便干，舌边尖红，苔黄，脉浮数。

治法：清热利咽，化痰止咳。

方药：曲氏肺咳方加减。炙麻黄、杏仁、法半夏、橘红、茯苓、瓜蒌皮、浙贝、木蝴蝶、金荞麦、生石膏、甘草各10g。全方功可清热利咽、宣肺化痰。咽痛者加射干10g，便干者去瓜蒌皮，加瓜蒌仁30g，大便稀薄者加葛根30g，痰中带血者加仙鹤草30g，高热不退者加柴胡、黄芩各10g。

3. 外寒内饮

主症：咳逆喘促，痰稀泡沫状，量多，口干不欲饮，或伴恶寒重，发热，肢体酸楚，身痛无汗，严重时面浮目肿，唇舌发青，或胸部膨隆胀满，不得卧，舌淡黯，苔白滑，脉浮紧。

治法：宣肺散寒，温化水饮。

方药：小青龙汤。炙麻黄、桂枝、白芍、法半夏各10g，五味子、干姜、甘草各6g，细辛5g。诸药合用，共奏宣肺散寒，温化水饮之功。若烦躁者加生石膏10g；若喉中痰鸣者加杏仁、紫菀、射干10g；若鼻塞，涕多者加辛夷、白芷各10g；若下肢水肿者加茯苓20g。

以上方药，每日1剂，分两次温服。重者每日可服3次。

4. 气阴两虚

主症：咳嗽反复发作且日久，气祛声低，咳声低弱，或短气喘息，难以平卧，咯痰稀薄或痰少，烦热口干，咽喉不利，舌质淡或舌红，少苔，脉细数。

治法：清肺化痰、益气养阴。

方药：曲氏阴虚肺咳方。紫菀、款冬花、桔梗、陈皮、防风、杏仁、法半夏、浙贝、桑白皮、麦冬、党参、黄芪、甘草各10g。全方功可清肺化痰、益气养阴。若喘促痰鸣者加炙麻黄10g；痰稠黄绿者加金荞麦、鱼腥草各10g；口干渴者加天花粉15g；发热者加柴胡20g；咽痛者加射干10g；阴虚甚者加麦冬、沙参、石斛各10g；肾不纳气者加蛤蚧1只、紫河车5g。

5. 肺气虚损

主症：偶咳，活动后气短，痰稀少易咳，自汗出略畏寒，食少便溏，舌体偏胖，质淡略黯，舌苔白滑，脉滑无力。

治法：补益脾肾化痰。

方药：异功散加减。党参、炒白术、茯苓、陈皮、补骨脂、山萸肉、甘草各10g，诸药合用，共奏补益脾肾化痰之功。若鼻涕倒流者加辛夷、蔓荆子、白芷各10g；若食后腹胀者加炒麦芽、炒谷芽、鸡内金各10g；若咽干者加射干10g。

（二）特色专方

1. 瓜蒌薤白半夏汤　本方为《金匮要略》治疗胸痹的代表方，组方为瓜蒌、薤白、半夏，在此基础上选用杏仁、厚朴、苏子、蛤壳、竹沥、姜汁、连翘等酌情配伍，治疗慢阻肺急性发作期有较好疗效。但本病常涉及寒热转化，痰气兼并，更多的还须与他法配合使用，如化痰、化瘀、苦泄、补养等法。

2. 三拗汤　本方组成麻黄、杏仁、甘草，重视祛散外邪，使肺气得以舒展，恢复正常升降，用于发作时控制症状。常加用防风、苏梗、薄荷、青蒿、蝉蜕等。梁乃津治疗慢阻肺第二步是消痰，是本病治标的关键环节。方用三子养亲汤、陈夏六君汤、制南星、橘红丸等，以温肺化饮、健脾除痰；如饮郁化热，痰热郁肺，则用桑白皮汤、葶苈大枣泻肺汤，治疗中可适当加用活血化瘀药，如桃仁、当归等以疏通脉络。缓解期的治疗除了益肺健脾外，更重要的是培补肾阳，在对症基础上酌加补骨脂、紫河车、杜仲、肉苁蓉、核桃肉、巴戟天等，使肾阳振复、肺气有根。

3. 苏子降气汤　本方组成紫苏子、半夏各 9g，当归、甘草、前胡、姜厚朴各 6g，肉桂 6g，大枣 3g，每日 1 剂，水煎服，早晚分服。功用降气平喘，祛痰止咳，主治痰涎壅肺，肾阳不足所致的上实下虚的喘咳证。若痰涎壅盛，喘咳气逆难卧者，可加沉香加强降气平喘之功，气虚者加人参益气。

4. 加味桂枝龙牡蛎汤（黄煌方）　本方组成龙骨 20g，牡蛎 30g，代赭石 30g，桂枝 5g，白芍 10g，当归 10g，炙苏子 10g，五味子 5g，沉香 3g，麦冬 10g，太子参 15g，每日 1 剂，水煎服，早晚分服。功效补气益血纳气，主治肾不纳气、气虚喘咳之肺气肿。若太子参改为党参，其与麦冬、五味子相合，气阴并补，对久咳肺虚，气虚自汗者颇有功效。

5. 补肾定喘汤（蒋天佑方）　本方组成熟地黄 12g，炒山药 10g，补骨脂 10g，丝瓜络 9g，五味子 9g，炙黄芪 15g，葶苈子 12g，炙麻黄 9g，炒地龙 10g，代赭石 15g，露蜂房 9g，炙款冬花 30g，炙紫菀 30g，金银花 12g，麦冬 9g，每日 1 剂，水煎服，早晚分服。功能补肾纳气以扶正固本，止咳、平喘、活血以治其标主治虚实夹杂证。

6. 固本平喘汤（王玉生方）　本方组成白术 15g，山药 10g，诃子 10g，五味子 12g，菟丝子 15g，罂粟壳 10g，每日 1 剂，水煎服，早晚分服。功效补益肺脾肾，主治本虚标实，反复咳喘吐痰的肺气肿。

7. 平喘合剂（朱秀峰方）　组方为麻黄 3～5g、钩藤 15g、石韦 30g、乌梅 10g、老鹳草 30g、蝉蜕 9g，解痉平喘，用于喉中有哮鸣声，肺部听到哮鸣音等肺气不宣的实喘者。

8. 养心汤（刘国普验方）　组方为党参 15g，麦冬 12g，五味子 5g，石菖蒲 5g，麻黄 5 克，杏仁 12g，炙甘草 5g，瓜蒌皮 15g，薤白 15g，枳壳 10g，厚朴 10g，法半夏 10g。水煎 2 次分 2 次服，每日服 2 剂。用于痰浊壅肺的喘证。

9. 紫河车粉（《实用中医内科学》）

处方：紫河车 1 具，焙干研末，每次 3g，每日 3 次。适用于阳虚水泛证。

（三）中药成药

1. 止喘灵注射液　本品主要成分麻黄、洋金花、苦杏仁、连翘，为浅黄色的澄明液体，功效：宣肺平喘，止咳祛痰。用于痰浊阻肺、肺失宣降的哮喘，咳嗽，胸闷痰多；肌注，一次 2ml，一日 2～3 次；七岁以下儿童酌减。1～2 周为一疗程，可用于肺胀、阻塞性肺疾病的气喘发作期。

2. 消咳喘胶囊　本品主要成分为满山红，为胶囊剂，每粒装 0.35g，内容物呈棕红色或棕黑色颗粒或粉末；气微，味苦、涩。其功效：止咳，祛痰，平喘。口服，一次 2 粒，一日 3 次，用于痰浊阻肺型肺胀咳喘。

3. 橘红丸　主要成分：半夏、陈皮、地黄、茯苓、甘草、瓜蒌皮、滑石粉、化橘红、桔梗、苦杏仁、款冬花、麦冬、石膏、浙贝母、紫苏子、紫菀、硬脂酸镁。每丸重 6g，口服一次 3g，一日 2 次，用于痰热壅肺型肺胀。

4. 安宫牛黄丸　主要成分：牛黄、郁金、犀角、黄芩、黄连、雄黄、栀子、朱砂各 30g，冰片、麝香各 5g，珍珠 15g，金箔为衣。1.5g 大蜜丸，口服。一次 1 丸，一日 1 次；小儿三岁以内一次 1/4 丸，四岁至六岁一次 1/2 丸，一日 1 次；可用于痰蒙神窍的肺胀咳喘。

5. 醒脑静注射液　主要成分：麝香、栀子、郁金、冰片，本品清热泻火，凉血解毒，开窍醒脑，肌内注射，一次 2～4ml，一日 1～2 次。静脉滴注一次 10～20ml，用 5%～10% 葡萄糖注射液或氯化钠注射液 250～500ml 稀释后滴注，可用于痰蒙神窍的肺胀咳喘。

6. 蛤蚧定喘丸　主要成分：蛤蚧、瓜蒌子、紫菀、麻黄、鳖甲（醋制）、黄芩、甘草、麦冬、黄连、百合、紫苏子（炒）、石膏、苦杏仁（炒）、石膏（煅），辅料为蜂蜜。本品滋阴清肺、止咳平喘，本品可用于肺肾阴虚、阴虚肺热的咳喘。本品 6g/丸，口服，一次 1 丸，一日 2 次。

7. 丹红注射液　该注射液主要以丹参、红花为主要提取成分，每日 40ml 静滴，日一次，疗程 14 天，对 COPD 气道炎症具有明显的抑制作用。

8. 血栓通　主要成分为中药三七中提取的三七总皂苷，每天 300mg，一天一次，1 周为 1 疗程。

9. 黄芪注射液　为黄芪提取物，主要有效成分为黄芪皂苷 Ⅳ 等。黄芪是重要的益气中药，具有补虚益气等功效，每天 20ml 静滴，10 天为一疗程。

（四）针灸疗法

针刺：①主穴：膻中、尺泽、列缺、足三里、阴陵泉、丰隆、三阴交、太溪。用 0.25mm×40mm 毫针进针后行提插捻转平补平泻手法，至得气后留针 30 分钟，不采用电针；②耳穴：神门、肺、气管、咽喉、对耳屏尖（平喘点）操作方法：耳郭常规消毒，选用王不留行耳穴贴在穴位上后进行按压，直至患者产生疼痛并能耐受为度，嘱每天按压 3～5 次，每次每穴按压 10～20 下，每日 1 次，左右耳穴交替选用。

（五）其他特色疗法

1. **鼻腔冲洗疗法**　用双黄连冻干粉针 1.8g 加入 0.9％氯化钠注射液 500ml，鼻腔冲洗，每日 1 次，30～90 天为 1 疗程。治疗急、慢性鼻窦炎效佳。主症：鼻涕倒流，痰色白黏，日十口以上，或打呼噜，或张口睡，或口干鼻臭，舌淡红，苔白腻，脉滑。

2. **穴位贴敷疗法**　以白芥子散（白芥子、延胡索、细辛、甘遂以 2：2：1：1）进行穴位贴敷，常选用肺俞、膏肓、肾俞、脾俞等背俞穴，其他穴位有膻中、大椎、定喘、心俞、膈俞等，可根据咳喘的症状及证型来辨证选穴，实证贴敷肺俞、尺泽、列缺等穴位，虚证则贴敷肺俞、定喘、太渊等穴位。也可根据咳喘发作期和间歇期来加减选穴，发作期加定喘、风门和膻中；间歇期选膏肓和肾俞。

3. **天灸疗法**　选取穴位：大椎、风门、定喘、肺俞、膏肓、肾俞、大肠俞、天突、气海、关元、足三里、丰隆。贴药时间每年三伏天（5 次，初伏前、中伏后各加强 1 次）和三九天（4 次，一九、二九、三九、三九后加强 1 次）。选用药物白芥子、甘遂、延胡索、细辛 4 药按比例研粉（120 目）后，密封袋装备用；使用时用新鲜姜汁调成膏状，配少许凡士林，以增强其黏附性。

4. **埋线法**　选取穴位：大椎、风门、定喘、肺俞、膏肓、肾俞、大肠俞、天突、气海、关元、足三里、丰隆。选用材料及操作方法：将医用可吸收羊肠线剪成 0.8cm 长，置入一次性的 9 号注射用针头针芯内，再将针灸针剪平针尖（现在直接使用该品牌的平尖针），穿入注射针尾，在进针点做常规消毒，用针灸针将羊肠线顶入穴位中，边推针灸针边退注射针头，使羊肠线埋入穴位皮下或肌层，确保线头不能外露，拔针后外敷创可贴 2～3h，每月治疗 1 次。

5. **针刺或穴位贴敷配合拔罐**

主穴：肾俞、关元、三阴交、足三里；可据病情配合丰隆、百劳、太溪、大椎、定喘、脾俞、肺俞、太冲、血海等。

方法：据穴位选择体位，先针刺或贴敷，再拔火罐，留罐 10～15 分钟，10 次为一疗程，两疗程间休息一周。

6. 穴位注射

主穴：肺俞、肾俞、定喘、天突、曲池、足三里、合谷、内关。

药液：黄芪注射液、鱼腥草注射液、喘可治、斯奇康。药任选一种。

方法：每次选主穴 1～2 个，酌配配穴。注射时，将针头刺入穴位得气后注入药液。如为急性发作，推药速度可稍快，一般宜缓缓注药。用药量：每穴 0.5～1ml，隔日穴注 1 次，5～10 次为一疗程。疗程间隔 3～5 天。

7. 自血穴位注射疗法

主穴：肺俞、肾俞、定喘、曲池、足三里、合谷、丰隆。

方法：抽患者自身血液 2ml，每次穴 4 个。每穴 0.5 毫升，隔日穴注 1 次，5 次为一疗程。疗程间隔 3～5 天。三个疗程后可据病情改为 1 周 1 次或 1 周 2 次，一般建议患者坚持 3 个月至 1 年。该疗法有宣肺定喘，补益肺肾，健脾化痰等功效，并有调整人体免疫功能的作用。

8. 刮痧疗法

主穴：大椎、风门、肺俞、身柱、膻中、中府，放痧穴：肺俞、太冲。

方法：泻法，太冲、肺俞可放痧。先刮颈部大椎，再刮背部风门、肺俞、身柱，然后刮胸部中府、膻中，最后刮足背部太冲。

大椎为诸阳经交会穴，可疏泄阳邪而退热；肺俞、中府相配可调补肺气，止咳化痰；风门主上气咳喘；膻中理气化痰，止咳平喘；太冲可泄肝火止咳；身柱配肺俞清热宣肺，治疗咳嗽喘疾。

9. 穴位激光照射疗法　主穴通常取肺俞、膻中、定喘、天突。寒偏重者加合谷、至阳、关元；热偏重者加大椎、风门、孔最；痰多者加丰隆、足三里、脾俞；有瘀象者加血海、膈俞、三阴交；肺脾气虚者加脾俞、足三里、魄户、膏肓、胸段华佗夹脊、周荣、大包；脾肾两虚加肾俞、关元、脾俞、足三里、灵台、身柱。照射方法用医疗氦-氖激光器或 CO_2 激光器均可，每次选取 1～2 个主穴位和 2～3 个配穴。照射功率可根据激光器型号的不同选用 3～6mW 为宜。照射距离 5cm 左右，光斑直径为 1.5～2mm 左右，单穴照射时间 3～5 分钟，每周连续照射 5 次，休息两天后进行下一周的治疗，4 周为一疗程。

10. 中药穴位导入法　首先根据患者辨证分型进行辨证处方遣药。将选择好的处方药物用 600～800ml 水浸泡 30 分钟后先以武火煎开，继以文火再煎 15 分钟，滤出药液 250ml。把两次所煎好的药液充分混合后，平均分开置于两个容器内。然后，将预先制备好的 2 块 10cm×15cm 大小、0.5cm

厚的纱布垫（儿童使用时，垫子尺寸可适当缩小），分别浸入两个有药液的容器内，备用。连接好穴位导入治疗仪，将浸有适宜温度药液的药垫，一个平置于以第四胸椎水平为中心的平面上，使肺俞（双）、魄户（双）、厥阴俞（双）、膏肓（双）各穴均被覆盖；另一个药垫平置于以第一胸椎水平为中心的平面上，使定喘（双）、百劳（双）、大杼（双）各穴位均被覆盖（注意勿使两药垫相接触）。然后，在预置好的两个药垫上，分别放置配备的比药垫尺寸略小的铅板，再在其上压置500g重的砂袋或袋装食盐。最后，将阴阳极导线板分别联结到两块铅板的接线柱上（阴阳板与哪块铅板联结没有严格的要求），接通电源，调节电流控制开关，使刺激达到病人感到适宜的强度。治疗时间通常为30分钟，治疗结束后让病人静卧5分钟后再坐起、行走。每天治疗1次，10次为1疗程，疗程之间间隔3天。本疗法适宜于急性发作期轻、中度病人的施治；慢性持续期、缓解期亦可实施。

11. 呼吸体操　主要适用于缓解期患者

（1）腹式呼吸：取半卧或平卧位，双膝半屈，放松腹肌，一手平放于腹部，一手放于胸前，可以感觉胸腹的起伏，吸气时腹部手感向上抬，而胸部无明显移动感，呼气时腹部移动相反，即是腹式呼气。每天2次，每次10~15分钟，熟练后可增加训练次数和时间，并可采取各种体位进行练习。

（2）缩唇呼吸操练习：呼气时将嘴唇缩成吹笛样，延长呼气时间，并配合腹式呼吸训练。

（3）全身性呼吸体操锻炼：熟练运用腹式呼吸后，结合扩胸、弯腰、下蹲等动作，每次5~10分钟，每天2次，并逐步延长时间和次数。

三、西医药常规治疗

COPD 急性加重期的治疗

（一）药物治疗

急性加重的药物治疗包括三大类：支气管扩张剂、全身糖皮质激素和抗生素。

（二）氧疗

是急性加重住院的基础治疗。

（三）机械通气

包括无创通气和有创通气。

合并症的治疗

COPD 的合并症主要为心血管疾病、骨质疏松、焦虑和抑郁、肺癌、感染、代谢综合征和糖尿病等。对于合并症的治疗可根据相应疾病的治疗原则进行。

COPD 稳定期的治疗

(一) 治疗目的

1. 减轻症状，阻止病情发展。

2. 缓解或阻止肺功能下降。

3. 改善活动能力，提高生活质量。

4. 降低病死率。

(二) 教育与管理

通过教育与管理可以提高患者及有关人员对 COPD 的认识和自身处理疾病的能力，更好的配合治疗和加强预防措施，减少反复加重，维持病情稳定，提高生活质量。主要内容包括：

1. 教育与督促患者戒烟，迄今能证明有效延缓肺功能进行性下降的措施仅有戒烟。

2. 使患者了解 COPD 的病理生理与临床基础知识。

3. 掌握一般和某些特殊的治疗方法。

4. 学会自我控制病情的技巧，如腹式呼吸及缩唇呼吸锻炼等。

5. 了解赴医院就诊的时机。

6. 社区医生定期随访管理。

(三) 控制职业性或环境污染

避免或防止粉尘、烟雾及有害气体吸入。

(四) 药物治疗

1. 支气管舒张剂　是控制 COPD 症状的主要治疗措施。多首选吸入治疗。主要的支气管舒张剂有 β_2 受体激动剂、抗胆碱药及甲基黄嘌呤类，根据药物的作用及患者的治疗反应选用。不同作用机制与作用时间的药物联合可增强支气管舒张作用、减少不良反应。

2. 糖皮质激素　长期规律的吸入糖皮质激素适用于 $FEV_1 < 50\%$ 预计值（Ⅲ级和Ⅳ级）并且有临床症状以及反复加重的 COPD 患者。这一治疗可减少急性加重频率，改善生活质量。联合吸入糖皮质激素和 β_2 受体激动剂，比各自单用效果好，对 COPD 患者不推荐长期口服糖皮质激素治疗。

3. 其他药物

祛痰药（黏液溶解剂）、抗氧化剂、免疫调节剂、疫苗等。

(五) 氧疗

COPD 稳定期进行长期家庭氧疗（一般是低流量鼻导管吸氧）对具有慢性呼吸衰竭的患者可提高生存率。

(六) 康复治疗

包括呼吸生理治疗，肌肉训练，营养支持、精神治疗与教育等多方面措施。此外，无创机械通气治疗，对夜间存在缺氧和睡眠障碍的患者，收益较大。

（七）外科治疗

肺大疱切除术、肺减容术、肺移植术。

【特色疗法述评】

1. 由于 COPD 患病人数多，病死率高，社会经济负担重，已成为影响人类健康的重要的公共卫生问题。近半个世纪以来，西医方面的研究均取得了众所周知的进展，如抗生素的新药开发从抗菌谱、抗菌力度来说都是空前的。激素局部用药的不断进步，支气管扩张剂的不断更新。这些新药突飞猛进的发展可以说都是有目共睹的。即便如此，然本病至今尚无有效的根治方法与药物，病死率仍居高不下。西医药主要是对症处理，即急性期以抗生素、糖皮质激素、支气管扩张剂为主。相当一部分病人仍处于"缓解症状"状态，缓解期则主要是应用支气管扩张剂或激素类药物"控制复发"。而这些药物长期、无绪、大量的使用或滥用，无疑又影响着本病的防治效果。因此，挖掘有效，甚至可切断病情发展的治疗办法相当重要。

2. 笔者从事呼吸道疾病的研究已三十余年，发现六淫之邪中的湿邪贯穿于大部分 COPD 发生发展的全过程。临床中发现多半 COPD 患者可以查到细菌感染的证据，而这些疾病的属性与中医的湿邪十分相像。细菌容易定植的研究与湿邪的缠绵难愈有一定的关联性。湿邪为阴邪易损伤阳气的理论与病痰饮者当以温药和之的治疗原则十分密切。在临床实践中，往往运用曲敬来教授多年倡导的"病湿邪咳喘者当以择机宣肺驱邪为先"的原则，会收到立竿见影的疗效。

3. 在曲敬来教授"化除最后一口痰"的理念指导下，运用高氏燥湿邪肺咳方、曲氏肺咳方、曲氏阴虚肺咳方等临床行之有效的方剂可以治好大多数 COPD 稳定期的患者，可以大幅提高 COPD 患者的抵抗力，建立良性循环，避免疾病复发。急性期与西药并肩用药也可以获得更好的疗效。

4. 医圣张仲景云"病痰饮者当以温药和之"，这一针对痰饮病的治疗原则同样适合于 COPD 患者。临床实践中我们的体会是痰饮居肺时宜温化，痰饮居鼻时宜宣散。十余年来我们一直强调的"肺鼻同治法"出此理论。临床中笔者还体会到"病湿邪咳喘者当以择机宣肺驱邪为先"之真谛。湿邪黏滞、重浊、趋下的基本性质，决定着湿邪侵犯的方向。助长湿邪强弱因素的变化决定着湿邪下行的速度。湿邪缠绵难愈的属性决定着 COPD 的反复发作、病程较长、不易痊愈特点。也告知医者治疗该病要有耐心，患者要有心理准备。

5. 高雪、曲敬来教授发明的鼻腔双黄连冻干粉加盐水的冲洗技术对患有鼻窦炎的患者十分有益。有一部分鼻后滴流综合征是肺炎反复发作的原因，2～3 个月的鼻腔冲洗可以明显改善或治愈较多的鼻涕倒流患者，减少了肺炎的发生，尤其对一部分儿童慢性鼻窦炎合并支气管哮喘也有较好的疗效。这种行之有效的治疗方法应该是中医界的一大发明。

【主要参考文献】

1. 蔡柏蔷. 协和呼吸病学 [M]. 北京：中国协和医科大学出版社，2011：1076～1114.

2. 陆再英，钟南山. 内科学 [M]. 第 7 版. 北京：人民卫生出版社，2010：60～68.

3. 钟南山，刘又宁. 呼吸病学 [M]. 第 2 版. 北京：人民卫生出版社，2012：281～543.

4. 赖克方. 慢性咳嗽 [M]. 北京：人民卫生出版社，2008：177～181.

5. 吴艳华. 名医临证经验呼吸病 [M]. 北京：人民卫生出版社，2010：215～233.

6. 王永炎. 中医内科学 [M]. 北京：中国中医药出版社，2009：54～93.

7. 高雪，谢纬，曲敬来，等. 病炎清Ⅵ号治疗慢性阻塞性肺疾病急性加重期（流感病毒甲型感染）的临床研究 [J]. 中医药学报，2008，36（1）：9～13.

8. 余燕，刘森雄，陈生，等. 培土生金化瘀方对慢性阻塞性肺疾病稳定期肺功能的影响 [J]. 中国老年保健医学，2011，09（01）：30～31.

9. 熊广，陈生，谢纬，等. 参蛤散对 COPD 稳定期肺功能及血清 IL-8、TNF-α 影响的研究 [J]. 中国老年保健医学，2008，6（02）：37～39.

10. 齐昌菊. 穴位贴敷对缓解期慢性阻塞性肺疾病患者生活质量的影响 [J]. 上海中医药杂志，2010，44（4）：52.

11. 王文章，郑彩霞. 穴位贴敷法治疗慢性阻塞性肺疾病 90 例临床观察 [J]. 中医急症，2009，18（2）：186.

12. 黄健效. 补肾益肺法联合呼吸体操治疗慢性阻塞性肺疾病缓解期临床观察 [J]. 新中医，2012，44（2）：29～30.

13. 郜萍. 中药离子导入治护慢性阻塞性肺疾病临床观察 [J]. 中医药临床杂志，2013，25（1）：27～28.

14. 汤杰. 通过对穴位埋线联合西药治疗慢性阻塞性肺疾病合并肺炎的临床研究 [J]. 上海中医药杂志，2013，47（2）：41～44.

（熊　广　祝庆华　曲敬来）

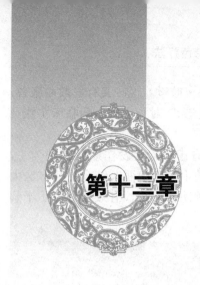

第十三章　慢性肺源性心脏病

　　慢性肺源性心脏病是指肺组织或肺动脉及其分支的病变，引起肺循环阻力增加，因而发生肺动脉高压，导致右心室增大伴有或不伴有充血性心力衰竭的一组疾病。按病程的缓急，肺源性心脏病分为急性和慢性。本节论述的是慢性肺源性心脏病，简称肺心病。

　　我国引起慢性肺源性心脏病的主要原因为慢性阻塞性肺疾病，个体易感因素、遗传、气道高反应性、环境因素、职业粉尘和化学物质、空气污染等与本病的发病密切相关。此病在我国是常见病、多发病，据全国 14 岁以上的人群抽样调查，平均患病率为 0.442%，其发病率随年龄的增长而增高，病致残率及病死率高，是我国重点防治的慢性病。本病急性发作以冬、春季多见，以急性呼吸道感染为心肺功能衰竭的主要诱因。本病发展缓慢，除在原有肺、胸疾病的临床症状和体征外，主要表现为进行性加重的心、肺功能不全及其他器官受累的症状，常常表现急性加重和缓解期交替出现。

　　慢性肺心病属于中医学的"肺胀""喘病""痰证""饮证""水肿""心悸"等范畴。临床属难治病症。肺胀源于《内经》，《灵枢·胀论》说："肺胀者，虚满而喘咳。"汉代张仲景，《金匮要略·肺痿肺痈咳嗽上气病脉证治》记载"咳而上气，此为肺胀，其人喘，目如脱状。"书中所载治疗肺胀之越婢汤、小青龙加石膏汤等方至今被临床所沿用。《金匮要略·痰饮咳嗽病脉证并治》有"咳逆倚息，短气不得卧，其形如肿"的描述。《金匮要略·水气篇》载"气分，心下坚，如盘，边如旋杯，水饮所作，桂枝去芍药加麻黄附子细辛汤主之"。《诸病源候论·咳逆短气候》对肺胀的发病机制有"肺虚为微寒所伤则咳嗽，嗽则气还于肺间则肺胀，肺胀则气逆，而肺本虚，气为不足，复为邪所乘，壅则不能宣畅，故咳逆上气也"的记载。《丹溪心法·咳嗽》记有"肺胀而嗽，或左或右不得眠，此痰挟瘀血碍气而病"指出肺胀的病理因素是痰瘀阻肺，肺气上逆所至。《脉因证治》"肺病日久，必及于心。该心肺同居上焦，心主血脉，肺主气，朝百脉，辅心而行血脉，肺病血瘀，必损心气。"《证治汇补·咳嗽》说"又有气散而胀者，宜补肺，气逆而胀者，宜降气当参虚实而施治。"对指导肺心病临床实践具有重要意义。

本病多为本虚标实，虚中有实，实中有虚。急性发作期以祛邪为主，缓解期宜扶正为主。近年来许多行之有效的中医和中西医结合治疗方法大大提高了临床疗效，尤其是缓解期的中药预防性治疗，有效地减少了本病的复发及加重。

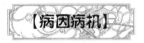
【病因病机】

一、中 医

本病的发生，属肺系疾病日久，或迁延失治，肺气郁阻，气道滞塞不利，日久导致肺虚，进而累及心、脾、肾。常与感受风寒或湿热、情志内伤、疲劳、食用某些食物等有关，致使气道不畅，肺气不降，痰饮、水湿、瘀血为患。形成本虚标实的病理状态。

1. 正气亏虚 《灵枢·胀论》说："肺胀者，虚满而喘咳。"即认为病人肺虚而致肺胀。现代医家一致认为虚证贯穿于慢性肺源性心脏病全部发展过程。肺系疾病日久，或迁延失治，肺气郁阻，气道滞塞不利，日久导致肺虚，进而累及心、脾、肾。肺病及心者，肺主气、司呼吸、朝百脉，肺通过呼吸运动，调节全身气机，从而助心行血，肺病日久，气虚则无力推动血行，每致心血瘀阻，出现胸闷、心悸、口唇、爪甲、舌青紫，面黯无华，加之痰饮内生，痰瘀内伏，日久耗损心之阴阳气血，则见心悸、胸闷、发绀、舌黯。脾主运化，肺病及脾，脾失健运，"饮入于胃，游溢精气，上输于脾，脾气散精，上归于肺，通调水道，下输膀胱……"今肺气失宣，不能受纳脾所运输的水谷精微，脾失健运则水湿内停，酿湿生痰，聚水而肿，则出现双下肢水肿或腹水。肾主水，久病及肾，阳虚不能制水，水湿浸淫肌肤则成水肿，又因肺为气之主，肾为气之根，肾主纳气，肺气不降，则肾主纳气受损，而出现呼吸短促，动则气喘，甚则肾虚水泛上凌于心；病久肺、心、脾、肾俱虚，更易为外邪所侵，外邪引动伏痰，反复发病，使正气虚愈趋虚，形成恶性循环，故脏腑亏虚乃肺源性心脏病急性发作的根本。

2. 感受外邪 复感外邪是本病反复发作的主要原因。尤其是风寒或湿热之邪。肺虚病久，卫外不固，则邪易乘袭，邪犯于肺则肺气更伤，促使病情恶化。《诸病源候论·咳逆短气候》明确指出：肺胀为"壅否不能宣畅，故咳逆短乏气也"并有"病有肺虚为微寒所伤，肺虚为微热所客"等不同。同时外感势必触动内伏之痰浊，而致内外合邪，同气相召，互为关联影响，如寒痰（饮）蕴肺者易为风寒所乘，痰热郁肺者易为风热所伤；或见外寒内热、寒痰热化等错杂演变情况。从邪正的关系而言，寒痰（饮）易伤阳气，痰热易伤阴津；而阳气虚者外邪易从寒化，阴虚者外邪易于热化。

3. 痰瘀伏肺　肺系疾病日久不愈，正气虚衰。肺气亏虚，肺主治节失司，水道失于通调而聚湿为痰，脾气虚衰，水谷精微不化其津壅滞生痰，肾气虚弱，气化不利，水湿上泛而为痰饮。痰饮日久，聚于贮痰之器，肺络受阻，血行不畅，瘀渐生成，加之气为血帅，气虚则血运无力，肺虚不能助心行血，血行不利而成瘀。瘀血阻滞气机，气化不利，则进一步加重痰饮的形成，且瘀阻血脉，血不利直接化为水，故痰瘀互为因果，是外邪侵袭人体后肺心病发展过程中形成的病理产物，同时二者又作用于人体，加速疾病的发展。其中痰浊蕴结于肺而致心血瘀阻，痰瘀互结，是本病的关键。痰瘀伏肺是内邪，风寒外袭是外邪，内外合邪造成肺功能低下，而出现诸多症状。因而痰瘀伏肺是肺心病心衰的基本病机。

综上所述，本病为本虚标实、虚实夹杂，本虚是肺脾肾心俱虚，标实为痰饮、水湿、瘀血为患。久病肺脾肾心俱虚，复感外邪是本病反复发作的主要原因。病位由肺累及心、脾、肾等。

二、西　医

慢性肺源性心脏病是由支气管-肺组织、胸廓或肺血管病变引起的肺血管阻力增加，肺动脉压力增高，使右心扩张、肥厚，伴或不伴右心衰竭的一类疾病。

肺功能和结构改变致肺动脉高压是导致肺心病的病理生理学基础。在早期，肺动脉高压为功能性的，经治疗可缓解，随着病情的不断进展，肺动脉高压发展为持续性，在此基础上右心负荷加重，最终导致右心室肥大和肺心病。持续缺氧和高碳酸血症可引起多器官的功能障碍，甚至衰竭。

【临床表现】

慢性肺源性心脏病发病缓慢，除在原有肺、胸疾病的临床症状和体征外，主要表现为进行性加重的心、肺功能不全及其他器官受累的症状，临床可分为功能的代偿期与失代偿期，但其界限有时并不十分清晰。

一、功能代偿期

1. 症状　慢性咳嗽、咳痰或喘息，逐步出现乏力和劳动耐力下降，活动后可有心悸、呼吸困难，有不同程度发绀等缺氧表现。急性加重时可有发热。少有胸痛或咯血，胸痛可能与右心缺血有关，或因胸壁胸膜或纵隔纤维化及粘连所致；咯血多为支气管黏膜表面的毛细血管或肺小动脉破裂所致。

2. 体征　可见不同程度的发绀和肺气肿体征。包括桶状胸、肋间隙增宽、肺部叩诊呈过清音、肝上界和肺下界下移。听诊呼吸音减弱，可有干湿性啰音，心音遥远，肺动脉听诊区第二心音亢进提示有肺动脉高压存在，三尖瓣听诊区可出现收缩期杂音或剑突下心脏搏动增强，提示有右心室肥厚，是病变累及心脏的主要表现。部分患者因肺气肿使胸内压升高，腔静脉回流障碍，可有颈静脉充盈。

二、功能失代偿期

肺组织损害严重引起缺氧、二氧化碳潴留，可导致呼吸和（或）心力衰竭。

1. 呼吸衰竭

（1）症状：急性呼吸道感染为最常见诱因。主要表现为缺氧和二氧化碳潴留所致的一系列症状。患者发绀明显，呼吸困难加重，呼吸的节律、频率、强度均表现异常。常有头痛、夜间为甚，伴失眠、食欲下降、消瘦等，中、重度患者甚至出现白天嗜睡、表情淡漠、神志恍惚、谵妄等肺性脑病表现。

（2）体征：可见明显发绀，球结膜充血水肿，严重时可有视网膜血管扩张、视乳头水肿等颅压升高表现。腱反射减弱或消失，锥体束征阳性。此外，高碳酸血症可导致周围血管扩张，皮肤潮红，儿茶酚胺分泌亢进而大量出汗。早期心排出量增加，血压升高，晚期血压下降甚至休克。

2. 心力衰竭

（1）症状：主要表现为右心衰竭。患者气促、发绀更明显，伴有心悸、腹胀、食欲不振、恶心、尿少等。

（2）体征：可见颈静脉怒张，肝大有压痛，肝颈静脉回流征阳性，可出现双下肢水肿，重者可有腹水。此时静脉压明显升高，心率增快或可出现心律失常，剑突下可闻及收缩期反流性杂音，吸气时增强，可出现三尖瓣舒张中期杂音甚至三尖瓣舒张期奔马律。少数患者可出现急性肺水肿或者全心衰竭。

3. 其他器官系统损害　包括肺性脑病、酸碱平衡失调、水电解质代谢紊乱、消化道出血、肾脏损害、肝脏损害、弥散性血管内凝血、休克等。

【辅助检查】

1. X线检查　除肺、胸基础疾病及急性肺部感染的特征外，尚有肺动脉高压征。X线诊断标准如下：①右下肺动脉干扩张，其横径≥15mm 或右下肺动脉横径与气管横径比值≥1.07，或动态观察右下肺动脉干增宽＞2mm；②肺动脉段明显突出或其高度≥3mm；③中心肺动脉扩张和外周分支纤细，形成"残根"征；④圆锥部显著凸出（右前斜位45°）或其高度≥7mm；⑤右心室增大。具有上述一条均可诊断。

2. 心电图检查　心电图对慢性肺心病的诊断阳性率为 60.1%～88.2%。慢性肺心病的心电图诊断标准如下：①额面平均电轴≥＋90°；②V_1 R/S≥1；③重度顺钟向转位（V_5 R/S≤1）；④R_{V1}＋S_{V5}≥1.05mV；⑤aVR R/S 或 R/Q≥1；⑥V_1～V_3 呈 QS、Qr 或 qr（酷似心肌梗死，应注意鉴别）；⑦肺型 P 波。具有一条即可诊断。

3. 超声心动图检查　超声心动图诊断肺心病的阳性率为 60.6%～87.0%。慢性肺心病的超声心动图诊断标准如下：①右心室流出道内径≥30mm；②右心室内径≥20mm；③右心室前壁的厚度≥5mm 或前壁搏动幅度增强；④左、右心室内径比值＜2；⑤右肺动脉内径≥18mm 或肺动脉干≥20mm；⑥右心室流出道/左心房内径＞1.4；⑦肺动脉瓣曲线出现肺动脉高压征象者（a波低平或＜2mm，或有收缩中期关闭征等）。

4. 血气分析　慢性肺心病肺功能失代偿期可出现低氧血症或合并高碳酸血症，当 PaO_2＜60mmHg、$PaCO_2$＞50mmHg 时，表示有呼吸衰竭。

5. 血液检查　红细胞及血红蛋白可升高。全血黏度及血浆黏度可增加，红细胞电泳时间常延长；合并感染时白细胞总数增高，中性粒细胞增加。部分患者血清学检查可有肾功能或肝功能改变；血清钾、钠、氯、钙、镁、磷异常。

6. 其他　肺功能检查对早期或缓解期慢性肺心病患者有意义。痰细菌学检查对急性加重期慢性肺心病可以指导抗生素的选用。

【诊断与鉴别诊断】

一、诊断标准

本病由慢性广泛性肺、胸部疾患发展而来，呼吸和循环系统的症状常混杂出现，故早期诊断比较困难。一般认为凡有慢性广泛性肺、胸部疾患患者，一旦发现有肺动脉高压、右心室增大而同时排除了引起右心增大的其他心脏疾病可能时，即可诊断为本病。肺动脉高压和右心室增大是肺心病早期诊断的关键。

诊断需结合病史、症状、体征和辅助检查全面分析、综合判断，以下各项可作为诊断肺心病的参考：

1. 具有慢性肺、胸疾病、睡眠呼吸暂停等病史；

2. 有慢性阻塞性肺疾病或慢性肺间质纤维化等基础疾病体征；

3. 出现肺动脉高压的征象；

4. 出现右心室肥厚、扩张的表现；

5. 肺心功能失代偿期的患者出现呼吸衰竭和心力衰竭的临床征象；

6. 排除引起右心增大的其他心脏疾患可能，如先天性心脏病和瓣膜性心脏病。

二、鉴别诊断

1. 西医　本病需与冠状动脉粥样硬化性心脏病、风湿性心脏瓣膜病、先天性心脏病、原发性心肌病及慢性缩窄性心包炎等相鉴别。

2. 中医　本病主要是与胸痹、真心痛、肺痨、虚劳相鉴别。

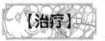

【治疗】

一、一般措施

1. 随气候变化增添衣被。坚持锻炼，增强体质，推荐做床上八段锦等，以改善肺脏通气功能，扶助正气，防止外邪侵入。身体恢复较好的患者推荐打太极拳、八段锦、做呼吸操。

2. 积极防治肺部疾患。本病乃由咳喘、哮病日久发展而成，故预防和及时治疗咳、喘、哮等病证，防止经常感冒、内伤咳嗽迁延发展为慢性咳喘，是本病预防的关键。

3. 既病防变。本病最先肺系受累，反复感邪发作，日久累及心肾，平时当注意保暖防寒，尤其注意胸背部的保暖，不使娇脏受邪。本病患者在缓解期，亦应积极治疗，可采用冬病夏治、扶正固本、活血化瘀、温化寒饮等法。

4. 戒烟酒、节房事、毋过劳；平时常服扶正固本方药增强正气，提高抗病能力，饮食宜清淡，忌食辛辣、煎炒、酸咸、甜腻及海腥发物。有水肿者应进低盐或无盐饮食。

二、中医药治疗

急性加重期治疗

肺源性心脏病急性加重期的中医病因病机，近十年来中医界进行了较深入的研究。中医认为本病属本虚标实状态。应该采用急则治其标，缓则治其本为治疗原则。根据六淫、气滞、血瘀、痰浊、水饮等不同邪气，治标常应用宣肺散寒，清热解毒，活血化瘀，清热化痰，疏风利水，温阳利水等治则，甚或开窍、熄风、止血等法。正气欲脱时则应扶正固脱，救阴回阳。治本则根据脏腑气血阴阳虚损不同而补益之，兼清余邪。

（一）辨证论治

1. 风寒束肺

主症：咳逆喘促，胸部膨隆胀满，不能平卧，痰稀泡沫痰，量多，口干不欲饮，或伴恶寒重，发热，肢体酸楚，身痛无汗，严重时面浮目肿，唇舌发青，舌淡黯苔白滑，脉浮紧。

治法：宣肺散寒，温化水饮。

方药：小青龙汤加减。炙麻黄、桂枝、白芍、五味子、法半夏、甘草各10g，干姜、细辛各5g。诸药合用，功可宣肺散寒，温化水饮。喘甚痰多者加杏仁、厚朴、苏子各10g；纳差者加党参、白术各10g；胸闷甚者加柴胡、枳实各10g；若痰白黄脓者加金荞麦、鱼腥草各20g；若鼻涕倒流者加辛夷、白芷各10g；若畏寒甚者加干姜10g。

2. 湿热郁肺

主症：咳嗽气逆，喘促气短，时有胸闷痛，咳声重浊，痰黏难咳，痰居胸中，鼻涕倒流，或痰稠黄绿，或发热，或咽痛，或口干苦、便干，舌质略红，舌苔薄黄或略黄腻，脉滑略数。

治法：清热祛湿、宣肺化痰。

方药：曲氏湿邪肺咳方。辛夷、紫苏叶、法夏、杏仁、苏子、枳壳、五味子、柴胡、白芍、三七（冲服）、甘草各10g，瓜蒌皮20g，鱼腥草、金荞麦各30g，黄芩15g。全方功可清热祛湿、宣肺化痰。痰稠黄绿者加败酱草、浙贝各10g；发热者柴胡加至20g；咽痛者加射干10g；口干苦、便干者加桑白皮10g。

3. 痰浊阻肺

主症：咳嗽胸满胀闷，痰多色白，黏腻难咳，短气喘息，难以平卧，稍劳即甚，怕风易汗，脘腹痞满，食纳减少，倦怠乏力，舌质偏淡，苔浊腻，脉滑。

治法：降气化浊、宣肺止咳。

方药：高氏燥湿邪肺咳方。方中法半夏、陈皮、石菖蒲、紫苏叶、杏仁、荆芥、枳壳、胆南星、天竺黄、瓜蒌皮、前胡、浙贝、甘草各10g。诸药合用，功可降气化浊、宣肺止咳。口渴者加天花粉10g；大便稀薄者加葛根30g；胁痛者加三七10g。

4. 气阴两虚

主症：咳嗽反复发作且日久，气祛声低，咳声低弱，或短气喘息，难以平卧，咯痰稀薄或痰少，烦热口干，咽喉不利，舌质淡或舌红，少苔，脉细数。

治法：清肺化痰、益气养阴。

方药：曲氏阴虚肺咳方。紫菀、款冬花、桔梗、陈皮、防风、杏仁、法半夏、浙贝、桑白皮、麦冬、党参、黄芪、甘草各10g。全方功可清肺化痰、益气养阴。若喘促痰鸣者加炙麻黄10g；痰稠黄绿者加金荞麦、鱼腥草各10g；口干渴者加天花粉15g；发热者加柴胡20g；咽痛者加射干10g；阴虚甚者加麦冬、沙参、石斛10g；肾不纳气者加蛤蚧一对、紫河车5g。

5. 阳虚水泛

主症：心悸，喘咳不能平卧，咳痰清稀，面浮，下肢浮肿，甚则一身尽肿，腹部胀满有水，脘痞，纳差，尿少，怕冷，面唇青紫，舌胖质黯，苔白滑，脉沉细。

治法：温肾健脾，化饮利水。

方药：真武汤合五苓散。附子、茯苓、白术、白芍、生姜、泽泻、桂枝、猪苓各10g。诸药合用，功可温肾健脾，化饮利水。若水肿甚者加葶苈子10g；若血瘀甚者加三七、丹参各10g；若气虚者加黄芪、党参各10g。

6. 元阳欲绝

主症：神志不清，胸高气促，喉间鼾音，大汗淋漓，四肢厥逆，脉微细欲绝。

治法：扶阳固脱，降逆平喘。

方药：参附汤送服黑锡丹。人参、附子各10g。黑锡丹镇摄浮阳，降逆平喘。全方功可扶阳固脱，降逆平喘。为气衰微欲脱之要方。若口干舌红，脉沉细者，为气阴俱竭，人参改用西洋参、加山茱萸10g；若神志不清者加丹参、远志、菖蒲安神祛痰开窍。

(二) 特色专方

1. 清燥救肺汤　肺心病常由慢性支气管炎、支气管哮喘迁延不愈而成，从大量临床资料表明，肺心病急性发作时，用辛凉解表、清热涤痰之法远较温阳利水、温补肺肾之法为优。何炎燊常用此方治疗慢性肺源性心脏病急性发作，颇能顿挫病势，缓解症状，本方可分为两组。一组是：桑叶、枇杷叶、杏仁、石膏、甘草。此与麻杏石甘汤大致相同，不过用桑叶、枇杷叶之辛凉微苦，解表降气，以代麻黄之辛温而已，此组药物治标实者也。另一组是：人参、麦冬、阿胶、火麻仁、甘草。此即复脉汤去姜桂枣及生地黄，有补肺气，养心阴之效，此组药物治本虚者也。

2. 二陈三子汤　本方组成白芥子、苏子、莱菔子、陈皮、法半夏、茯苓，每日一剂，水煎服。大便素实者，临服前加熟蜜少许，若冬寒加生姜。功能健脾燥湿，降气化痰，主治痰壅气滞。适于肺心病急性期痰浊气阻证。

3. 定喘汤　本方组成灸麻黄、白果、苏子、款冬花、杏仁、桑白皮、黄芩、法半夏、甘草。每日1剂，水煎服。功效宣肺降气、清热化痰，主治素有痰热内蕴，外感风寒，肺失宣降之咳喘。

4. 宣肺通降汤　本方组成橘红、荆芥各9g，前胡、桑白皮各15g，瓜蒌仁、桔梗、灸枇杷叶、款冬花、贝母各10g，葶苈子30g，沉香6g。发热时加银花、黄芩、知母；痰多黏稠，胸闷痞闷者去荆芥、枇杷叶、桔梗、加车前子、泽泻、大腹皮。本方宣肺通降，止嗽定喘之功。每日1剂，水煎服。

5. 金水交泰汤（李定孔方）　本方组成南沙参50g，黄精30g，木蝴蝶10g，赤芍30g，地龙10g，黄芩30g，制南星15g，沉香6g（研末冲服），葶苈子15g，甘草15g，每日1剂，水煎服，共取汁30ml，分3次温服，本方益气宁心，化痰祛瘀。全方补泻并施，清热与温散并用，治上顾下，标本兼治，共奏扶正以抗邪，祛邪以扶正之功效。心悸气短较甚者，南沙参加至100g，葶苈子加至30g，痰涎胶固难咯者，制南星加至30g。

6. 参芪葶苈桑白皮汤　黄芪30g，丹参、茯苓各30g，葶苈子、桑白皮各20g，白术、赤芍、紫苏子、车前子各15g，红参（另炖）、杏仁、麻黄、射干、五味子、制附子、桂枝、红花各10g。细辛、灸甘草各5g，每日1剂，水煎服，分2次服。本方能益气补肾。温阳利水，活血化瘀，止咳平喘，适用于肺心病心衰。

7. 涤痰汤加减方　法半夏、橘红、天竺黄、桃仁各10g，茯苓、竹茹、葶苈子、全瓜蒌各12g，胆南星6g，枳实、石菖蒲、丹参各15g，每日1剂，水煎服，分2次服。方中以半夏、橘红、枳实燥湿化痰，天竺黄、竹茹、胆南星清热化痰，茯苓利湿化痰，竹茹、全瓜蒌润肺化痰，石菖蒲化痰开窍，桃仁、丹参活血化瘀，诸药并用则有清热化痰而开窍之功。适用痰热蒙窍的肺心病的并发症肺性脑病。

8. 瓜蒌薤白半夏汤合三子养亲汤加减　瓜蒌15～30g、薤白15～20g、半夏15～20g、紫苏子15～20g、莱菔子15～20g、白芥子10g、杏仁10g、

桔梗 20～30g、白术 20g、茯苓 20g、陈皮 12～15g、丹参 20g、甘草 6～
10g。适用于痰湿蕴肺、痰气阻滞而心脉的肺心病患者。瘀阻苔白厚腻，可
改白术为苍术，大便溏泄减量或去全瓜蒌。痰变黄，喘息甚者可加桑白皮
20g、葶苈子 20～30g、地龙 20g。合并肺脾气虚者在前方基础上加党参
30g、鸡内金 12～30g。

（三）中药成药

1. 安宫牛黄丸　清热解毒，镇惊开窍。用于痰热上扰，窍闭神昏之肺
性脑病。每次 1 丸，一天 1 次，连服 3 天。

2. 苓桂咳喘宁丸　本品组成茯苓、法半夏、桂枝、桔梗、苦杏仁、白
术、陈皮、龙骨、牡蛎、生姜、大枣、甘草。主治温肺化饮，止咳平喘，
主治外感风寒，痰湿阻肺，每日 5 丸，每日 3 次，10 天为一疗程。

3. 固本咳喘丸　本品组成熟地黄、附片、牡丹皮、牛膝、盐补骨脂、
砂仁、车前子、茯苓、盐益智仁、肉桂、山药、泽泻、金樱子。本品为黑
色的包衣水蜜丸，除去包衣后显棕色，气芳香，味苦。主治温肾纳气，健
脾化痰，用于肺脾气虚，肾不纳气所致的咳嗽气喘，动则喘甚的肺气肿等。
口服，每次 1.5～2.0g，一日 2～3 次，15 天为一疗程。

4. 血必净注射液　血必净注射液是由当归、红花、赤芍、川芎、丹参
等 5 种中药组成，除具有对抗细菌毒素、降低内毒素水平、调节炎性介质、
改善微循环、保护血管内皮细胞作用，还可促进 T 淋巴细胞的增殖活性，
对细胞免疫功能紊乱者起到免疫调节作用，增强细胞免疫功能。用法：血
必净注射液 50ml 加 0.9％生理盐水 100ml 静脉点滴，每天 2 次。病情重者
可每天 3 次。

5. 痰热清注射液　痰热清是纯中药制剂，由黄芩、熊胆粉、山羊角、
连翘、金银花组成。黄芩具有清热燥湿、泻火解毒的功效，始载于《神农
本草经》。熊胆粉与山羊角具有清热解毒、宣肺化痰等功效；金银花具有广
谱抗菌作用，可清热解毒、宣肺化痰；连翘具有升浮宣散之力、疏通气血、
透肌解表、清热逐风，五味相互配伍，不仅具有抑菌与抗病毒作用，兼有
祛痰镇咳与镇静作用。用法：痰热清注射液 20ml 加入 5％葡萄糖注射液
250ml 静脉滴注，1 次/天，重症患者可用至 40ml，治疗痰热阻肺型。

6. 川芎嗪注射液　川芎嗪注射液 40～80mg 加入 5％葡萄糖注射液或氯
化钠注射液 250～500ml 中静脉点滴，1 次/天，10 日为 1 个疗程，一般使
用 1～2 个疗程。适用于血瘀型，热象不显者。其他活血化瘀针剂，如：血
栓通注射液、红花黄色素注射液、复方丹参注射液、舒血宁注射液等，据
现代药理研究，均可改善微循环，从而改善心肺功能，可辨证选用。

7. 参附注射液　参附注射液 50～100ml 加入 10％葡萄糖注射液 250ml

中，静脉点滴，1次/天。参附注射液由中药红参、附子制成，主要成分为人参皂苷、去甲基乌头碱，有兴奋β-受体和提高免疫功能的作用。

8. 丹红注射液　本品是由丹参、红花经现代科学工艺提取精制而成的一种纯中药制剂。丹红注射液 30ml 加入 0.9％生理盐水 250ml 中，静脉注射，1次/天，连续治疗 15 天为 1 疗程。功效活血化瘀，通脉舒络。据现代药理研究表明丹红注射液可有效改善肺微循环和通气换气功能，对缺氧、高凝症状的高山效果显著，可有效保证重要脏器的供血。

9. 银丹心脑通胶囊　本品含银杏叶、丹参、绞股蓝、灯盏细辛、大蒜、三七、山楂、天然冰片。口服，每次 4 粒，3 次/天，共服四周。现代药理实验表明银丹心脑通胶囊能有效地改善肺心病患者症状和体征，显著降低肺动脉高压，对慢性肺心病患者具有一定的疗效，且不良反应少。

（四）针灸治疗

取双侧尺泽（平补平泻）、列缺（平补平泻）、太渊（补法）、足三里（补法）、丰隆（泻法）、内关（平补平泻）、气海（补法）。喘甚者加定喘、天突；阴虚火旺加三阴交、太溪。以上穴位每天治疗一次，连续针灸 10 次，期间不休息。研究发现，针灸能使慢性肺心病急性发作期的血浆 ET-1 水平下降，这种作用是通过止咳平喘而纠正患者的缺氧、酸中毒来达到的。同时 ET-1 水平下反过来促进了肺血管和支气管平滑肌的舒张，进一步缓解了肺心病的发作。

（五）其他特色疗法

1. 鼻腔冲洗疗法　双黄连冻干粉鼻腔冲洗法，是一种将中成药用于治疗上气道咳嗽综合征的新型鼻腔冲洗方法。运用双黄连冻干粉剂加入 0.9％生理盐水进行鼻腔冲洗，经过大量的临床实践证明该方法是安全可靠、疗效显著、患者依从性好、可行性强的中医外治法，并成功治愈了众多患者的慢性鼻窦炎及其并发症带来的种种病症。

临床表现：鼻涕倒流，痰涕色白质黏，或黄绿如脓，或结块如胶冻状，每日十口以上，或咽干、鼻齆、鼻塞而张口呼吸或口臭如败卵。可伴有慢性支气管炎、支气管哮喘、肺炎、慢性阻塞性肺疾病、慢性肺源性心脏病、呼吸衰竭等。小儿可伴有腺样体肥大、扁桃体肥大。

用法与用量：0.9％生理盐水 500ml 加双黄连冻干粉剂 1.8～2.4g 配成溶液，行鼻腔冲洗，每天一次。

注意事项：①由于口腔通过咽鼓管与中耳相通，所以，冲洗时需要按要求进行操作，避免药水逆流入中耳内。②洗鼻时将头在水池上方稍低头清洗鼻腔，切勿侧头；洗鼻时必须张开嘴巴呼吸，并便于使进入口腔的药液直线下流。③洗鼻药水不宜流速过大过快，以缓缓下流即可。④腺样体肥大的患儿洗鼻时要特别小心，因该疾病有些患儿炎症已经波及近中耳。⑤若因鼻腔红肿阻塞鼻腔，药水不能进入出现反流，应立即停止鼻腔冲洗。⑥寒冷季节可将溶液适度加温，避免溶液过凉引起的鼻部不适。⑦注意使用一次性洗鼻器，避免细菌滋生感染鼻腔。

2. 穴位注射　方法：选取脊柱两侧的肺俞穴、肾俞穴，分别用 10ml 注射器抽取用黄芪注射液 8ml，0.9％生理盐水 8ml，穴位常规消毒，用 7 号针头刺入穴位，沿着脊柱方向刺入 2～3cm，得气回抽无血，将药液注入，每个穴位注射 2ml。每日治疗 1 次，10 次为 1 个疗程。

3. 耳针　方法：取耳穴脑、交感、肺、皮质下、肾等。可先用毫针捻转数分钟，待病情缓解后再行埋针。

4. 直肠滴注　方法：用参麦注射液 30ml＋5％葡萄糖注射液 150ml 静脉滴注，30～40 滴/分，随后以大承气汤加减（生大黄 10g、芒硝 10g、厚朴 8g、鱼腥草 30g、生甘草 6g，煎煮液 200ml），直肠滴注，以每分钟 30～40 滴徐徐滴入直肠。在运用本方法的同时要注意及时纠正水电解质和酸碱平衡紊乱。参麦注射液能大补元气、养心益气，大承气汤能通腑泄浊，两方合用可使心气和，腑气通，气血运行正常，三焦水气通达。

缓解期治疗

（一）辨证论治

1. 肺脾肾虚，痰瘀阻络

主症：呼吸浅短，动则尤甚，声怯乏力，咳嗽痰多，甚则张口抬肩，倚息不能平卧，舌淡紫黯，脉沉细弱。

治法：补肺纳肾，兼化痰瘀。

方药：人参蛤蚧散合八珍汤加减。人参、蛤蚧、白术、茯苓、熟地、当归、白芍、川芎、桃仁、杏仁、贝母、炙甘草各 10g，桑白皮、知母各 5g。诸药合用，功可补肺纳肾，兼化痰瘀。若肾不纳气者加五味子、补骨脂各 10g；若阴虚者加百合、生地、天冬、麦冬、玄参各 10g；若心悸者加龙眼肉、远志各 10g；若血瘀者加丹参、五灵脂各 10g。

2. 阴虚燥热，气逆不降

主症：气逆喘满，干咳或少痰，咳痰不爽，形体消瘦，五心烦热，骨蒸盗汗，舌红，苔薄少或花剥，脉细弱或细数。

治法：补肺润燥，滋阴降火。

方药：百合固金汤加减。生地黄、百合、熟地黄各 15g，麦冬、贝母、玄参、当归、白芍、桔梗、甘草各 10g。若咽干口渴者加沙参、天花粉各 10g；若肾虚不能纳气者加紫河车 5g。

（二）特色专方

1. **麻黄附子细辛汤** 本方组成灸麻黄、附子、细辛。功效通阳解表，主治阳虚外感受风寒。杨兆林等选择麻黄附子细辛汤为底方进行加减对 40 例肺心病患者治疗，临床见效快，经济，未发现毒副作用，值得临床推广。柴瑞震等通过对细辛的文献考察，总结出细辛温肺止咳的功效，并对肾上腺皮质功能和血液流变学有着明显的影响，对慢性肺源性心脏病有着很好的疗效。

2. **皱肺丸** 古方皱肺丸治疗肺心病缓解期有较好疗效。著名老中医奚凤霖经十年来的临床实践证明，认为确有疗效，并将三首皱肺丸方分为益气皱肺、养阴皱肺、祛瘀皱肺三个方面。益气皱肺法，方用《百一选方》皱肺丸（药物：人参、五味子、桂枝、紫菀、款冬花、杏仁、羯羊肺。一般煎剂、不用羯羊肺），为补益肺气，摄纳肾气，平喘止咳，化痰蠲饮之良方。药性和平，久服无妨。本方使用，一般无外感时服用为宜，或虽有外感而不甚，可酌配辛散以治之。若易于外感者，可合玉屏风散以益气固卫；若痰多食少，可合六君子汤以健脾化痰；若喘促短气，慌张气怯，声低息短，乃肾虚不纳故也，合二味黑锡丹（吞服）以温壮下元，摄纳肾气；若虚浮喘嗽，短气少气，合参蛤散以补益肺气，纳肾平喘。养阴皱肺法方用《证治准绳》皱肺丸（药物：款冬花、知母、秦艽、百部、紫菀、贝母、杏仁、阿胶、糯米、羊肺），适用于肺结核、矽肺、支气管扩张等继发的肺气肿、肺心病患者，多属气阴两虚，偏阴虚证者。为滋阴补肺，清热润肺，补血治痨之方。若喘息短气，胸满久咳，可合人参胡桃汤以益肺纳肾；若阴血亏虚，面白神少，短气虚喘，可合贞元饮以养血滋阴；若阴虚多痰，可合金水六君煎以滋阴化痰；若肾虚气喘，肺虚失敛，可合都气丸或麦味地黄汤以敛肺纳肾，滋阴止嗽。祛瘀皱肺法方用《普济方》皱肺丸（药物：五灵脂、柏子仁、胡桃肉等分，研末为丸，木香甘草汤送服），适用于肺心病、低氧血症时出现喘息短气，咳嗽痰脓，心悸，发绀，胸闷胸痛，或肝肿压痛，颈脉怒张，虚肿尿少等气血瘀滞或气虚血瘀之证。

3. **血腑逐瘀汤合生脉散** 血府逐瘀汤是治疗瘀血内阻的代表方，有活血化瘀、行气宽中的作用，主治"胸中血府血瘀"，现代药理学研究证明，本药可促进血小板解聚，使全血黏度、血浆黏度、红细胞比容、血沉、纤维蛋白原含量等各项血液流变学指标有明显改善，可使细动脉及细静脉口径明显扩张，血管开放数量明显增多，从而使肺循环阻力降低、肺血流通畅、减少无效腔样通气、增加血氧饱和度、改善缺氧所致的肺血管收缩、痉挛、缓解肺动脉高压、降低右心后负荷，改善患者的症状及预后。生脉散益气生津、敛阴止汗，主治久咳肺虚，气阴两伤证。两方合用益气活血养阴，适用于慢性肺源性心脏病缓解期属于气虚血瘀证者。

4. 阳和汤　本方组成熟地黄、鹿角胶、肉桂、白芥子、生麻黄、甘草，秦伯未首推阳和汤治疗顽固的痰饮咳喘，阳和汤与痰饮的发病原因和病理相吻合，且能结合到痰多的症状（《谦斋医学讲稿》）这里所指的痰饮咳喘证，实则包括了肾阳虚的肺心病患者。方中的熟地黄属于大补阴血，而鹿角胶能够温阳补精，能够辅助熟地黄生精血，二者合一可温阳补血，肉桂可散寒，白芥子能够化寒痰、通经络，生麻黄能够益肺平喘，甘草调和以上诸药，能够起温阳补血祛痰的奇效，值得在肺心病的临床治疗中进行推广。

5. 加味麦味地黄汤（董建华）　本方组成麦冬 10g，五味子 10g，山萸肉 10g，紫石英（先煎）15g，熟地黄 10g，山药 10g，牡丹皮 10g，茯苓 10g，泽泻 10g，肉桂 3～6g，功效补肾纳气平喘，主治老年性肺肾两虚喘咳。每日 1 剂，水煎服。

6. 益气活血强心汤　黄芪 20g，党参 20g，桃仁 12g，红花 12g，川芎 12g，赤芍 12g，桔梗 15g，云苓 20g，白术 20g，半夏 12g，苏子 10g，甘草 6g。功效：补气活血化瘀，适于气虚血瘀的慢性肺源性心脏病病人。心悸、尿少、水肿加附子 6g，葶苈子 10g；喘甚者苏子 15g；口干舌燥，痰少难咯者加沙参 15g，麦冬 15g，天花粉 15g。胸部膨满者加少量太子参 5g，枳壳 10g，柴胡 10g；大便不通加枳壳 10g，沙参 15g，生地黄 15g。每日一剂，水煎服。

（三）中药成药

1. 参麦注射液　用法：参麦注射液 20～40ml 加入 5% 葡萄糖注射液 250ml，静脉滴注，每日 1 次，适用于气阴两虚型。

2. 蛤蚧定喘丸　滋阴清肺，止咳平喘。用于肺肾两虚，阴虚肺热所致的虚劳咳喘、气短烦热、胸满郁闷、自汗盗汗。

3. 百令胶囊　发酵虫草菌粉。功能补益肺肾，秘精益气。用于肺肾两虚，精气不足，久咳虚喘。口服，每 5～10 粒，每日 3 次。

4. 金水宝　发酵虫草菌粉。本品为硬胶囊，内容物为黄棕色至浅棕色的粉末，气香味苦，功能补益肺肾，秘精益气。用于肺肾两虚，精气不足，久咳虚喘。口服，每次 3 粒，每日 3 次。

5. 稳心颗粒　本品主要含党参、黄精、三七、甘松、琥珀等，具有益气养阴、定悸复脉、活血化瘀的作用。适用于肺心病合并心律失常的患者。每次 9g，3 次/天，4 周为一个疗程。现代药理研究证明稳心颗粒可改善微循环，改善肺心病患者的低氧血症，降低肺动脉高压，保护心肌细胞，增强心肌收缩力，是一种治疗肺心病心律失常的中药制剂。

6. 补肺活血胶囊　本品含黄芪、赤芍、补骨脂。口服，4 粒/次，3 次/天，疗程为 6 个月。具有扶正固本，益气活血，补肺固肾的功效。运用益气补肾活血之法，改善其临床症状，降低血液黏度，提高免疫力。

（四）针灸疗法

1. 分型论治：

（1）痰浊壅肺：取列缺、尺泽、丰隆、阴陵泉、天突、肺俞、膻中，毫针浅刺，用泻法。

（2）痰热壅肺：尺泽、中府、内关、丰隆、合谷、内庭、膻中、大椎，毫针浅刺，用泻法。

（3）痰蒙神窍：水沟、内关、劳宫、太冲、丰隆、十二井穴。

（4）肺肾两虚：太渊、太溪、足三里、气海、肺俞、肾俞、膏肓俞，毫针浅刺，用补法。

（5）阳虚水泛：太渊、太溪、气海、关元、内关、阴陵泉、脾俞、命门，毫针浅刺，用平补平泻。

2. 主穴取天突、膻中、列缺、太渊。脾虚痰盛，配脾俞、丰隆、足三里；肺肾两虚配太溪、肾俞、肺俞、气海；痰热蕴肺、配肺俞、尺泽、丰隆。适用于各类型肺胀。

3. 取足三里、人中、肺俞、会阴等穴，中强刺激，反复施针，有兴奋呼吸、解痉、平喘等作用。

（五）其他特色疗法

1. 穴位注射疗法　方法：采用 5 号注射器抽取黄芪注射液分别刺入患者双侧足三里，得气后，回抽无回血后注射黄芪注射液 0.5ml，隔天一次或每天一次。慢性肺源性心脏病，气虚痰瘀是本病的关键，黄芪注射液为黄芪的提取物，含有活性较强的三萜皂苷、黄酮类、多糖类、氨基酸和微量元素，对心肌有正性肌力作用，能显著增加心肌的收缩力、保护心肌细胞、提高心肌抗缺氧能力。足三里穴有调理脾胃、扶正培元、宣肺化痰的功能。穴位注射黄芪起到针刺的机械作用、药物的药性作用、穴位的开阖以及传导作用。

2. 穴位埋线疗法　主穴：膻中、定喘、肺俞。配穴：咳嗽痰多者，配丰隆；脾气亏虚者，配脾俞、曲池、外关、足三里；肾虚者，配肾俞。选取穴位，定位后常规消毒，剪取长约 1cm 羊肠线置入注射器针头前端，将 1.5 寸针灸毫针针尖剪除，从针尾插入注射器针头，将注射器针头迅速刺入穴位，得气后推针灸针芯将羊肠线植入穴位，退出针头，压按针孔，贴敷针孔。埋线操作每 10 天重复 1 次。30 天为 1 个疗程，共治疗 2 个疗程。

3. 耳针疗法　取穴：平喘、肾上腺、肺、神门、皮质下、内分泌、交感、枕。

操作：用75％酒精消毒，选好穴位，于0.6cm×0.6cm胶布中心放置1粒王不留行籽贴于穴位之上，轻轻按揉，直到感觉耳郭发热、胀痛等反应为止。每次轻按3～5次，每次5分钟。

4. 穴位贴敷疗法

（1）方法一：白芥子涂法：白芥子末30g，延胡索30g、甘遂、细辛末各15g、姜汁调涂肺俞、定喘、膏肓等穴，3～5日一次。主要针对缓解期，根据冬病夏治原则，最好在夏日三伏天涂治。三伏贴又称冬病夏治穴位贴敷法，为传统中医特色外治疗法，利用三伏天气温高，机体阳气充沛，体表经络中气血旺盛的有利时机，通过敷贴中药对穴位的刺激及循经感传作用，以调整人体的阴阳平衡，进而防治疾病。三伏贴疗法源于清初名医张璐的白芥子涂法，《张氏医通》载："冷哮灸肺俞、膏肓、天突，有应有不应，夏日三伏中用白芥子涂法，往往获效"。

（2）方法二：熟附子60g、肉桂12g、丁香18g、党参90g、黄芪270g、紫苏12g、白术90g、干姜80g、防风60g、制成膏药，每贴重15g，密封防潮贮存，使用前将药膏烘软，贴背部第3胸椎处，适用于肺胀肾阳亏虚者。

5. 中药灌肠疗法　肺与大肠相表里，二者在生理、病理关系密切，相互影响。肺心病急性期，尤其是痰热型、痰蒙神窍型，肺热外传其表，因此大肠热化，并因热生燥，常见腑气不通。另肺心病患者，多伴有多器官功能损害，呼吸、循环、消化系统共同受累，使静脉及口服用药受到很大限制。中药灌肠一方面通腑泄浊，另一方面通过直肠黏膜吸收而活血利水，治在大肠却可作用于肺，简单易行。

方法：麻黄15g、黄芪25g、生大黄10g、黄芩20g、大腹皮20g、葶苈子20g、丹参40g、五味子20g，上药煎至150ml，每日一剂，晚睡前排便后保留灌肠，7～10天为1疗程，一般用1～2个疗程。能提高体内血氧分压，降低二氧化碳分压方面作用。

6. 雾化吸入疗法

（1）银白苏超声雾化吸入剂（银花10g、白芥子10g、苏子10g，煎液20ml，加入超声雾化器中，再加生理盐水20ml雾化吸入），每次15分钟，每日2次，连续使用10为一个疗程，适用于喘促痰多者。

（2）将中药百合10g、生地黄15g、熟地黄10g、玄参6g、川贝10g、当归10g、桔梗6g、麦冬10g、白芍10g等浸泡30分钟，水煎2次取汁，每次取煎好的中药汁20ml，放入超声波雾化杯内进行雾化吸入，以15分钟为宜，不宜过长，7日为1疗程，治疗2个疗程，临床用于肺肾阴虚型肺胀。

7. 穴位割治疗法　取手掌割治部位，膻中、定喘。常规皮肤消毒，用消毒手术刀尖作两条任一方向的长为 3～4cm 的切口，以划破皮肤出血为度，不要伤及软骨，出血 4～5 滴，切口上涂上碘酒，以防感染，并用消毒纱布覆盖，适用于肺胀咳喘痰多者。

8. 穴位注射疗法　取同侧定喘、大椎、足三里三穴常规消毒后用 5 号针头注射器吸取鱼腥草注射液 6ml，刺入穴位 0.8～1cm（足三里可进2cm），当局部有酸胀感，回抽无血后，将药物缓慢注入，每穴 2ml，每日 1次，两侧穴位交替，3 日为 1 疗程，连续 3～4 疗程。

三、西医药常规治疗

（一）急性加重期治疗

1. 控制呼吸道感染　参考痰培养及药敏试验选择抗生素。在还没有培养结果前，根据症状、体征、血象、感染的环境及痰涂片革兰染色选用抗生素。此外，应用广谱抗生素要防止真菌感染。

2. 保持呼吸道通畅　可应用物理方法促进排痰，如翻身、拍背、吸痰、雾化吸入等。可予支气管扩张剂、茶碱类药物，必要时可使用皮质激素治疗以消除气道非特异性炎症。可予气道黏液溶解剂和祛痰剂。

3. 纠正缺氧和二氧化碳潴留　合理氧疗可提高氧分压，降低肺动脉压，减轻右心负荷。适当使用呼吸兴奋剂可增加通气量，促进二氧化碳排出。必要时需使用无创或有创呼吸机辅助呼吸。

4. 降低肺动脉压　可予低流量鼻管长程氧疗，长期氧疗可明显降低肺心病患者的患病率和病死率。使用血管扩张剂，如钙离子通道阻滞剂、血管紧张素转换酶抑制剂、茶碱类药物等，可扩张肺血管，有助于降低肺动脉压。此外，血心房钠尿肽和脑钠尿肽能显著降低肺动脉压，且不影响血氧饱和度和系统性血流动力学。

5. 控制右心衰竭　可适当选用利尿剂、正性肌力药物或扩血管药物。

6. 预防和纠正水、电解质、酸碱失衡。加强营养支持治疗。

7. 抗凝剂　抗凝治疗可减少血栓形成和血栓栓塞的危险性，降低病死率。

8. 积极预防和治疗并发症　积极预防和治疗肺性脑病、电解质紊乱、酸碱失衡、心律失常、休克、消化道出血、弥散性血管内凝血等。

（二）缓解期治疗

是延缓肺心病发展的关键。

1. 戒烟或避免被动吸烟。

2. 加强功能锻炼，拍背排痰。

3. 提高机体免疫力，免疫调节剂可选择试用，营养支持，给予足够的蛋白质和维生素饮食。

4. 长期氧疗可以明显改善有缺氧状态的慢性肺心病患者的生存率。

【特色疗法述评】

1. 慢性肺源性心脏病在我国也属于常见病、多发病。其发病率随年龄的增长而增高，病致残率及病死率高，是我国重点防治的慢性病。半个世纪以来，在世界范围内无论是发病机制的研究，诊断的研究以及急性发作期的治疗方法研究，都达到了前所未有的水平，然本病至今仍处于延缓疾病发展的被动局面。西医药主要是对症处理，即急性期以抗炎、平喘、化痰为主。缓解期则方法较为单一，手段较为贫乏。患者往往因为余邪缠绵不去、体虚易感因素、气道高反应性、环境因素、职业粉尘和化学物质、空气污染等因素难以防范疾病发展。所以，寻找能够消除余邪、增强体质、建立良性健康循环的中成药进行研发仍是当前重要的课题。

2. 近年来，中医药在治疗与慢性肺源性心脏病密切相关的间质性肺炎、肺纤维化有较大的进展。笔者应用化痰、祛瘀、益气、养阴的治疗原则治疗上百例上述患者，普遍获得较好的治疗效果。相当多的衰竭老人化掉了最后一口痰，相当多的老人原来只能行走数十米，治疗后可以行走数百米，以至1～2公里。中医药之博大精深，只有持续的学习、钻研、坚持才能得到体会。

3. "化除最后一口痰"的理念很适合于慢性肺源性心脏病的缓解期。该治疗理念笔者倡导了十余年，它有三点好处：①痰是致病微生物的病理产物，是细菌、霉菌、病毒的聚集产物，它可以使疾病复发，还可以传染给他人。消灭了最后一口痰就是消除了致病微生物，就是消灭了病邪。②没有病邪就可以补益身体，就不会出现虚不受补的尴尬局面。为增强抵抗力，防止病邪侵袭打下良好的基础。③良性循环十分重要。患者的病情属于良性循环者生，患者的病情属于恶性循环者死。

4. 医圣张仲景云"病痰饮者当以温药和之"。这是治疗痰饮之大法。慢性肺源性心脏病缓解期的痰饮治疗方法必须根据病邪的属性运用上述理论辨证论治。一般采用清热化痰、燥湿化痰、宣肺化痰、温肺化饮等治则。

【主要参考文献】

1. 王永炎. 中医内科学 ［M］. 北京：中国中医药出版社，2009：54～93.

2. 冯维斌，刘伟胜. 呼吸科专病中医临床诊治 ［M］. 第2版. 北京：人民卫生出版社，

2005：389～498.

3. 钟南山，刘又宁．呼吸病学［M］．第 2 版．北京：人民卫生出版社，2012：543～553.

4. 蔡柏蔷，李龙芸．协和呼吸病学［M］．第 2 版．北京：中国协和医科大学出版社，2011：1297～1376.

5. 陆再英，钟南山．内科学［M］．第 7 版．北京：人民卫生出版社，2010：88～98.

6. 吴艳华．呼吸病专科专病名医临证经验丛书［M］．北京：人民卫生出版社，2002：233～271.

7. 柯新桥，付玉山．呼吸病效方 248 首［M］．北京：科学技术文献出版社，1999.

8. 黄泰康，李一明．慢性肺心病的中西医诊断与治疗［M］．北京：中国医药科技出版社，2001.

（熊　广　丁邦晗　任永魁）

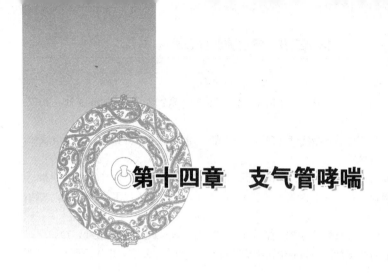

第十四章 支气管哮喘

支气管哮喘（简称哮喘）是由多种炎性细胞（如嗜酸性粒细胞、肥大细胞、T淋巴细胞、中性粒细胞、气道上皮细胞等）和细胞组分参与的气道慢性炎症性疾患。这种慢性炎症导致气道高反应性的增加，通常出现广泛多变的可逆性气流受限，并引发反复发作性的喘息、气急、胸闷或咳嗽等症状。常在夜间和（或）清晨发作、加剧，多数患者可自行缓解或经治疗缓解。本病发病率高，据初步统计，全球约有1.6亿患者。由于发病率高，已成为严重威胁人类健康的一种常见慢性疾病。

根据本病的临床表现，一般将其归类于中医学哮病、哮喘、哮吼，属于难治性咳喘疾病之一。近年来，随着中医、中西医结合研究的不断深入，哮喘无论在基础理论研究，还是临床经验的积累方面，均取得了可喜的成果。急性期中西医结合治疗，缓解期中医特色疗法，均具有自身优势和特点。

【病因病机】

一、中　医

本病的发生，常与感受风寒或邪热、情志内伤、疲劳、食用某些食物等有关，致使气道不畅，肺气不降，引动内伏之宿痰而发病，而宿痰伏肺则是本病的主要发病基础。

1. 痰浊内伏　哮喘的形成与发作，均以伏痰为基本病因。痰的形成多为水津不行、郁滞于内所致，与肺脾肾有关。"脾为生痰之源"，饮食所伤，损伤脾胃，健运失职，不能输布水谷精微，聚而生痰。长期吸烟，熏灼气道，亦能生痰；忧思愤怒，亦致气道郁滞。病后失调或素质不强，均可造成脏腑气机失调，滋生痰浊。痰浊内伏为本病的宿根，若气候突变感受外

174

邪则引动伏痰，痰气交阻则喉中哮鸣有声。

2. **肺失宣降**　肺主气，司呼吸，外合皮毛，主宣发和肃降。宿痰内伏，肺气耗散，卫外不固，感受外邪（如风、寒、暑、湿、燥、火），引动痰浊，痰动气阻，壅于肺系，肺失宣降，则上逆而为喘息迫促，发而哮鸣有声。

3. **正气亏虚**　临床所见，哮喘患者极易感冒，在季节转换、气候变化时易诱发本病。究其原因乃表虚卫弱所致。肺、脾、肾三脏之某一脏功能衰减，均可导致正气亏虚，以致表虚卫弱，机体御邪能力下降，从而易为外邪所侵，又常无力祛邪外出，结果造成"邪伏于里，留于肺俞"（《医学正传》）。六淫、七情及饮食劳倦等均可成为诱因，诱发本病发作。哮喘缓解期表现肺脾肾等脏气虚弱之候尤以肾虚为主，发作期则邪实与正虚错综并见，肺肾两虚而痰浊壅盛，严重者因肺不能治理调节心血运行，命门之火不能上济于心，则心阳亦同时受累，甚至发生"喘脱"危候。

由此可知，痰伏于内，正气亏虚，遇新邪引动而触发，壅于气道，使肺之宣发、肃降的功能异常，以致痰阻气道，肺气上逆，是本病的基本病机。病位主要在肺系或肺肾。

二、西　医

1. 本病病因目前还不十分清楚，患者个体过敏体质及外界环境的影响，是发病的危险因素。其与多基因遗传有关，同时受遗传因素和环境因素的双重影响。

2. 同样，本病发病机制并不完全清楚，一般认为是免疫-炎症反应、神经机制和气道高反应性及其相互作用。

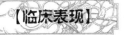

【临床表现】

一、症　状

为发作性伴有哮鸣音的呼气性呼吸困难或发作性胸闷和咳嗽。严重者被迫采取坐位或呈端坐呼吸，干咳或咳大量白色泡沫痰，甚至出现发绀等，有时咳嗽可为唯一的症状（咳嗽变异型哮喘）。哮喘症状可在数分钟内发作，经数小时至数天，用支气管舒张药或自行缓解。某些患者在缓解数小时后可再次发作。在夜间及凌晨发作和加重常是哮喘的特征之一。有些青少年，其哮喘症状表现为运动时出现胸闷、咳嗽和呼吸困难（运动性哮喘）。

二、体　征

发作时胸部呈过度充气状态，有广泛的哮鸣音，呼气音延长。但在轻度哮喘或非常严重哮喘发作，哮鸣音可不出现。心率增快、奇脉、胸腹反常运动和发绀常出现在严重哮喘患者中。非发作期体检可无异常。

【辅助检查】

1. 痰液检查　如患者无痰咳出时可通过诱导痰方法进行检查。涂片在显微镜下可见较多嗜酸性粒细胞。

2. 呼吸功能检查

（1）通气功能检测：在哮喘发作时呈阻塞性通气功能改变，呼气流速指标均显著下降，1秒钟用力呼气容积（FEV_1）、1秒率（1秒钟用力呼气量占用力肺活量比值 $FEV_1/FVC\%$）以及最高呼气流量（PEF）均减少。缓解期上述通气功能指标可逐渐恢复。

（2）支气管激发试验（BPT）：用以测定气道反应性。一般适用于通气功能在正常预计值的70%以上的患者。如 FEV_1 下降≥20%，可诊断为激发试验阳性。通过剂量反应曲线计算使 FEV_1 下降20%的吸入药物累积剂量（PD_{20}—FEV_1）或累积浓度（PC_{20}—FEV_1），可对气道反应性增高的程度作出定量判断。

（3）支气管舒张试验（BDT）：用以测定气道可逆性。舒张试验阳性诊断标准：①FEV_1 较用药前增加12%或以上，且其绝对值增加200ml或以上；②PEF 较治疗前增加60L/min或增加≥20%。

（4）呼气峰流速（PEF）及其变异率测定：PEF可反映气道通气功能的变化。哮喘发作时PEF下降。

（5）动脉血气分析：哮喘发作时由于气道阻塞且通气分布不均，通气/血流比值失衡，可致肺泡—动脉血氧分压差（$A\text{-}aDO_2$）增大；严重发作时可有缺氧，PaO_2 降低，由于过度通气可使 $PaCO_2$ 下降，pH上升，表现呼吸性碱中毒。若重症哮喘，病情进一步发展，气道阻塞严重，可有缺氧及 CO_2 滞留，$PaCO_2$ 上升，表现呼吸性酸中毒。

（6）胸部X线检查：早期在哮喘发作时见两肺透亮度增加，呈过度通气状态；在缓解期多无明显异常。

（7）特异性变应原的检测：哮喘患者大多数伴有过敏体质，对众多的变应原和刺激物敏感。测定变应性指标结合病史有助于对患者的病因诊断和脱离致敏因素的接触。

【诊断与鉴别诊断】

一、诊 断 标 准

1. 反复发作喘息、气急、胸闷或咳嗽，多与接触变应原、冷空气、物理、化学性刺激、病毒性上呼吸道感染、运动等有关。

2. 发作时在双肺可闻及散在或弥漫性、以呼气相为主的哮鸣音，呼气相延长。

3. 上述症状可经治疗缓解或自行缓解。

4. 除外其他疾病所引起的喘息、气急、胸闷和咳嗽。

5. 临床表现不典型者（如无明显喘息或体征）应有下列 3 项中至少 1 项阳性：①支气管激发试验或运动试验阳性；②支气管舒张试验阳性；③昼夜 PEF 变异率≥20％。

符合 1～4 条或 4、5 条者，可以诊断为支气管哮喘。

二、哮喘的分期

哮喘可分为急性发作期、非急性发作期（包括慢性持续期及临床缓解期）。

1. 急性发作期　指气促、咳嗽、胸闷等症状突然发生或症状加重，常有呼吸困难，以呼气流量降低为其特征，常因接触变应原等刺激物或治疗不当所致。哮喘急性发作时其程度轻重不一，病情加重可在数小时或数天内出现，偶尔可在数分钟内即危及生命，故应对病情做出正确评估，以便给予及时有效的紧急治疗。哮喘急性发作时严重程度可分为轻度、中度、重度和危重 4 级。

2. 慢性持续期　哮喘患者临床并无急性发作，但在相当长的时间内仍有不同频度和（或）不同程度地出现症状（喘息、咳嗽、胸闷等），肺通气功能下降。过去曾以患者白天、夜间哮喘发作的频率和肺功能测定指标为依据，将非急性发作期的哮喘病情严重程度分为间歇性、轻度持续、中度持续和重度持续 4 级，目前则认为长期评估哮喘的控制水平是更为可靠和有用的严重性评估方法，对哮喘的评估和治疗的指导意义更大。哮喘控制水平分为控制、部分控制和未控制 3 个等级。

3. 临床缓解期　指经过治疗或未经治疗，症状、体征消失，肺功能恢复到急性发作前水平，并维持 4 周以上。

三、鉴 别 诊 断

1. 西医 本病应与左心衰竭引起的喘息样呼吸困难、慢性阻塞性肺疾病、肺癌、变态反应性肺浸润、肺结核等疾病相鉴别。

2. 中医 主要是与喘证、肺胀、咳嗽等疾病相鉴别。

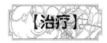

【治疗】

一、一 般 措 施

1. 加强体育锻炼，增强抗病能力，可坚持跑步、打太极拳等；适时增添衣被，防止外邪侵入。

2. 积极找出各种致敏原，以免再次接触。如儿童对牛奶、蛋类、鱼虾等产生的过敏现象，应少食或禁食；对花粉、油漆、染料、工业粉尘以及家养宠物（如狗、猫）等易过敏者，应尽可能避免接触。

3. 要及时治疗可能诱发本病的隐性疾病，如过敏性鼻炎、荨麻疹、湿疹、慢性咽喉炎、慢性扁桃体炎等。

4. 积极预防感冒等病的发生；预防本病的复发，要防早、防小（指幼年阶段已有此病，应及时综合防治）。尤其是有家族遗传倾向者。

5. 戒除烟、酒等不良嗜好。

二、中医药治疗

急性发作期及慢性持续期治疗

哮喘急性发作期的中医病因病机，近年来国内中医界进行了深入而有意义的研究。传统中医学理论认为：本病的发生，常因患者先天不足、肾中阴阳亏虚的基础上兼有伏痰存留，实属一正虚邪盛、虚实夹杂的病理证候。中医学有"急则治其标"，哮喘急性发作"急治其肺"之说，因此，本阶段应当重在"降气化痰，平喘止咳"的原则基础上，兼用扶正固本（补肾为主）之品。

（一）辨证论治

1. 冷哮

主症：咳喘、喉中哮鸣如水鸡声，干咳或咳吐稀痰，不能平卧，胸膈满闷如窒，面色苍白或青灰，背冷，口不渴，或渴喜热饮；或兼见恶寒、打喷嚏、流清涕、头痛。舌质红苔白滑，脉浮紧。

治法：宣肺散寒，豁痰平喘。

方药：小青龙汤加减。炙麻黄、地龙、桂枝、五味子、干姜各 10g，法半夏 12g，补骨脂、淫羊藿、巴戟天各 15g，细辛 5g，甘草 9g。诸药合用，功可宣肺散寒，化痰平喘兼益肾纳气。喘甚痰多者加苏子、白芥子、莱菔子各 15g；纳差者加白术、砂仁、茯苓各 10g；胸闷甚者加厚朴、枳实各 10g。

2. 热哮

主症：喘促胸闷，喉中哮鸣，声若曳锯，张口抬肩，不能平卧，或痰色黄而胶黏浓稠，呛咳不利，胸闷烦躁不安，面赤，口渴喜饮。或大便秘结，或伴发热、头痛、有汗。舌质红苔黄腻或滑，脉滑数。

治法：宣肺清热，涤痰降气平喘。

方药：越婢加半夏汤加味。炙麻黄 12g，苇茎、石膏各 24～30g，法半夏、地龙、竹沥、黄芩、生姜各 10g，补骨脂、淫羊藿、桑白皮各 15g，鱼腥草 30g。全方功可宣肺清热，涤痰平喘，兼益肾固本。哮喘剧者加苏子、白芥子、莱菔子各 15g；热痰壅盛，阻塞气道，气急喘甚者，加吞服猴枣粉，1 日 2 次，每次 0.3g。

哮喘主要发病环节在于肾虚的基础上兼有痰浊内伏，"气道不畅"，痰液需要排出，而解决气道通气功能是治喘关键所在。因此提出，凡气道痉挛、哮鸣有声音，其治疗原则以通为顺，用疏通方法，肺气开，其气方能降。治喘先开肺，肺开喘自息。宣肺气包含两个含义：一则调节平滑肌收缩与扩张，增强呼吸肌的调节功能从而改善气道通气效应；另则清除管道障碍物，控制炎症细胞浸润，消除水肿，引流痰液，保持管道通畅。在哮喘发作期间，以实证为多见，故不论过敏之故，还是感染之因，治疗原则均应"宣肺"，宣肺可使邪气及痰液外达不致郁闭于内。现代药理证实，一些宣肺平喘药物如麻黄、地龙等有调节平滑肌收缩与舒张功能，从而改善气道的通气效应。常用的宣肺方药有麻黄汤、三拗汤、小青龙汤、麻杏石甘汤等方。如见痰黄黏稠者，表明患者肺部感染有炎症、热症，故常配以清热解毒药物，目的在于减轻气道炎症，消除管壁肿胀，减少分泌物渗出，缓解或防止气道狭窄，清除管道障碍物，从而使气道保持通畅，改善通气功能。

3. 哮病危症

主症：哮病发作，喘促气急，不能平卧，肉瞤筋惕，神气怯倦，或烦躁不宁，面色青紫，汗出如油，四肢厥冷，舌色青黯，苔白滑，脉微欲绝。

治法：益气回阳救脱。

方药：四逆加人参汤加味。附片 20～30g（先煎 30 分钟以上），干姜 10g，人参 20g，炙甘草 15g。阳气津液两脱者，宜回阳固阴，益气生脉，用回阳急救汤加减：人参 20g，附片 20～30g（先煎半小时），肉桂、干姜、炙甘草、麦冬、五味子各 15g，麝香 1g（另包用汤药冲服）。方中附片回阳救逆为主药，辅以干姜之辛热，使回阳救逆之力更大，加人参以益阴救逆，此属回阳复阴之法，以炙草为佐使，调和诸药，共奏回阳救脱之功。而后方中加入麦冬、五味子，实取"生脉饮"益气复脉之故。

以上方药，水煎服，每日 1 剂。重症每日可连服 2 剂。

（二）特色专方

1. **参蛤三七散**　人参 100g，蛤蚧 2 对（去头足，焙黄），三七 10g，炙麻黄、苏子各 20g，地龙、补骨脂、巴戟天、钩藤各 30g，研细末，每次 3g，每日 3 次，口服，7 天为 1 疗程。待咳喘缓解，每日服 1 次，长期坚守，以巩固疗效。临床上亦可改为汤剂，随症加味。本散具有补益脾肺，纳气平喘的功效。此方系国医大师朱良春先生治喘名方，适合于久病哮喘正气较虚者。

2. **温阳散寒汤**　麻黄、附子、桃仁、地龙各 10g，细辛 3g，虎耳草 30g 等 6 味，共煎汤剂，每毫升含生药 1.15g。每次 20ml，日 3 次口服，可连服用 7～15 天。本方具有温肺散寒平喘的功效，用于急性发作期或慢性持续期中医辨证属寒哮者。

3. **解痉化痰汤**　炙麻黄、杏仁、苏叶、百部、黄芩、川贝各 10g，地龙、紫菀各 15g，钩藤 20g，僵蚕 6g，白前 12g，五味子、炙甘草各 9g。日 1 剂，水煎服，可连续服用 7～14 日。

4. **皂角泻肺汤**　皂角、麻黄、厚朴各 10g，白芥子、胆南星各 30g，苦杏仁、地龙、槟榔各 15g，冰片（分 3 次冲）0.5g，细辛 6g。加减变化：冷哮加干姜、川椒各 10g；热哮加生石膏、鱼腥草各 30g，桔梗 15g，人工牛黄（分冲）0.5g。每日 1 剂，水煎 3 次取汁，兑匀分 3 次服。本方泻肺逐痰平喘，主治支气管哮喘急性发作期。

5. **平喘抑哮汤**　生南星、生半夏、炒川芎、穿山甲、枸杞子、菊花、象贝、南沙参各 9g，石见穿、生牡蛎、炙鳖甲各 30g，夏枯草 12g，蜈蚣、守宫各 2 条，炙甘草 6g，水煎服，每日 1 剂。本方系近代名医时振声先生治哮之效方，功可化痰活血，平喘解痉，用以治疗顽固性哮喘经久不愈者，有较好疗效。

6. **四子克喘汤**　炙麻黄、杏仁、苏子、莱菔子、干姜、细辛、川贝各 10g，石膏 30g，甘草 8g，白芥子、五味子、米壳各 6g。水煎服，每日 1 剂。此方乃在麻杏石甘汤、小青龙汤及三子养亲汤基础上加味而成。诸药寒温并用，降气化痰，平喘止咳，用以治疗支气管哮喘急性发作期，只要坚持服药，效果较好。

7. 固本平喘汤　炙麻黄、杏仁、甘草、黄芩、地龙、当归各 10g，苏子、白芥子、莱菔子、淫羊藿、补骨脂、巴戟天、川芎各 15g，北芪 30g。此为基本方，如寒证加细辛、桂枝、附片等；热证加连翘、鱼腥草等；痰多加橘红、法半夏等味。每日 1 剂，煎服。

笔者临床每以此方为主治疗本病急性发作期，疗效颇佳。

（三）中药成药

1. 雷公藤多苷片　本片具有抗炎和免疫抑制作用，用于支气管哮喘急性发作期的临床观察治疗，报道较多。如林氏等用雷公藤多苷（口服每日 40mg 或 60mg 治疗 4 周）治疗支气管哮喘，并研究了对患者 Th_1、Th_2 细胞因子的影响，结果显示：雷公藤多苷对哮喘患者 Th_2 细胞因子的产生具有明显的抑制作用，是治疗哮喘的重要机制；雷公藤多苷对 Th_1 细胞因子的产生也有抑制作用，说明雷公藤多苷抑制 Th_1、Th_2 细胞因子产生的作用无特异性。

2. 广地龙胶囊　原生药粉研制而成。1 日 3 次，每次 3～5g，装胶囊吞服。适用于热哮者。

3. 复方蟾蜍丸　活蟾蜍 10 只，白胡椒 60g，法半夏 20g，蛤蚧 2 条（中等大），田七末 12g。将蟾蜍去及内脏，每只腹内纳入白胡椒 60g，法半夏 5g，陈皮末 20g，用线缝好，外用黄泥包好，置柴火或炭火中煨熟，取出，去黄泥，研末；将蛤蚧 2 条于瓦上焙黄脆为度（勿烤焦），研末；将上两药末与田七末混合和匀，此为 1 料，分为 30 包，装瓶，密封备用，发作时每天早晚各服 1 包。一般服药 1～2 料，小儿用量酌减。适用于肺肾两虚者。

4. 清开灵注射液　含牛黄、郁金、黄连、黄芩、山栀、朱砂等。每次 20～40ml 加入 5％葡萄糖注射液 250～500ml 静滴，每日 1 次。适用于痰瘀阻肺、表寒里热的支气管哮喘患者的辅助治疗。

5. 双黄连注射液　每千克体重用本品 1ml，加入生理盐水或 5％葡萄糖注射液中，静脉滴注，每日 1～2 次；口服，每日 3 次，儿童每次 20ml，成人每次 40ml。适用于伴有感染的哮喘患者，可起到加强抗炎和抗病毒作用。

（四）针灸疗法

实证宜针，常用穴位有大椎、身柱、风门、肺俞、丰隆、膻中、合谷、外关、商阳、鱼际等。虚证宜灸，常用穴位有肺俞、璇玑、膻中、天突、气海、关元、膏肓、神阙、三阴交、肾俞、复溜、命门等。每次选穴 8～10 个，或针或灸，每日 1 次，10 天为 1 疗程。并配合穴位埋线疗法：选取定喘、大椎、肺俞、厥阴俞、中府、尺泽等穴，埋植羊肠线，20～30 天 1 次，连续数次。

（五）其他特色疗法

1. 雾化吸入疗法

（1）辨证施治方：冷哮用麻黄、桂枝、杏仁、甘草各 10g，苏子、橘红各 5g；热哮用麻黄 5g，杏仁、黄芩各 10g，石膏 30g，桑白皮 15g，金银花 20g。水煎 2 次，混合，再浓煎并反复过滤，沉淀，取液 50ml，瓶装，消毒备用。超声雾化，口腔吸入，每次雾化时间为 30 分钟。5～7 日为 1 疗程。

（2）三子养亲汤：苏子、白芥子、莱菔子、葶苈子、细辛、麻黄、天竺黄、胆南星、陈皮、丹参、甘草，剂量视证而定。浓煎并反复过滤，沉淀，取液 50ml，瓶装，消毒备用。超声雾化，口腔吸入，日 1 剂，趁热雾化吸入 2 小时，每日 2 次。

2. 穴位注射疗法　临床常用药物有：曲安奈德混悬液、654-2、灭活卡介苗、丙种球蛋白、胸腺肽、转移因子等。根据药物的特点、经络理论和病情取穴，按常规方法进行穴位注射。实施时可根据药物的不同而选用之。该疗法是临床上常被采用的治疗哮喘的有效手段，它是基于中医学"治脏者，治其俞"的原则，将中医学针刺疗法同现代注射疗法有机地结合起来，从而达到一定治疗效果的一种方法。通过穴位施针刺激和所注药物的作用，可使血液中补体、溶菌酶等非特异性机体免疫物质增多，还可以使有过敏性疾病患者的特异性免疫物质 IgA 含量升高，IgE 含量明显降低。当穴位受到综合刺激后，局部组织便产生某些化学介质，通过儿茶酚胺或乙酰胆碱的释放，改变细胞内的 cAMP 和（或）cGMP 水平，从而达到防治哮喘的目的。关于用药剂量，应结合药物常规量而定，疗程一般 4～8 周为佳。

3. 穴位割治疗法　这种疗法是通过用某些特殊刀械或针具在特定穴位上的操作，造成物理性的较强而持久的刺激，以使经络气血正常运行，机体阴阳和脏腑功能得以调整，从而达到治疗目的。临床常用的有针刀割治疗法、奇穴割治疗法、腧穴割治疗法、挑刺疗法等 4 种。

（1）针刀割治疗法：①取穴：第一组取定喘、肺俞；第二组取风门、肾俞，两组均取双侧穴位。②操作方法：穴位表皮常规消毒后，用 2% 利多卡因 2ml 加注射用水 4ml，混合后每穴分别注入 1.5ml。局封后用小针刀快速直刺穴位，针刀尖方向斜向脊柱，与表皮成 45°角，深度 1～1.5 寸。针刀进入皮下组织作米字形提插切 4 刀，然后拔出针刀，按压针刀口并用创可贴封贴之。两组穴位交替选用。哮喘发作时每星期治疗 1 次，治疗 1 个月为 1 疗程，疗程之间休息 1 周。本法治疗具有易于操作、穴位刺激量大、得气时间维持长等优点，适用于不同年龄、不同病程的患者。

（2）奇穴割治疗法：用肥皂水洗净患者双手，两手掌心向上并排放在手术台上。以 2% 碘酊及 75% 酒精消毒掌二穴（约在第 2、3 指间缝后，掌指关节前）或掌五穴（约在大鱼际正中），铺无菌洞巾。术者戴无菌手套以1％普鲁卡因4ml加0.1％肾上腺素1ml（儿童酌减）局麻穴位。左手绷紧手术部位皮肤，右手持手术刀在穴位上做纵行切口，长约1cm，深约0.5cm。用弯剪将溢出的脂肪剪除1g左右（根据患者脂肪的多少而定），再用弯止血钳伸入刀口深处，夹二三次深部软组织至病人有酸、麻、胀感觉通往前臂及手指。然后缝合皮肤，敷消毒纱布，胶布固定。同法做另一只手，7天拆线。西医学认为，割治疗法的机制可能是施术后切断了大脑皮层与肺部兴奋灶的联系，建立大脑皮层与手部兴奋灶的联系，转移了兴奋灶，从而达到平喘作用。

（3）腧穴割治疗法：第1次取膻中穴，第2次取肺俞（双）或玉堂穴，第3次取华盖或定喘穴（双）。局部常规消毒后，铺无菌洞巾，术者戴无菌手套，以1％普鲁卡因作皮内和皮下注射（术前须做皮试）。用手术刀在穴位上做1cm左右的纵行切口，后用止血钳分离切口，暴露脂肪组织并用剪刀剪去少许脂肪组织，然后用裹有纱布的镊子柄伸入切口内按摩胸骨，使其产生酸、胀、麻木的感觉，再以丝线缝合皮肤切口1针，同时将1cm左右的Ⅱ号羊肠线一段固定在切口内脂肪组织的下方，最后用无菌纱布敷盖手术部位。1周拆线，3周后可行第2次割治。

（4）挑刺疗法：通常取背俞及其附近的阳性反应点，如色素沉着点、皮色变淡的点、小结节、条索状物为挑刺点，亦可取双手内侧第二指关节横纹正中（拇指除外）。局部皮肤常规消毒后，先用三棱针直刺穴位，继而卧针上挑皮肤，背俞穴挑刺深度常为2～3mm，以能挑出白色纤丝或出血为度；手四横纹穴以能挑拨出白色或黄色黏稠液体及挤压出血滴为宜。挑治当天要注意局部皮肤不接触水并保持清洁，以免发生感染。

4. 穴位结扎疗法　1号医用羊肠线（需事先在温生理盐水中浸软，根据所选穴位的个数剪成长15cm的线段，以75％酒精浸泡半小时至1小时，用无菌生理盐水冲洗后备用）、弯蚊式止血钳、镊子、持针器、三角皮肤缝合针、手术刀及柄一套、4号丝线、敷料、固定胶布。临床取穴，主穴：肺俞、定喘、膻中、风门、大椎、大杼。随证配穴：伴咳嗽者加列缺、尺泽、孔最；痰多者加丰隆、足三里、脾俞；气促息短者加关元、太溪、肾俞；瘀象重者加血海、三阴交；胸痛心悸者加心俞、膈俞、厥阴俞。操作方法，通常选取1至2个主穴和1至2个配穴。以指甲在所选穴位处掐出"×"或以龙胆紫药液涂点作为标记，对穴区常规消毒，铺无菌洞巾，医者戴无菌胶皮手套，用1％普鲁卡因对穴位皮肤行浸润麻醉（术前做皮试）；用手术刀切开术区皮肤并深达基层，切口长1.5cm为宜，然后用镊子柄端或弯止血钳插入切口对穴位进行按摩，以患者感觉到穴区有酸、麻、重、胀感为度。将穿有备好羊肠线的三角缝合针以持针器夹持，沿切口方向从其一端进针，再从另一端出针，左右手各执两线头拉紧打结后留 5cm 线头并将之埋入切口深层。最后，用 4 号丝线将切口缝合 1 针，无菌敷料包扎，胶布固定。术后注意保持切口处的清洁，择期换药，术后 7 天拆线。根据患者体质可半个月或 1 个月穴位结扎 1 次，连续 3 次为 1 疗程。

5. 穴位激光照射疗法　主穴通常取肺俞、膻中、定喘、天突。寒偏重者加合谷、至阳、关元；热偏重者加大椎、风门、孔最；痰多者加丰隆、足三里、脾俞；有瘀象者加血海、膈俞、三阴交；肺脾气虚者加脾俞、足三里、魄户、膏肓、胸段华佗夹脊、周荣、大包；脾肾两虚加肾俞、关元、脾俞、足三里、灵台、身柱。照射方法用医疗氦-氖激光器或 CO_2 激光器均可，每次选取 1～2 个主穴位和 2～3 个配穴。照射功率可根据激光器型号的不同选用 3～6mw 为宜。照射距离 5cm 左右，光斑直径为 1.5～2mm 左右，单穴照射时间 3～5 分钟，每周连续照射 5 次，休息两天后进行下一周的治疗，4 周为一疗程。

6. 中药穴位导入法　首先根据患者哮喘之临床分型（一般分为外感型、痰湿壅肺型、肺脾两虚型、肺肾两虚型、脾肾两虚型）进行辨证处方遣药。将选择好的处方药物用 600～800ml 水浸泡 30 分钟后先以武火煎开，继以文火再煎 15 分钟，滤出药液 250ml。把两次所煎好的药液充分混合后，平均分开置于两个容器内。然后，将预先制备好的 2 块 10cm×15cm 大小、0.5cm 厚的纱布垫（儿童使用时，垫子尺寸可适当缩小），分别浸入两个有药液的容器内，备用。连接好穴位导入治疗仪，将浸有适宜温度药液的药垫，一个平置于以第四胸椎水平为中心的平面上，使肺俞（双）、魄户（双）、厥阴俞（双）、膏肓（双）各穴均被覆盖；另一个药垫平置于以第一胸椎水平为中心的平面上，使定喘（双）、百劳（双）、大杼（双）各穴位均被覆盖（注意勿使两药垫相接触）。然后，在预置好的两个药垫上，分别放置配备的比药垫尺寸略小的铅板，再在其上压置 500g 重的砂袋或袋装食盐。最后，将阴阳极导线板分别联结到两块铅板的接线柱上（阴阳板与哪块铅板联结没有严格的要求），接通电源，调节电流控制开关，使刺激达到病人感到适宜的强度。治疗时间通常为 30 分钟，治疗结束后让病人静卧 5 分钟后再坐起、行走。每天治疗 1 次，10 次为 1 疗程，疗程之间间隔 3 天。

需要说明的是：穴位注射、穴位割治、激光照射等治疗方法，适宜于急性发作期轻、中度病人的施治；慢性持续期、缓解期亦可实施。

临床缓解期治疗

所谓缓解期，"系指经过治疗或未经治疗症状、体征消失，肺功能恢复到急性发作前水平，并维持 4 周以上者"。

而当病人处于缓解期，甚至临床根本无症状、体征可辨者，此时是否需要中医药治疗？

我们在临床实践中观察到，本病急性发作时咳逆喘气，哮鸣有声，而黏痰一经咯出，则病情常可迅速缓解。由此说明宿痰停伏于体内，遇某种诱因（如感受风寒或风温、劳倦、食用某些致敏食物等）而触发，是急性发作期的基本病因病理。然宿痰内伏则与病者先天禀赋不足、肾之阳气亏虚密切相关。肾阳乃机体阳气之根，总司气化，又可摄纳肺所吸入之清气。若阳虚则温化失常，脾肺水津不布，继而化痰生饮，伏留于体内，遇感而诱发哮喘。由于先天不足，故大多自幼发病；随着年龄的增长，肾中精气渐充，部分病人可逐渐自行向愈；反复发病，肾虚更甚，摄纳失常，故时至成年，则较难治愈；病程日久，每致阴阳俱虚。因此可以认为，肾虚是发病之本，临证治疗时，无论是慢性持续期还是急性发作期，即便痰浊内盛，哮喘严重，笔者亦主张适当选用益肾温阳纳气之品，以提高临床疗效。

而当患者处于缓解期或似于常人，无症状体征可辨；或表现为程度轻重不等的肺脾肾虚损之象。肺气虚则每见声低气怯、动则尤甚，或自汗、易感冒；脾气虚，运化失常而出现食少便溏，形瘦无华；肾中阳气不足则可见腰膝酸软，畏寒肢冷，脉沉迟无力等候。三脏俱虚为其本，其中肾虚为发病之关键。这是因为久病哮喘，肺脾气虚，日久必穷及肾，致使摄纳无权；或肾阳素亏，无以温补脾肺，势必形成肺脾肾阳气俱虚之证。即便患者无任何临床症状体征可辨，但仍存在有一定的"潜在肾虚"，只是没有显现出来罢了。

国内各地中西医结合研究表明，本病肾虚（主要为肾阳虚）常贯穿于发生发展的全过程。大量研究结果证实："肾虚"本质可从内分泌、细胞和分子水平以及生理生化指标的检测结果等方面得到部分证实，如患者的内环境、神经-内分泌系统异常，表现为下丘脑-垂体-肾上腺皮质功能不全，尿中 17-羟皮质类固醇及 17-酮类固醇含量低于正常人，周围血液中血浆皮质醇水平低下等，而用补肾阳为主的方药治疗后，可以改变上述有关指标，从而进一步从中西医结合角度支持"肾虚"说。

（一）辨证论治

1. 脾肺气虚

主症：咳嗽短气，痰液清稀，面色㿠白，自汗畏风，食少，纳呆，便溏，舌淡边有齿痕，苔白，脉濡弱。

治法：健脾益气，培土生金。

方药：玉屏风散合四君子汤加味。黄芪 30g，党参 15g，白术、茯苓、补骨脂、淫羊藿、当归、丹参、炙甘草各 12g，山药 20g，五味子 9g。诸药同用，健脾益气，培土生金为主，兼益肾纳气，活血化瘀。若表虚自汗加大枣 5 枚，浮小麦 30g，无效加制附片 6～10g，龙骨、牡蛎各 30g；食少腹胀、痰多者加半夏、陈皮、前胡各 10g。平时可常服六君子丸或资生丸益肺健脾。

2. 肺肾两虚

主症：咳嗽短气，自汗畏风，动则加重，腰膝酸软，脑转耳鸣，盗汗遗精，舌淡脉弱。

治法：益气温阳，肺肾双补。

方药：用四君子汤合固本防喘汤加减。熟地、党参 20g，白术、茯苓、补骨脂、巴戟天、淫羊藿、丹参、川芎各 15g，当归、半夏各 12g，黄芪 30g，菟丝子 18g。全方同用，补肾为主，兼顾肺脾及活血化瘀。咳嗽气喘者，加白芥子、炙麻黄、苏子、地龙各 10g；平时常服金匮肾气丸、六君子丸或补肾防哮丸以培其根本。

以上方药，每日 1 剂，缓解期可长期服药，以增强体质，预防哮喘复发。

（二）特色专方

临床缓解期采用补肾为主的治法，对于预防本病的反复发作或进行性加重更具有重要意义。原则上，选方用药须结合本病病机特点，重在益肾温阳，且又当兼顾补脾益肺、活血化瘀、祛除内伏之痰。以下几首笔者常用经验方剂，各具特色，临证时可酌情选用之。

1. 固本防喘胶囊　本方系近年来总结的一防治支气管哮喘的有效经验方。药由黄芪、雄蜂蛹、淫羊藿（仙灵脾）、太子参、补骨脂、菟丝子、附片、法夏、巴戟天、丹参等药组成，经提取研粉制成胶囊，每粒 0.5g，相当于生药 3.6g。该方既适用于成人，又尤其适用于儿童（特别是伴有反复呼吸道感染的病儿），2 岁以下每次服 1 粒，随年龄增长逐渐加大剂量，至 14 岁左右可服 5 粒，3 次/日，连服 3～6 个月为 1 个疗程（宜于 8、9 月份开始服用）。近年已广泛运用于成人，疗效亦好。

本方功可补肾温阳，健脾益肺、化瘀活血，兼祛伏痰，平喘止咳。颇合咳喘诸病病机。临床用于防治支气管哮喘，以及慢性支气管炎、肺气肿、肺心病等。尤适合于缓解期服用；发病期间亦可服之。

若无成药，亦可用固本防喘胶囊加减，即固本防喘汤：北芪、菟丝子各 30g，白术、太子参、补骨脂、巴戟天、淫羊藿、丹参、川芎各 15g，法夏、黄芩、附片、桂枝各 10g。并可随证略做加减，水煎服，每日 1 剂。疗程视病情而定。一般每年服药 2～3 个月。连续或间断服药。

2. 补肾防哮丸　补骨脂、淫羊藿、巴戟天、熟地、山萸肉、菟丝子、丹参、白术各 30g，黄芪、当归各 60g，五味子、附片各 15g，法半夏、胆南星各 20g，胎盘 1 具。按比例研粉，炼蜜为丸（或泛水为丸）。每日早晚各服 9g（小儿酌减）。本方重在培补先天，温肾壮阳，以增强抗病能力；兼顾补益脾肺之气，培养后天，以杜绝生痰之源；同时选用法半夏、胆南星等祛除内伏之痰；久病入络，故用当归、丹参活血化瘀。综观全方，颇合本病缓解期病机特点。用诸临床，有效率在 82%～95% 之间（发作次数逐渐减少，发作时症状明显减轻，部分病人逐渐停止发作）。对于季节性发作者，宜于好发季节前 2 个月左右开始连服 3～6 个月；常年性发作者，可于喘止后（亦可于立秋后）连服 3～6 个月。可连服 3～5 年，以病情稳定不复发为度（发作期间亦可服之）。

补肾防哮丸、固本防喘胶囊是笔者借鉴全国各地经验并经临床观察总结而研制的，该方药具有补肾温阳、益气健脾、敛汗固表、兼祛伏痰、活血化瘀等多种功效，对控制哮喘复发具有良好效果。如前所述，支气管哮喘（包括慢性支气管炎）患者大都存在下丘脑—垂体—肾上腺皮质功能不全，免疫功能失调等。经服固本防喘胶囊等方后，内分泌功能得到改善，免疫功能明显增强（血清免疫球蛋白、补体 C_3、LTT、E-RFT 均较治疗前有显著性提高）。临床发现，儿童长期坚持服用固本防喘胶囊后，体质明显好转，感冒次数明显减少，哮喘发作次数逐渐减少，直至完全消除。

3. 河车大造丸（成药） 亦有较好的疗效。每次服 10g（小儿酌减），3 次/日。服法可参考"补肾防哮丸"。本方适用于"肾中阴阳俱虚者"。

4. 健脾温肾膏 黄芪、党参各 300g，茯苓、白术、谷芽、麦芽、白果仁、淮山药各 150g，麻黄 100g，细辛 60g，陈皮 90g，菟丝子、仙茅、淫羊藿、补骨脂、女贞子、枸杞子各 120g，蛤蚧 2 对。随症加减。水浸 12 小时后，取 3 次滤液，浓缩至 2～2.5L，若血虚加阿胶 300～400g，气阴两虚加龟板胶 100～150g，冰糖 0.5～1kg，炼制成膏备用。每年冬至开始，用 1 匙/次，日 2～3 次冲服。可连续或间断用 1～2 年。

5. 补肾防喘片（温阳片） 补肾防喘片含附片、生地、熟地各 6g，山药、淫羊藿、补骨脂、菟丝子各 9g，陈皮 1.5g；另滋阴片含生地、熟地、天冬各 6g，山药、黄精各 9g，女贞子 15g，陈皮 1.5g。两方均按比例制成浸膏片，每 1 剂可服用两天（其中补肾防喘片已制成成药）。根据季节性发作患者易于 10 月左右复发的特点，从 8 月初就开始服药，至 10 月底止，共 3 个月左右，连服 3～5 年。免疫学研究发现：温阳片能抑制血清 IgE 的季节性升高，提高抑制性 T 细胞（TS）功能，同步观察治疗前后 TS 和血清 IgE 的相关变化，发现温阳片组 IgE 与 TS 治疗前后呈明显负相关（γ-0.440，$P < 0.05$），对照组则无明显直线相关。提示温阳片可能通过免疫调

节而发挥预防复发作用。本方系原上海医科大学国内著名中西医结合专家沈自尹教授及其科研团队经数十年研究用以防治哮喘经验方。临床证实，长期坚持服用，对本病有较显著疗效，患者发作次数明显减少甚至极少再发，发作时症状渐见减轻，且无毒副作用。

6. 固肺益肾丹　胎盘粉、黄芪各 3 份，淫羊藿、巴戟天、蛇床子、胆南星、半夏、茯苓、白术各 2 份，防风、桂枝、白芍、陈皮各 1 份。共研细末，装 0 号胶囊。每次 6 粒，每日 3 次口服。连服 3～5 个月以防治本病的复发。用于缓解期肺脾肾俱虚，夹有痰湿的哮喘患者。

7. 玉屏风散剂　黄芪 30g，白术 20g，防风 10g，当归 12g，赤芍 18g，陈皮 6g。按上药比例配为散剂，每日服 6～9g，每日 2 次，用适量蜂蜜调服及温开水送服。在发病季节前 2～3 个月开始预防性服药。常年发病者可与其他药物同时服用，服药时间适当延长。有补肺固表、扶正祛邪作用，可有效防治支气管哮喘发作。

在选择上述方药时，临床上尚有如下几个问题需要说明一下：

（1）可供我们运用的益肾温阳益气之品甚多，而用于哮喘的防治宜选用哪些药物更为适宜？临床上通过反复筛选，发现淫羊藿（仙灵脾）、巴戟天、补骨脂、黄芪、菟丝子等当为首选药物，不仅疗效较好，且无毒副作用；又如雄蜂蛹亦不失为防治本病的有效药物之一，特别对于儿童，疗效显著。支气管哮喘是一种反复发作、寒热并存、虚实夹杂的慢性疾病，若选用过于温燥之品（如附片），久服之必然容易伤津耗气（小儿更是如此），反对病情不利。故附片、干姜之类，一般较少用之；即便使用，量亦应小。

（2）我们强调，补肾温阳在防治支气管哮喘过程中虽具有积极作用，但并不意味着只是一味地温肾而不配合其他治法。须知机体内阴阳是时刻保持着相对平衡协调状态的，由于阴阳互根的原理，补阳时亦应适当滋阴，以"阴中求阳"，即可使"阴平阳秘"，故每于方中选用熟地、山萸肉诸药，原因即在于此。另外，缓解期肺脾肾俱虚，只不过是以肾虚最为关键罢了。温肾壮阳固然重要，益气健脾补肺亦不可少。近年来，各地多次报道黄芪、太子参等药对调整机体免疫功能有良好作用，尤其是黄芪一味，大量用之，药专力宏，疗效肯定，且无毒副作用。脾气充足，化生卫气，即可增强抗病能力，减少感冒发生，从而减少哮喘的复发。此即所谓"补后天即所以补先天"，自然有利于提高本病的防治效果。

（3）对于部分激素依赖型患者，由于大都表现为肾中阴阳两虚，故宜阴阳双补，每用六味地黄汤为主，加用补骨脂、淫羊藿、黄芪、女贞子、旱莲草等味，煎汤或炼蜜为丸内服。如能坚持服药，部分病人可减少激素用量乃至逐渐撤除激素。国内近代名医姜春华先生时以本方法防治激素依赖型哮喘，颇有效验。

（4）由于久病每易"入络"，常使血瘀之征显现，故缓解期患者坚持服用活血化瘀之品亦是近年来颇受关注的中医治法之一。常用药物如丹参、当归、川芎、三七、桃仁、红花，以及虫类药如全蝎、蜈蚣、僵蚕等味，临床每常选用。通过活血化瘀之法，使瘀血渐消。实践证明，合理选用活血化瘀法有利于提高临床的疗效。

（5）控制哮喘的反复发作，除了上述药物之外，我们还特别强调：①做到防早、防小（指幼年阶段一有此病，即应及时综合防治）；②过敏患者应尽可能找出致敏原，避免再次接触。如儿童易对蛋类、牛奶、鱼虾等产生过敏，当少食或禁食之；对药物、花粉、油漆、涂料、工业粉尘等易过敏者，应尽可能减少接触；③及时治疗过敏性鼻炎、荨麻疹、湿疹、慢性咽炎等病，以消除可能引起哮喘反复发作的隐性病灶；④平时应注意加强体育锻炼，消除有害气体、烟雾的刺激，及时防治上呼吸道感染。只有这样，才有可能有效地控制本病的反复发作。

（三）穴位敷贴

夏季中药穴位敷贴是哮喘缓解期颇具中医特色的防治方法，近30余年来临床上广泛受到关注（亦有配合冬季进行敷贴者），实践证明本方法具有较显著的预防复发的效果。

1. 冬病夏治消喘膏 白芥子、延胡索各21g，甘遂、细辛各12g，共研末（此为1人1年的用量），于夏季三伏天开始使用。每次以1/3药末，加生姜汁调成稠膏状，分摊于6块直径约5cm的油纸或塑料布上，贴于背部肺俞、心俞、膈俞（均为双侧）穴上，后用胶布固定；贴4～6小时。每隔10天贴1次，于初伏、中伏、晚伏各1次，共3次。连贴3～5年。宜晴天中午前后贴，阴雨天贴效果欠佳。贴药后不宜过多活动。本法对喘息型慢性支气管炎、支气管哮喘有良好的防发作用，疗效随贴药年限的延长而逐渐提高。敷贴前后的皮泡液巨噬细胞吞噬能力、皮泡液中IgA、IgG含量和淋巴细胞转化率等测定表明，本法能增强机体非特异性免疫功能；贴药后血中嗜酸性粒细胞明显减少，说明可降低机体的过敏状态；血浆皮质醇有非常显著的提高，说明本法能使下丘脑-垂体-肾上腺皮质系统功能得到改善。

亦可先在肺俞、心俞、膈俞等穴位上拔罐5～10分钟，后将本膏或用参术白芥散（白芥子、细辛、甘遂、吴茱萸、苍术、青木香、川芎、雄黄、丁香、肉桂、皂角各等份，红参1/10量，麝香、冰片适量，共研细末，上药每10g加海龙1条研末。密封备用）于入伏、数九各敷贴3次，方法同上方。1年6次为1疗程，连续贴穴3个疗程以上。

2. 麻芥玄辛膏　麻黄 20g，白芥子 20g，延胡索 18g，细辛 10g，甘草 20g，麝香少许。经过提取有效成分按现代技术精制成膏药类剂型，规格为 3.5cm×3.5cm 每贴，含生药 1.5g，进行敷贴治疗。①取穴：胸及背部两侧对称的心俞、肺俞、膈俞、肾俞、脾俞及风门、大椎、定喘、天突、膻中等穴位交替使用。②贴药时间：夏季组在初、中、末伏的第 1 天各贴 1 次。冬季组在任何时间均可贴治，10 天 1 次，贴 3 次为 1 疗程，每次根据病人耐受程度贴药 3～8 小时，每穴 1 贴。冬季注意保暖，防止治疗期间感冒而使哮喘发作加重。连续治疗 3 个疗程后进行统计，分析疗效。根据中医传统"冬病夏治"的原理，分组观察不同季节与不同证型的支气管哮喘者的防治效果。

3. 菟丝敷贴膏　菟丝子 120g，杜仲 100g，白芥子、僵蚕、延胡索各 30g，甘遂、细辛各 10g。上药以芝麻油、红丹研制成膏，每膏 2cm×2cm 左右，贴于肺俞、膏肓俞、大椎 3 个穴位。若发病季节比较明显，在发作前 1 月开始贴敷，若没有明显的季节性，可贴 2 个月为 1 个疗程。若皮肤对膏药敏感有反应可间歇 3 天再贴，每张贴 3 天。治疗期间禁食一切辛辣油腻物。诸药合用意在补肾阳兼化伏痰解痉。在取穴上，肺俞主治咳嗽、哮喘；膏肓俞主治虚劳、咳嗽、哮喘、咯血；大椎主治咳嗽。本法应用对于预防控制和治疗支气管哮喘有良好的作用。临床应用时，偶有贴敷部位出现充血及痒感，一般无全身症状，于停用贴膏 3 天后症状消失或减轻，仍可继续贴敷。

关于敷贴疗法及药物，各地报道甚多。如杨氏等用白芥子、洋金花、甘遂、细辛为主，另分别加入砒霜、麝香与安息香组方制成泥丸，选患者双侧肺俞、心俞、膈俞针刺后以伤湿止痛膏进行穴位固定，于初、中、末伏第 1 天各贴药 1 次，3 次为 1 疗程。另有学者采用指针配合穴位外敷贴药（白芥子 20g，甘遂、细辛各 15g，延胡索 25g，干姜 10g，研末用鲜姜汁调成梧桐子大药丸），亦取得满意效果。另有人认为贴敷药有寒热之分，寒型用白芥子、地龙、细辛各 20g，延胡索、甘遂各 20g，冰片、樟脑各 10g，麝香 1g，附子 60g 组方；热型用上方去附子加天竺黄 60g。共研细末，鲜姜汁调糊制饼贴穴。

（四）针灸疗法

取穴足三里、三阴交、肺俞、脾俞等穴，常规针法或灸法，有增强体质、预防支气管哮喘、COPD 等病复发的效果。

（五）其他特色疗法

1. 穴位按摩　常用砒椒散（白砒 1.5g，白胡椒 9g，研末）用四层纱布包好，酒精适量浸渍散药使之微湿润，取少许作按摩用。取穴：①肺俞

（双）、膻中；②大椎、天突。1 天 1 组，交替按摩。上药可供 1 人用 10～15 天。初伏开始，连按 3 个月；每穴不超过 30 秒钟；皮肤出现小水疱，涂龙胆紫数次即愈。

2. 穴位封闭　取天府、足三里穴。用黄芪注射液（每 2ml 相当于生药 4g），每周 1 次。第 1 周注射右天府及左足三里穴，每穴 1ml；第 2 周后左右交替注射，于缓解期连续注射 34～38 针次为 1 疗程，连续 3 年注射 3 个疗程。本方法主要用于小儿支气管哮喘的防治（亦可加大剂量用于成人）。治疗前后的淋巴细胞转换率及血嗜酸性粒细胞绝对值的对比，说明本法确有提高机体细胞免疫功能和降低患儿过敏的作用。同时用本法与 5% 胎盘球蛋白注射液作对照观察（方法相同），结果黄芪注射液优于胎盘球蛋白注射液（$P<0.05$）。

3. 穴位药线植入　治疗方法：将 1 号铬制羊肠线与豨莶草共煮 30 分钟制成药线，冷却后剪成 0.5cm 长供治疗组使用。将 1 号铬制羊肠线用清水煮沸，冷却后剪成 0.5cm 长供对照组使用。取膻中穴常规消毒铺巾后，在穴位上普鲁卡因浸润局麻，用手术刀作大约 1cm 长切口，血管钳剥离周围组织，经过浅筋膜达到肌层敏感区，穴位按摩 1～2 分钟，将适量的药线（治疗组）或羊肠线（对照组）置于切口内，然后缝合 1 针即可，盖上消毒纱布，5～7 天后拆线，每月埋线 1 次，连续 3 个月，共埋线 3 次。

4. 耳针　缓解期可以作耳穴平喘、肺、肾、内分泌、皮质下、交感、神门及敏感点埋针，配合其他治疗，常有较好的疗效。

5. 穴位熏灸　先用七星针在心俞、肺俞、定喘、大椎等穴上敲打后，再以 2 分厚的鲜姜片贴在穴位上，进行隔姜艾条熏灸，每穴 3 壮。疗程可参照"穴位按摩"。

临床上可视情选用上述方法 1～2 种，并配合方药内服及饮食调护等综合疗法，常可获得较好疗效。

三、西医药常规治疗

（一）急性发作期的治疗

急性发作期的治疗目的是尽快缓解气道阻塞，纠正低氧血症。恢复肺功能，预防进一步恶化或再次发作，防止并发症。一般根据病情的分度进行综合性治疗。

1. 轻度　每日定时吸入糖皮质激素 200～500μg；出现症状时吸入短效 β_2 受体激动剂，可间断吸入。效果不佳时可加用口服 β_2 受体激动剂控释片或小量茶碱控释片（200mg/d），或加用抗胆碱药如异丙托溴铵气雾剂吸入。

2. 中度　吸入剂量一般为每日 500～1000μg；规率吸入 β_2 激动剂或联

合抗胆碱药，吸入或口服长效 β_2 受体激动剂。亦可加用口服白三烯调节剂如孟鲁司特，若不能缓解，可持续雾化吸入 β_2 受体激动剂（或联合用抗胆碱药吸入），或口服糖皮质激素（$< 60\mu g/d$）。必要时可用氨茶碱静脉注射。

3. 重度至危重度 持续雾化吸入 β_2 受体激动剂，或合并抗胆碱药；或静脉滴注氨茶碱或沙丁胺醇。加用口服白三烯调节剂。静脉滴注糖皮质激素如琥珀酸氢化可的松或甲泼尼龙或地塞米松。待病情得到控制和缓解后（一般 3～5 天），改为口服给药。注意维持水、电解质平衡，纠正酸碱失衡。

（二）慢性持续期的治疗

一般哮喘经过急性期治疗症状得到控制，但哮喘的慢性炎症病理生理改变仍然存在，因此，必须制订哮喘的长期治疗方案。根据哮喘的控制水平选择合适的治疗方案。

对哮喘患者进行哮喘知识教育和控制环境、避免诱发因素贯穿于整个治疗阶段。其他可供选择的缓解用药包括：吸入型抗胆碱能药物、短效或长效口服 β_2 受体激动剂、短效茶碱等。除非规律地联合使用吸入型糖皮质激素，否则不建议规律使用短效和长效 β 受体激动剂。

由于哮喘的复发性以及多变性，需不断评估哮喘的控制水平，治疗方法则依据控制水平进行调整。

以上方案为基本原则，但必须个体化，联合应用，以最小量、最简单的联合，副作用最少，达到最佳控制症状为原则。

至于临床缓解期，目前主要是以中医药治疗为主。

【特色疗法述评】

1. 由于哮喘病的发病率极高，严重地影响着人类的身心健康，故近半个世纪以来，世界范围内的有关本病的防治研究从未间断；从发病机制到各种安全、有效的药物研发，均取得了举世瞩目的进展，目前哮喘无论是急性发作期还是缓解期，其相关防治效果可以说是前所未有的。即便如此，然本病至今尚无有效的根治方法与药物，西医药主要是对症处理，即急性期以茶碱类、β_2 受体激动剂、抗胆碱药以"缓解症状"，缓解期则主要是应用激素类药物"控制复发"。而激素类药物长期、无序、大量的使用或滥用，库欣综合征等并发症的发生，无疑又影响着本病的防治效果，部分病人因之而加重病情。因此，有效而副作用少的药物研发，同样是目前面临的重要"课题"。

2. 近年来，国内运用中西医结合方法开展对哮喘病因病理及防治方法等诸多方面均取得了一定的成果，并为中西医结合治疗本病提供了有力的依据。

首先，基础研究方面，人们发现：中医"肾虚"观念（主要为肾阳虚）将贯穿于哮喘发生发展的全过程。大量证据表明：哮喘者的内环境、神经-内分泌系统异常，表现为下丘脑—垂体—肾上腺皮质功能不全，尿中 17-羟皮质类固醇及 17-酮类固醇含量低于正常人，周围血液中血浆皮质醇水平低下等。而用补肾为主的方药治疗后，可以改变上述有关指标。从而从中西医结合角度支持"肾虚"说。其次，我们的研究结果表明，哮喘发作时有微循环障碍等瘀血特征，应用活血化瘀药可望提高疗效。这些认识，为中西医结合治疗本病提供了理论依据。

正因如此，哮喘中西医结合"肾虚"本质的研究及补肾法防治哮喘作用机制的探索均取得了可喜的进展。随着医学科学的不断进步，各地从不同角度，对补肾法稳定气道反应性作用、预防哮喘的变态反应和非变态反应机制、改善哮喘急性发作的作用等进行了有益的探索。大量的临床研究表明，急性发作期或慢性持续期患者在以西医药治疗为主的同时，可适当辅以中医药降气平喘、化痰止咳、益肾固本诸法，可望提高临床疗效；缓解期主要采用补肾固本为主，综合多种方法防治，每常选用固本防喘汤、补肾防哮丸、补肾防喘片等方扶正固本，以增强机体抗病能力，减少本病的急性发作，促使疾病向愈。实践证明，无论何期，只要针对肾虚为主的病机特点，注重补肾祛邪并举同施，其疗效显然要比传统方法显著。同时运用西医药有效方法对症治疗，可望进一步提高疗效。

又如，国内对于穴位敷贴疗效、针灸治疗哮喘亦进行了大量的临床和实验研究。临床上三伏天中药敷贴，或以针法为主，或以灸法为主，或敷贴、针灸并用，于缓解期防治本病具有较好疗效。研究结果表明，敷贴疗效、针灸疗法具有抗变态反应、调节神经兴奋性、抗炎、降低气道高反应性和改善肺功能等多种综合效应。

3. "肾虚为本"，"补肾是重中之重"，这可以说是目前中医界的共识。然益肾温阳之品甚多，用于哮喘的防治宜选用何种药物更为适宜？笔者通过临床反复筛选，发现淫羊藿、巴戟天、补骨脂、山茱萸、菟丝子等当为首选药物，不仅疗效较为显著，且无毒副作用。雄蜂蛹亦不失为防治本病的有效药物之一，特别适用于儿童。由于哮喘是一种反复发作、寒热并存、虚实夹杂的慢性疾病，若选用过于温燥之品，如附子，大量、久服之必然容易伤津耗气，反于病情不利，故附子、干姜之类，一般较少用之，而即便使用，量亦应小。

补肾温阳在防治哮喘过程中虽具有积极作用，但并不意味着单用温肾法而不配合他法。须知机体内阴阳是时刻保持着相对平衡协调状态的，由于阴阳互根的原理，补阳时亦应适当滋阴，以"阴中求阳"，即可使"阴平阳秘"，故每于方中选用熟地黄、山茱萸诸药。另外，缓解期肺脾肾俱虚，温肾壮阳固然重要，益气健脾补肺亦不可少，多用黄芪、太子参等药，可有效调整机体免疫功能。尤其是黄芪一味，大量用之，药专力宏，疗效肯定。而脾气充足，化生卫气，即可增强抗病能力，减少感冒发生，从而减少哮喘的复发。补后天即补先天，自然有利于提高本病的防治效果。

对于部分激素依赖型或抵抗型哮喘患者，由于大都表现为肾中阴阳两虚，故宜阴阳双补，每用六味地黄丸为主，加用补骨脂、淫羊藿、巴戟天、黄芪、雄蜂蛹、淡附片与知母、龟甲、桑寄生、黄柏等味，以及活血化瘀之品如丹参、赤芍、川芎、三七、全蝎等，配合西药治疗，可有效提高临床疗效；如能坚持服药或合理用药，部分患者常可逐渐减少激素用量甚至撤除激素。

4. 针对发病阶段不同，选用不同方法，并注重综合疗法治疗，是中医或中西医结合治疗哮喘的又一特色。如急性期及慢性持续期的中西医结合防治，缓解期中药、敷贴、针灸以及西药并举同施，其疗效常常显著优于某一单纯的治疗方法。

5. 中医药具有缓效、稳效、持久的特点，尤其是缓解期，其防治结合，寓治于防，充分显示出中医药的优势和特点。而西医药则给药途径方便、控制病情迅速、控制感染效果好（尤其对重度和危重病人），这显然是目前中医药所不及的。因此，如何研究出高效、稳定和"经得起重复"的中药制剂、改善给药途径是我们务必重视的研究领域；有关本病的基础和临床研究还有诸多方面有待进一步深入，许多深层次的问题还有待进一步阐明。此乃是中医、中西医结合界今后所面临的主要任务。

【主要参考文献】

1. 周仲瑛. 中医内科学［M］. 北京：中国中医药出版社，2003：86～93.

2. 陈灏珠，林果为. 实用内科学［M］. 第13版. 北京：人民卫生出版社，2010：1730～1743.

3. 陆再英，钟南山. 内科学［M］. 第7版. 北京：人民卫生出版社，2010：69～78.

4. 欧阳忠兴，柯新桥. 中医呼吸病学［M］. 北京：中国医药科技出版社，1997：481～499.

5. 柯新桥，张敏. 支气管哮喘［M］. 北京：中国医药科技出版社，2008：22，120，142～199.

6. 柯新桥. 咳嗽变异型哮喘的中医辨治思路与方法［J］. 湖北中医杂志，2005，27（2）：3～5.

7. 柯新桥，范鹏，朱焱林．支气管哮喘从肾虚论治［J］．新中医，2008，40（4）：3～4.

8. 孟庆春，柯新桥，李顺民．内科疑难病中医治疗学［M］．北京：中国医药科技出版社，2002：22～37.

9. 吴东南，苏艳丽，褟少敏，等．半夏泻心汤治疗哮喘合并胃食管反流病的临床疗效观察［J］．国际中医中药杂志，2013，35（2）：11～13.

10. 刘坛树．赖新生教授治疗支气管哮喘经验［J］．中华中医药杂志，2013，28（1）：140～142.

11. 裴海寅，奚肇庆．中医药治疗支气管哮喘研究进展［J］．中医学报，2013，28（1）：21～23.

12. 罗春凤．中西医结合治疗支气管哮喘100例疗效分析［J］．中国医学创新，2012，6（3）：25～28.

（柯新桥）

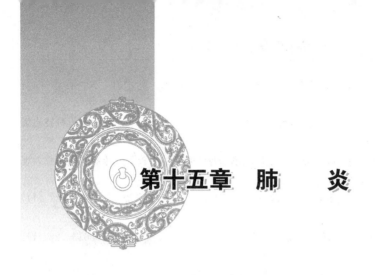

第十五章　肺　炎

　　肺炎（pneumonia）是指终末气道肺泡和肺间质的炎症，可由微生物理化因素免疫损伤过敏及药物所致。细菌性肺炎是最常见的肺炎，也是最常见的感染性疾病之一。日常所讲的肺炎主要是指细菌性感染引起的肺炎。在抗生素应用以前细菌性肺炎对儿童及老年人的健康威胁极大，抗生素的出现及发展曾一度使肺炎病死率明显下降，但近年来尽管应用强有力的抗生素和有效的疫苗，而肺炎总的病死率不再降低甚至有所上升。发病率与病死率增高的原因与社会人口老龄化、吸烟、伴有基础疾病和免疫功能低下有关，亦与病原体变迁、医院获得性肺炎发病率增加、病原学诊断困难、不合理使用抗菌药物导致细菌耐药性增加有关。

　　中医学认为肺炎是肺系的外感热病，起病急骤，传变迅速，以发热、恶寒、咳嗽、胸痛、口渴、汗出为主症，属于中医学"风温肺热病"、"风温"、"肺热病"、"咳嗽"等范畴。中医对咳嗽的认识由来已久。从发病学来分析，鼻为肺窍，肺主卫外，肺气亏虚，易遭外邪侵袭，出现鼻窍不利，中医学认为"肺主咳"，如《素问·阴阳应象大论》曰："肺……在变动为咳"；《素问·宣明五气》说："五气所病……肺为咳；《景岳全书 咳嗽》认为："咳证虽多，无非肺病"；又《医学三字经·咳嗽》"肺为气之主，诸气上逆于肺则呛而咳，是咳嗽不止于肺，而亦不离于肺也。"说明咳嗽发生的主要脏腑是肺。《素问·咳论》指出"五脏六腑皆令人咳，非独肺也；并指出咳嗽的病变在肺而涉及五脏六腑，强调脏腑功能失调，影响及肺均致久咳。《河间六书·咳嗽论》所云"寒、暑、燥、湿、风、火六气，皆令人咳嗽"，《景岳全书》把咳嗽明确地分为外感内伤两大类："咳嗽之要，只惟二证，何为二证？一曰外感，一曰内伤，而尽之矣"。而其发病多由肺失正常的宣发肃降功能而引起。《医约·咳嗽》言："咳嗽毋论内外寒热，凡形气俱实者，宜散宜清，宜降痰，宜顺气。凡形气病气俱虚者，宜补宜调，或补中稍佐发散清火。"说明咳嗽不离乎肺，不止于肺，治宜辨别虚实，切忌大补而不发散，不清火。

中医药辨证论治本病具有不可替代的优势和特点，在辨证审因的基础上随机活变，综合运用各法，才是取得可靠疗效的关键。

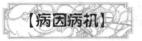

【病因病机】

一、中　医

本病的发生，常为体质虚弱，冒雨受寒，感受六淫之邪或患病者相互染疫而发病，也有外邪伏肺择机发病者。致使肺失宣降，肺气不宣，气逆不降而发病，而六淫之邪则是本病的主要发病基础。病理表现为正虚邪盛或邪气亢盛。

1. 风热犯肺　《素问·太阴阳明论》"伤于风者，上先受之。"风热之邪从口鼻而入，内迫于肺，肺失宣降，故咳嗽、咳声重浊或喘鸣。热灼肺津可见咳痰黄黏，或痰稠黄绿，口干苦、便干。风热之邪炎上，则见咽痛。风热客表，营卫失和，故发热、汗出、恶风。舌边尖红，苔黄，脉浮数为风热客表之象。肺主气，司呼吸，上连气道喉咙，开窍于鼻，外合皮毛，为五脏六腑之华盖，其气灌百脉而通他脏。

2. 风燥伤肺　外感风燥之邪或风寒风热之邪化燥，致肺失清润，故见干咳作呛。燥热灼津则咽喉口鼻干燥，痰黏不易咯吐。苔薄白或薄黄，质红、干而少津，脉浮数，属风燥伤肺之象。

3. 湿邪寒化　湿为阴邪、损伤阳气、湿性黏滞、重着下行、湿邪遇虚寒体质易寒化，表现为痰稠易咳。湿邪入里化热致痰白黄脓。痰湿郁肺，肺失清肃，则咳声重浊。热灼津液则口干。痰湿堵塞气机则时有胸闷痛。阻塞鼻窍则涕多。舌体偏胖，质淡略黯，舌苔白腻，脉滑为痰湿蕴肺之象。

4. 湿邪化热　湿邪遇热盛体质易热化，表现为高热不退。湿性黏滞则汗出而热不解。湿邪阻肺，肺失宣降则咳嗽气急，鼻煽气粗，咳痰黄稠或咯铁锈色痰。痰湿阻塞气机则胸痛。热重于湿则口渴烦躁、小便黄赤、大便干燥。舌红，苔黄，脉滑数或洪数属湿邪化热之象。湿邪化热之危象可见热毒内陷，病人烦躁不安，神昏谵语，昏迷。更有甚者出现阳气欲脱，病人可见体温骤降，冷汗如油，面色苍白，肢冷唇青，气急鼻煽，脉微细欲绝。

总之，本病病位在肺，多为新病，以实证为主，以邪犯于肺，肺失宣降，肺气上逆为其基本病机。

二、西　　医

正常的呼吸道免疫防御机制（支气管内黏液-纤毛运载系统、肺泡巨噬细胞等细胞防御的完整性等）使气管隆凸以下的呼吸道保持无菌。是否发生肺炎决定于两个因素：病原体和宿主因素。如果病原体数量多，毒力强和（或）宿主呼吸道局部和全身免疫防御系统损害，即可发生肺炎。病原体可通过空气吸入、血行播散、邻近感染部位蔓延、上呼吸道定植菌的误吸引起肺炎。病原体直接抵达下呼吸道后，孳生繁殖，引起肺泡毛细血管充血、水肿，肺泡内纤维蛋白渗出及细胞浸润。除了金黄色葡萄球菌、铜绿假单胞菌和肺炎克雷白杆菌等可引起肺组织的坏死性病变易形成空洞外，肺炎治愈后多不遗留瘢痕，肺的结构与功能均可恢复。

由于病原学检查阳性率低，培养结果滞后，病因分类在临床上应用较为困难，目前多按肺炎的获得环境分成社区获得性肺炎和医院获得性肺炎两类。

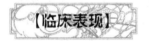

【临床表现】

一、症　　状

本病起病急骤，常有劳累、受凉、饮食不节等诱因。

1. 寒战、高热　多数患者有发热，表现为突然寒战、高热，体温高达39～40℃，呈稽留热型，使用药物（抗生素、中草药等）后热型不典型，年老体弱者仅有低热或不发热。

2. 咳嗽、咳痰　早期为刺激性干咳，伴少许白色黏液痰，1～2天后，可咯出铁锈色痰、脓性痰或黄绿痰等，少数患者有血丝痰，消散期痰量增多，痰黄而稀薄，后逐渐减少。

3. 胸痛、呼吸困难　部分患者伴有剧烈胸痛，呈针刺样，随咳嗽或深呼吸而加重，可向肩或腹部放射。若病变范围大，致通气不足、气体交换障碍则会出现紫绀、胸痛、呼吸困难。

4. 其他症状　发热时可伴有头痛、全身肌肉酸痛、食欲减退、乏力等。少数有恶心、呕吐、腹胀或腹泻等胃肠道症状，重症时可出现呼吸频率增快、鼻翼煽动，更甚者出现神志模糊、烦躁、嗜睡、昏迷等。严重菌毒血症者可出现周围循环衰竭。

二、体 征

早期肺部体征无明显异常，肺实变时可有叩诊呈浊音，语颤增强和支气管呼吸音，也可闻及湿性啰音。并发胸腔积液者，患侧胸部叩诊呈浊音，语颤减弱，呼吸音减弱。

【辅助检查】

1. 血常规检查 中、重度细菌性肺炎血白细胞增多，中性粒细胞比例增高和核左移现象，伴菌血症者，白细胞总数大多超过 $10 \times 10^9/L$，部分患者白细胞减少。非典型病原体支原体和衣原体所致肺炎白细胞很少升高，军团菌肺炎白细胞计数多正常范围。

2. C反应蛋白（CRP） 是一种机体对感染或非感染性炎症刺激的急性期蛋白，是细菌性感染很敏感的生物反应标志物，感染后数小时即见升高，在肺炎患者大多超过 100mg/L。病毒性肺炎 CRP 通常较低。抗菌药物治疗后 CRP 迅速下降，持续高水平或继续升高高度提示抗菌治疗失败或出现感染性并发症（静脉炎、二重感染、肺炎旁渗液等）。

3. 降钙素原（PCT） 是降钙素的前肽物，可用于诊断细菌性感染。肺炎患者监测 PCT 水平可以知道临床抗菌治疗，减少不必要的抗菌药物使用和早期停药。

4. 血生化 血清电解质，肝肾功能是住院或 ICU 患者的基本检测项目。低钠血症和低磷血症是军团菌肺炎诊断的重要参考。尿素氮是 CAP 严重程度的评价参数之一，肝肾功能是选择抗菌药物的基本考虑因素。

5. 影像学检查

（1）肺炎链球菌肺炎：早期胸部 X 线仅见肺纹理增粗，或受累的肺段、肺叶稍模糊。随着病情进展，肺泡内充满炎性渗出物，表现为大片炎症浸润阴影或实变影，在实变阴影中可见支气管充气征，肋膈角可有少量胸腔积液。在消散期，X 线显示炎性浸润逐渐吸收，可有片状区域吸收较快，呈现"假空洞"征，多数病例在起病 3～4 周后才完全消散。老年患者肺炎病灶消散较慢，容易出现吸收不完全而成为机化性肺炎。

（2）葡萄球菌肺炎：胸部 X 线显示肺段或肺叶实变，可形成空洞，或呈小叶状浸润，其中有单个或多发的液气囊腔。另一特征是 X 线阴影的易变性，表现为一处炎性浸润消失而在另一处出现新的病灶，或很小的单一病灶发展为大片阴影。治疗有效时，病变消散，阴影密度逐渐减低，2～4 周后病变完全消失，偶可遗留少许条索状阴影或肺纹理增多等。

（3）肺炎支原体肺炎：X线显示肺部多种形态的浸润影，呈节段性分布，以肺下野为多见，有的从肺门附近向外伸展。病变常经3～4周后自行消散。部分患者出现少量胸腔积液。肺炎衣原体肺炎X线胸片表现以单侧、下叶肺泡渗出为主。可有少到中量的胸腔积液，多在疾病的早期出现。

（4）肺炎衣原体肺炎：常可发展成双侧，表现为肺间质和肺泡渗出混合存在，病变可持续几周。原发感染的患者胸片表现多为肺泡渗出，再感染者则为肺泡渗出和间质病变混合型。

（5）病毒性肺炎：胸部X线检查可见肺纹理增多，小片状浸润或广泛浸润，病情严重者显示双肺弥漫性结节性浸润，但大叶实变及胸腔积液者均不多见。病毒性肺炎的致病原不同，其X线征象亦有不同的特征。念珠菌肺炎胸部X线显示双下肺纹理增多，纤维条索影伴散在的大小不等、形状不一的结节状阴影，呈支气管肺炎表现；或融合的均匀大片浸润，自肺门向周边扩展，可形成空洞。双肺或多肺叶病变，病灶可有变化，但肺尖较少受累。偶可并发渗出性胸膜炎。

（6）侵袭性肺曲霉病：影像学特征性表现为X线胸片以胸膜为基底的多发的楔形阴影或空洞；胸部CT早期为晕轮征（halo sign），即肺结节影（水肿或出血）周围环绕低密度影（缺血），后期为新月体征（crescent sign）。部分患者可有中枢神经系统感染，出现中枢神经系统的症状和体征。曲菌球X线胸片显示在原有的慢性空洞内有一团球影，随体位改变而在空腔内移动。

（7）变应性支气管肺曲霉病：典型X线胸片为上叶短暂性实变或不张，可发生于双侧。中央支气管扩张征象如"戒指征"和"轨道征"。

6. 确定病原体　由于人类上呼吸道黏膜表面及其分泌物含有许多微生物，即所谓的正常菌群，因此，途经口咽部的下呼吸道分泌物或痰极易受到污染，影响致病菌的分离和判断。同时应用抗生素后可影响细菌培养结果。因此，在采集呼吸道培养标本时尽可能在抗生素应用前采集，避免污染，及时送检，其结果才能起到指导治疗的作用。

【诊断与鉴别诊断】

一、诊　　断

1. 社区获得性肺炎　诊断依据：①新出现或进展性肺部浸润性病变；②发热≥38℃；③新出现的咳嗽、咳痰，或原有呼吸道疾病症状加重，并出现脓性痰，伴或不伴胸痛；④肺实变体征和（或）湿性啰音；⑤白细胞>10×10^9/L 或<4×10^9/L 伴或不伴核左移。以上①＋②～⑤项中任何一项，并排除肺结核、肺部肿瘤、非感染性肺间质病、肺水肿、肺不张、肺栓塞、肺嗜酸性粒细胞浸润症、肺血管炎等，CAP 的临床诊断确立。

美国感染疾病学会/美国胸科学会（IDSA/ATS）于 2007 年发表了成人社区获得性肺炎处理的共识，其重症肺炎标准如下：主要标准：①需要有创机械通气；②感染性休克需要血管收缩剂治疗。次要标准：①呼吸频率≥30 次/分；②氧合指数（PaO$_2$/FiO$_2$）≤250；③多肺段浸润；④意识模糊/定向障碍；⑤氮质血症（BUN≥20mg/dL）；⑥感染引起的白细胞减少（WBC<4000 个/mm^3）；⑦血小板减少<100000 个/mm^3；⑧低体温（深部体温<36℃）；低血压，需进行积极的液体复苏。符合 1 项主要标准或 3 项次要标准以上者可诊断为重症肺炎。

2. 医院获得性肺炎 亦称医院内肺炎，是指患者入院时不存在，也不处于潜伏期，而于入院 48 小时后在医院（包括老年护理院、康复院等）内发生的肺炎。HAP 还包括呼吸机相关性肺炎（ventilator associated pneumonia，VAP）和卫生保健相关性肺炎（healthcare associated pneumonia，HCAP）。其临床诊断依据是 X 线检查出现新的或进展的肺部浸润影加上下列三个临床征候中的两个或以上可以诊断为肺炎：①发热超过 38℃；②血白细胞增多或减少；③脓性气道分泌物。但 HAP 的临床表现、实验室和影像学检查特异性低，应注意与肺不张、心力衰竭和肺水肿、基础疾病肺侵犯、药物性肺损伤、肺栓塞和急性呼吸窘迫综合征等相鉴别。无感染高危因素患者的常见病原体依次为肺炎链球菌、流感嗜血杆菌、金黄色葡萄球菌、大肠杆菌、肺炎克雷白杆菌、不动杆菌属等；有感染高危因素患者为铜绿假单胞菌、肠杆菌属、肺炎克雷白杆菌等，金黄色葡萄球菌的感染有明显增加的趋势。

肺炎的诊断应包括：首先确定肺炎诊断，评估严重程度，并快速积极明确病原体。

二、鉴别诊断

1. 西医 本病需与肺结核、肺癌、急性肺脓肿、肺血栓栓塞症、非感染性肺间质病、肺不张、肺嗜酸性粒细胞浸润症、肺血管炎等相鉴别。

2. 中医 主要是与哮病、肺胀、肺痈、肺痨等疾病相鉴别。

【治疗】

一、一般措施

1. 加强体育锻炼，增强抗病能力，可坚持打太极拳、做八段锦、床上八段锦等；适时增添衣被，防止六淫之邪侵入。

2. 要及时治疗可能诱发本病的隐性疾病，如鼻后滴流综合征、慢性咽喉炎、慢性扁桃体炎等。

3. 积极预防感冒等病的发生；预防本病的复发，要防早、防小（指幼年阶段已有此病，应及时综合防治）。

4. 戒除烟、酒等不良嗜好。饮食宜清淡，忌食辛辣、煎炒、酸咸、甜腻及海腥发物。

二、中医药治疗

肺炎的中医病因病机，近年来国内中医界进行了深入而有意义的研究。传统中医学理论认为：本病的发生，常属体质虚弱，感受六淫之邪或患病者相互染疫所致。也有外邪伏肺择机发病者。属于正虚邪盛或邪气亢盛的病理状态。中医学有"急则治其标，缓则治其本"之说。肺炎急发先去邪，后期若素体虚弱者可治本。因此，本阶段应当采用"祛邪化痰，止咳平喘"的治疗原则。

（一）辨证论治

1. 风热犯肺

主症：发热畏寒，头痛咽干，咳声重浊，咳痰黄黏，痰居胸中，胸闷不适，或咽痛或便干，或大便稀薄，或痰中带血，舌边尖红，苔黄，脉浮数。

治法：清热利咽、化痰止咳。

方药：曲氏肺咳方。炙麻黄、杏仁、法半夏、橘红、茯苓、瓜蒌皮、浙贝、木蝴蝶、蝉蜕、金荞麦、生石膏、甘草各10g。全方功可清热利咽、宣肺化痰。咽痛者加射干10g；便干者去瓜蒌皮，加瓜蒌仁30g；大便稀薄者加葛根30g；痰中带血者加仙鹤草30g；高热不退者加柴胡、黄芩各10g。

2. 痰湿蕴肺

主症：发热咳嗽，咳声重浊，痰白黄脓，痰稠易咳，痰居胸中，时胸闷痛，涕多略口干，或痰稠黄绿，或发热，或咽痛，或口干苦、便干。舌体偏胖，质淡略黯，舌苔白腻，脉滑。

治法：清热祛湿、宣肺化痰。

方药：曲氏湿邪肺咳方。辛夷、紫苏叶、法夏、杏仁、苏子、枳壳、五味子、柴胡、白芍、三七（冲服）、甘草各10g，瓜蒌皮20g，鱼腥草、金荞麦各30g，黄芩15g。全方功可清热祛湿、宣肺化痰。痰稠黄绿者加败酱草、浙贝各10g；发热者柴胡加至20g；咽痛者加射干10g；口干苦、便干者加桑白皮10g。

3. 痰热壅肺

主症：高热不退，汗出而不解，咳嗽气急，鼻煽气粗，咳痰黄稠或咯铁锈色痰，胸痛，口渴烦躁，小便黄赤，大便干燥。舌红，苔黄，脉滑数或洪数。

治法：清宣肺热，化痰降逆。

方药：高氏清气化毒饮和三拗汤加减。前胡、桔梗、玄参、黄连、黄芩、桑白皮、杏仁、瓜蒌皮、连翘、法半夏、炙麻黄、甘草各10g。诸药合用，功可清宣肺热，化痰降逆。痰热甚者加金荞麦30g；高热不退者加生石膏15g，知母10g。

4. 热毒内陷

主症：高热不退，咳嗽气促，痰中带血，烦躁不安，神昏谵语，口渴。舌质红绛，苔焦黄而干，脉细数。

治法：清营开窍，解毒化痰。

方药：清营汤加减。水牛角40g，生地20g，玄参、麦冬、丹参、金银花、连翘、竹叶各10g，黄连5g。全方功可清营开窍，解毒化痰。烦躁谵语者加服紫雪丹；昏迷者加服安宫牛黄丸鼻饲。

5. 阳气欲脱

主症：体温骤降，冷汗如油，面色苍白，肢冷唇青，气急鼻煽。舌质黯，脉微细欲绝。

治法：回阳救逆，益气敛阴。

方药：参附汤合生脉散加减。附子（先煎）、人参、麦冬、五味子各10g，龙骨、牡蛎各15g。诸药合用，功可回阳救逆，益气敛阴。惊厥抽搐者加羚羊角粉0.6g，钩藤10g。

（二）特色专方

1. 加减柴胡枳桔汤 柴胡12g，黄芩15g，炒枳壳10g，桔梗10g，连翘10g，荆芥10g，浙贝母15g，川芎20g，焦神曲15g。每日1剂，加水400ml，浸泡40分钟，头煎煮沸8分钟，二煎煮沸10分钟，两煎相混，分3次温服。疗程为7天。柴胡枳桔汤出自《重订通俗伤寒论》，是小柴胡汤的变方。原书谓"邪郁腠理，逆于上焦，少阳经病偏于半表证也，法当和解兼表，柴胡枳桔汤主之"。临床上，我们对柴胡枳桔汤进行了加减，仍以柴胡、黄芩为主药，两药一清一散，疏解少阳之邪，燮理枢机之变。桔梗宣利肺气、开发上焦、炒枳壳下气除痞、宽胸行气，二者一升一降，配合柴胡、黄芩疏利枢机，使气机得以升降自如。佐以连翘散郁火、消壅结，荆芥"善治皮里膜外之风邪"，两味一温一凉共行清热透邪之功；浙贝母凉润，消痰散结，对肺经燥痰疗效尤佳；川芎活血祛风，配柴胡助清阳之气，配浙贝母行活血化痰之力。使以焦神曲健脾和中，一助浙贝母化痰，二助荆芥发散，三助炒枳壳下气消积。诸药合用，共行和解疏表、化痰利咽、宽胸畅膈之功，可使枢机运转正常，肺气肃降得当，上逆之气得平，咳嗽自止。

2. 川麦冬花雪梨膏　取川贝母、细百合、款冬花各15g，麦门冬25g，雪梨1000g，冰糖适量。将雪梨去核，用榨汁机榨成汁备用。将川贝母、细百合、款冬花、麦门冬一起入锅加适量的清水煎煮两个小时，滤出药汁。然后，在锅中再加入适量的清水，继续煎煮两个小时，去渣取汁。将两次所得的药汁和梨汁、冰糖合在一起，用小火加热煎至呈膏状即成，可每次服15g，每日服2次，用温开水冲服或调入稀粥中服用。此方具有清肺润喉、生津利咽的功效，适合有口干、唇干、鼻干、咽干、大便干、皮肤干、乏力、头晕、失眠、长痤疮等肺燥症状的干咳患者使用。

3. 加味杏苏饮　半夏15g、橘红15g、茯苓15g、甘草12g、葛根12g、紫苏12g、前胡15g、杏仁15g、枳壳15g、桔梗15g、百合20g、北五味12g、紫菀20g、款冬花20g、冰糖30g（后溶入）。用法：水煎2次，取汁400ml，溶入冰糖，分2次早晚服，一日一剂。处方为成人量，儿童要酌减为成人量的1/2～1/6即可。加减法：干咳无痰半夏减为10g，加桑叶15g、贝母15g、喉痒加牛蒡子20g、蝉蜕15g、痰清稀流涕加麻黄9g，痰黄或白而黏稠不易咳出加黄芩20g、桑皮20g。服药7天结束判定疗效。

4. 仿宣白承气汤　生石膏（先煎）30g，生大黄（后下）10g，杏仁10g，全瓜蒌12g，黄芩12g，桃仁泥10g，枳壳8g，枳实9g，生甘草6g，水煎服，分2次早晚服，一日一剂。本方功效清热通腑，宣肺化痰，主治痰热壅肺，腑中热结的风温型肺炎。

5. 甘露消毒丹加减方　本方组成生石膏（先煎）30g，杏仁10g，茵陈15g，虎杖15g，白豆蔻6g，滑石20g，法半夏10g，僵蚕10g，蝉蜕6g，苍术6g，姜黄10g，石菖蒲10g，柴胡12g，黄芩10g，水煎服，分2次早晚服，一日一剂。本方功效清化湿热、宣畅气机，主治湿热蕴毒、邪伏膜原、邪阻少阳的传染性非典型肺炎，为邓铁涛诊治经验。

6. 麻杏石甘加味方　本方组成麻黄9g，杏仁12g，生石膏（先煎）

30g，生甘草6g，黄芩12g，生地黄24g，板蓝根15g，忍冬藤12g，水煎服，分2次，一日一剂。功效宣肺清热、止嗽养阴，主治病毒性肺炎。痰多去生地，加川贝、黛蛤散；便燥结，加大黄、瓜蒌仁；咽痛加玄参、桔梗；胸痛加枳壳、橘络。

7. 清气汤 本方组成淡豆豉9g，连翘9g，生石膏（先煎）30g，杏仁9g，金荞麦9g，甘草3g，水煎服，分2次，日1剂。本方解表清气，主治邪热在卫分的大叶性肺炎。邪热偏于卫分加用桑叶、荆芥，偏重气分加用金银花、竹叶，咳甚加用桔梗、牛蒡子，痰中带血加白茅根、藕节，气分热炽者重用石膏。

（三）中药成药

1. 通宣理肺丸 功效：解表散寒，宣肺止嗽，用于风寒袭肺证。主要成分半夏、陈皮、茯苓、甘草、黄芩、桔梗、麻黄、前胡、枳壳、紫苏叶、麻黄碱。大蜜丸，每丸重6g，10丸/盒。口服，一次6g，一日2～3次。

2. 羚羊清肺丸 此药是由羚羊角粉、浙贝母、大青叶、桑白皮、金银花、杏仁、枇杷叶、黄芩、前胡共9味中药组成，具有疏风清热、宣肺止咳的功效，可用于治疗风热咳嗽。风热咳嗽是由于风热之邪侵犯人的肺脏，使肺失肃降所致。此类咳嗽患者可出现咳嗽痰多、咳声粗亢、痰稠色黄、咳痰不爽、流黄涕、发热怕风、头痛出汗、咽干口渴、面红唇赤、烦躁纳呆、大便秘结、小便色黄、舌红苔薄黄、脉浮数等症状。羚羊清肺丸的用法是：每日服3次，每次服1丸，用温开水送服。

3. 蜜炼川贝枇杷膏 此药是由北沙参、薄荷脑、陈皮、川贝母、桔梗、款冬花、枇杷叶、水半夏、五味子、杏仁共10味中药组成，具有清热润肺、止咳平喘、理气化痰的功效，可用于治疗肺燥咳嗽。肺燥咳嗽是由于风燥伤及人的肺脏，使肺失清润所致。此类咳嗽患者可出现连声呛咳、痰少而黏或痰中带血、咽痒、咽痛、鼻唇干燥、鼻塞、恶寒或发热、舌红少津、苔黄、脉数等症状。蜜炼川贝枇杷膏的用法是：每日服2次，每次服5～10ml。

4. 急支糖浆 此药是由鱼腥草、金荞麦、四季青、麻黄、前胡、枳壳、甘草共7味中药组成，具有清热化痰，宣肺止咳的功效，可用于治疗肺热咳嗽。肺热咳嗽是由于热毒侵犯人的肺脏，使肺脏受到热毒灼烧所致。此类咳嗽患者可出现反复咳嗽、咳黄痰或伴有喘息、口干、咽痛、便秘、尿赤、身热、舌质红、苔薄黄或黄腻、脉滑数或细数等症状。急支糖浆的用法是：每日服3次，每次服10～20ml。

5. 二陈丸 此药是由陈皮、半夏、茯苓、甘草共4味中药组成，具有燥湿化痰、理气和胃的功效，可用于治疗痰湿咳嗽。痰湿咳嗽是由于痰浊内生、痰湿渍肺，使肺失宣肃所致。此类咳嗽患者可出现咳声重浊、痰多、色白、黏稠、头晕身重、困倦乏力、胸闷纳呆、便溏、舌淡、苔白腻、脉滑等症状。二陈丸的用法是：每日服 2 次，每次服 1 丸。

6. 橘红丸　此药是由化橘红、陈皮、半夏、茯苓、甘草、桔梗、苦杏仁、紫苏、紫菀、款冬花、瓜蒌皮、浙贝母、地黄、麦冬、石膏共 15 味中药组成，具有清肺、化痰、止咳的功效，可用于治疗痰热咳嗽。痰热咳嗽是由于痰热蕴肺，使肺失宣降所致。此类咳嗽患者可出现咳嗽痰多或喉有痰声、痰黏厚或稠黄且伴有腥臭味、难咯出、面红身热、胸闷口苦、咽痛、口渴频饮、舌红苔黄、脉滑数等症状。橘红丸的用法是：每日服 3 次，每次服 3～4 丸。

7. 川贝雪梨糖浆　此药是由川贝母、南沙参、雪梨清膏共三味中药组成，具有养阴润肺的功效，可用于治疗阴虚咳嗽。阴虚咳嗽是由于阴虚内热伤肺，使肺失宣肃所致。此类咳嗽患者可出现干咳、咳声短促、痰少黏稠、口干舌燥、痰中带血、面色潮红、手足心热、盗汗、舌红少苔、脉细数等症状。川贝雪梨糖浆的用法是：每日服 3 次，每次服 10ml。

8. 玉屏风散　此药是由防风、黄芪、白术 3 味中药组成，具有补脾实卫、益气固表的功效，可用于治疗气虚咳嗽。气虚咳嗽是由于患者平素体弱或劳累过度，使肺气不足或肺气受损所致。此类咳嗽患者可出现咳喘气短、痰多清稀、面色苍白、乏力、自汗、畏寒肢冷、舌苔淡白、脉细弱等症状。玉屏风散的用法是：每日服 3 次，每次服 9g，用开水冲服。

（四）针灸治疗

1. 体针　取肺俞、膈俞、尺泽、鱼际、太渊、内关。配穴为大椎、曲池、合谷、孔最、委中、太溪、三阴交、十二井、膏肓俞。病情进展期，每日针 2 次，泻法，留针 30 分钟。恢复期，每日针 1 次，平补平泻。

2. 灸法　主穴：大椎、肺俞、定喘、膻中、合谷、曲池；配穴：早期：风寒加列缺、外关；风热加尺泽、孔最；湿热加丰隆、阴陵泉。中期：阳明腑实加上巨虚、陷谷；高热惊厥加人中、十宣。后期：气虚加足三里、百会；胃阴虚加章门、三阴交。雀啄灸，每次选 3～5 穴，每穴灸 10～15 分钟，每日 1～2 次。

（五）其他特色疗法

1. 鼻腔冲洗疗法　用双黄连冻干粉针 1.8g 加入 0.9% 氯化钠注射液500ml 鼻腔冲洗，每日 1 次，30～90 天为 1 疗程。治疗急、慢性鼻窦炎效佳。主症：鼻涕倒流，痰色白黏，日十口以上，或打呼噜，或张口睡，或口干鼻臭，舌淡红，苔白腻，脉滑。

2. 穴位注射　主穴：肺俞、风门；配穴：大椎、肺热、曲池、肺热穴

（第三胸椎棘突旁开0.5寸）。青霉素注射液和注射用水任选其中一种。如用青霉素应先做过敏试验，证明皮试是阴性者，先取主穴，每次选一穴。以5号注射针头刺入穴位，得气后（肺俞、风门等背部穴位切忌过深）两侧各注入0.5ml青霉素水剂（内含青霉素2万～4万单位）或1ml注射用水。过1小时后，再选一备用穴，两侧各注入与上述同等量的青霉素水剂或2ml注射用水（如为大椎穴，则注入1ml注射用水）。每日2次，连续治疗。待体温正常，症状改善后，改为每日1次，直至痊愈。

3. 穴位激光照射 主穴：肺俞、天突、膻中；配穴：咳喘加定喘，虚弱加身柱、痰多加丰隆。以主穴为主，每次据病情选2～5穴。以氦氖激光器治疗，波长623.8nm，功率1.5mw，以光导纤维直接作用于穴位，纤维光束治疗处功率≥1mw。每穴照射3分钟，每日1～2次，8～10日为一疗程。

4. 针罐 主穴：中府、巨骨、肺俞、风门；配穴：高热加大椎、曲池；胸痛加内关；腹胀加足三里。主穴先以1寸毫针，平补平泻施捻转手法约1分钟，再用大号火罐在双侧肺俞、风门两穴拔罐，将针罩在罐内，停留10～15分钟，以皮肤高肿、红紫或针眼渗出少量水液为佳。配穴仅针刺，用泻法。一般每日针1次，重者每日2次。

5. 拔罐法 取风门、肺俞、膏肓、肺部湿啰音处，按拔火罐常规操作法，每日治疗1次，用于肺炎恢复期病灶吸收不良者。

6. 雾化吸入疗法 通过超声雾化器将中药药液雾化吸入呼吸道而达到治疗目的，分别有鱼腥草注射液8ml＋生理盐水10ml或双黄连冻干粉针600mg＋生理盐水10ml雾化吸入，每日2～3次，适用于各期肺炎。

7. 灌肠疗法

（1）麻杏石甘汤灌肠液：麻黄10g，石膏50g，杏仁5g，甘草5g。水煎取汁灌肠，药温30℃左右，每日1～3次。

（2）肺炎1号灌肠液：石膏、白芍、金银花各20g，黄芩、连翘、牡丹皮、赤芍各15g，桔梗10g，荆芥12g，鱼腥草40g，大黄5g，水煎取汁灌肠，每日1～3次。

临床上还可结合辨证分别选用麻杏苡甘汤、射干麻黄汤、沙参麦冬汤等保留灌肠。尤其适用于中药口服困难者。

三、西医药常规治疗

肺炎治疗的最主要环节是抗感染。细菌性肺炎的治疗包括针对病原体治疗和经验性治疗。前者根据痰培养和药物敏感试验结果，选择体外试验敏感的抗菌药物；后者主要根据本地区肺炎病原体流行病学资料，选择可能覆盖病原体的抗菌药物。此外，还需考虑患者的年龄、基础疾病、疾病严重程度、是否有误吸等因素。由于临床上很难快速确定病原体，故大多先行经验性治疗，然后再根据药敏结果调整。

1. 青壮年和无基础疾病的社区获得性肺炎 选用青霉素类、第一代头孢菌素类等抗生素，因我国肺炎链球菌对大环内酯类抗菌药物耐药率高，故对该菌所致的肺炎不单独使用大环内酯类抗菌药物治疗，对耐药肺炎链球菌可使用对呼吸道感染有特效的氟喹诺酮类（莫西沙星、吉米沙星和左氧氟沙星）。

2. 老年人、有基础疾病或需要住院的社区获得性肺炎 选用氟喹诺酮类、第二/三代头孢菌素、β-内酰胺类/β-内酰胺酶抑制剂，或厄他培南，可联合大环内酯类。

3. 医院获得性肺炎 选用第二/三代头孢菌素、β-内酰胺类/β-内酰胺酶抑制剂、氟喹诺酮类或碳青霉烯类。

4. 重症肺炎 首选广谱的强力抗菌药物，足量、联合用药。初始经验性治疗不足或不合理，而后根据病原学结果调整抗菌药物，其病死率均高于初始治疗正确者。重症社区获得性肺炎选用β-内酰胺类联合大环内酯类或氟喹诺酮类；青霉素过敏者用氟喹诺酮类和氨曲南。医院获得性肺炎可用氟喹诺酮类或氨基糖苷类联合抗假单胞菌 β-内酰胺类、广谱青霉素/β-内酰胺酶抑制剂、碳青霉烯类的任何一种，必要时可联合万古霉素、替考拉宁或利奈唑胺。

肺炎抗菌药物疗程至少5天，大多数患者需要7～10天或更长疗程，如体温正常48～72小时，无肺炎任何一项临床不稳定征象可停用抗菌药物。肺炎临床稳定标准为：①T≤37.8℃；②心率≤100次/分；③呼吸频率≤24次/分；④血压：收缩压≥90mmHg；⑤呼吸室内空气条件下动脉血氧饱和度≥90%或 PaO_2≥60mmHg；⑥能够口服进食；⑦精神状态正常。

抗菌药物治疗后48～72小时应对病情进行评价，如72小时后症状无改善，其原因可能有：①药物未能覆盖致病菌，或细菌耐药，②特殊病原体感染如结核分枝杆菌、真菌、病毒等。③出现并发症或存在影响疗效的宿主因素（如免疫抑制）。④非感染性疾病误诊为肺炎。⑤药物热。需仔细分析，做必要的检查，进行相应处理。

【特色疗法述评】

1. 由于肺炎发病较高，严重地影响着人类的身心健康。近半个世纪以来，西医药得到了迅猛的发展。无论是发病机制的研究，诊断的研究以及发作时药物和医疗器械的应用均达到了前所未有的水平。先进的医疗技术治愈了大多数肺炎患者。然病毒性肺炎的治疗仍处于比较混乱状态，奥司他韦、扎那米韦的出现使得流感肺炎有了较好的治疗，但其他病毒性肺炎的治疗至今仍处于比较被动的局面。这主要来自于对病毒性肺炎的诊断技术不能普及，还与药物的针对性不够，其疗效不佳有关。近几年来中医药在诊治病毒性肺炎方面取得了较好的进展，有一些病毒性肺炎的治疗已超越了现有西医技术并呈现较好的发展势头。

2. 临床上曲氏湿邪肺咳是一张行之有效的方剂，该方剂在肺炎合并肺不张时加用活血化瘀药物可取得较好的疗效。笔者应用该方剂对上述疾病三十余例进行了治疗，普遍获得较好的治疗效果。

3. 曲敬来教授提出的"化除最后一口痰"的理念很适合于肺炎的后期治疗。肺炎疾病中有一部分患者在应用抗炎、平喘、化痰、止咳药物治疗后仍有黏痰或脓痰缠绵不去，而"化除最后一口痰"理念的应用会使病人减少复发性，加快疾病痊愈。该治疗理念笔者倡导了十余年，它有三点好处：①痰是致病微生物的病理产物，具体说它是细菌、霉菌、病毒的聚集物，它可以使疾病复发，还可以传染他人。所以，消灭了最后一口痰就是消除了致病微生物，就是消灭了病邪。②没有病邪就可以补益身体，就不会出现虚不受补的尴尬局面。为增强抵抗力，防止病邪侵袭打下良好的基础。

4. 高雪、曲敬来教授发明的鼻腔双黄连冻干粉加盐水的冲洗技术对患有鼻窦炎的患者十分有益。有一部分鼻后滴流综合征是肺炎反复发作的原因，2～3个月的鼻腔冲洗可以明显改善或治愈较多的鼻涕倒流患者，减少了肺炎的发生，尤其对一部分儿童慢性鼻窦炎合并支气管哮喘也有较好的疗效。这种行之有效的治疗方法应该是中医界的一大发明。

【主要参考文献】

1. 王永炎. 中医内科学［M］. 北京：中国中医药出版社，2009：54～93.

2. 蔡柏蔷，李龙芸. 协和呼吸病学［M］. 第2版. 北京：中国协和医科大学出版社，2011：831～918.

3. 钟南山. 刘又宁. 呼吸病学［M］. 第2版. 北京：人民卫生出版社，2012：396～421.

4. 施毅，宋勇. 现代肺部感染学［M］. 第1版. 北京：人民军医出版社，1996. 116.

5. 李忠. 免疫中医学［M］. 郑州：河南医科大学出版社，1996. 45.

6. 谢纬，杨清，高雪，等. 新加香薷饮合止嗽散加减治疗夏季社区获得性肺炎疗效观察［J］. 河南中医，2009，29（05）：512～513.

7. 张忠，熊广，钟晓玲，等．中西结合治疗支原体肺炎 32 例 [J]．新中医，2006，38（6）：68～69.

8. 申锦林，于为民．张学文教授治疗热病急症经验之——毒瘀 [J]．中国中医急症，1995，4（3）：127.

9. 牛红、李岩．加味杏苏饮治疗外感后顽咳 [J]．内蒙古中医药，2012，2（3）20.

10. 冯涤尘．论黄星垣高热急症学术成就 [J]．中国中医急症，2001，10（3）：12.

11. 徐应抒，李跃英，瘳大忠，等．温病卫气营血证候 103 例的微循环和血液流变学研究 [J]．中医杂志，1986，27（8）：39.

12. 龚婕宁．论温病肺热证与清肺活血法 [J]．中国中医基础医学杂志，1997，4（2）：8.

13. 李建生，孙红光，任周新．内毒素致衰老模型小鼠脏器的自由基代谢变化与梅毒清的作用 [J]．中国老年学杂志，1998，18（6）：360～362.

14. 程龙，李建生．老年人肺炎临床特点和中医药治疗概况 [J]．河南中医药学刊，1999，14（1）：84.

15. 董泉珍．中西医结合治疗感染性休克的探讨 [J]．中国中西医结合杂志，1997，17（10）：638～640.

16. 沈自尹．清热解毒药对感染性炎症作用原理的新认识 [J]．中国中西医结合杂志，1997，（10）：628～629.

17. 韩平，黄永革．老年人感染性疾病中西医结合诊治探讨 [J]．实用中西医结合杂志，1991，4（5）：269.

（曲敬来　石　现　李敏芳　何咏诗）

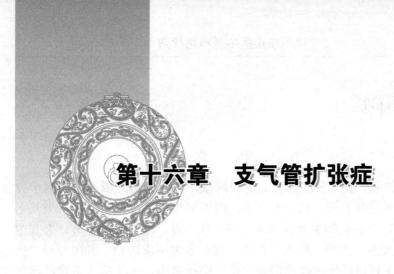

第十六章 支气管扩张症

支气管扩张症多见于儿童和青年。大多继发于急、慢性呼吸道感染和支气管阻塞后，反复发生支气管炎症、致使支气管壁结构破坏，引起支气管异常和持久性扩张。临床表现主要为慢性咳嗽、咳大量脓痰和（或）反复咯血。本病过去发病率较高，仅次于肺结核，自抗生素和疫苗问世以来，该病的发病率已有明显下降，并且典型病例亦明显减少。

根据本病的临床表现及发病的不同程度和阶段，一般将其归类于中医学肺痈、咯血、咳嗽范畴，属于难治性咳喘疾病之一。肺痈是指由于热毒瘀结于肺，以致肺叶生疮，肉败血腐，形成脓疡，以发热咯吐腥臭浊痰，甚则咯吐脓血痰为主要临床表现的一种病证。《内经》无肺痈之名，《金匮要略·肺痿肺痈咳嗽上气病》篇云："咳而胸满，振寒，脉数，咽干不渴，时出浊唾腥臭，久久吐脓如米粥者，为肺痈。""风伤皮毛，热伤血脉；风舍于肺，其人则咳，口干喘满，咽燥不渴，多唾浊沫，时时振寒。热之所过，血为之凝滞，蓄结痈脓，吐如米粥，始萌可救。"即指肺痈发作时的证治，首创"肺痈"之名，对该病从临床特点到治疗方法都有详尽论述，实为本病治疗提供了理论依据。

支气管扩张症目前仍为临床上较为难治的疾病，这不仅因为它病程长、病情缠绵，而且病理变化错综复杂。虽然各家对该病的认识有所差异，但对其基本的病理特点认识大致一致：该病为本虚标实，肺脾气虚为本，痰、热、瘀为标，"痰热"是支扩辨证论治的一个主要矛盾。急则治标，缓则治本，中医对该病的分期治疗是个很好的思路，其中尤其要强调缓解期的持续治疗。通过缓解期的治疗，控制疾病反复发作，防止进一步恶化，是其最终的治疗目标，而这也是中医治疗本病的优势所在。

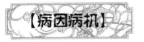【病因病机】

一、中 医

支气管扩张，据其发病过程的不同阶段，病因包括外因和内因两个方面。外因指外感风、湿、燥、火之邪，内因多指素体亏损、饮食不当及七情内伤。而其发病机制主要强调火、痰、气、虚、瘀等五大环节。火有虚实之分，实火多为肺热、肝火、胃火。虚火多为阴虚肺热、肾阴亏损、虚火上炎。痰主要指痰热内蕴或阳虚水泛。瘀指血瘀，由于病久必虚，虚久必瘀；或者痰浊阻络，导致血瘀。气有肝失疏泄致气逆犯肺，肺气失宣，胃气上逆及冲气不调。虚有肝肾阴虚，肺胃不足，也有脾胃气虚之证。各病理之间可以相互转化，相互影响，相互错杂。洪氏认为本病病机为痰瘀阻肺，郁而化热；陈氏等认为"气有余便是火"，素体肝旺，易气郁化火，因此痰、瘀、气皆易化火。加之肝肾阴虚也可为虚火。火邪甚则易伤阴血，故支气管扩张患者多数表现为痰热壅盛或阴虚火旺。总之，本病初期属实，以邪热旺盛多见，病浅易治；日久不愈则易反复发作，耗损气血，本虚标实，邪深难治，缠绵难愈。

本病为内外合邪而成，主要是肺内热毒蕴结，血败肉腐而成痈。急性感染期因外邪侵犯肺卫，若不能及时清解，痰热蕴肺，肺失清肃，进而气分之热毒浸淫及血分，伤及血脉，血为之凝滞，热壅血瘀，酿成脓痈。痰热与瘀血壅阻肺络，肉腐血败，脓血排出，痰瘀热毒得以外泄，正气得以恢复，则病情得以好转、缓解。若迁延不愈，易造成肺损伤而难以修复。一旦损伤形成，患者四季咳嗽，时轻时重，咯吐脓性痰液，状如米粥，气味腥秽，严重时咳吐脓血，甚至大咯血，病势危急。久病也可出现短气，气喘，丧失劳动能力。

二、西 医

支气管扩张是由于大小支气管的肌肉各弹性成分的破坏导致其异常扩张，这种扩张通常伴有慢性细菌感染。本病的发病因素较多，主要病因是支气管－肺组织感染和支气管阻塞。两者相互影响，最终导致支气管壁结构破坏而发生支气管扩张。支气管扩肺感染因素有病毒感染、细菌感染、真菌和支原体感染。支气管阻塞因素有肺脏疾病、遗传性缺陷、先天性解剖学缺陷、免疫缺陷。

在所有类型的支气管扩张中，在含软骨的近段支气管部分都存在着异常扩张。主要原因是炎症，这是由聚集到肺部的中性粒细胞释放的弹性蛋白酶、胶原酶以及其他物质介质导致的，而中性粒细胞聚集很大程度上是巨噬细胞和气道路上皮细胞释放细胞因子（白细胞介素 8 和白三烯 B4）引起的。由于炎症最初原因不同，最终导致大小支气管的肌肉各弹性成分的破坏，周围未损害的肺组织的收缩力将受损支气管牵张从而造成直接造成影像学上特征性的扩张改变，引起肌性成分的收缩，从而造成其增生和肥厚。在病程较长的支扩中，支气管周围的肺组织也会受到炎症破坏，从而导致弥漫支气管周围纤维化，同时造成鳞状上皮化生。也可造成远端支气管或细支气管的减少，改变了正常状态下支气管的树枝状结构。

【临床表现】

一、症　　状

本病多数患者在儿童时期患过百日咳、麻疹或支气管肺炎。约 1/3 病例有反复发作的急性呼吸道感染的病史。其典型的症状为慢性咳嗽伴大量脓痰和（或）反复咯血。

1. 慢性咳嗽和咳大量脓痰　50%～90%的患者具有此典型症状，多在患者体位改变时（如晨起或入夜卧床时）咳嗽加重，痰液较多。早期较轻可完全无症状，随着病情进一步发展和合并感染，则咳嗽加重，痰量增多；其严重度可用痰量估计：轻度，<10ml/d；中度，10～150ml/d；重度，>150ml/d。感染时痰液收集于玻璃瓶中静置后常可分三层，上层为泡沫状痰液，中层为混浊黏液，底层为脓性坏死组织。如痰有恶臭味，提示合并有厌氧菌感染。

2. 反复咯血　反复咯血为本病的特点，占 50%～75%，咯血量多少不等，可为痰中带血丝到大咯血。小量咯血：24 小时咯血量<100ml；中量咯血：24 小时咯血量 100～500ml；大量咯血：24 小时咯血量>500ml 或一次咯血量超过 100ml。咯血量与病变范围和程度不一定成正比。部分患者以咯血为主要症状，咳嗽咳痰不明显，患者一般情况较好，这一类型称"干性支气管扩张"，其支气管扩张多位于引流良好的部位且不易感染。

3. 发热　患者反复感染可引起全身中毒症状。早期可不发热，当分泌物引流不畅致炎症延，引起肺炎、肺脓肿、胸膜炎或脓胸时，病人可出现高热、咳嗽加剧、痰量增多、胸闷、胸痛等。

4. 其他症状　随着病情的迁延或加重，患者有食欲减退、消瘦、乏力、气短、贫血等症状。重症支气管扩张患者由于支气管周围肺组织化脓性炎症和广泛的肺组织纤维化，可并发阻塞性肺气肿、肺心病，继而出现相应症状。另外，由于支气管持续的炎症反应，部分患者可出现可逆性的气流阻塞和气道高反应性，表现为喘息、呼吸困难和发绀。儿童可致生长发育和营养不良，少数患者可有继发性淀粉样变。先天性支气管扩张少见。如Kartagener综合征，表现为囊状支气管扩张、心脏右位、鼻窦炎和胰腺囊性纤维病变。

二、体　征

早期或干性支气管扩张可无明显体征，病变重或继发感染时，在病变部位可闻及持续性湿啰音，部分排痰后啰音可暂时消失。约1/3患者可出现杵状指（趾）。部分患者后期并发肺气肿、肺心病，并会出现相应体征。

【辅助检查】

1. 影像学检查

（1）胸部X线检查：疑诊支气管扩张症时应首先进行胸部X线检查。绝大多数支气管扩张症患者可表现为灶性肺炎、散在不规则高密度影、线性或盘状不张，也可有特征性的气道扩张和增厚，表现为类环形阴影或轨道征。胸部X线检查同时还可确定肺部并发症（如肺源性心脏病等）并与其他疾病进行鉴别。

（2）胸部高分辨率CT扫描：可确诊支气管扩张症，但对轻度及早期支气管扩张症的诊断作用尚有争议。支气管扩张症的高分辨率CT主要表现为支气管内径与其伴行动脉直径比例的变化，正常值为 0.62 ± 0.13，老年人及吸烟者可能差异较大。此外，还可见到支气管呈柱状及囊状改变，气道壁增厚（支气管内径<80%外径）、黏液阻塞、树枝发芽征及马赛克征。当CT扫描层面与支气管平行时，扩张的支气管呈"双轨征"或"串珠"状改变；当扫描层面与支气管垂直时，扩张的支气管呈环形或厚壁环形透亮影，与伴行的肺动脉形成"印戒征"；当多个囊状扩张的支气管彼此相邻时，则表现为"蜂窝"状改变；当远端支气管较近段扩张更明显且与扫描平面平行时，则呈杵状改变。根据CT所见支气管扩张症可分为4型，即柱状型、囊状型、静脉曲张型及混合型。支气管扩张症患者CT表现为肺动脉扩张时，提示肺动脉高压，是预后不良的重要预测因素。高分辨率CT检查通常不能区分已知原因的支气管扩张和不明原因的支气管扩张。但当存在某些特殊病因时，支气管扩张的分布和CT表现可能会对病因有提示作用，如ABPA的支气管扩张通常位于肺上部和中心部位，远端支气管通常正常。

支气管扩张症患者通常无需定期复查高分辨率CT，但体液免疫功能缺陷的支气管扩张症患者应定期复查，以评价疾病的进展程度。

（3）支气管碘油造影：是经导管或支气管镜在气道表面滴注不透光的碘脂质造影剂，直接显示扩张的支气管，但由于此项检查为创伤性检查，现已逐渐被胸部高分辨率CT取代，极少应用于临床。

2. 实验室检查

（1）血炎性标志物：血常规白细胞和中性粒细胞计数、ESR、C-反应蛋白可反映疾病活动性及感染导致的急性加重，当细菌感染所致的急性加重时，白细胞计数和分类升高。

（2）血清免疫球蛋白（IgG、IgA、IgM）和血清蛋白电泳［A］支气管扩张症患者气道感染时各种免疫球蛋白均可升高，合并免疫功能缺陷时则可出现免疫球蛋白缺乏。

（3）根据临床表现，可选择性进行血清IgE测定、烟曲霉皮试、曲霉沉淀素检查，以除外变应性支气管肺曲霉菌病。

（4）血气分析可用于评估患者肺功能受损状态，判断是否合并低氧血症和（或）高碳酸血症。

（5）微生物学检查：支气管扩张症患者均应行下呼吸道微生物学检查，应留取深部痰标本或通过雾化吸入获得痰标本；标本应在留取后1小时内送至微生物室，如患者之前的培养结果均阴性，应至少在不同日留取3次以上的标本，以提高阳性率；急性加重时应在使用抗菌药物前留取痰标本，痰培养及药敏试验对抗菌药物的选择具有重要的指导意义。

（6）必要时可检测类风湿因子、抗核抗体、抗中性粒细胞胞质抗体（ANCA）。

3. 支气管镜检查 支气管镜下表现多无特异性，较难看到解剖结构的异常和黏膜炎症表现。以单叶病变为主的儿童支气管扩张症患者及成人病变局限者可行支气管镜检查，除外异物堵塞；多次痰培养阴性及治疗反应不佳者，可经支气管镜保护性毛刷或支气管肺泡灌洗获取下呼吸道分泌物；高分辨率CT提示非典型分枝杆菌感染而痰培养阴性时，应考虑支气管镜检查；支气管镜标本细胞学检查发现含脂质的巨噬细胞提示存在胃内容物误吸。

4. 肺功能检查 对所有患者均建议行肺通气功能检查（FEV_1、FVC、呼气峰流速），至少每年复查1次，免疫功能缺陷或原发性纤毛运动障碍者每年至少复查4次；支气管扩张症患者肺功能表现为阻塞性通气功能障碍较为多见（＞80％患者），可出现支气管激发试验阳性、弥散功能进行性下降及舒张试验阳性等表现。

一、诊 断 标 准

1. 症状　反复咯血；慢性咳嗽，咯脓性痰，于变换体位时易咯出。部分患者过去曾患过百日咳、麻疹、肺结核或多次发生肺炎。

2. 体征　可有肺部固定性湿啰音，感染时尤为明显，部分患者有杵状指（趾）。

3. X线检查　病变多见于下叶。早期轻症患者胸部平片示一侧或两侧下肺纹理局部增多、增粗，排列紊乱。典型的X线表现为粗乱肺纹中有多个不规则的环状透亮阴影或沿支气管的卷发状阴影，感染时阴影内出现液平，体层摄片还可发现不张肺内支气管扩张和变形的支气管充气征。

4. 胸部CT检查　显示管壁增厚的柱状扩张，或成串成簇的囊样改变，典型表现为"轨道征"或"戒指征"或"葡萄征"。

5. 支气管造影　能确诊，并可明确支气管扩张的部位、性质和范围，以及病变严重的程度。对治疗，尤其对考虑外科手术和切除范围提供重要参考依据。通过纤维支气管镜检查，或作局部支气管造影，可以明确出血、扩张或阻塞部位，还可进行局部灌洗，取得冲洗液作涂片革兰染色、细胞学检查或细菌培养等，对诊断和治疗也有帮助。

二、鉴 别 诊 断

1. 西医　本病应与慢性支气管炎、肺脓肿、肺结核、先天性肺囊肿、支气管肺癌和弥漫性泛细支气管炎等疾病相鉴别。

2. 中医　主要与肺痨、喘证、肺胀、咳嗽、呕血等疾病相鉴别。

【治疗】

一、一 般 措 施

1. 加强体育锻炼，增强抗病能力，可坚持跑步、打太极拳等，适时增添衣被，防止外邪侵入。

2. 要积极治疗基础疾病，如肺结核、肺炎、副鼻窦炎、儿童腺样体肥大等。

3. 预防感冒发生；预防复发，要防早、防小（指幼年阶段已有此病，应及时综合防治）。

4. 戒除烟酒等不良嗜好。减少辛辣刺激食物。

二、中医治疗

关于肺痈的病因病机，近年来中医界进行了深入而有意义的研究。本病的发生，虽病位在肺，但是不可忽视肺以外因素的影响。如肺系（鼻、咽、喉、鼻窍）、肝、肾、胃等疾病。依临床表现可分为发作期和迁延期两个阶段，急性期以咳大量脓性痰、咯血为主要症状，或伴发热、胸痛、喘促等表现。迁延期的主要临床表现为咳嗽，咳脓痰，以及机体正气不足的一系列表现。宜分期进行辨证施治。急性期以祛邪为主，急则治其标，采用清热解毒、化瘀排脓，邪去正安。迁延期，正虚邪恋，虚实夹杂，宜清热排脓为主，佐以扶正。

（一）辨证论治

辨证首先区分急性期及迁延期；其次掌握肺、脾、肾、胃的相互关系，掌握肺与肺系的相互影响；再次辨虚实，实证多为痰浊、痰热、痰瘀；虚证多为肺虚、脾虚、肾虚。

急性期的治疗

1. 痰热伤肺

主症：咳嗽、咯大量脓样黄白色稠痰，其气味或腥臭；咯血或痰中带血，口干，口渴，可伴发热恶寒，胸痛，大便结，小便黄。

治法：清肺泻火，凉血止血。

方药：清肺止血汤加减。生地黄15g，牡丹皮15g，仙鹤草30g，苇茎15g，鱼腥草30g，桑白皮15g，杏仁12g，桔梗15g。本方以生地黄、牡丹皮、仙鹤草清热凉血止血，佐以苇茎、鱼腥草清肺泻火；桑白皮、杏仁、桔梗宣肺涤痰。全方合用可收清泻肺热，凉血止血之效。热盛加黄连12g、黄芩15g以清肺泻热；痰多加瓜蒌20g，胆南星12g，冬瓜仁20g以清热化痰；大便秘结不通加大黄10g泻热通腑；血色瘀黯、缠绵不止加三七末1.5g止血。

2. 肝火犯肺

主症：咳嗽、咯黄色脓痰、咯血、烦躁易怒、胸胁疼痛、口干、口苦、舌质红、舌苔薄黄干、脉弦数。

治法：清肝泻火止血。

方药：清肝止血汤加减。生地黄15g，牡丹皮15g，龙胆草15g，栀子12g，桑白皮15g，杏仁15g，生蒲黄10g，仙鹤草30g。龙胆草、栀子清肝泻火为主药，生地黄、牡丹皮、生蒲黄、仙鹤草凉血止血，佐以桑白皮、杏仁宣肺化痰。全方合用可收清泻肝火，凉血之效。胸胁痛明显者加柴胡12g、桃仁10g疏肝理气化瘀以止痛；痰多加浙贝母15g、瓜蒌皮15g清热涤痰。

3. 相火灼金

主症：咳嗽咳痰或干咳无痰、痰中带血或反复咯血、口干咽燥、潮热盗汗、面赤颧红、舌质红少苔或无苔、脉细数。

治法：滋阴清热、凉血止血。

方药：滋阴止血汤加减。生地黄15g，牡丹皮15g，玄参15g，黄柏12g，知母12g，仙鹤草30g，川贝末3g（冲服），阿胶12g（烊化）。生地黄、玄参、牡丹皮、仙鹤草，滋养肾阴，凉血止血；佐以知母、黄柏清热养阴；川贝母、阿胶清热养阴并助止血。全方合用可收滋阴泻火，凉血止血之效；痰多加枇杷叶12g、天花粉15g加强清热化痰；反复咯血，加生蒲黄15g、白茅根15g养阴止血；舌润津伤以生藕汁代茶徐徐咽下，有清热生津止血之效。

4. 气不摄血

主症：痰中带血或咳吐纯血。面色无华，神疲乏力，头晕目眩，耳鸣心悸，或肢冷畏寒，冷汗淋漓。舌质淡，脉虚细或虚数或芤。

治法：益气温阳摄血。

方药：拯阳理劳汤加减。人参6g（另炖兑服），黄芪20g，白术10g，当归10g，陈皮10g，肉桂3g，仙鹤草30g，白及10g，阿胶珠10g，三七末3g（冲服），甘草6g。人参、黄芪、白术、肉桂、甘草益气温阳；仙鹤草、白及、阿胶珠、三七粉止血；当归、陈皮行气活血，使止血而不留瘀。全方合用可收益气摄血，收敛之效。无寒象者去肉桂。

5. 气阴亏虚

主症：呛咳少痰，痰中带血，气短神倦，自汗，口燥咽干，或有潮热，手足心热，脉细数无力。

治法：益气救阴，敛肺止血。

方药：生脉散加减。人参10g（另炖），麦门冬20g，五味子9g。人参大补元气，麦门冬养阴润肺，益气生津，五味子敛肺生津，聚耗散之气。全方合用可收益气养阴之效。若病情急危，应急用生脉注射液30ml加入50%葡萄糖液20ml静脉推注。病情危重者，可加用生脉注射液加入10%葡萄糖注射液中静脉滴注。以敛阴固脱。

6. 血脱亡阳

主症：面色苍白，四肢厥冷，大汗淋漓，甚至昏蒙，鼻息微弱，舌质淡，脉数细无力。

治法：益气回阳固脱。

方药：独参汤或参附汤。吉林参30g（另炖）。或加制附子15g。吉林参大补元气，益气固脱，此时可谓"有形之血不能速生，而无形之气所当急固"，用于气随血脱之危症；制附子温肾壮阳，祛寒救逆。全方合用可收益气回阳固脱之效。若病情急危，应急用生脉注射液、参附注射液各10～30ml，分别加入50％葡萄糖注射液20ml中静脉推注，或加入10％葡萄糖注射液中静滴。

迁延期的治疗

1. 痰浊阻肺

主症：长期反复咳嗽、咯大量脓痰、痰色虽黄白黏稠，但易咯出，尤以午间或变换体位后咳痰更多；气促、气紧，痰咯出后咳喘可以减轻，舌质红，苔白厚腻，脉滑。

治法：祛痰止咳平喘。

方药：支扩涤痰汤。鱼腥草30g，前胡12g，杏仁12g，浙贝母12g，冬瓜仁15g，薏苡仁15g，炙麻黄9g，桔梗15g，法半夏12g，瓜蒌仁12g。本方以杏仁、冬瓜仁、薏苡仁、桔梗涤痰宣肺，佐以鱼腥草、前胡、浙贝母清肺化痰；炙麻黄、法半夏宣肺化痰平喘。全方合用可收涤痰平喘之效。若湿痰化热加黄连6g、黄芩15g、青天葵15g以加强清解肺热；痰黄稠难咯出加桑白皮12g、苇茎15g、煅礞石8g宣肺化痰。

2. 肺脾两虚

主症：反复咳嗽，咳痰量多，痰稀白或带泡沫，气短、少气懒言，胃纳不佳，形体消瘦，易患伤风感冒，舌质淡红，舌苔白润，脉细弱。

治法：益气健脾，祛痰止咳。

方药：三六汤。党参30g，茯苓12g，白术12g，黄芪30g，法半夏12g，陈皮9g，白芥子9g，莱菔子12g，紫苏子12g，炙甘草6g。本方以党参、茯苓、白术、加黄芪培土生金，补益肺气，佐以白芥子、莱菔子、苏子蠲除顽痰、顺气降逆。全方合用可收益气健脾，燥湿化痰之效。喘重加厚朴12g、白果10g以宽胸下气；兼伤风感冒，加防风10g、荆芥穗10g、柴胡12g以疏解风邪。

3. 痰伏肺系

主症：反复咳嗽，易感，咳痰黄稠或黄绿，尤以凌晨或卧位时痰多，可伴有鼻塞，鼻后滴流，喉鸣，咽痛或咽部异物感，舌红苔黄或白，脉滑或沉。

治法：清热化痰，宣肺利窍。

方药：清气化痰丸合苍耳子散。黄芩12g，胆南星6g，瓜蒌仁15g，陈皮 12g，枳实 6g，法半夏 12g，茯苓 9g，苍耳子 6g，辛夷 6g，白芷 15g。本方以黄芩、胆南星、瓜蒌仁、法半夏清热化痰，陈皮、茯苓、枳实健脾理气，苍耳子、辛夷、白芷通窍排脓。咽痛可加木蝴蝶、玄参以利咽，痰稠可加苇茎、鱼腥草以加强清化痰热。

（二）特色专方

1. 支扩稳定方　组成：桔梗 10g、麦冬 15g、黄芪 20g、茯苓 15g、薏苡仁 30g、金荞麦 30g、紫草 15g、白及 10g 等，肺脾气虚证者 加用党参、陈皮、白术等，气阴两虚证者加用南沙参、北沙参、生地黄等，痰热重者酌加蒲公英、黄芩、紫花地丁等。

2. 洪广祥益气护卫汤　生黄芪 30g、防风 10～15g、白术 10～15g、桂枝 10g、白芍 10g、大枣 6 枚、生姜 3 片、炙甘草 6g、仙茅 10g、淫羊藿 10～15g 等组成，诸药共奏温阳益气、调和营卫、振奋真元之功效。若阳虚明显者，可将仙茅、淫羊藿易为补骨脂 10～15g、胡芦巴 10～15g，名为温阳护卫汤。本方适用于卫阳（气）虚弱型支气管扩张症，患者常见形寒肢冷、自汗畏风、不耐风寒、易伤风感冒等表现。

3. 白鹤汤　白及、生山栀子、生地、杏仁、川贝各 10g，黄芩 15g，仙鹤草、桑白皮、地骨皮、花蕊石、黛蛤散（布包）各 30g，生甘草 3g，鲜藕汁 30～60ml 另服。若烦躁口干者加生石膏 60g，知母 10g，鲜芦根 30g；中脘饱闷，大便秘结者加生大黄或全瓜蒌以通腑泄热，热去血止；若阴虚火旺，手足心烦热，口干不欲饮者加鳖甲、白薇；咯大量脓痰加鱼腥草 60g。每日 1 剂，水煎 2 次，分三次饭前服，7 天为 1 个疗程，一般治疗 3 个疗程。

4. 支气管扩张咯血方　黄芩 20g，栀子 15g，生地 30g，白茅根 30g，三七粉 5g（冲服。每日 1 剂，水煎早晚分服。疗程一般为 2 周，最短者 1 周，视病情而定。辨证加味：燥热伤肺型，酌加桑叶、金银花、沙参、麦门冬、杏仁；痰热郁肺型，酌加桑白皮、生大黄、鱼腥草、川贝、瓜蒌；肝火犯肺型，酌加柴胡、龙胆草、郁金、丹皮；阴虚肺热型，酌加沙参、麦门冬、玄参、阿胶、黄芪、当归。

5. 当归补血补络补管汤加味　当归、黄芪、生龙骨、生牡蛎、鱼腥草各 30g，三七粉 5g（冲服）、生赭石 20g，山萸肉、黄芩各 10g。每日 1 剂，水煎分 3 次服，每次 200ml。

6. 化瘀益气方　药物组成：茜草 60g，丹参 60g，桃仁 30g，三七 25g，党参 100g，麦门冬 100g，生地黄 100g，百合 100g，陈皮 100g，诃子 100g，海蛤壳 100g，半夏 60g，五味子 30g，枸杞子 80g，煅花蕊石 120g，川贝母 50g，青黛 30g，阿胶 150g，竹沥 60ml，冰糖 500g，蜂蜜 500g。将上方前

14 味水煎 2 次混合后浓缩至 2500ml，加入川贝母、三七、青黛、阿胶、竹沥，再煎 30 分钟，加入冰糖和蜂蜜收膏约 300ml 即成。每次 20ml，每日 3 次徐徐服用，用以治疗支气管扩张症急性发作期，只要坚持服药，效果较好。

7. 加味鱼旱蛋方　鲜鱼腥草 200g、旱莲草 100g、鸡蛋 4 个，重度咯血者加仙鹤草 50g、白及、白茅根各 25g、生地 15g；发热者加金银花 15g、黄芩 15g；兼咳嗽者加苏子 15g、百部 15g、尖贝 12g；肝火盛者加丹皮 15g、白芍 12g、郁金 12g。先将鲜鱼腥草、鸡蛋洗净，连根叶和鸡蛋放入锅内煮半小时后，将蛋取出，用筷将蛋壳打破，再放入锅内煮半小时，将药汁到入碗内，每日多次，每次 100ml 加适量红糖同服，1 周为 1 疗程。鸡蛋去壳后分早、晚各服 1 次，每次 2 个。

8. 五白汤　白毛夏枯草 20g，白芍 12g，白及 15g，白蔹、白薇各 9g。每天 1 剂，加水 550ml，煎至 250ml，渣加水 350ml，煎至 150ml，分 2 次饱腹服。

9. 加味黄连温胆汤　川黄连 6g、法半夏 8g、枳实 10g、陈皮 10g、竹茹 10g、茯苓 15g、金荞麦 20g、白及 10g、生甘草 10g，脓痰为主者加薏苡仁 15g、冬瓜仁 30g、苇茎 30g、桔梗 10g、桃仁 6g；咯血为主者加云南白药 1g（另行冲服）；胸痛者加郁金 10g；伴发热者加黄芩 10g、金银花 10g；每日 1 剂，10 日为 1 个疗程。

10. 曹世宏经验方　黄芩 10g，桑白皮 10g，生地 10g，全瓜蒌 10g，薏苡仁 10g，白茅根 20g，麦冬 10g，南沙参 10g，杏仁 10g，枳壳 10g，桔梗 5g，甘草 5g。治疗支气管扩张缓解期，以 1 周为一疗程，治疗 4 个疗程。

11. 支扩方　黄芩、桑白皮、杏仁、枳壳、郁金、南沙参、麦冬各 10g，薏苡仁、冬瓜子、全瓜蒌、黛蛤散、丹参各 15g，白茅根 30g，万毅刚等报道此方具有清热化痰、凉血行瘀、养阴润肺之功，不仅有一定抗菌作用，还能抑制气道组织 IL-8、TNF-α 活性，降低炎症细胞数，抑制气道黏膜细胞脂质过氧化，减轻气道炎症反应。

（三）中药成药

1. 紫地宁血散　每次 4g，每日 3 次，治疗支扩急性期引起的咯血。
2. 化州橘红精　每次 30ml，每日 3 次，治疗支扩迁延期之痰浊阻肺。
3. 金水宝胶囊　每次 3 粒，每日 3 次，治疗支扩迁延期之肺脾两虚证。
4. 云南白药　每次 1g，每日 3 次，治疗支气管扩张并咯血。

（四）针灸疗法

取穴孔最、尺泽、内关、外关、膈俞、膻中。手法，辨虚实而采用补法或泻法。

（五）其他特色疗法

1. **雾化吸入疗法**　雾化吸入治疗法，柴氏用白及、五倍子液作雾化吸入治疗 46 例，总有效率为 90％，止血时间最长为 48 小时，陈氏用双麻贝雾化剂治疗支扩的痰阻气道证 100 例有效率达 91.2％。

2. **穴位注射疗法**

（1）鱼腥草注射液：4ml，双孔最穴注射，每穴 2ml，咯血时每天注射 2 次，3 次为 1 疗程，咯血停止后每天注射 1 次，剂量同上，巩固治疗 2～3 天；

（2）胎盘注射液：4ml，双肺俞穴注射，每穴 2ml，每日 1 次，15 天为 1 疗程；

（3）核酪注射液：主穴取肺俞、肾俞，配太溪、三阴交、尺泽；

（4）黄芪注射液：主穴取肺俞、脾俞，配足三里、大椎；益气健脾，适用于气虚痰湿型；

（5）丹参注射液：主穴取膈俞、肺俞，配血海、太渊。每组均双侧，每次取 2 穴穴注，余针刺，隔日 1 次，10 次为 1 疗程。1 疗程结束后休息 1 周，再进行第 2 疗程，连续治疗 6 个月。适用于气滞血瘀型。

3. **自血疗法**　选择肺俞、脾俞、丰隆、足三里 4 组穴位，每次选取 2 组穴位，抽取静脉血 4ml，分注于 2 组共 4 个穴位。每周 2 次，疗程 12 周。

4. **外敷疗法**　咯血贴由肉桂末 3g、冰片 3g、硫磺末 6g、大蒜粉 9g 组成。上药研匀后以蜂蜜适量调成膏状。如无大蒜粉，可用新鲜大蒜瓣去皮，约 9g，捣碎成泥状，兑入上药末，调匀，分成 2 等份置于透气医用胶黏带或医用胶布中间。洗足后，敷贴双侧涌泉穴。成人男性一般贴 6～8 小时，成人女性贴 4～6 小时，儿童贴 3 小时后揭去。该剂 2 次为一疗程，一般使用 1～2 个疗程获效。

5. **局部灌注疗法**　局部灌注黄芩液治疗操作方法：以利多卡因 20ml 加阿托品 0.5mg 雾化吸入局部麻醉，患者取仰卧位，将支气管镜经鼻腔插入至气管，边入镜边反复抽吸支气管内分泌物后，将插入端固定在支气管扩张处，每次用无菌生理盐水 20ml 注入，随即负压吸净灌洗液，可重复操作 5 次，然后将黄芩液 5ml 注入。对于双侧支气管扩张患者可每侧各注药 5ml，5 天 1 次，2 次为 1 个疗程。两组各行 1 个疗程治疗。

6. **鼻腔冲洗法**　0.9％氯化钠注射液 500ml，加入双黄连冻干粉针剂 1.8～2.4g，每日一次鼻腔冲洗，2～4 周为一疗程。适用于支气管扩张症同时伴有副鼻窦炎患者。可以有效控制副鼻窦炎，减少下呼吸道感染的机会。对控制气道慢性炎症，减少抗生素的使用也有积极作用。

临床上可视情选用上述方法 1～2 种，并配合方药内服及饮食调护等综合疗法，常可获得较好疗效。

三、西医药常规治疗

支气管扩张症的治疗主要是控制感染和促进痰液引流，必要时应考虑外科手术切除。支气管扩张是解剖上的破坏性改变是不可逆的，因此药物治疗的目标是控制症状以及延缓疾病的进展。支气管扩张通常继发于其他疾病，所以应对原发病及时进行治疗，对合并的鼻窦炎等应进行彻底治疗。此外，应加强支持治疗、合理安排休息、避免受凉、劝导戒烟、预防呼吸道感染。

(一) 内科治疗

1. 控制感染 控制感染是支气管扩张症急性感染期的主要治疗措施。根据病情，参照细菌培养及药物敏感试验结果选用抗菌药物，在痰培养结果出来前或痰培养为阴性时，抗生素可选用下列经验性方案。轻症者可选用口服氨苄西林或阿莫西林0.5g，每日4次，或第一、二代头孢菌素；存在铜绿假单胞菌感染时，可选择口服喹诺酮类；重症患者，常需静脉联合用药。如有厌氧菌混合感染，加用甲硝唑、替硝唑或克林霉素。

2. 抗炎症治疗：慢性气道炎症是支气管扩张很重要的一个致病机制。抗炎症治疗有可能减轻气道炎症，帮助受损气道黏膜和纤毛功能的修复。目前，对于小剂量大环内酯类药物的抗炎症作用研究较多，尤其对于弥漫性泛细支气管炎和支气管扩张有一定的效果，可以减轻气道黏液分泌，破坏铜绿假单胞菌的生物膜，减少发作次数。其中的红霉素、罗红霉素、克拉霉素和阿奇霉素等对支气管扩张均有一定的效果。

3. 保持呼吸道通畅

(1) 体位引流：按病变部位采取合适体位，使病变部位处于高位引流，利用重力作用将痰引流至肺门处，再行咯出，排出积痰，减少继发感染及中毒症状；每日2～4次，每次15～30分钟。体位引流时，间歇作深呼吸后用力咳痰，轻拍患部；痰液黏稠不易引流者，可先雾化吸入稀释痰液，易于引流；对痰量较多的患者，要防止痰量过多涌出而发生窒息。

(2) 稀释脓性痰，以利痰排出：①祛痰剂：可口服溴己新8～16mg，每日3次，或盐酸氨溴索片30mg口服、每日3次；②生理盐水、盐酸氨溴索注射液超声雾化吸入可稀释痰液；③出现支气管痉挛，影响痰液排出时，在不咯血情况下，可应用支气管舒张药，如口服氨茶碱0.1g，每日2～3次或其他缓释茶碱制剂。必要时可加用支气管舒张药喷雾吸入。

(3) 支气管镜吸痰：如体位引流痰液仍难排出，可经支气管镜吸痰，在镜下用生理盐水冲洗稀释痰液，并进行肺泡灌洗治疗。

（二）外科治疗

如果支气管扩张为局限性，且经充分的内科治疗仍顽固反复发作者，全身情况良好，又无心、肝和肾脏器质性疾病，可选择手术治疗。对于大咯血不明部位的患者、不能耐受肺切除术的患者、不愿接受手术治疗的患者，可以进行支气管动脉栓塞术。对于终末期支气管扩张的患者和并发呼吸衰竭的患者可以考虑肺移植。

如病变较轻，且症状不明显，或病变较广泛累及双侧肺，或伴有严重呼吸功能损害者，则不宜手术治疗。

【特色疗法述评】

1. 本病至今尚无有效的药物根治方法，西药主要是对症处理。外科利用胸腔镜进行微创手术，成为近年来支气管扩张症的根治方法之一，主要适用于反复咯血和扩张范围相对局限的患者。近20年来，由于人们注重运用中西医结合防治本病，使疗效有了较显著的提高。

2. 中医药治疗支气管扩张，在止血方面比单纯西药治疗效果要好；在控制感染方面，抗生素作用迅速，比中药疗效要高。然由于长期使用，耐药菌株逐步增多，故一般提倡中西药合用，可互相取长补短，提高疗效。由于病情顽固，常经久不愈，故中药整个疗程比较长，大都采用多种措施，以发挥协同作用，缩短病程。如对咯血患者一方面运用辨证，处以中药，同时又配合外敷、针灸疗法；急性发病阶段以汤方为主，病情缓解后则多改成丸药（或片剂、散剂），以缓缓图治或巩固疗效。在大咯血时治疗以西医治疗为主，对症处理，防止疾病进展，保护生命安全，预防窒息的发生，对于中小量咯血的支扩患者，中医药的辨证治疗既可避免西药的一些副作用，亦可收到较好的疗效。缓解期治疗以中医为主，预防复发和巩固疗效是本阶段治疗的重要原则，采用中药固本是预防复发的有效手段。在对症治疗中，中药化痰有特色，经口服给药，化痰作用强且无副作用。

3. 运用西医学理论和方法来研究中医药治疗机制取得了不少的进展，有些工作仍在深入研究之中，将为进一步提高中西医结合治疗本病的临床疗效提供有力的理论依据。如近年对雷公藤多苷治疗支气管扩张症的免疫学机制进行了有益探索。

4. 近年来，对针灸治疗支气管扩张症进行了大量的临床和实验研究。在临床上或以针法为主，或以灸法为主，或针与灸并用取得良好疗效。国内诸多学者通过实验研究，初步揭示其作用机制，研究结果表明，针灸具有抗变态反应、调节神经兴奋性、抗炎、降低气道高反应性和改善肺功能的作用。

5. 临床疗效方面，中医中药主要是通过调动或提高人体的自身抗病能力来发挥作用的，对于支气管扩张，尤其较严重的支扩，单用中药尚嫌不足，结合先进的器械如支气管镜、雾化吸入等方式，或作给药方法的改进，有可能提高支气管扩张急性感染期的疗效、减少发作次数，甚至于长期缓解。中医药具有缓效、稳效、持久的特点，尤其是迁延期，其防治结合，寓治于防，充分显示出中医药的优势和特点。然而，与西药给药途径方便、控制病情迅速、控制感染效果好比较，显然是目前中医药所不及的。因此，如何研究出高效、稳定的中药针剂、改善给药途径是值得重视的研究领域。

6. 中医治疗支扩的特色，还在于中医药改善患者机体内环境，比如痰湿、瘀血、气虚、湿热等，使定植于病灶的耐药菌失去有利的生存环境，进而缓解病情。笔者在实践中，发现一些具有燥湿化痰作用或性味收涩的中药如半夏、白及等，可以减少腺体分泌而发挥疗效。而活血化瘀治疗，则大大加速了炎性病灶的吸收。因此，在支扩的治疗中适当给予具燥湿、收敛或活血作用的中药，具有较好的疗效。中药鼻腔冲洗，可以有效控制上呼吸道慢性炎症对支气管扩张症的影响，改善呼吸道微生态，减少抗生毒的使用，避免耐药菌的产生，同时，也有利于控制定植菌，减少患者反复感染的机会。

7. 目前中医药治疗支气管扩张咯血，仍以辨证论治为主，治疗时按分型随症加减，均取得了较好的疗效，但其应用范围多为中小量出血，至于大出血的案例或研究较少，成为今后研究的方向。中成药制剂的应用，方便易行，具有应急救急的作用，在中医急症血证的治疗中，有着极其重要的意义。外治疗法，方法简便，止血功效甚捷，也不失为治疗支气管扩张咯血的一个有效途径，但其重在治标，急救止血后仍当继续审因论治。近年中医界对"支扩"咯血的治疗，根据辨证论治提出了"气虚上逆型、血瘀型、肝胆气逆型、肾虚型"，这些新的分型对于指导临床是极有价值的。一些古方经方的运用和新方筛选，单方的使用即是对疗效的检验。在详辨证，重兼证的前提下，充分证明中医药远期疗效的可靠性。"师古而不泥于古"，有创新才有发展，有实践勤思考才有创新，今后宜在充分发挥中医辨证论治优势的同时，进一步创新方药，改革中药剂型，不断探索高效、速效止血中药，提高中医急症血证的防治水平。

支气管扩张症是临床上难以根治的病症。该病的急性发作及持续状态则属肺系疾病的危重病症。合理用药与综合治疗是控制病情的关键。单纯的西药治疗虽然可临时缓解症状，但其弊端亦是显而易见的，往往易出现致病菌耐药，体内益生菌受损。近年来，有关本病的中西医结合治疗，减少了抗生素的滥用，保护了患者的微生态，使患者生存质量得到提高，取得了较好的疗效。但大规模的临床及实验研究、有关生化指标的观测，仍达不到新的高层次水准，具有特效的重复性强的中成药制剂尚未出现，故需广大医务工作者进一步做大量临床与理论研究、新药开发研究工作。

【主要参考文献】

1. 王永炎．中医内科学［M］．北京：中国中医药出版社，2009：54～93.

2. 陈灏珠，林果为．实用内科学［M］．第 13 版．北京：人民卫生出版社，2010：1730～1743.

3. 钟南山，刘又宁．呼吸病学［M］．第 2 版．北京：人民卫生出版社，2012：553～557.

4. 赖克方，郑燕冰．慢性咳嗽［M］．北京：人民卫生出版社，2005：46～85.

5. 冯维斌，刘伟胜．呼吸科专病中医临床诊治［M］．北京：人民卫生出版社，2000：303～338.

6. 肖莉，梁直英．中医辨证治疗支气管扩张的临床研究［J］．内蒙古中医药，2011，6：27～28.

7. 黄海茵，杨佩兰，汤杰，等．扶正化痰清热法治疗支气管扩张症 46 例远期疗效观察［J］．中医杂志，2012，53（10）：848～849.

8. 谢纬，钱晓岚，高雪．加减苇茎汤治疗支气管扩张 37 例临床观察［J］．内蒙古中医药，2009，28（6）：12～13.

9. 陈生，熊广，谢纬．匹多莫德颗粒治疗急性支气管扩张临床疗效及免疫功能变化观察［J］．中国老年保健医学，2009，7（6）：39～40.

10. 秦宏秋．中药治疗支气管扩张症效果的临床观察和分析［J］．中国医药指南，2012，10（18）：281～282.

11. 王小平，张丽莉．当归补血补络补管汤治疗支气管扩张咯血 23 例［J］．四川中医，2002，20（2）：11～13.

12. 庞梅珍，王芳．加味鱼旱蛋方治疗支气管扩张 50 例疗效观察［J］．湖南中医杂志，2001，17（5）：37～38.

13. 胡宏中．五白汤治疗支气管扩张咯血 36 例［J］．陕西中医，2001，22（10）：584～585.

14. 周建伟．中西医结合治疗支气管扩张症 65 例临床分析［J］．中医中药，2011，18（14）：99～100.

15. 封春杰，徐嘉，曹世宏．中药治疗支气管扩张缓解期 42 例观察［J］．实用中医药杂志，2010，26（2）：82.

16. 万毅刚，曹世宏，毕建军．支扩方对支气管扩张症模型气道组织过氧化作用的影响［J］．山西中医，2001，17（1）：50.

17. 章进．咯血贴外敷涌泉穴治疗支气管扩张咯血 56 例［J］．中国针灸，2001，21
（7）：409．

18. 徐亚娜，夏以琳．支气管扩张的中医药现代研究进展．中医文献杂志［J］，2008，
7：46～48．

（陈　生　高　雪　丁志松）

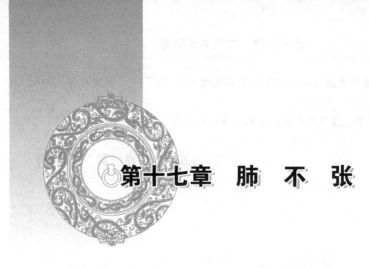

第十七章　肺　不　张

肺不张有些文献称其是一个病征，而不是病名。指一个或多个肺叶或肺段含气量减少，呈收缩和无气状态。肺不张可分为先天性或后天获得性两种，先天性肺不张是指婴儿出生时肺泡内无气体充盈，临床上有严重的呼吸困难与发绀，患儿多在出生后死于严重的缺氧。临床绝大多数肺不张为后天获得性，急性或慢性肺不张的主要原因是支气管腔内阻塞，常见原因为黏稠支气管分泌液形成黏液栓，肿瘤，肉芽肿或异物。在慢性肺不张病变部位往往合并存在肺感染，支气管扩张，组织破坏和纤维化，因此需要鉴别诊治，故本书按病名独立论述。

肺不张在中医学归属"厥脱证"、"肺痨"、"喘证"、"肺痿"等范畴。中医学认为外感六淫之邪稽留，或内伤久病，缠绵日久，或因外损性跌仆挫伤，以致伤阴耗气，肺脏受损，导致虚损，故胸闷、气促，呼吸浅速，锁骨缺盆处凹陷；血运不畅，营血不充，故紫绀；肺气将绝，则呼吸极度困难。痰阻气道，血脉瘀阻，致成厥脱重证。

【病因病机】

一、中　医

1. 外感六淫　感受外邪（如风、寒、暑、湿、燥、火），不能及时清解，肺脏受损，痰气郁结，或痰热互结，致肺络阻塞，肺叶萎陷不用。

2. 内伤久病　久病耗气伤阴，或气血瘀滞，或宿痰内伏，致使营血不充，肺脏受损，功能失调，宗气难以贯通心脉而行呼吸。

3. 跌仆挫伤　肺脏受损，瘀血痰浊阻滞，宗气不能贯通，肺叶不举。

二、西　医

肺不张的病因很多，根据其发生机制分为阻塞性和非阻塞性，后者包括压迫性、被动性、粘连性、瘢痕性及盘状肺不张等。大多数肺不张由叶或段的支气管内源性或外源性的阻塞所致。常见原因包括肿瘤、弥漫性间质性肺疾病肺气囊以及肺大泡、胸腔积气、积液、纵隔肿瘤、膈疝、肺栓塞、急慢性炎症及新生儿透明膜、手术并发症等。

【临床表现】

一、症　　状

肺不张的临床表现主要取决于病因、发生的速度、累及的范围以及并发症的严重程度。缓慢形成的肺不张或小面积肺不张可无症状或症状轻微。短期内形成的较大的肺不张，特别是合并感染时，可有胸痛，突发呼吸困难和发绀、喘鸣、严重者出现发热、心动过速、血压下降，少数患者可出现休克。中叶综合征多无症状，但常有剧烈的刺激性干咳。

二、体　　征

阻塞性肺不张的典型体征为肺容量减少，其特点是：语颤减弱、膈肌上抬、纵隔移位。叩诊呈浊音至实音，呼吸音减弱或消失。如果有少量空气进入肺不张区，可听到干性或湿性啰音。若累及范围大，则会出现紫绀和呼吸困难。弥漫性微小肺不张，胸部听诊可正常或闻及捻发音、干啰音、哮鸣音。非阻塞性肺不张：上叶不张可在肺尖闻及支气管呼吸音；下叶不张的体征与胸腔积液的体征相似。

【辅助检查】

1. 放射学检查　放射学检查是诊断肺不张最重要的手段。常规胸部平片通常即可明确叶或段不张的存在及其部位。肺不张的放射学表现变化较大，常常是不典型的。在投照条件不够的前后位或后前位摄片，由于心脏的掩盖，左下叶不张常易漏诊。上叶不张可误认为纵隔增宽，包裹性积液亦与肺不张相似，且大量胸水可掩盖下叶不张。支气管空气征可排除完全性支气管阻塞，但不能除开肺叶萎陷。

在不张的肺段或肺叶的顶部发现钙化的淋巴结，对诊断支气管结石有重要意义。纤维化性纵隔炎及各种炎性淋巴结肿大时可发现纵隔钙化。

变应性曲霉菌病、黏液黏稠症、淋巴瘤、不透 X 线的异物和支气管裂伤均有相应的放射学异常征象。异物阻塞主支气管时，常规胸片可发现一侧肺变小，透光度降低，另一侧肺体积增大，透光度增加。这一现象可能表示：①一侧肺因活瓣阻塞而过度膨胀，压迫对侧肺使其不张；②一侧肺阻塞后发生吸收性不张，对侧肺代偿性过度膨胀。荧光透视和比较吸气末与呼气末的胸片可以鉴别上述两种情况，因为只有支气管通畅的肺在吸气、呼气之间容量有明显的变化。

CT 在描述萎陷肺叶的位置与形状，有无支气管空气征，有无钙化及其位置，阻塞病变的性状，有无管腔内引起阻塞的包块。包括：明确支气管腔内阻塞性病变的位置甚或性质，探查肿大的纵隔淋巴结，鉴别纵隔包块与纵隔周围的肺不张。支气管造影主要用于了解非阻塞性肺不张中是否存在支气管扩张，但目前已基本为 CT 所取代。如怀疑肺不张由肺血栓所致，可考虑行肺通气-灌注显像或肺血管造影，相对而言血管造影的特异性较高。

对纤维化性纵隔炎所致肺不张的患者，上腔静脉血管造影有一定的价值。心血管疾病引起压迫性肺不张时可选择多种影像学手段。

2. 实验室检查　血液常规检查对肺不张的鉴别诊断价值有限。哮喘及伴有黏液嵌塞的肺曲霉菌感染血嗜酸性粒细胞增多，偶尔也可见于淋巴瘤、支气管肺癌和结节病。阻塞远端继发感染时有中性粒细胞增多、血沉增快。慢性感染和淋巴瘤多有贫血。结节病、淀粉样变、慢性感染和淋巴瘤可见 γ 球蛋白增高。

血清学试验检测抗曲霉菌抗体对诊断肺变应性曲霉菌感染的敏感性与特异性较高，组织胞浆菌病和球孢子菌病引起支气管狭窄时特异性补体结合试验可为阳性。血及尿中检出 5-羟色胺对支气管肺癌引起的类癌综合征有诊断价值。

3. 痰与支气管抽吸物检查　因为咳出的分泌物主要来自未发生不张的肺，不能反映引起支气管阻塞的病理过程，所以痰液检查对肺不张的诊断意义很小。应作细菌、真菌和结核杆菌的涂片检查与培养，并常规做细胞学检查。变应性曲霉菌感染有时可培养出曲霉菌，但需注意实验室常有曲霉菌的污染。如果咳出痰栓，并在镜下发现大量的菌丝，即可确立诊断。

支气管肺癌时细胞学检查可有阳性发现，而大多数腺癌和良性肿瘤细胞学检查阴性。偶尔在淋巴瘤患者痰中可查到肿瘤细胞。

4. 皮肤试验　皮肤试验对肺不张诊断意义不大。支气管结石所致肺不张时结核菌素、球孢子菌素或组织胞浆菌素皮肤试验可为阳性，并为诊断提供线索。如肺不张由肺门淋巴结肿大压迫所致，结核菌素皮试在近期转为阳性，特别在儿童或青少年，有一定的诊断价值。变应性曲霉菌感染时皮肤试验典型的为立即皮肤反应，某些患者表现为双相反应。

5. 支气管镜检查　支气管镜检查是肺不张最有价值的诊断手段之一，可用于大部分病例。多数情况下可在镜下直接看到阻塞性病变并取活检。

如果使用硬质支气管镜，则可扩张狭窄部位并取出外源性异物或内源性的结石。如异物或支气管结石被肉芽组织包绕，则在镜下不易明确诊断。

支气管腺癌表面通常覆盖有一层正常的上皮组织，如果肿瘤无蒂，易被误认为腔内的压迫性病变。但大部分腺癌有蒂，有助于判断其支气管的起源。支气管类癌血管丰富，活检时易出血，此时应留待开胸手术时切除，而不应盲目活检。有时支气管肺癌表面也可覆盖一层肉芽组织，镜下活检只能取到炎症组织。此时如果阻塞的支气管尚存细小的缝隙，也可通过深部刷检取得肿瘤学证据。对于支气管外的压迫性病变，支气管黏膜的活检偶尔可发现与基础病变有关的组织学异常。但管外的搏动性包块切忌活检。

对于黏液栓引起的阻塞性肺不张，纤支镜下抽吸既是诊断性的也是治疗性的。纤支镜下活检与刷检对引起阻塞的良性和恶性肿瘤、结节病及特异性炎症也有诊断价值。

6. 淋巴结活检与胸腔外活检　如果肺不张由支气管肺癌或淋巴瘤所致，斜角肌下与纵隔淋巴结活检对诊断甚有帮助，而纤支镜活检常常为阴性。如果有明确的肺门或纵隔长大，淋巴结活检常有阳性发现，如果放射学改变只有远端的肺组织萎陷，则难以取得阳性结果。结节病、结核、真菌感染引起肺不张时，斜角肌下和纵隔淋巴结活检偶有阳性发现。胸腔外活检（肝脏、骨骼、骨髓、周围淋巴结）对某些疾病如结节病、感染性肉芽肿、淋巴瘤和转移性支气管肺癌有时能提供诊断帮助。

7. 胸液检查与胸膜活检　肺不张时形成胸腔积液有多种原因。胸液可能掩盖肺不张的放射学征象。胸液检查与胸膜活检对恶性病变及某些炎症性病变有诊断价值。血胸见于胸部外伤或动脉瘤破裂，而血性胸液提示肿瘤、肺栓塞、结核或创伤。

8. 开胸探查　相当多的肺不张患者因诊断性或治疗性目的最终需要作开胸手术。支气管结石有 35% 需要开胸得以确诊。由支气管肺癌、腺癌、支气管狭窄、慢性炎症伴肺皱缩、局限性支气管炎以及外源性压迫所致的肺不张中也有部分病例需开胸探查方能确诊。

【诊断与鉴别诊断】

一、诊　断

1. 详细询问患者的病史、临床症状。结合体征。
2. 根据放射学检查：放射学检查是诊断肺不张最重要的手段。常规胸部平片通常即可明确叶或段不张的存在及其部位。但由于心脏的掩盖，左下叶不张常易漏诊；此外，大量胸腔积液可掩盖下叶不张。胸部 CT 检查的诊断价值更大，可明确支气管腔内阻塞性病变的位置甚或性质，探查肿大的纵隔淋巴结，鉴别纵隔包块与纵隔周围的肺不张。

3. 针对肺不张的病因诊断则需进一步检查：血液常规检查、血清学试验检测抗曲霉菌抗体、痰液细菌涂片检查、痰液细菌培养、支气管造影、怀疑支气管肺癌时细胞学检查、皮肤试验、支气管镜检查、淋巴结活检与胸腔外活检、胸腔积液检查与胸膜活检等。此外，相当多的肺不张患者因病因诊断或治疗性目的最终需要作剖胸手术，方可确诊。

二、鉴 别 诊 断

1. 西医　本病应与新生儿肺透明膜病、湿肺、肺炎、胸腔积液、肺栓塞、新生儿窒息等相鉴别。

2. 中医　主要是与肺胀、哮病、肺痨等疾病相鉴别。

【治疗】

一、一 般 措 施

1. 卧位时头低脚高，患侧向上，以利引流。

2. 适当的物理治疗。

3. 鼓励翻身、咳嗽、深呼吸。如果在医院外发生肺不张，例如由异物吸入所致，而又有感染的临床或实验室证据，应当使用广谱抗生素。住院患者应根据病原学资料和药敏试验选择针对性强的抗生素。神经肌肉疾病引起的反复发生的肺不张，试用 $5 \sim 15cm$ H_2O 的经鼻导管持续气道正压（CPAP）通气可能有一定的帮助。

4. 急性肺不张（包括手术后急性大面积的肺萎陷）需要尽快去除基础病因。如果怀疑肺不张由阻塞所致，而咳嗽、吸痰、24 小时的呼吸治疗与物理治疗仍不能缓解时，或者患者不能配合治疗措施时，应当考虑行纤维支气管镜检查。支气管阻塞的诊断一旦确定，治疗措施即应针对阻塞病变以及合并的感染。纤支镜检查时可吸出黏液栓或浓缩的分泌物而使肺脏得以复张。如果怀疑异物吸入，应立即行支气管镜检查，较大的异物可能需经硬质支气管镜取出。

二、中医药治疗

（一）辨证论治

1. 喘证

（1）实喘——风寒袭肺

主症：喘息，呼吸气促，胸部胀闷，咳嗽，痰多稀薄色白，兼有头痛，鼻塞，无汗，恶寒，或伴发热，口不渴，舌苔薄白而滑，脉浮紧。

治法：散寒宣肺。

方药：麻黄汤。

方中麻黄、桂枝宣肺散寒解表；杏仁、甘草利气化痰。喘重者，加苏子、前胡降逆平喘。若寒痰阻肺，见痰白清稀量多泡沫，加细辛、生姜、半夏、陈皮温肺化痰，利气平喘。

若得汗而喘不平，可用桂枝加厚朴杏仁汤和营卫，利肺气。若素有寒饮内伏，复感客寒而引发者，可用小青龙汤发表温里。

若寒邪束表，肺有郁热，或表寒未解，内已化热，热郁于肺，而见喘逆上气，息粗鼻煽，咯痰黏稠，并伴形寒身热，烦闷口渴，有汗或无汗，舌质红，苔薄白或黄，脉浮数或滑者，用麻杏石甘汤解表清里，宣肺平喘，还可加黄芩、桑白皮、瓜蒌、葶苈子、射干等以助其清热化痰。

（2）实喘——表寒里热

主症：喘逆上气，胸胀或痛，息粗，鼻煽，咳而不爽，咯痰黏稠，形寒，身热，烦闷，身痛，有汗或无汗，口渴，溲黄，便干。舌质红，苔薄白或黄，脉浮数或滑。

治法：宣肺泄热。

方药：麻杏石甘汤。

方中重用辛寒之生石膏清泄肺热，麻黄辛温解表，宣肺平喘，共奏清热解表，宣肺平喘之效；杏仁苦降肺气而平喘咳；甘草调和诸药。

（3）实喘——痰热蕴肺

主症：喘咳气涌，胸部胀痛，痰多黏稠色黄，或夹血色，伴胸中烦热，面红身热，汗出口渴喜冷饮，咽干，尿赤，或大便秘结，苔黄或腻，脉滑数。

治法：清化痰热。

方药：桑白皮汤。

方中桑白皮、黄芩、黄连、栀子清泻肺热；杏仁、贝母、半夏、苏子降气化痰。

若痰多黏稠，加瓜蒌、海蛤粉清化痰热；喘不得卧，痰涌便秘，加葶苈子、大黄涤痰通腑；痰有腥味，配鱼腥草、金荞麦根、蒲公英、冬瓜子等清热解毒化痰；身热甚者，加生石膏、知母、银花等以清热泻火。

（4）实喘——痰浊阻肺

主症：喘而胸满闷窒，甚则胸盈仰息，咳嗽痰多，黏腻色白，咯吐不利，兼有呕恶纳呆，口黏不渴，苔厚腻色白，脉滑。

治法：化痰降逆。

方药：二陈汤合三子养亲汤。

方中用半夏、陈皮、茯苓、甘草燥湿化痰；苏子、白芥子、莱菔子化痰降气平喘。可加苍术、厚朴等燥湿理脾行气，以助化痰降逆。痰浊壅盛，气喘难平者，加皂荚、葶苈子涤痰除壅以平喘。

若痰浊夹瘀，见喘促气逆，喉间痰鸣，面唇青紫，舌质紫黯，苔腻浊者，可用涤痰汤，加桃仁、红花、赤芍、水蛭等涤痰祛瘀。

（5）实喘——饮凌心肺

主症：喘咳气逆，倚息难以平卧，咳痰稀白，心悸，面目肢体浮肿，小便量少，怯寒肢冷，面唇青紫，舌胖黯，苔白滑，脉沉细。

治法：温阳利水，泻肺平喘。

方药：真武汤合葶苈大枣泻肺汤。

方中用真武汤温阳利水，葶苈大枣泻肺汤泻肺除壅，喘促甚者，可加桑白皮、五加皮行水去壅平喘。心悸者加枣仁养心安神。怯寒肢冷者，加桂枝温阳散寒。面唇青紫甚者，加田七、益母草活血祛瘀。

（6）实喘——肝火犯肺

主症：每遇情志刺激而诱发，发病突然，呼吸短促，息粗气憋，胸闷胸痛，咽干口苦，咳嗽痰少，喘后如常人，或失眠、心悸，平素常多忧思抑郁，舌红苔黄少津，脉弦。

治法：开郁降气，清肝泻火。

方药：五磨饮子加减。

方中以沉香为主药，温而不燥，行而不泄，既可降逆气，又可纳肾气，使气不复上逆；槟榔破气降逆，乌药理气顺降，共助沉香以降逆平喘；木香、枳实疏肝理气，加强开郁之力。本证在于七情伤肝，肝火上犯肺脏，灼伤肺阴而上气喘息。肝火盛者可在原方基础上加柴胡、郁金、青皮、栀子、龙胆草等疏肝理气清热之品以增强解郁清热之力。若气滞腹胀，大便秘者又可加用大黄以降气通腑。伴有心悸、失眠者，加百合、酸枣仁、合欢花等宁心安神。精神恍惚，喜悲伤欲哭，宜配合甘麦大枣汤宁心缓急。

（7）虚喘——肺气虚

主症：喘促短气，气怯声低，喉有鼾声，咳声低弱，痰吐稀薄，自汗畏风，极易感冒，舌质淡红，脉软弱。

治法：补肺益气。

方药：补肺汤合玉屏风散。

方中人参、黄芪、白术补益肺气；防风助黄芪益气护卫；五味子敛肺平喘；熟地益精以化气；紫菀、桑白皮化痰以利肺气。若寒痰内盛，加钟乳石、苏子、款冬花温肺化痰定喘。若食少便溏，腹中气坠，肺脾同病，可与补中益气汤配合治疗。若伴咳呛痰少质黏，烦热口干，面色潮红，舌红苔剥，脉细数，为气阴两虚，可用生脉散加沙参、玉竹、百合等益气养阴。痰黏难出，加贝母、瓜蒌润肺化痰。

（8）虚喘——肾气虚

主症：喘促日久，气息短促，呼多吸少，动则喘甚，气不得续，小便常因咳甚而失禁，或尿后余沥，形瘦神疲，面青肢冷，或有跗肿，舌淡苔薄，脉微细或沉弱。

治法：补肾纳气。

方药：金匮肾气丸合参蛤散。

前方温补肾阳，后方纳气归肾。还可酌加仙茅、淫羊藿、紫石英、沉香等温肾纳气平喘。若见喘咳，口咽干燥，颧红唇赤，舌红少津，脉细或细数，此为肾阴虚，可用七味都气丸合生脉散以滋阴纳气。

如兼标实，痰浊壅肺，喘咳痰多，气急满闷，苔腻，此为"上实下虚"之候，治宜化痰降逆，温肾纳气，可用苏子降气汤加紫石英、沉香等。肾虚喘促，多兼血瘀，如面、唇、爪甲、舌质黯黑，舌下青筋显露等，可酌加桃仁、红花、川芎等活血化瘀。

（9）虚喘——喘脱

主症：喘逆甚剧，张口抬肩，鼻翼煽动，端坐不能平卧，稍动则喘剧欲绝，或有痰鸣，咳吐泡沫痰，心慌动悸，烦躁不安，面青唇紫，汗出如珠，肢冷，脉浮大无根，或见结、代，或散乱不清。

治法：扶阳固脱，镇摄肾气。

方药：参附汤合黑锡丹。

参附汤益气回阳，黑锡丹镇摄浮阳，纳气定喘。应用时尚可加龙骨、牡蛎、山萸肉以固脱。同时还可加服蛤蚧粉以纳气定喘。

若呼吸微弱，间断难续，或叹气样呼吸，汗出如洗，烦躁内热，口干颧红，舌红无苔，或光绛而紫赤，脉细微而数，或散或芤，为气阴两竭之危证，治应益气救阴固脱，可用生脉散加生地、山萸肉、龙骨、牡蛎以益气救阴固脱。若出现阴竭阳脱者，加附子、肉桂急救回阳。

2. 肺痿

（1）虚热型

主症：咳吐涎沫，其质黏稠，或咳痰带血，咳声不扬，气急喘促，口干咽燥。舌质红而干，脉虚数。

治法：清热润肺。

方药：

1）主方麦门冬汤（张仲景《金匮要略》）加减

处方：党参 15g，麦冬 18g，法半夏 6g，山药 18g，玉竹 15g，石斛 12g，甘草 6g。水煎服，每日 1 剂。

2）中成药

百花定喘丸，每次 1 丸，每日 2～3 次。

蛤蚧定喘丸，每次 6g，每日 2 次。

（2）虚寒型

主症：吐涎沫，质清稀量多，口淡不渴，短气不足以息，神疲乏力，食少便溏，小便频数。舌质淡，脉虚弱。

治法：温肺益气。

方药：

1）主方甘草干姜汤（张仲景《金匮要略》）加味

处方：炙甘草 9g，干姜 12g，党参 15g，白术 12g，茯苓 12g，黄芪 12g，大枣 5 枚。水煎服，每日 1 剂。

2）中成药蛇胆半夏片，每次 2～4 片，每日 3 次。

3）单方验方紫河车粉（方药中等《实用中医内科学》）

处方：紫河车 1 具，研末，每次 3g，每日 1～2 次。

（3）痰湿型

主症：胸膺满闷，短气喘息，咳嗽痰白黏腻，易汗畏风，脘痞纳少，倦怠乏力，舌黯，苔薄腻或浊腻，脉小滑。

治法：化痰理气，健脾益肺。

方药：

1）涤痰汤合三子养亲汤

处方：法半夏 9g，陈皮 9g，茯苓 15g，竹茹 9g，枳壳 9g，胆南星 9g，石菖蒲 9g，党参 12g，苏子 15g，白芥子 9g，莱菔子 9g。

2）若痰浊夹瘀，见唇甲紫黯，加甲珠，丹参，地龙，水蛭，桃仁，红花，赤芍等。若痰瘀化热，见黄痰胶着，难以咯出，加黄连，天竺黄，海蛤壳等。

3. 肺痿

（1）肺阴亏损

主症：干咳、咳声短促，或咯少量黏痰，或痰中带有血丝、色鲜红，胸部隐隐闷痛，午后自觉手足心热，或见颧红、盗汗。苔薄白、边尖红，脉细数。兼症也可见皮肤干灼，口干咽燥，疲倦乏力，纳食不香。

治法：滋阴润肺。

方药：月华丸加减。本方功在补虚抗痨，养阴润肺止咳，化痰消瘀止血，是治疗肺痨的基本方。用于阴虚咳嗽、咳血者。主要药物有北沙参、麦冬、天冬、玉竹、百部、生地、熟地、山药、阿胶、桑叶、菊花。

若咳嗽频而痰少质黏者，可川贝母、甜杏仁以润肺化痰止咳，并可配合琼玉膏以滋阴润肺；

若痰中带血丝较多者，加蛤粉炒阿胶、仙鹤草、白茅根等以润肺和络止血；

若低热不退者可配银柴胡、青蒿、胡黄连、地骨皮、功劳叶等以清热除蒸；

若咳久不已，声音嘶哑者，于前方中加诃子皮、木蝴蝶、凤凰衣等以养肺利咽，开音止咳。

（2）虚火灼肺

主症：呛咳气急，痰少质黏，或吐痰黄稠量多，时时咯血、血色鲜红、混有泡沫痰涎，午后潮热，骨蒸，五心烦热，颧红，盗汗量多。舌干而红，苔薄黄而剥，脉细数。兼证也可见口渴心烦，失眠，性情急躁易怒，或胸肋掣痛。男子可见遗精，女子月经不调；形体日益消瘦。

治法：滋阴降火。

方药：百合固金汤合秦艽鳖甲散加减。百合固金汤功能滋养肺肾，用于阴虚阳浮，肾虚肺燥，咳痰带血，烦热咽干者。秦艽鳖甲散滋阴清热除蒸，用于阴虚骨蒸，潮热盗汗等症。主要药物有沙参、麦冬、玉竹、百合、生地、熟地、五味子、玄参、阿胶、紫菀。

若火旺较甚，热势明显升高者，当增入胡黄连等以苦寒坚阴清热；

若骨蒸劳热再加秦艽、白薇、鳖甲等；

若痰热蕴肺，咳嗽痰黏色黄，酌加桑皮、花粉、知母、海蛤粉、马兜铃等以清热化痰；咯血较著者，加丹皮、黑山栀、紫珠草、醋制大黄等，或配合十灰散以凉血止血；

若血色紫黯成块，伴有胸胁刺痛者，加三七、血余炭、花蕊石、广郁金等以化瘀和络止血。

（3）气阴耗伤

主症：咳嗽无力，气短声低，咳痰清稀色白、量较多、偶或夹血，或咯血，血色淡红。舌质光淡、边有齿印，苔薄，脉细弱而数。兼证可见午后潮热，伴有畏风、怕冷，自汗与盗汗可并见，纳少神疲，便溏，面色颧红。

治法：益气养阴。

方药：保真汤、参苓白术散加减。前方功能补气养阴，兼清虚热。主治肺脾气阴耗伤，形瘦体倦，咳而短气，劳热骨蒸等；后方健脾补气，培土生金，主治食少腹胀，便溏，短气，面浮，咳痰清稀等。主要药物有：党参、黄芪、白术、甘草、山药、沙参、百合、麦冬、地黄、阿胶、五味子、冬虫夏草、白及、紫菀、冬花、苏子等。

若夹有湿痰者，可加姜半夏、橘红、茯苓等燥湿化痰；

若咯血量多者，可加山萸肉、仙鹤草、煅龙骨、煅牡蛎、三七等，以配合补气药，共奏补气摄血之功；

若见劳热、自汗、恶风者，可宗甘温除热之意，取桂枝、白芍、红枣，配合党参、黄芪、炙甘草等和营气而固卫表；

若兼有骨蒸盗汗等阴伤症状者，酌加鳖甲、牡蛎、乌梅、地骨皮、银柴胡等以益阴配阳，清热除蒸；

若纳少腹胀、大便溏薄者，加扁豆、苡仁、莲肉、橘白等健脾之品，忌用地黄、麦冬、阿胶等过于滋腻的药物。

（4）阴阳虚损

主症：咳逆喘息少气，咳痰色白有沫，或夹血丝、血色黯淡，潮热，自汗，盗汗。苔黄而剥，舌质光淡隐紫，少津，脉微细而数，或虚大无力。

兼证可见声嘶或失音，面浮肢肿，心慌，唇紫，肢冷，形寒，或见五更泄泻，口舌生糜，大肉尽脱，男子遗精阳痿，女子经闭。

治法：滋阴补阳。

方药：补天大造丸加减。本方功在温养精气，培补阴阳，用于肺痨五脏俱伤、真气亏损之证。主要药物有：人参、黄芪、白术、山药、麦冬、生地、五味子、阿胶、当归、枸杞、山萸肉、龟版、鹿角胶、紫河车等。

若肾虚气逆喘息者，配冬虫夏草、诃子、钟乳石摄纳肾气；

若心悸者加紫石英、丹参、远志镇心安神；见五更泄泻，配煨肉蔻、补骨脂补火暖土，并去地黄、阿胶等滋腻碍脾药物。

总体而言，肺痨初期表现为肺阴亏损证，阴虚程度较轻，无明显火旺现象，病损主要在肺；而虚火灼肺证多见于肺痨中期，病程较长，阴虚程度较重，并有火象，病损由肺及肾；气阴耗伤证多见于肺痨中后期，病程较久，阴伤气耗，肺脾同病；阴阳虚损证则为肺脾同病、气阴耗损的进一步发展，因下损及肾，阴伤及阳，肺脾肾三脏俱亏，病属晚期，病情重笃，预后多凶。

4. 厥脱证

（1）气脱

主症：骤然发生，面色苍白或青灰，四肢厥冷，汗多神疲，气促息微，口淡不渴，小便色清量少。舌淡，脉细弱。

治法：补气固脱。

方药：

1）主方：独参汤（张介宾《景岳全书》）

处方：高丽参 10～12g，加水 150ml，盖严炖 20～30 分钟，取汁慢慢呷服，渣再加水炖服 2～3 次。如无高丽参，可用红参或吉林参等代替。

若汗多难止者，加北芪 45g，糯稻根 20g，煅牡蛎 30g，水煎服。

2）中成药：高丽参注射液，先以 4～8ml 加 50％葡萄糖液 40ml 静脉推注，后接 10～20ml 加 10％葡萄糖 500ml 静脉滴注。

（2）血脱

主症：多发于失血之后，面色苍白，头晕眼花，汗出，烦躁，心悸，口干口渴。舌淡而干，脉细数或芤大。

治法：摄血固脱。

方药：

1）主方：独参汤（张介宾《景岳全书》）加味

处方：吉林参 10g，炙黄芪 30g，阿胶 15g（烊化）。煎水候稍冷，频服。

若黑便柏油样者，加紫珠草 18g，岗稔根 20g，地稔 20g。吐血、咯血者，加童便 50～100ml（冲服），仙鹤草 25g。

2）中成药：高丽参注射液，以 8ml 加 50％葡萄糖液 40ml 静脉推注，后接生脉注射液 20～30ml。10％葡萄糖液 500ml 静脉滴注。

（3）亡阴

主症：大汗淋漓，烦躁不安，面色潮红，口渴咽干，尿少。舌红干，脉细数无力。

治法：益气救阴固脱。

方药：

1）主方：生脉散（孙思邈《备急千金要方》）加味

处方：西洋参 15g，麦冬 15g，五味子 10g，枳实 15g，生地黄 30g。水煎服，每日 2～3 剂。

若发热、气粗者，加石膏 20g，西瓜翠衣 25g，天花粉 15g。

2）中成药：参麦注射液，8～10ml 加 50％葡萄糖液 40ml 静脉推注，后接 20～30ml 加 10％葡萄糖液 500ml 静脉滴注。

（4）亡阳

主症：大汗淋漓，身凉肢冷，面色苍白，神情淡漠，气息微弱，口淡不渴。舌淡润，脉微欲绝。

治法：回阳救逆固脱。

方药：

1）主方：参附汤（陈自明《妇人良方》）加味

处方：红参 15g，炮附子 12g，炮姜 10g，大枣 6 枚，当归 12g，桂枝 10g，细辛 3g，通草 8g。水煎服，每日 2 剂。

若面红、身热者，属阴阳俱亡者，加麦冬 18g，五味子 10g，生地黄 30g，枳实 15g。

2）中成药：参附注射液，先以 6～8ml 加 50％葡萄糖液 40ml 静脉推注，后接 10～20ml 加 10％葡萄糖液 250～500ml 静脉滴注。

3）单方验方：抗寒厥脱方（广州中医药大学一附院《中医临床诊疗常规》）

处方：高丽参 15g，炮附子 15g，黄精 15g，枳实 15g，炙甘草 15g。水煎服。

（二）特色专方

1. 肺炎汤　组方为桑白皮 15g、黄芩 15g、瓜蒌仁 15g、三叶青 15g、浙贝母 15g、前胡 15g、紫菀 15g、茯苓 20g、桔梗 6g、甘草 6g。痰多者加苏子 15g、白芥子 15g、制半夏 10g、陈皮 10g；伴气喘者加麻黄 3g、杏仁 10g、射干 10g；肺阴虚者加南北沙参各 15g、麦冬 15g。每日 1 剂，水煎 400ml，分早晚 2 次温服，治疗 7 天为 1 疗程，共治疗 2 个疗程。用于老年性肺炎引起的肺不张。

2. 宽胸通闭汤　组方为瓜蒌 15g，半夏 10g，天竺黄 10g，黄芩 10g，栀子 10g，葶苈子 10g，枳实 10g，桔梗 10g，浮海石 15g，海蛤壳 10g，甘草 6g。1 剂/天，加水 500ml 煎至 200ml，日服 3 次。用于肺炎症性肺不张。

3. 麦门冬汤　麦门冬 60g，半夏 12g，人参 9g，甘草 6g，粳米 8g，大枣 3 枚。如火盛，出现虚烦、咳呛、呕逆者，则去大枣，加竹茹、竹叶各 10g，生石膏 20g，枇杷叶 10g；如咳吐浊黏痰，口干欲饮，加天花粉、知母、川贝母各 12g；津伤甚者加沙参、玉竹各 9g；潮热加银柴胡、地骨皮各 9g。每天 1 剂，水煎服分 2 次温服，10 天为 1 疗程。治疗肺不张。

4. 清气化痰汤　组方为胆南星 15g，半夏 10g，瓜蒌 10g，陈皮 10g，杏仁 10g，枳实 10g，茯苓 10g，黄芩 10g，丹参 10g。每日 1 剂，分 3 次服用。治疗创伤后急性肺不张

5. 血府逐瘀汤　组方为当归 9g，生地黄 9g，桃仁 12g，红花 9g，枳壳 6g，赤芍药 6g，川芎 5g，柴胡 3g，桔梗 5g，牛膝 9g，甘草 3g。日 1 剂，浓煎取汁 50ml，分数次喂服或鼻饲。治疗早期肺不张。

6. 二陈汤　组方为制半夏 9g、陈皮 12g、茯苓 9g、当归 9g、熟地 9g，每日 1 剂，煎汁 200～300ml 分 2～3 次内服，连服一周。用于属痰湿型胸外

科术后肺不张及肺炎。

7. 舒肺散加减　组方为芦根 15g，鱼腥草 15g，大青叶 15g，连翘 12g，桔梗 9g，苦杏仁 6g，金银花 20g，生石膏 6g，甘草 6g，川贝母 9g，每日 1 剂，共 300ml，分 2 次温服。用于肺癌术后肺不张。

8. 单方验方紫河车粉　组方为紫河车 1 具，研末，每次 3g，每日 1～2 次。

（三）中成药

1. 痰热清注射液　组成黄芩、熊胆粉、山羊角、金银花、连翘，功能主治清热、化痰、解毒，用于痰热阻肺证的肺不张。用法痰热清注射液 20ml 加入 5％葡萄糖注射液 250ml 静滴，每日 1 次，同时联合抗生素，疗程为 7～10 天。并可用于成人和新生儿呼吸窘迫综合征引起的肺不张。

2. 血必净注射液　组成红花、赤芍、川芎、丹参、当归，功能主治化瘀解毒，用于瘀毒互结证的肺不张。在治疗控制原发病的基础上联合使用本品。用法本品 50ml 加入生理盐水 100ml 中静滴，一日 2 次。

3. 蛇胆半夏片　每次 2～4 片，每日 3 次。

4. 痰咳清片　组成暴马子皮、满山红、黄芩、盐酸麻黄碱、氯化铵，本品为糖衣片，除去糖衣后果显黑褐色，味苦。功能主治清肺化痰，止咳平喘。用于痰热阻肺所致的咳嗽胸闷、痰多黄稠。

5. 清肺消炎丸　本方组成麻黄、石膏、地龙、牛蒡子、葶苈子、人工牛黄、苦杏仁、羚羊角。本品为淡黄色水丸，气微味苦。功能主治清肺化痰，止咳平喘，用于痰热阻肺、咳嗽气喘、胸胁胀痛、吐痰黄稠的肺不张。

（四）针灸疗法及其他特色疗法

肺不张针灸及其他中医特色疗法均需结合本身基础疾病进一步治疗，可参考肺癌、肺纤维化、肺炎、肺结核章节治疗。

三、西医药常规治疗

1. 持续给氧，纠正水、电解质代谢紊乱，营养支持和稀释痰液。

2. 继发感染，当痰量增多和（或）变脓性时，可经验性给予广谱抗生素（如氨苄青霉素、头孢类等）；同时积极快速明确病原菌，并根据药敏检测给予抗生素治疗。

3. 确诊为肺不张的病人尽可能采取使患侧处于最高位的体位，进行体位引流和适当物理治疗，亦可行气管镜吸痰或灌洗治疗；并鼓励病人继续翻身和做深呼吸。经常（每 1～2 小时）指导使用 IPPB 或肺量计以保证深呼吸。

4. 支气管镜检查治疗：如果确定为支气管阻塞，通常可借支气管镜清除黏液栓或稠厚分泌物，使不张的肺得以重新充气；同时还可进行深部痰液培养和药敏实验以明确病原菌，对气道内新生物或疑似病变均可行活检。此外如疑为异物吸入，应立即行支气管镜检查，而摘取较大的异物可能需采用硬质支气管镜。

5. 神经肌肉疾病导致反复发生肺不张，可试用压力为 $5\sim15cmH_2O$ 的经鼻罩或面罩持续气道正压（CPAP）通气，可能有益。有反复严重呼吸道感染或反复咯血者，且能接受手术治疗者，应考虑对不张的肺叶或肺段作手术切除。肿瘤引起的肺不张应根据细胞类型和病变范围，病人的全身情况以及肺功能，综合考虑采用手术，放射治疗或化学治疗以缓解阻塞。

【特色疗法述评】

1. 肺不张的成因较多，治疗的方法也各有不同。一般而言，除先天性、肿瘤压迫、手术创伤、器质性损害以外，炎性物质阻塞所致肺不张可以通过抗炎、化痰、解痉等方法得到解决。尤其在不同阶段辨证使用中药，给予宣肺、化痰、活血、通络、软坚散结、补气养血、清热解毒、养阴润肺等方法，常常可以解除气道痉挛、狭窄、痰栓等问题，使肺叶复张，临床行之有效。

2. 内镜技术的开展，为肺不张的治疗提供了有力的支持。无论是支气管肺泡灌洗，还是胸腔镜微创手术，都取得了很大进展。

3. 急性大范围肺不张是可以预防的。因为原有的慢性支气管炎，大量吸烟增加术后肺不张的危险性，故应鼓励术前停止吸烟，并采取增强支气管清除能力措施。避免使用长效麻醉剂，术后亦应少用止痛剂，因为此类药物抑制咳嗽反射。麻醉结束时宜向肺部充入空气和氧的混合气体，因为氮气的缓慢吸收可提高肺泡的稳定性。鼓励病人每小时翻身一次，并鼓励咳嗽和作深呼吸；早期活动甚为重要。采取综合措施最为有效，包括鼓励咳嗽和深呼吸，吸入气雾支气管舒张剂，雾化吸入水或生理盐水使分泌物液化并易于排出，必要时作支气管吸引。黏液溶解剂在预防和治疗肺不张中的价值尚不肯定。使用间歇正压呼吸和激动肺量计（incentive spirometry），后者采用一种简单装置，可使最大呼气维持 3～5 秒。也可使用各种理疗（拍击，震动，体位引流和深呼吸）措施。各种理疗方法必须使用得当，配以常规措施才能取得效果。术后胸部拍击如果增加疼痛和肌肉撕裂，则反而增加发生肺不张的危险。其他预防性措施包括对进行机械通气病人使用呼气末正压（PEEP，通常维持气道压力在 $5\sim15cmH_2O$）和持续性气道正压（CPAP），后者可通过封闭的面罩或鼻罩实施，或每 1～2 小时间歇使用5～10分钟。

4. 因使用大剂量镇静剂，胸廓畸形，神经肌肉衰弱或麻痹或中枢神经病变引起换气不足，呼吸变浅的病人，以及长期使用机械通气治疗者特别容易并发肺不张，应引起关注。

【主要参考文献】

1. 王永炎. 中医内科学 [M]. 北京：中国中医药出版社，2009：54～93.

2. 钟南山，刘又宁. 呼吸病学 [M]. 第2版. 北京：人民卫生出版社，2012：558～564.

3. 赵云峰. 肺不张的诊断与治疗 [J]. 新医学，2007，3（7）：477～478.

4. 张建. 宽胸理气、豁痰开窍在炎症性肺不张中的作用探讨 [J]. 实用中西医结合临床，2012，12（2）：35.

5. 孟旭升等. 麦门冬汤治疗肺不张28例 [J]. 陕西中医，2008，29（12）：1583.

6. 游志红. 清气化痰汤治疗创伤后急性肺不张12例 [J]. 中国中医药信息杂志，2003，10（11）：43.

7. 向旭东等. 痰热清注射液在开胸术后肺不张患者中的应用 [J]. 中国中医急症，2012，21（5）：810.

8. 王金招，黄瑞琼. 指按天突穴引咳法预防老年开胸术后肺不张效果观察 [J]. 护理管理杂志，2012，12（12）：874～875.

9. 张海等. 中西医结合治疗胸外科术后肺不张及肺炎23例报告 [J]. 贵阳中医学院学报，2004，26（2）：31.

10. 倪建林等. 自制中药舒肺散在治疗肺癌术后肺不张中的疗效观察 [J]. 中国当代医药，2011，18（31）：108～109.

（高 雪 傅 斌 张小瑾）

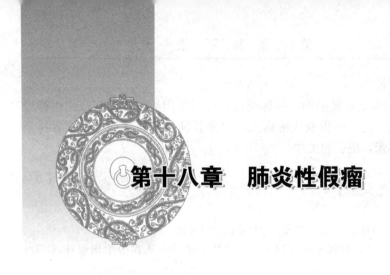

第十八章　肺炎性假瘤

　　肺炎性假瘤是一种病因不清的非肿瘤性病变，常在肺内形成包块。它是由各种炎症细胞及间叶组织构成，其中包括浆细胞、淋巴细胞、组织细胞、肥大细胞及梭形间叶细胞。这些不同类型的细胞在不同的病变中的数量不等，甚至在同一病变的不同区域，其细胞成分也不相同。临床上肺炎性假瘤并不常见，男女均可发生，患者年龄从1～70岁，但年轻人多见，大多在30岁左右。现在一半的病人无症状，其余可有肺及胸部的有关症状，如咳嗽、咯血、呼吸短促及胸痛。有的可有发热。病变可发生于任何肺叶，X线常表现为孤立的、界限清楚的圆形或卵圆形包块。较大者肿块界限不清，偶见钙化或空洞形成。

　　中医学无此病名，从其临床表现分析，大致归属于"咳嗽"、"胸痛"、"肺积"、"息贲"等范畴，属于难治性疾病之一。《难经·五十四难》曰："肺之积，名曰息贲，在右胁下，覆大如杯。久不已，令人洒淅寒热，喘咳，发肺壅。以春甲乙日得之……"，《素问·咳论》说："肺咳之状，咳而喘息有音，甚则唾血；心咳之状，咳则心痛，喉中介介如梗状，甚则咽肿喉痹；肝咳之状，咳则两胁下痛，甚则不可以转，转则两胠下满……"。这些症状在肺炎性假瘤中均可见到。《金匮要略·肺痿肺痈咳嗽上气病脉证》中的"寸口脉数，其人咳，口中反有浊唾、涎沫"的肺痿，"咳即胸中隐隐痛，脉反滑数……咳唾脓血"的肺痈，在肺炎性假瘤病人也可见到。《济生方》卷四："息贲之状，在右胁下，大如覆杯，喘息奔溢，是为肺积。诊其脉浮而毛，其色白，其病气逆，背痛少气，喜忘，目瞑，肤寒，皮中时痛；或如虱缘，或如针刺。"治用息贲丸、调息丸、息贲汤等方。

　　近年来，随着中医药治疗肺炎性假瘤研究的深入，在对肺炎性假瘤的病因病机认识、中医辨证论治、专方专药、中成药、实验研究等方面均取得了一定的进展。中医药辅助西医治疗肺炎性假瘤具有鲜明的特点和优势，已成为流行趋势。

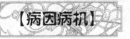

【病因病机】

一、中　医

　　肺炎性假瘤的病因尚未完全明了，但据其起病经过及临床表现，其发生与外在的六淫邪毒，内在的七情怫郁、饮食失调；宿有旧疾或久病伤正、年老体衰等有密切关系。

　　1. 六淫邪毒　外感六淫之邪，或工业废气、石棉、煤焦烟炱、放射性物质等邪毒之气入侵，若正气不能抗邪，则致客邪久留，脏腑气血阴阳失调，而致气滞、血瘀、痰浊、热毒等病变，久则可聚结成块。

　　2. 七情怫郁　情志不遂，气机郁结，久则导致气滞血瘀，或气不布津，久则津凝为痰，血瘀、痰浊互结，积聚成块。

　　3. 饮食失调　嗜好烟酒辛辣腌炸烧烤，损伤脾胃，脾失健运，正气亏虚，气虚血瘀。或正气亏虚，易感外邪或易致客邪久留。另一方面，脾失健运，不能升清降浊，敷布运化水湿，则痰湿内生。

　　4. 宿有旧疾　机体脏腑阴阳的偏盛偏衰，气血功能紊乱，如治不得法或失于调养，病邪久羁，损伤正气，或正气本虚，祛邪无力，加重或诱发气、痰、食、湿、水、血等凝结阻滞体内，邪气壅结成块。

　　5. 久病伤正、年老体衰　正气内虚，脏腑阴阳气血失调，是肺炎性假瘤的主要病理基础。久病体衰，正气亏虚，气虚血瘀；或生活失于调摄，劳累过度，气阴耗伤，外邪每易乘虚而入，客邪留滞不去，气机不畅，终致血行瘀滞，结而成块。

　　肺炎性假瘤的形成虽有上述多种因素，但其基本病理变化为正气内虚，气滞、血瘀、痰结、热毒等互结，日久积滞而成有形之肿块。病理属性总属本虚标实。多是因虚而得病；因虚而致实，是一种全身属虚，局部属实的疾病。由于肺为娇脏，喜润而恶燥，邪毒郁肺，久而化热，最易耗气伤阴，故肺炎性假瘤的虚以阴虚、气阴两虚为多，实则不外乎气滞，血瘀，痰凝，毒聚的病理变化。病位在肺，其发生发展，与肝、脾、肾的关系也较为密切。

二、西　医

　　肺炎性假瘤的病因目前尚不太清楚，可能是由于细菌或病毒、真菌感染引起非特异性炎症，若肺部炎性病变迁延不愈则致结缔组织增生机化，进而局限化形成瘤样肿块。肺炎性假瘤是由各种炎症细胞及间叶组织构成，其中包括浆细胞、淋巴细胞、组织细胞、肥大细胞及梭形间叶细胞。这些不同类型的细胞在不同的病变中的数量不等，甚至在同一病变的不同区域，其细胞成分也不相同。

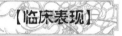

【临床表现】

一、症　状

肺炎性假瘤患者多数年龄在 50 岁以下，男女均可发生。约 1/3 的患者无临床症状，仅偶然在胸部影像学检查时发现，2/3 的患者有慢性支气管炎、肺炎等病史，并伴有相应的临床症状，如咳嗽、咳痰、低热，部分患者有胸痛、痰中带血，甚至咯血，但咯血量一般较少。

二、体　征

多数无阳性体征，合并有呼吸道感染时，肺部听诊有干性或湿性啰音。

【辅助检查】

1. X 线检查　炎性假瘤常表现为密度较低而均匀、边缘清楚及轮廓完整的球形阴影，约钱币大小，偶有钙化及空洞，或表现为多发结节，多数位于肺的外周，可累及胸膜。部分病例的病灶可缓慢增大。病变也可累及肺门，引起支气管阻塞及发生肺不张。少数累及肋骨，引起骨质破坏。食管受侵时有咽下困难。也有累及纵隔、心包及胸椎。甚至病变发生于后纵隔。

2. CT 检查　CT 图像把假瘤与肺的境界面显示得非常清楚，即使胸片表现为大片状或团块状模糊影，但在 CT 图像上则表现为境界清楚的块影。CT 扫描比胸部平片更容易发现小空洞的存在，这种小空洞可以单发，也可以多发。除此以外，CT 图像上显示肿块周围长毛刺，胸膜增厚粘连征象，对本病诊断有着重要意义。

3. 病理检查　支气管内镜检查、经皮肺穿刺和开胸肺活检对本病的诊断和鉴别诊断有非常重要的意义。

【诊断与鉴别诊断】

一、诊断标准

1. 病史症状　可无临床症状，部分有呼吸道感染病史，伴有发热、咳嗽、咳痰、痰中带血等表现，偶有咯血。

2. 体格检查　多数无阳性体征，合并有呼吸道感染时，肺部听诊有干性或湿性啰音。

3. 辅助检查　胸部X线片及CT扫描，有直径1～6cm圆或椭圆形孤立块影，中等密度，质地均匀，边缘光滑锐利的结节影；有些边缘模糊，似有毛刺或呈分叶状，与肺癌难以鉴别，诊断困难或不能除外恶性者，应行开胸或经皮肺穿刺活检，获取组织病理以明确诊断。

二、鉴别诊断

1. 西医　本病需与肺癌、结核球、错构瘤等相鉴别，临床上，最重要的是与肺癌相鉴别，这直接关系到治疗的方法及手术切除的范围。

2. 中医　主要是与肺痨、肺痈、肺胀、肺癌等疾病相鉴别。

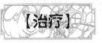【治疗】

一、一般措施

1. 此病与呼吸道的细菌，病毒感染有关。及时有效地控制感染，尤其是上呼吸道的慢性炎症，是防止发生肺炎性假瘤的关键。

2. 正确地运用抗生素。抗生素的不规则应用，会使肺部炎性病灶局限化，或延迟吸收，使得发病增加。

3. 有效的排痰引流，也是防止炎性假瘤形成的重要因素。

4. 适当地锻炼身体，避免有害气体、颗粒对呼吸道的侵害，对预防本病有一定的积极意义。

二、中医药治疗

（一）中医药治疗肺炎性假瘤的意义

1. 肺炎性假瘤虽为良性病变，但西药抗感染疗效差，且因确诊困难及有少数病例发生恶变，故多数医生主张早日手术切除。中医药治疗大多可通过化痰、破瘀、散结，缩小瘤体，甚至清除瘤体，从而避免手术治疗。

2. 肺炎性假瘤的形成，常常与厌氧菌感染有关，是经过一个较长时间积累，在肺部形成的病变。中医的诊治思路重视整体辨证，重视鼻炎、副鼻窦炎对肺部的影响，采取"肺鼻同治法"，既阻断感染的来源，又消除肺部瘤体。

3. 肺炎性假瘤患者术后，中医药治疗可以提高人体正气，促进伤口愈合，从而可能防止瘤体复发。

（二）治疗原则

扶正祛邪、标本兼治是治疗肺炎性假瘤的基本原则。本病整体属虚，局部属实，正虚为本，邪实为标。早期以邪实为主，治当行气活血、化瘀软坚和清热化痰、利湿解毒；晚期以正虚为主，治宜扶正祛邪，分别采用养阴清热、解毒散结及益气养阴、清化痰热等法。临床还应根据每个患者的具体情况，斟酌虚实，按标本缓急恰当处理。由于肺炎性假瘤患者正气内虚，抗邪能力低下，虚损情况突出，因此，在治疗中要始终顾护正气，保护胃气，把扶正抗邪的原则，贯穿在肺炎性假瘤治疗的全过程。应在辨证论治的基础上选加具有活血化瘀软坚散结作用的中草药。

（三）辨证论治

1. 气血瘀滞

症状：咳嗽不畅，胸闷气憋，胸痛有定处，如锥如刺，或痰血黯红，口唇紫黯，舌质黯或有瘀斑，苔薄，脉细弦或细涩。

治法：活血散瘀，行气化滞。

方药：血府逐瘀汤。

方用桃红四物汤活血化瘀；柴胡、枳壳疏肝理气；牛膝活血化瘀，引血下行；桔梗载药上行，直达病所；甘草调和诸药。胸痛明显者可配伍香附、延胡索、郁金以等理气通络，活血定痛。若反复咯血，血色黯红者，可减少桃仁、红花的用量，加蒲黄、三七、藕节、仙鹤草、茜草根祛瘀止血；瘀滞化热，暗伤气津，见口干、舌燥者，加沙参、天花粉、生地、玄参、知母等清热养阴生津；食少、乏力、气短者，加黄芪、党参、白术益气健脾。

2. 痰湿蕴肺

症状：咳嗽，咳痰，气憋，痰质稠黏，痰白或黄白相兼，胸闷胸痛，纳呆便溏，神疲乏力，舌质淡，苔白腻，脉滑。

治法：行气祛痰，健脾燥湿。

方药：二陈汤合瓜蒌薤白半夏汤。

二陈汤理气燥湿化痰，合瓜蒌薤白半夏汤以助行气祛痰、宽胸散结之功。若见胸脘胀闷、喘咳较甚者，可加用葶苈大枣泻肺汤以泻肺行水；痰郁化热，痰黄稠黏难出者，加海蛤壳、鱼腥草、金荞麦根、黄芩、栀子清化痰热；胸痛甚，且瘀象明显者，加川芎、郁金、延胡索行瘀止痛；神疲、纳呆者，加党参、白术、鸡内金健运脾气。

3. 肺系伏邪

症状：咳嗽间作，反复不愈，咳痰黄稠、或黄绿、或白黏，常有浊涕倒流入咽部，咽中异物感，咯吐不利，口气臭秽，鼻息不畅，或见头痛、胸痛，舌红或紫黯，舌苔白厚或黄厚，脉滑或沉。

治法：宣肺利窍，化痰散结。

方药：苍耳子散合黄连温胆汤加减。

方用苍耳子、辛夷、白芷、蔓荆子宣肺利窍；黄连、半夏、橘红、竹茹、枳实、瓜蒌、胆南星、石菖蒲化痰散结。头痛加川芎；热重加黄芩、鱼腥草；咳嗽加白前、炙麻黄；有血瘀见证加田七、水蛭。

4. 阴虚毒热

症状：咳嗽无痰或少痰，或痰中带血，甚则咯血不止，胸痛，心烦寐差，低热盗汗，或热势壮盛，久稽不退，口渴，大便干结，舌质红，舌苔黄，脉细数或洪大。

治法：养阴清热，解毒散结。

方药：沙参麦冬汤合五味消毒饮。

方中用沙参、玉竹、麦冬、甘草、桑叶、天花粉、生扁豆养阴清热；金银花、野菊花、蒲公英、紫花地丁、紫背天葵清热解毒散结。若见咯血不止，可选加白及、白茅根、仙鹤草、茜草根、三七凉血止血；低热盗汗加地骨皮、白薇、五味子育阴清热敛汗；大便干结加全瓜蒌、火麻仁润燥通便。

5. 气阴两虚

症状：咳嗽痰少，或痰稀而黏，咳声低弱，气短喘促，神疲乏力，面色㿠白，形瘦恶风，自汗或盗汗，口干少饮，舌质红或淡，脉细弱。

治法：益气养阴。

方药：生脉饮合百合固金汤。

生脉饮中人参大补元气，麦冬养阴生津，五味子敛补肺津，三药合用，共奏益气养阴生津之功。百合固金汤用生地、熟地、玄参滋阴补肾；当归、芍药养血平肝；百合、麦冬、甘草润肺止咳；桔梗止咳祛痰。气虚征象明显者加生黄芪、太子参、白术等益气补肺健脾；咳痰不利，痰少而黏者加贝母、瓜蒌、杏仁等利肺化痰。

若肺肾同病，由阴损阳，出现以阳气虚衰为突出的临床表现时，可选用右归丸温补肾阳。

上述证候中，如合并有上腔静脉压迫综合征，出现颜面、胸上部青紫水肿，声音嘶哑，头痛眩晕，呼吸困难，甚至昏迷的严重症状，严重者可在短期内死亡。中医治疗从瘀血、水肿论治，活血化瘀，利水消肿可使部分病人缓解。常用方剂如通窍活血汤、五苓散、五皮饮、真武汤等。压迫症状较轻者，可在辨证施治方药中，酌加葶苈子、猪苓、生麻黄、益母草等泻肺除壅，活血利水。

（四）特色专方

1. 益肺消积汤 生黄芪 30g、生白术 12g、北沙参 30g、天冬 12g、石上柏 30g、石见穿 30g、白花蛇舌草 30g、银花 15g、山豆根 15g、夏枯草 15g、海藻 15g、昆布 12g、生南星 30g。瓜蒌皮 15g、生牡蛎 30g，水煎服，3 个月为 1 疗程。阴虚去黄芪、白术，加南沙参、麦冬、元参、百合、生地；气虚去北沙参、天冬，加党参、人参、茯苓；肾阳虚加补骨脂、淫羊藿、菟丝子、肉苁蓉、锁阳。

2. 肺金生汤 泽漆 30g、桂枝 6g、黄芩 10g、石见穿 30g、生晒参 9g、白前 10g、制南星 6g、甘草 6g、蜂房 15g、红豆杉 2g、生姜 7 片。功效：化痰散结，益气宣肺。水煎服，日一剂，先煎泽漆，加水 5000ml，武火煮开，文火煮至 1500ml，加诸药，再武火后文火，分温 2～3 次服。人参另炖兑入。渣加水煎煮洗脚，按摩涌泉穴 300 次。肺阴亏虚者加百合 15g，沙参 30g；纳差者加鸡内金 10g，焦三仙各 15～30g；少气懒言者加黄芪 30g、白术 10g；血虚者可加当归补血汤；脾土不足加四君子或另予参苓白术散以培土生金；痰热壅结加胆南星 6g、鱼腥草 30g、薏苡仁 30g；胸水加葶苈子 12g；胸痛加延胡索 15g，瓜蒌 20g。

3.《千金》苇茎汤加金荞麦 苇茎 30g、薏苡仁 10～20g、桃仁 10g、冬瓜仁 10g，以水 1000ml，先煮苇茎，煮取 500ml，去滓，悉纳诸药，煮取 300ml，分二次服。功效：清肺化痰，逐瘀排脓，适合于肺部肿块增大至一定程度时阻塞气道引起阻塞性肺炎、肺不张。

4. 消岩汤 人参 30g、白术 60g、黄芪 30g、当归 30g、忍冬藤 30g、茜草根 20g、白芥子 6g、茯苓 9g；每日 1 剂，水煎分 2 次服用。28 天为 1 疗程。功效：解毒祛瘀，扶正抗瘤，适合于久病体虚患者。

5. 金福安汤 生南星（先煎）15g、生半夏（先煎）15g、太子参 30g、苇茎 30g、生薏仁 30g、桃仁 10g、浙贝母 15g、守宫 6g、山慈菇 10g、丹参 15g。每日 1 剂，水煎 2 次，混匀，分 2 次内服，连续服用 21 日为 1 周期。功效：健脾益气、化痰祛瘀、消积散瘤的功效。适用于痰湿蕴肺之肺积症。

6. 益津助阳方 生熟地各 30g、麦冬 15g、北沙参 30g、当归 10g、白芍 30g、山萸肉 15g、淫羊藿 15g、补骨脂 15g、枸杞子 15g、女贞子 15g、菟丝子 30g、紫河车 20g、壁虎 10g、蛤蚧 10g、冬虫夏草 2g、灵芝 30g。功效：益气养阴，补肾助阳。对肺热痰瘀而见咳嗽不畅、胸闷气急、痰中带血者，加鱼腥草、黄芩、仙鹤草、金荞麦、白花蛇舌草、三七、莪术、桃仁；阴虚夹痰热见咳嗽少痰而黏，或干咳无痰、心烦失眠、口干、大便秘结、潮热盗汗者，加浙贝母、冬虫夏草、龟板、鳖甲、蜂房、前胡、天花粉；气阴两虚见咳声低微、神疲乏力、自汗、五心烦热者，加生黄芪、五味子、西洋参、黄精、百合、芦根；胸背疼痛加瓜蒌、半夏、元胡、枳壳、郁金；高热不退加生石膏、知母、白薇、青蒿；胸腔积液加桑白皮、葶苈子、大枣、猪苓、白术；咳嗽、咳黄色脓性痰液加冬瓜仁、生薏苡仁、瓜蒌、黄芩、半夏、桔梗。水煎服，每日1剂，分早晚2次服用。

（五）中药成药

1. 益肺抗瘤饮　太子参、党参、浙贝母、薏苡仁、天冬、百合、石上柏、夏枯草、蜈蚣、仙茅、白术、黄芪、女贞子、北沙参、七叶一枝花。水煎服，每次30ml。每日3次，30天为1个周期，2个周期为1个疗程，功效：益气养阴，清热解毒。适合于气阴两虚症兼热毒症。

2. 润肺消积胶囊　黄芪30g、人参、淫羊藿、三棱、当归各15g，茯苓、沙参、玄参、天花粉、莪术各20g，麦门冬、桃仁、白花蛇舌草各25g。诸药共研细末，装胶囊。口服。每次2g，每日3次，6周为1个疗程。适合于气阴两虚夹血瘀症。

3. 益肺清化颗粒　黄芪、党参、沙参、杏仁、桔梗、败酱草、白花蛇舌草等组成。益气养阴、清热解毒、化瘀散结。适合于气阴两虚夹热毒瘀滞症。

4. 贞芪扶正胶囊　黄芪、女贞子等药物组成，口服，一次6粒，一日2次，功效：补气养阴，适用于久病虚损，气阴不足。促进肺功能的恢复。每6粒相当于原生药12.5g。

5. 平肺口服液　百合15g、麦冬15g、五味子10g、白及10g、桑白皮30g、浙贝母10g、瓜蒌10g、鱼腥草30g、白花蛇舌草30g。每次10ml，每日2次。30日为1个疗程。连续服用3个疗程。功效：养阴益肺、清热解毒。适用于阴虚热毒症。

6. 益肺清化颗粒　黄芪、党参、沙参、麦冬、川贝、杏仁、白花蛇舌草、败酱草、仙鹤草、紫菀、桔梗、甘草。一次2袋，一日3次。两个月为一疗程。功效：益气养阴、化痰止咳、清热解毒、凉血止血之功效。适用于气阴两虚、阴虚内热型肺炎性假瘤的辅助治疗。

（六）中药静脉制剂

1. 复方苦参注射液　清热利湿，凉血解毒，散结止痛。用法：静脉滴注，一次12ml，用氯化钠注射液200ml，稀释后应用，一日一次，儿童酌减，全身用药总量200ml为一疗程，一般可连续使用2～3个疗程。

2. 参芪扶正注射液　益气扶正。用于气虚证肺积的辅助治疗。可以提高气虚患者免疫功能、改善气虚症状。静滴：250ml/次，1次/日，疗程21天。

3. 痰热清注射液　清热、化痰、解毒。成人一般一次 20ml，重症患者一次可用 40ml，加入 5％葡萄糖注射液或 0.9％氯化钠注射液 250～500ml，静脉滴注，控制滴数每分钟不超过 60 滴，一日 1 次；儿童按体重 0.3～0.5ml/kg，最高剂量不超过 20ml，加入 5％葡萄糖注射液或 0.9％氯化钠注射液 100～200ml，静脉滴注，控制滴数每分钟 30～60 滴，一日 1 次。

4. 双黄连冻干粉针　清热解毒。成人每次每千克体重 60mg，临用前，先以适量灭菌注射用水充分溶解，再用氯化钠注射液或 5％葡萄糖注射液 500ml 稀释，静脉滴注，控制滴数每分钟 30～60 滴，一日 1 次；或遵医嘱。

（七）鼻腔冲洗法

0.9％氯化钠注射液 500ml，加入双黄连冻干粉剂 1.8～2.4g，每日一次，鼻腔冲洗。适用于肺炎性假瘤合并鼻窦炎、鼻后滴流综合征者。有利于消除痰浊、湿毒，减少其对下呼吸道的侵害。

三、西医药常规治疗

肺炎性假瘤术前很难明确诊断尤其难与肺癌鉴别，又有癌变的可能，故一般主张及早手术治疗。术中需要送病理冰冻切片检查，以明确诊断。确定良性性质后，手术以尽量保存正常肺组织为原则。处于肺表面的炎性假瘤，可以作肺楔形切除。位于肺实质内的炎性假瘤可以行肺段切除或肺叶切除，除巨大肿块及已侵及主支气管的以外，一般不做全肺切除。对不能耐受手术治疗者，应予定期跟踪检查，密切观察瘤体变化。

合并呼吸道感染者，予对症处理，待症状控制后，再考虑手术治疗。

【特色疗法述评】

1. 肺炎性假瘤是发生于肺内的慢性炎性增生性团块样病变，组织学特征是由多种细胞形成的肉芽肿。本病病因迄今不明，多认为与严重的呼吸道感染有关，大量使用抗生素在抑制细菌生长的同时，也减弱了机体对病原菌的炎症反应，降低了体内纤维蛋白溶解酶的作用，使大量纤维蛋白、细胞和淋巴细胞沉积；另外病毒性的呼吸道感染使得某些病毒引起的肺炎难以在短期内吸收而慢性迁延，局限机化，造成厌氧或半厌氧环境，进而形成炎性假瘤。

2. 肺炎性假瘤西医西药主要是抗感染、稀释痰液、手术等对症处理。其中抗感染治疗，主要是抗厌氧菌感染。肺炎性假瘤虽为良性病变，但西药抗感染疗效差，故多数医生主张早日手术切除。手术治疗原则是在尽可能保留正常肺组织的前提下切除病灶。术式以肺叶切除，楔形切除为主，尽量避免全肺切除。但术前诊断困难，有少数病例发生恶变的报道。

3. 近年来，大量证据表明：多数患者由于长期滥用抗生素，造成菌群失调，使疾病潜隐，久之组织损伤不能修复，支气管黏膜分泌功能紊乱，痰液积聚，痰栓形成，又为厌氧或半厌氧细菌的生长创造了条件，故反复感染迁延不愈。中医病机为宿痰内伏，多与肺系伏邪（上呼吸道慢性炎症，尤其是副鼻窦慢性炎症）有关。日久化热，痰热胶结，灼金炼肺，肺失宣降。所以治疗的关键在于祛除肺和肺系之宿痰，改变局部的厌氧环境，使厌氧菌无法生存，则无需使用抗生素。高雪、曲敬来等继承近代名医、龙江医学流派创始人高仲山教授的经验，对 9 例经病理证实为肺炎性假瘤，影像学证实有副鼻窦炎的患者，辨证予中药"苍耳子散合黄连温胆汤"加减治疗。重在宣肺利窍，化痰散结，佐以活血化瘀治疗 30 天，复查胸部 CT，9 例患者肺部阴影均完全消失。结论表明采用中医药从通窍祛痰，化瘀散结论治，辨证加减，治疗肺炎性假瘤临床疗效满意。高仲山教授辨治肺积，一方面从"痛则不通"、或"痰瘀互结"着眼，一方面从"咳痰腥臭"等热象入手，肺鼻同治，重用破瘀散结清热通络之品，常在短期内使瘤体消散吸收，病体痊愈。朱均权采用"健脾化痰、温肺止咳、活血祛瘀"、"疏肝解郁、宣肺止咳、消痰散积"、"养阴清肺、化痰止咳、祛瘀消结"辨证论治的方法治疗 3 例，获效较好。

4. 呼吸道起始于鼻腔，终止于肺泡，从解剖结构和生理功能上均成连续性，所谓"同一气道，同一疾病"。所以在临床治疗过程中应注重对呼吸道疾病诊断和治疗的整体性。肺炎性假瘤就是长期慢性炎症渐渐积累而成。据临床观察，此类病人绝大多数有慢性鼻窦炎病史。我们知道，鼻窦是一个容易被感染，且细菌容易在其中长期定植的器官。其特殊的解剖特点，适于厌氧或半厌氧菌生长。而这类细菌所产生的分泌物常常易形成痰栓，导致小气道阻塞，渐渐积聚形成假瘤或肺不张。龙江医派主张采用"肺鼻同治"法治疗肺炎性假瘤，思路独特，标本兼治，重在改变内环境，打破局部的厌氧环境，疗效甚佳。配合中药鼻腔冲洗，可以大大缩短疗程，降低复发率。

【主要参考文献】

1. 王永炎. 中医内科学［M］. 上海：上海科学技术出版社，2009：24～97.

2. 陈灏珠，林果为. 实用内科学［M］. 第 13 版. 北京：人民卫生出版社，2010：1812～1816.

3. 陆再英，钟南山. 内科学［M］. 第 7 版. 北京：人民卫生出版社，2010：98～103.

4. 史宏灿，石维平，束余声，等．肺炎性假瘤 29 例外科治疗分析［J］．中国综合临床，2000，16（3）：201．

5. 王模荣，薛存宽，杨荣时．老年患者肺部厌氧菌感染的临床分析［J］．实用老年医学，2003，17（1）：46～47．

6. 孟宪利，杜袁群，王晓玲，等．肺炎性假瘤癌变 1 例［J］．中华胸心血管外科杂志，1996，12（6）：376．

7. 曲敬来，高雪．黄连温胆汤治疗肺炎性假瘤的临床观察［J］．中医药信息，2012，29（2）：69～70．

8. 朱均权．肺炎性假瘤辨治举隅［J］．浙江中医杂志，2004，11：467～469．

9. 李丛煌，花宝金．肺积（肺癌）古代医论［J］．四川中医，2008，26（4）：40～41．

（高　雪　石克华　吴学敏）

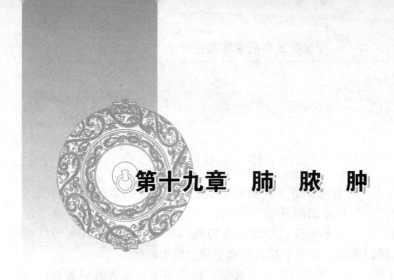

第十九章　肺　脓　肿

肺脓肿是肺组织坏死形成的脓腔，早期表现为肺化脓性炎症，继而坏死形成脓肿，菌栓使局部组织缺血，助厌氧菌感染，加重组织坏死，进而形成脓腔。临床特征为高热、咳嗽和咳大量脓臭痰，胸部 X 线显示一个或多个含气液平的空洞。根据病程是否小于 3 个月分为急性和慢性肺脓肿。肺脓肿常为单发，患者多发于青壮年，男性多于女性，右肺多于左肺，因重力作用，肺脓肿多发于低垂部位；如仰卧位吸入时，位于上叶后段和下叶背段，直立或半卧位吸入易累及下叶后基底段。随着抗生素的广泛应用，急性肺脓肿有逐渐减少趋势，在发达地区，典型患者比较少见。但由于微生物的变异、耐药和人口老龄化、易患人群的体质下降，肺脓肿的治疗仍是亟待解决的一个问题。

根据肺脓肿症状，属中医"肺痈"范畴，而肺痈是指由于肺脏热壅血瘀，肺叶生疮，血腐肉败而形成的一种病证，属于内痈之一。肺痈病名首见于《金匮要略》，并有专篇进行讨论。《金匮要略·肺痿肺痈咳逆上气病》篇中就有如下记载："问曰：病咳逆，脉之何以知此为肺痈？当有脓血，吐之则死，其脉何类？师曰：寸口脉微而数，微则为风，数则为热；微则汗出，数则恶寒。风中于卫，呼气不入；热过于荣，吸而不出。风伤皮毛，热伤血脉。风舍于肺，其人则咳，口干，喘满，咽燥不渴，时唾浊沫，时时振寒。热之所过，血为之凝滞，蓄结痈脓，吐如米粥。始萌可救，脓成则死。"指出肺痈发病过程中的三个病理过程，为宣肺解表、温肺化痰、祛瘀排脓治疗肺痈提供了依据。同时，肺痈病和其他疾病一样均应早期治疗。

早期大量、积极、正确选择抗生素治疗，辅以痰液引流，配合中医中药治疗，是治疗关键，中医药的应用可以减少抗生素的使用，加强排痰托脓，促进肺损伤修复。若转化为慢性之证，则需使用大量扶正益气养阴之品，此时单纯使用抗生素效果欠佳。

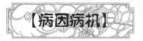

【病因病机】

一、中　医

1. 风热外邪　《金匮要略·肺痿肺痈咳逆上气病》指出肺痈是感受风热邪毒所引起。风热邪毒如随呼吸而深入，到达营分，伤及血脉，邪毒滞留于肺，开始生痈。名老中医赵绍琴认为肺痈向来归于内科，其实当从温病论治，其为风温蕴热，互阻于肺，热壅于肺，发为痈脓。

2. 风寒外邪　肺主气属卫，风寒袭肺，损伤卫阳，未得及时表散，内蕴不解，郁久化热成痈。《张氏医通·肺痈》："肺痈者，由感受风寒，未经发热，停留胸中，蕴发为热，故而成痈。"

3. 痰阻肺窍

（1）热痰：《张氏医通·肺痈》："或挟湿热痰涎垢腻蒸淫肺窍，皆能致此。"指出平素饮食不节，嗜食肥甘厚味或辛辣煎炸之品，或饮酒太过，酿为湿痰，伏于肺窍。一旦复加外感风热，内外合邪，痰热蕴肺，即化为痈。《医宗金鉴外科心法要诀·肺痈》即曾指出"此症系肺脏蓄热，复伤风邪，郁久成痈。"

（2）寒痰：久病大病之后或失治误治，肺脾之气更虚，继而导致肺气虚而不降，脾气虚而不运，精微不化，痰饮内停，肺系伏邪。复感外邪，若不及时疏解，引动伏邪即化而为痈。

4. 脾肾阳虚，水饮内停　《诸病源候论·肺痈候》提出"肺主气，候皮毛，劳伤血气，腠理则开，而受风寒，其气虚者，寒乘虚伤肺，寒搏于血，蕴结成痈，热又加之，积热不散，血败为脓"之说，强调正虚是外邪致病的重要内因。

姚国美认为："水停为饮，必更以三焦火衰。良以三焦为行水之道路，又为肾之火腑，其所以能蒸化水气，如雾、如沤、如渎者，全赖火气有权，衰则水势滔天。"《临证指南医案·痰饮》载："饮邪上扰乘肺，肺气不降，一身之气交阻，熏灼不休，络血上沸。"曹颖甫认为："大抵水寒血郁之证，久必生热，若冻瘃家然，始则寒凝而痛，久乃热郁而溃。"脾肾阳虚，气化失司，水饮犯肺，上焦气机不畅，交阻于肺，化热熏灼肺叶，以致血败肉腐则肺叶溃而成痈。

5. 血瘀成痈　对于血瘀因素的认识是中医肺痈理论明显不同于其他外感病的方面。因"肺朝百脉"，又主一身之气，且与肝共调气机升降，王清任更是认为"胸中为血府"；一旦肺受外邪所伤，气机不和则血行不畅而生瘀，损及络脉则血溢脉外而成瘀，如《金匮要略》中所论"热过于荣"、"热伤血脉"、"血为之凝滞"等。

二、西 医

西医学认为肺脓肿的发病机制与病因密切相关，病因中以吸入性最为常见，其次为继发性和血源性感染，有基础性疾病的患者（主要是 COPD、支气管扩张、糖尿病等）更容易患病。肺脓肿常为混合细菌感染，主要包括需氧和厌氧的革兰阳性和阴性的球菌和杆菌，通常与口腔、上呼吸道的寄生细菌有较高的一致性。以金黄色葡萄球菌最多，患者早期以肺化脓性炎症为主要表现，继而出现坏死、液化而致脓肿，菌栓使局部组织缺血，厌氧菌生长繁殖较快，加重组织坏死，形成恶性循环。同时，若免疫抑制宿主如长期应用糖皮质激素、恶性肿瘤、器官移植、HIV 感染等是肺脓肿的易感人群，需氧菌为其主要致病菌。根据所感染途径，肺脓肿可分为以下类型：吸入性肺脓肿、继发性肺脓肿、血源性肺脓肿。

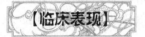

【临床表现】

一、症 状

吸入性肺脓肿患者多有齿、口、咽喉的感染，或在意识障碍时，如在麻醉、醉酒、药物过量、脑血管意外等。起病急骤，畏寒高热，体温达39～40℃，伴有咳嗽、咳黏液痰或黏液脓性痰。炎症累及壁层胸膜可引起胸痛，且与呼吸有关。病变范围大时可出现气促。此外还有精神不振、全身乏力、食欲减退等全身中毒症状。如感染没能及时控制，患者咳大量脓臭痰，部分患者有不同程度的咯血。肺脓肿破溃到胸膜腔，可突发胸痛、气促，出现脓气胸。

血源性肺脓肿多先有原发病灶引起的畏寒、高热等表现。经数日或数周后才出现咳嗽、咳痰，痰量不多，极少咯血。

慢性肺脓肿患者常有不规则发热、咳嗽、咳脓臭痰和咯血，持续数周到数月。多伴有乏力、消瘦、贫血等症状。

二、体 征

肺部体征与肺脓肿的大小和部位有关。早期肺部常无阳性体征，随着病变发展，可出现肺实变体征，可闻及支气管呼吸音或湿啰音；随着肺脓肿增大，可出现空瓮音；病变累及胸膜可闻及胸膜摩擦音或呈现胸腔积液体征。

【辅助检查】

1. 血常规　急性肺脓肿血白细胞总数可达（20～30）×10^9/L，中性粒细胞在90%以上，核明显左移，常有中毒颗粒。慢性患者的血白细胞可稍升高或正常，红细胞和血红蛋白减少。

2. 影像学检查

（1）胸部X线检查：早期炎症表现为大片浓密模糊浸润阴影，边缘不清，或为团片状浓密阴影，分布在一个或数个肺段。在肺组织坏死、肺脓肿形成后，脓液经支气管排出，脓腔出现圆形透亮区及气液平面，其四周被浓密炎症浸润所环绕。脓腔内壁光整或略有不规则。经脓液引流和抗生素治疗后，肺脓肿周围炎症先吸收，逐渐缩小至脓腔消失，最后仅残留纤维条索阴影。慢性肺脓肿脓腔壁增厚，内壁不规则，有时呈多房性，周围有纤维组织增生及邻近胸膜增厚，肺叶收缩，纵隔可向患侧移位。并发脓胸性，患者胸部呈大片浓密阴影。若伴发气胸可见气液平面。结合侧位X线检查可明确肺脓肿的位置及范围大小。

（2）胸部CT检查：CT能准确定位及区别肺脓肿和有气液平面的局限性脓胸、发现体积较小的脓肿和葡萄球菌肺炎引起的肺气囊腔，并有助于做体位引流和外科手术治疗。

3. 支气管镜检查　有助于明确病因和病原学诊断，并可用于治疗。如有气道内异物，可取出异物使气道引流通畅。如疑为肿瘤阻塞，则可取病理标本。还可取痰液标本行需氧和厌氧菌培养。可经支气管镜插入导管，尽量接近或进入脓腔，吸引脓液、冲洗支气管及注入抗生素，以提高疗效与缩短病程。

4. 病原学检查

（1）非创伤性检查：非创伤性检查包括痰涂片革兰染色，痰、胸腔积液和血培养（包括需氧和厌氧培养），以及抗菌药物敏感试验，均有助于确定病原体和选择有效的抗菌药物。尤其是胸腔积液和血培养阳性时对病原体的诊断价值更大。但是，由于口腔中存在大量厌氧菌，重症或住院病人的口咽部也常有可引起肺脓肿的需氧或兼性厌氧菌如肺炎杆菌、铜绿假单胞菌、金黄色葡萄球菌等定植，故咳痰方法留取的痰液标本对于肺脓肿的病原学诊断存在误差。同时，由于厌氧菌引起的菌血症较少，故血培养分离的细菌往往仅反映肺脓肿的部分病原体。

（2）有创性检查：有创性检查方法多用于重症、疑难病例或免疫抑制宿主的肺部感染，可避开上呼吸道直接在脓肿部位或引流的支气管内采样，包括有经环甲膜穿刺经气管吸引（TTA），经胸壁穿刺肺吸引（LA）、防污染支气管肺泡灌洗（PBAL）等方法，但由于上述方法均有一定的创伤性，临床上应正确选用。在条件允许时，可考虑行胸腔镜或介入性肺活检。

【诊断与鉴别诊断】

一、诊断标准

1. 吸入性肺脓肿

（1）有口腔手术、全身麻醉、昏迷呕吐或异物吸入后，突发畏寒、高热、咳嗽和咳大量脓臭痰等病史。

（2）胸部X线或CT检查可见大片浓密炎症阴影，其中有空腔、气液平面。

2. 血源性肺脓肿

（1）多先有原发化脓性病灶，继有畏寒、高热、咳嗽、咳痰等症状。

（2）胸部X线或CT检查可见单侧肺或两肺多发肺脓肿。

3. 慢性肺脓肿

（1）急性肺脓肿引流不畅或治疗不充分，病情迁延3个月以上而脓肿不吸收者。

（2）症状可见不规则发热、咳嗽、咳脓臭痰和咯血，持续数周到数月。部分患者出现杵状指（趾）。

（3）胸部X线或CT检查显示厚壁空洞，空洞周围有纤维组织增生；有时在病变部位合并胸膜增厚，掩盖肺内的病变，只有加滤光板摄片或体层摄片才能显示脓肿。

二、鉴别诊断

1. 西医　本病应与细菌性肺炎、空洞型肺结核、支气管肺癌、肺囊肿继发感染、支气管扩张并感染等疾病相鉴别。

2. 中医　本病主要是与咳嗽、咯血、肺痨、肺胀等相鉴别。

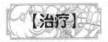

【治疗】

一、一般措施

1. 早期治疗最为重要。应使用强有力的抗生素，痰液引流亦是提高疗效的重要措施。本病经积极有效治疗后可获痊愈。对慢性肺脓肿，尤其是抗生素治疗 3 个月后，仍有厚壁空洞或反复大咯血者，可考虑手术切除治疗。

2. 应重视口腔、上呼吸道慢性感染的预防与治疗，如龋齿，扁桃体炎，鼻旁窦炎，齿槽溢脓等口腔、鼻、咽腔的慢性感染，减少炎性分泌物误吸入下呼吸道的机会。

3. 对口腔和胸腹手术病例，要认真细致做好术前准备，术中注意麻醉深度，及时清除口腔、呼吸道血块和分泌物，加强术后口腔、呼吸道护理，避免过量使用镇静、镇痛、止咳、催眠药物，重视呼吸道湿化、稀释分泌物、鼓励患者咳嗽，保持呼吸道的引流通畅。

4. 积极治疗皮肤痈疖或肺外化脓性病灶，不挤压痈疖，可以防止血源性肺脓肿的发病。

二、中医药治疗

肺痈病机演变过程可分为初期，成痈期，溃脓期，恢复期。其总的治疗原则以清热解毒，化瘀排脓为主。同时，也要根据其不同的演变时期进行相应的遣方用药。由此可见，肺痈的初期、成痈期、溃脓期和恢复期的理法方药对于中医治疗肺痈有很大意义。

清代名医徐大椿曾对肺痈的治法有如下的概括："用甘凉之药以清其火，滋润之药以养其血，滑降之药以祛其痰，芳香之药以通其气，更以珠黄之药解其毒"。此言可谓鞭辟入里。故针对不同病期，分别采取相应治法。如初期以清肺散邪；成痈期以清热解毒，化瘀消痈；溃脓期以排脓解毒；恢复期阴伤气耗者以养阴益气。若久病邪恋正虚者，当扶正祛邪。在肺痈的治疗过程中，要坚持未成脓前给予大剂清肺消痈之品以力求消散；已成脓者当解毒排脓，按照"有脓必排"的原则，尤以排脓为首要措施；脓毒消除后，再予以补虚养肺。

（一）辨证施治

1. 初期

主症：发热微恶寒，咳嗽，咯黏液痰或白痰，痰量由少渐多，胸痛，咳嗽引痛，呼吸不畅，口干鼻燥，舌苔薄黄或薄白，脉浮数而滑。

治法：清肺解毒，解表化痰。

方药：银翘散加减。本方为辛凉解表之剂，功能疏散风热，轻宣肺气。方中用银花、连翘、芦根、竹叶辛凉宣泄，疏风清热解毒；桔梗、甘草、牛蒡子轻宣肺气，化痰止咳；配荆芥、薄荷、豆豉助银花、连翘以辛散表邪，透热外出。若内热转甚，身热、恶寒不显，口干者，酌加生石膏、黄芩、鱼腥草等以清肺泄热。痰热蕴肺，咳甚痰多，配杏仁、浙贝母、桑白皮、冬瓜仁、枇杷叶肃肺化痰。肺气不利，胸痛，呼吸不畅者，配瓜蒌皮、郁金宽胸理气。

2. 成痈期

主症：身热转甚，时时振寒，继则壮热不寒，汗出烦躁，咳嗽气急，胸满作痛，转侧不利，咳吐浊痰，呈黄绿色，自觉喉间有腥味，口干咽燥，舌苔黄腻，脉滑数。

治法：清肺化瘀消痈。

方药：千金苇茎汤、如金解毒散加减。千金苇茎汤重在化痰泄热，通瘀散结消痈；如金解毒散则以降火解毒，清肺消痈为长。千金苇茎汤中重用苇茎清解肺热，化痰排脓；苡仁、冬瓜仁、桃仁化浊祛痰散结。如金解毒散中用黄芩、黄连、山栀、黄柏降火解毒；甘草、桔梗解毒祛痰，宣肺散结以消痈。两方合用则具清热解毒，化浊祛痰，活血散瘀之功，可解痰瘀热毒之壅滞以散结消痈。另可酌加银花、蒲公英、紫花地丁、鱼腥草、败酱草等以加强清热解毒。大便秘结者加大黄、芒硝通腑泻热。热毒瘀结，咯脓浊痰，腥臭味甚者，可合犀黄丸（牛黄、麝香、没药、乳香）以解毒化瘀。咳痰黄稠，酌配桑白皮、瓜蒌、射干、海蛤壳以清化痰热。痰浊阻肺，咳而喘满，咳痰浓浊量多，不得平卧者，加葶苈子以泻肺排浊。胸满作痛，转侧不利者，加浙贝母、乳香、没药散结消痈。

3. 溃脓期

主症：咯吐大量血痰，或痰如米粥，腥臭异常，时有咯血，胸中烦满而痛，甚则气喘不能平卧，身热面赤，烦渴喜饮，舌质红，苔黄腻，脉滑数或数实。

治法：排脓解毒。

方药：加味桔梗汤加减。本方功能清肺化痰，排脓去壅。方中桔梗为排脓之主药，用量宜大，能宣肺祛痰，排脓散结；薏苡仁、贝母、橘红化痰散结排脓；银花、甘草清热解毒；葶苈子泻肺除壅；白及凉血止血。另可加黄芩、鱼腥草、野荞麦根、败酱草、蒲公英等清肺解毒排脓。咯血酌加丹皮、山栀、蒲黄、藕节、三七等凉血化瘀，加强止血。烦渴可配天花粉、知母。津伤明显者，可加沙参、麦冬以养阴生津。气虚不能托脓者，可加大量黄芪以补气托毒。痈脓排泄不畅，脓液量少难出，配山甲片、皂角刺以溃痈排脓，但咯血者禁用。因本方药性猛烈，峻下逐脓的作用强，一般不宜轻易使用，体弱者禁用。

4. 恢复期

主症：身热渐退，咳嗽减轻，咯吐脓血渐少，臭味亦减，痰液转为清稀，精神渐振，食纳好转，或见胸胁隐痛，难以久卧，气短乏力，自汗，盗汗，低热，午后潮热，心烦，口干咽燥，面色不华，形瘦神疲，舌质红或淡红，苔薄，脉细或细数无力。或见咳嗽，咯吐脓血痰日久不净，或痰液一度清稀而复转臭浊，病情时轻时重，迁延不愈。

治法：益气养阴清肺。

方药：沙参清肺汤合桔梗杏仁煎。沙参清肺汤功能益气养阴，清肺化痰，为恢复期调治之良方；后者养肺滋阴，兼清脓毒。方中北沙参、麦冬、百合等益气养阴润肺；黄芪、太子参益气生肌；贝母、冬瓜子清肺化痰；阿胶、白及养阴止血；桔梗、甘草清热解毒排脓。若有低热，可酌配青蒿、地骨皮。若脾虚食少便溏者，加白术、茯苓、山药补益脾气，培土生金。若邪恋正虚，咳嗽，咯吐脓血痰日久不净，当扶正祛邪，配合排脓解毒法，酌加鱼腥草、野荞麦根、败酱草等。

（二）其他治疗

1. 初期肺痈汤　文衍民等使用初期肺痈汤在临床上取得很好效果，其方中君药：金银花、连翘、大青叶、板蓝根、鱼腥草、败酱草、红藤、青果、薄荷、荆芥、防风、豆豉、牛蒡子，以上 13 味中药具有清热解毒，消痈排脓、解毒散风，宣肺之功。其中金银花甘寒清热而不伤胃，芳香透达而遏邪，既能宣散风热，又能清热解毒。连翘并能清火散结，凡治热毒病症，常与金银花相须配用；大青叶兼能凉血化斑；板蓝根兼能凉血；败酱草兼能行瘀排脓；鱼腥草兼能消痈肿、利尿通淋；红藤兼能消痈散结；青果能清肺利咽、解毒；牛蒡子兼能宣肺透疹，解毒利咽。黄精、杏仁、白前、紫菀、款冬花、白果、苏子这 7 味药具有降气止咳平喘，润肺消痰之功。在治疗初期肺痈的过程中，能辅助主药发挥治疗作用，故为臣药。桔梗：苦、辛、平，入肺经，宣肺祛痰，排脓消痈。桔梗为肺经气分药，专入肺经，苦辛性平，既升且降，善于开提肺气，宣胸快膈，祛痰止咳，又能治疗咽喉肿痛之症。善于开提肺气，率诸药上行，直达病灶，故为佐药。甘草：甘、平，入十二经。补脾润肺，益气复脉，缓急止痛，清热解毒，调和药性。既能纠诸药之偏性，又能缓解诸药之毒性，故为使药。

2. 达原饮　达原饮原名达原散，为明·吴又可所创，载于《温疫论》，用于瘟疫或疟疾邪伏膜原，临床以之治湿热中阻，枢纽失职。以致寒热起伏，连日不退，胸脘痞满，呕恶等，颇有验效。肺痈为病，火（热、毒）邪易伤肺脏，积于肺络及膜原，盘踞肺脏，络、膜受损致瘀。取达原饮透达肺络及膜原邪气之意，祛络、膜之邪热，补受损之肺津，除络、膜受损所致之瘀。方用达原饮化裁，立方君药槟榔、厚朴祛邪化瘀，二药相须为用，相得益彰去络、膜之邪，使邪有出路；臣药黄芩、草果相配，一寒一温，驱除盘踞之邪，斩草除根，阴阳之邪尽除。统帅佐药金银花、蒲公英大泄肺中燔灼之邪热，直达络、膜；引领地龙、蝉蜕尽扫络、膜之顽邪，地龙、蝉蜕合用一排一消，相得益彰，现代药理研究表明，地龙含有一氧化氮，具有明显的舒张支气管作用，并能拮抗组织胺及毛果云香碱对支气管的收缩作用，使痰排出；蝉蜕具有抗过敏、消炎消胀作用，借知母、白芍、甘草之甘寒以养阴增液，资助肺津，鼓舞清阳，振兴肺气；苦寒之茜草、芦根共为使药，通脉络，祛瘀腐，收"推陈出新"之功，开提肺气，排脓消痈，药理研究表明，芦根、茜草等中药有较广的抗菌作用。对金黄色葡萄球菌、肺炎双球菌等均有显著的抗菌作用。本方熔苦泄、咸平、甘补、辛开等之品于一炉，共奏泻火解毒、养阴益气、化瘀排脓之功。以达清热祛邪、生津化瘀之用，络、膜之邪尽去，肺脏之地清宁。

3. 清肺排脓三元疗法 肖骁等使用清肺排脓三元疗法治疗肺脓肿 30 例，方用苇茎 40g，薏苡仁 30g，冬瓜仁、桔梗各 20g，桃仁、黄芩、黄柏、山栀子、橘红、白及各 15g，甘草 10g。日 1 剂水煎服。并用甲硝唑 250ml 静滴，8 小时 1 次；15 日为 1 疗程。根据病位配合体位引流，每次 15～30 分钟，4 小时 1 次，至无脓痰。结果：治愈 27 例，好转 3 例。

4. 补阳还五汤 肺痈病机为热毒瘀壅于肺，血败肉腐。患者病情缠绵年余，宗气受损，难以灌心脉以行气血，终致气血俱伤。气虚血运不畅则脉络瘀阻，如《灵枢·刺节真邪》所言："宗气不下，脉中之血，凝而留止。"若兼毒邪不去，阻遏气机，致血瘀益甚，正气日衰，正虚邪恋。用补阳还五汤重用黄芪大补元气，气旺则血生，气足则血行，扶正祛瘀，切中病机；当归养血活血，二药相配伍具有气血双补、祛瘀生新之功；桃仁、红花、川芎、赤芍活血化瘀而不伤正；地龙活血通络；加芦根、败酱草、皂角刺、川贝母清热化痰，解毒排脓。诸药合用，扶正生新、祛瘀通络，配合补中益气丸培土生金，调理善后而收功。

5. 济生桔梗汤 济生桔梗汤方出《济生方》。组方：桔梗、贝母、当归、瓜蒌仁、枳壳、薏苡仁、桑白皮、防己各 30g，甘草、杏仁、百合各 15g，黄芪 45g。全方药味平淡，功专扶正清肺排脓，脓去则痰瘀热毒随去，肺痈治愈。笔者认为：①传统习惯将肺痈分初期、成痈期、溃脓期、恢复期，初期与风温、风热外感常很难鉴别，一旦确诊肺痈（肺脓肿），则已属成痈期或溃脓期；②传统辨证大多强调热壅、血瘀、酿脓，忽略了整个病程中正虚是病理变化的基础。对此先贤早有论述。《诸病源候论》："肺痈者，由风寒伤于肺，其气结聚所成也。肺主气，候皮毛，劳伤血气，腠理则开而受风寒，其气虚者，寒乘虚伤肺。寒搏于血，蕴结成痈。热又加之，积热不散，血败为脓。"强调正虚是发病的重要内因。《寿世保元·肺痈》：

"盖因调理失宜，劳伤血气，风寒得以乘之。寒生热，风亦生热，壅积不散，遂成肺痈。"正所谓"邪之所凑，其气必虚"，邪之深入做祟，必缘正不胜邪。因此，肺痈的辨治要点为"排脓、扶正"。本方治疗肺痈之所以疗效显著，正是由于抓住了病机中"正虚"这个要点，治疗紧扣清肺排脓、托毒外出，自然水到渠成，脓去正安。

6. 温阳法 在临床中肺痈恢复期病人多现痰涎稀白量多，或胶黏厚浊，喘促不得卧，颜面唇指青紫，指趾冰冷，腹胀纳差，颜面肢体浮肿，一派阳虚阴盛水饮泛滥之象。张仲景云："病痰饮者当以温药和之。"陈修园云："饮为阴邪必使离照当空，而群阴方退。"此乃是对《金匮要略》经文最精辟的阐述，堪称千古格言。临床实践证实当本病发展至心肺功能皆虚弱时，单用参芪力缓不从心，必须配干姜、桂枝、附子辛温大热振奋心肺阳气，和丹参、葶苈子、苏木等活血化瘀、泻肺通水方能生效。唐容川云："血不利则为水，当心肺阳衰水湿停蓄于肺，一般利水药缓慢误事，非大剂葶苈子泻肺逐水不能救急。"

7. 葶苈大枣泻肺汤 葶苈大枣泻肺汤原载《金匮》之肺痿肺痈咳嗽上气病脉症治第七。文曰："肺痈，喘不得卧，葶苈大枣泻肺汤主之"。又曰："肺痈，胸胀满，一身面目浮肿，鼻塞清涕出，不闻香臭酸辛，咳逆上气，喘鸣迫塞，葶苈大枣泻肺汤主之"。方中葶苈泻肺平喘，利水消肿，大枣可补脾益胃，养血安神，缓和药性。

8. 复方鱼桔汤 叶景华采用单方鱼桔汤并参照《景岳全书》上的如金解毒散和千金苇茎汤加减组成，鱼腥草30g、桔梗15g、黄连6g、黄芩15g、金银花30g、甘草4g、桃仁10g、生薏苡仁30g、冬瓜仁30g、象贝母10g，本方用于肺痈成脓破溃期，功效清解热毒、祛痰排脓。服法，水煎服，日2剂，分4次服，待病势基本控制，炎性病变明显消散，空洞内液平消失少可减量。

9. 加味千金苇茎汤 张发荣以加味千金苇茎汤治肺脓肠，收效良好。组成苇茎15g、鱼腥草30g、金银花15g、甘草4g、桃仁12g、生薏苡仁30g、冬瓜仁30g、千里光15g、苦荞头20g，煎药时，金银花、鱼腥草后下，保留其气味。痈成痈期及溃脓期均可应用本方。服法，水煎服，每日2剂，日服6次，脓溃之后，热退脓痰多者，加黄芪20g、桔梗10g，去千里光，以托里透脓。

（三）针刺

1. 大椎、合谷、曲池、外关、尺泽、鱼际穴。泻法，强刺激间歇留针10～20分钟，每日2次。适用于肺痈初起。

2. 合谷、尺泽、肺俞、膈俞、太渊、外关、委中、丰隆。泻法，强刺激间歇留针 30 分钟，每日 2 次。适用于肺痈成痈期。

3. 肺俞、膈俞、尺泽、委中、鱼际、内关、足三里。尺泽、委中用三棱针点刺出血，其余各穴用泻法，强刺激间歇留针 30 分钟，每日 2 次。适用于肺痈溃脓期。

4. 肺俞、膏肓俞、太溪、三阴交、太渊。低热不退加内关；痰多加中脘、足三里。以上各穴均平补平泻，中等刺激留针 15 分钟。用于肺痈恢复期。

（四）灸法

1. 隔物穴法 选取肺俞、神阙。适用于肺痈各期。肺俞穴艾炷隔姜灸，神阙穴艾炷隔姜盐灸。

灸量：先用大号艾炷（底直径约 2cm，高约 2.5cm，重约 1.5g），盐料选用纯净干燥精细食盐，鲜姜片统一切制成直径约为 3cm，厚约 0.3cm 的薄片，中间用针刺 10 个小孔。

操作：病人仰卧，将食盐平铺于神阙穴，将食盐填于神阙穴中使之与脐平，上置姜片与大艾炷点燃施灸。当艾炷燃尽后，可易炷再燃直至规定壮数。然后再制备好的姜片置关肺俞处，放置大艾炷于姜片上，点燃施灸，艾炷燃尽后，可易炷再燃直至规定壮数。在施灸时，若患者感灼热，可用上下移动姜片，以减轻灼热感，以灸至局部皮肤潮红，不起疱为度，切勿烫伤。施灸时，若灸壮数较多时，姜片会变干、变薄，应更换姜片。

2. 热敏灸 热敏灸是采用点燃的艾条产生的艾热悬灸热敏态穴位，激发热敏灸感和经气传导，并施以个体化的饱和消敏灸量，从而能大幅度提高艾灸疗效的一种新疗法。操作方法：以点燃的艾条在大椎、双侧肺腧穴先回旋打基础，继雀啄激经气，再温灸通经络。以有敏感为宜。

（五）穴位注射

1. 青霉素 40 万单位/2 毫升，链霉素 0.125g/2ml，两药混合，肺俞、曲池、丰隆、孔最四穴得气后每穴各注 0.5ml，每日 2 次（用青霉素类抗生素须先作皮试）。适用于肺痈各期。

2. 参附注射液 4ml，双侧肺俞、曲池穴位注射，适用于肺痈恢复期，起到固本培元，扶正祛邪的作用。

（六）敷贴疗法

1. 大蒜 100g，芒硝 50g，大黄 200g。将大蒜和芒硝混合，捣如泥，敷药时下垫油纱布 2～4 层，外敷肺俞穴及胸背的阿是穴（湿性啰音区）1 次 2 小时，胸背部轮换敷，敷毕，去掉蒜硝糊，用温开水洗净蒜汁；再将大黄研细粉，醋调成糊，敷于阿是穴，8 小时去掉，每日 1 次。适用于肺痈成痈期和溃脓期。

2. 白芥子粉用姜汁混合，贴敷于肺俞、曲池、肾俞等穴位，适用于肺痈各期。

（七）耳针

可选用肺、胸、肾上腺、内分泌、皮质下、支气管，毫针强刺激，留针 1 小时，高热者耳背第一条静脉刺出血，每日 2 次。适用于肺痈各期。

（八）单方验方

1. 陈芥菜卤　每次半茶杯（约 100ml），每日 2～3 次，炖热服，亦可用沸豆浆冲服，脓尽为度。适用于肺痈各期。

2. 芦根饮　新鲜芦根、新鲜鱼腥草各 120g。先将芦根、鱼腥草洗净切碎，取芦根加水适量先煎 15 分钟，再加入鱼腥草，煮约 5 分钟，去渣。代茶频饮。适用于肺痈各期。

3. 荷叶　取 30～50g，煎浓汁，稍加白蜜服之，每日 2～3 次。适用于肺痈各期。

4. 泻肺汤　金银花、连翘、蒲公英、鱼腥草各 30g，水煎服。适用于肺痈各期。

5. 鲜薏苡根汁　鲜薏苡根适量捣汁，炖热服，日 3 次，或加红枣煨服，能下臭痰浊脓。适用于肺痈成痈期。

6. 野荞麦根茎汁　取野荞麦根洗净晒干，去根须，切碎，以瓦罐盛干药 250g，加清水或黄酒 1250ml，罐口用竹箬密封，隔水文火蒸煮 3 小时，最后得净汁约 1000ml（25%），加防腐剂备用。成人每服 30～40ml，1 日 3次，儿童酌减。一般病例用水剂，如发热、臭痰排不出或排不尽，经久不愈，采用酒剂。亦可用野荞麦根茎 60g 煎服，日 1 剂，但效果差。适用于肺痈热盛者。

7. 鲜枸树根皮（桑科植物枸树）　洗净，切碎，用量 500g，加水4000ml，煎至 1000ml，1 日 3 次分服，连服 1～2 周。适用于肺痈热盛者。食后忌辛辣及臭卤百日。

8. 丝瓜水　丝瓜藤尖（取夏秋间正在生长的）折去一小段，以小瓶在断处接汁，一夜得汁若干，饮服。适用于溃脓期。

9. 醋大蒜　紫皮大蒜 10g，醋 120g。先将大蒜去皮捣烂，加醋煎煮取汁。饭后一次服完。可作为治疗肺脓疡的辅助方法，唯醋对胃黏膜有刺激，故宜饭后食用。适用于溃脓期。

10. 白及合剂　白及、怀山药各 50g，生蛤壳 75g，共研细末，1 日 2次，每次 3g，开水送下，常服。适用于肺痈恢复期。

11. 护肺散　白及末 200g，浙贝末 50g，百合 50g，共研细末，早晚各服 6g。可用于恢复期。

（九）中成药

1. 银翘解毒丸 每次 3～9g，每日 2～3 次，以芦根汤或温开水送服。适用于肺痈初期。

2. 解热清肺糖浆 每次 15ml，每日 3 次。适用于肺痈初起。

3. 消炎解毒丸 每次 20 丸，每日 2 次。适用于肺痈成痈期。

4. 连翘败毒丸 每次 6g，每日 2 次，温开水送服。适用于肺痈成痈期热毒壅盛者。

5. 清气化痰丸 每次 6～9g，每日 2 次。适用于肺痈成痈期。

6. 养阴清肺膏 每次 10～20ml，每日 2～3 次，开水冲服。适用于肺痈后期，邪热已退，气阴耗伤者。

（十）食疗

1. 清拌马齿苋 鲜嫩马齿苋 120g，麻油、酱油、味精各适量。先将马齿苋洗净，在沸水中烫熟，取出切碎，加麻油、酱油、味精拌匀。佐餐食之。能消痈肿，故善治肺痈。唯多食易引起泄泻、滑胎，故脾胃虚弱及孕妇慎用。

2. 冬瓜粥 新鲜连皮冬瓜 100g（或冬瓜子 15g），粳米 60g。先将冬瓜洗净，切成小块，与粳米一起加水适量，煎煮成粥，或用冬瓜子煎水，去渣，加入糯米煮粥。稍温即服。

3. 黄鳝汤 黄鳝 3 条，棕树根 60g，皂角刺、地丁草各 30g，大蒜 60g。先将黄鳝切去尾巴，放入砂锅内，加冷水任其游动，并取小火煮至黄鳝肉烂时，加入棕树根、皂角刺，煮一二沸，再加大蒜、地丁草，煮至大蒜熟烂，取汁饮服。适用于肺脓疡日久不愈，身体虚弱者。

4. 煲猪肺 猪肺 1 个，生苡仁 120g，酱油适量。先将猪肺洗净切块，与生苡仁一起加水适量煲熟，佐餐食用。可以蘸酱油吃，但不宜用盐。猪肺味甘性微寒，清补肺脏，多用于肺脏因热邪而致的肺痈、久咳不止等。民间用猪肺治肺痈均配以排脓之中药同煮，或佐以青萝卜，或加以苍耳草、山楂、诃子等，其效也佳。

5. 南瓜炖牛肉 南瓜 500g，精瘦牛肉 250g，生姜 25g，食盐、味精适量。先将南瓜去皮切块备用，取牛肉、生姜洗净切片，加水适量，清炖至八成熟，加入南瓜同炖熟烂，再加食盐、味精调味。分顿佐餐食之。牛肉甘温，专补脾胃之气，而人之气血津液皆由脾胃化生，补脾胃则能益五脏，养精血，增强体质。故古人有"牛肉补气，功同黄芪"之说。

6. 金鲤汤 金色活鲤鱼 1 尾（约 120g 重），川贝母 6g，童便适量。先将鲤鱼去鳞，并剖去肚肠，将贝母研成细粉掺在鱼肚内线扎之，取童子（吃奶的孩子）便半大碗，将鱼浸童便内，小火炖煮，鱼眼突出为度，少顷取出，去骨，取肉浸入童便内炖熟。肉与童便一日分 2～3 次服完。《神农本草经》将鲤鱼列为上品，功擅补气健脾，配以童便清热解毒，乃固本清源之法。

7. 地骨皮煮猪蹄　地骨皮 120g，猪蹄 1 只。先将地骨皮洗净切碎，与猪蹄一起加水适量，煎煮至猪蹄肉烂为度。吃肉喝汤。猪蹄味咸性微寒，通经络而能下乳汁，解热毒而能治痈肿。民间用猪蹄汤外洗痈疽、疮及顽固性疮口不愈合者极为有效，内服也有类似作用。地骨皮系杞子之根皮，善清肺热，与猪蹄同煮有协同效果。

8. 附子狗肉汤　取江油熟附子 100g，狗肉 500g，生姜（切片）100g，洗净入砂锅，文火炖 3 小时，喝汤。熟附子有温阳壮火补肾之效，加上温补之狗肉，对肺痈恢复期阳气不足者效果好。

三、西医药常规治疗

（一）抗感染治疗

在确定病原体和药敏试验后选择正确的抗生素治疗是本病的关键。经验性抗生素治疗应能覆盖临床怀疑的所有可能的病原体，可选用青霉素类、头孢类、喹诺酮类、碳青霉烯类；MRSA 感染应选用万古霉素、利奈唑胺或替考拉宁；合并厌氧菌感染者，可选用林可霉素、克林霉素和甲硝唑等。

抗生素疗程 6～8 周，或直至 X 线胸片显示肺脓肿吸收、消散，或仅有少量的残留纤维化。

（二）脓液引流

身体状况较好者可采取体位引流排痰，引流时应使脓肿处于最高位，每日 2～3 次，每次 10～15 分钟。经支气管镜冲洗和吸引也非常有效。此外，痰液黏稠不易咳出者可雾化以利痰液排出。

（三）外科治疗

适应证为：①病程在 3 个月以上，内科治疗病灶无明显吸收者，或脓腔过大（5cm 以上），不易闭合者。②大咯血经内科治疗无效或危及生命。③伴有支气管胸膜瘘或脓胸经抽吸、引流、冲洗疗效差者。此外，对病情重不能耐受手术者，可经胸壁插入导管到脓腔进行引流。

【特色疗法述评】

1. 防止急性肺脓肿的发生　最主要的是关注慢性鼻炎、鼻窦炎、口腔化脓性炎症的治疗，防止病原体吸入性侵害。其次是关注固有慢性疾病、尤其皮肤痈疖或肺外化脓性病灶的治疗，防止继发性和血源性感染。

2. 防止急性肺脓肿转变为慢性肺脓肿（至关重要） 笔者认为，中西医结合，发挥各自的优势，是防止本病转变为慢性肺脓肿的关键。早期积极、正确选择抗生素，同时辨证分期使用中医药，不仅会缩短疗程，减少抗生素用量和不良反应，还可以促进排痰托脓，提高机体非特异免疫功能，保护体内微生态平衡。祛邪而不伤正，排脓止血而不留瘀，是中医药治疗肺痈的最大特色和优势。在这一步，虽无法做到纯中医治疗，但是如何更好地发挥中医中药的优势作用是需要我们思考和努力的。

3. 慢性肺脓肿的治疗 慢性肺脓肿的治疗。若经治疗 3 个月仍未完全吸收的肺脓肿，即已转化为慢性肺脓肿，在此阶段，西医抗生素治疗不仅效果欠佳，而且易造成细菌耐药，患者菌群失调。中医在化痰止咳的同时，配以大量扶正益气养阴之品，可以明显地改善患者体质和免疫状态，改善机体微生态，托疮生肌，有利于脓腔的愈合。

4. 大咯血的应对 肺脓肿若炎症波及大血管，可发生致命性大咯血，可能产生窒息，故在治疗过程中应有所注意。必要时手术治疗。不能耐受手术者，若仍有大咯血可能，随时准备通过纤支镜行气管内气囊压迫止血及局部使用止血药物，或者采取介入栓塞疗法以达到尽快止血目的。对于一般血痰，中医中药有其较好的优势。若辨证为邪热蕴阻肺络，迫血妄行者，宜急则治标，采用釜底抽薪之法，投以《金匮要略》之泻心汤，苦寒沉降，屡见良效。

【主要参考文献】

1. 姚国美．姚国美医学讲义合编［M］．北京：人民卫生出版社，2009：89～90.

2. 钟南山．呼吸病学［M］．第 2 版．北京：人民卫生出版社．2012：424～426.

3. 蔡柏蔷．《协和呼吸病学》［M］．第 2 版．北京：中国协和医科大学出版社，2011：984～988.

4. 陈灏珠，林果为．实用内科学［M］．第 13 版．北京：人民卫生出版社，2010：1784～1788.

5. 王永炎．中医内科学［M］．北京：中国中医药出版社，2009：54～93.

6. 冯维斌．呼吸科专病中医临床诊治［M］．北京：人民卫生出版社，2012：221～256.

7. 冯丽君．急性肺脓肿 53 例临床分析［J］．疑难病杂志，2008，7（4）：240～242.

8. 朱亚茜．吸入性肺脓肿的临床特点及近年来的变化［J］．临床肺科杂志，2003，8（5）：427～428.

9. 文衍民，文立，张静静，等．初期肺痈汤治疗初期肺痈 379 例疗效观察［J］．中外医学研究，2010，8（29）：158.

10. 肖骁．清肺排脓三元疗法治疗肺脓肿 30 例［J］．中华实用中西医杂志，2002，2

（15）：1397.

11. 李凤儒. 补阳还五汤治验举隅［J］. 山西中医，2006，22（3）：27.

12. 丁建新. 济生桔梗汤治疗肺痈2例［J］. 中国乡村医药杂志，2010：48.

13. 陈建建，熊卫标. 洪广祥教授治疗肺痈经验［J］. 广西中医药，2000，23（6）：28.

（高　雪　赵竞秀　刘淼雄）

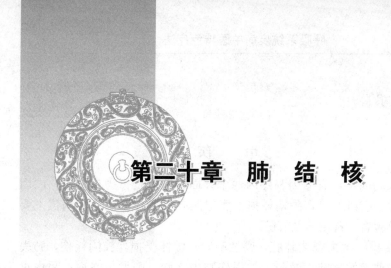

第二十章　肺　结　核

肺结核（pulmonary tuberculosis）是结核杆菌引起的一种慢性肺部传染性疾病。临床上多呈慢性过程，少数可急性发病，主要病理学特点是肺部形成结核结节、干酪坏死和空洞。结核杆菌可侵犯多个器官和多处组织，但以肺结核病为常见。

结核病被列为我国重大传染病之一，是严重危害人民群众健康的呼吸道传染病。根据世界卫生组织的统计，我国是全球 22 个结核病流行严重的国家之一，同时也是全球 27 个耐多药结核病流行严重的国家之一。目前我国结核病年发病人数约为 130 万，占全球发病的 14.3％，位居全球第 2 位。由于国家大力开展结核病的防治工作，以及社会环境的改善，结核病的患病率和病死率呈显著下降趋势。但近年来的 HIV 感染和 AIDS 的流行等因素可加重结核病的进展。近 50 年来，化学疗法在控制结核病的流行上发挥重要作用，然而随着化学药物的广泛应用，导致多重耐药的结核分枝杆菌出现。因此，结核病的防治仍任重而道远。

根据其发病及临床特征分析，本病属于中医学中"肺痨"的范畴。中医学对本病论述甚详，有"肺痨"、"劳瘵"、"急痨"、"劳嗽"、"尸疰"、"虫疰"等不同的称谓。宋·许叔微《普济本事方·诸虫飞尸鬼注》提出本病是由"肺虫"引起，说："肺虫居肺叶之内，蚀人肺系，故成瘵疾，咯血声嘶。"元·朱丹溪倡"痨瘵主乎阴虚"之说，确立了滋阴降火的治疗大法。

结核病的治疗当首推化疗方案，但由于对化疗药物过敏、耐药或有毒副作用，部分病人不能使用化疗药物或化疗药物对其失去作用，在这种情况下，中医药或中西医结合治疗以补虚抗痨为原则，补益肺和脾、肾，起到明显效果。

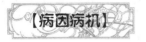

【病因病机】

一、中　医

肺痨的致病因素，有内因和外因两个方面。外因是指痨虫传染，内因是指内伤体虚，气血不足，阴精耗损。病理性质主要在于阴虚，病位主要在肺，易累及脾肾，甚则传及五脏。

1. 痨虫传染　痨虫侵袭肺脏，腐蚀肺叶，肺体受损，肺阴耗伤，肺失滋润，清肃失调而发生肺痨咳嗽，如损伤肺中络脉，则发生咯血；阴虚火旺，津液外泄，则出现潮热、盗汗。如《普济本事方》："肺虫居肺叶之内，蚀人肺系，故成痨瘵，咳血声嘶，药所不到，治之为难"。《诸病源候论》中记载"人感乖戾之气而生病，则病气转相传易，乃至灭门，延及外人"。明确指出肺痨主要是感染痨虫所致。

2. 正气虚弱　由于先天禀赋不足，后天烦劳过度，房事不节，病后失于调摄，耗伤气血津液，正气亏虚，阴阳失调，痨虫乘虚而入，导致本病。如《古今医统·痨瘵》云："凡人平素保养元气，爱惜精血，瘵不可得而传，惟夫纵欲多淫，苦不自觉，精血内耗，邪气外乘"，并提出"气虚血痿，最不可入痨瘵之门……皆能乘虚而染触"。

本病病位在肺，主要是感染痨虫，正气亏虚是疾病发展的关键。正气亏虚和感染痨虫是疾病发展中互为因果的两个方面。正气亏虚易导致痨虫感染，痨虫感染后加重正气亏虚。肺主气，司呼吸，肺为娇脏，痨虫经口鼻而入，侵袭肺脏，耗伤津液，故表现为阴虚之证，表现为干咳、痰中带血、喉呛声哑等。如《丹溪心法·痨瘵》提倡"痨瘵主乎阴虚"之说。肺脏通过五行的关系引起肺脾同病和肺肾同病。脾为肺之母，"脾气散精，上归于肺"。肺虚，子盗母气，脾气亏虚，不能运化水谷精微上输于肺，故易致肺脾同病，症见神疲乏力，纳少等症。肺为肾之母，肺气亏虚，不能宣发肃降，肾失滋生之源，或房劳过度，肾气亏虚，相火妄动，上灼肺金，致肺肾同病，症见潮热，失精，女子月经不调等。肺肾亏虚，不能制肝、养肝，肝气横逆，侮肺侵心，致阴虚火旺之证。本病早期病变在肺，逐渐延及脾肾肝，导致阴虚之证。由于阴阳互根互用，后期出现阴损及阳，阴阳气血亏虚之重症。

二、西　医

结核分枝杆菌属放线菌目，分支杆菌属。对人有致病性的有人型、牛型和鼠型结核杆菌，其中对人致病的主要是人型。结核分枝杆菌为细长、略带弯曲的杆菌，有时可见分枝状，长为 $1\sim4\mu m$，宽为 $0.4\mu m$。结核分枝杆菌为抗酸杆菌，不易着色，在加温染色后，不易被 3‰盐酸酒精脱色，故又称为抗酸杆菌。结核分枝杆菌专性需氧，初次分离需要采用营养丰富的培养基，此菌最适生长温度为 $35\sim37$℃，pH 值 6.5～6.8。结核分枝杆菌表面有脂质，所以对干燥、冷、酸、碱等抵抗力强。在干燥的痰液中可以存活 6～8 个月。结核分枝杆菌对湿热敏感，在液体中于 $62\sim63$℃加热 15 分钟或煮沸即被杀死。结核分枝杆菌对紫外线敏感，直接日光照射数小时可被杀死。结核分枝杆菌容易出现形态、毒力、耐药性等变异，但变异后的结核分枝杆菌毒力也下降。

结核分枝杆菌本身不产生内、外毒素以及侵袭酶。导致人体致病主要有以下几个方面：①结核分枝杆菌进入人体后被巨噬细胞吞噬，因细菌外层的脂质不易被细胞溶解，故可以通过吞噬细胞带到其他部位，引起炎症反应；②菌体物质（荚膜、脂质、蛋白质）作为主要的毒性物质侵犯机体；③免疫损伤：结核病的免疫反应以细胞免疫为主，即 T 淋巴细胞起主要作用。它在受到结核菌的抗原刺激后可转化为致敏的淋巴细胞。当再次与结核杆菌相遇时，致敏的淋巴细胞可很快分裂、增殖，并释放出各种淋巴因子，如巨噬细胞趋化因子、集聚因子、移动抑制因子和激活因子等。这些细胞因子一方面使结核杆菌聚集杀灭，另一方面过度的免疫反应导致机体的损伤。

（一）症状

1. 呼吸系统表现　无特异性症状。咳嗽为最常见的症状，早期为干咳，有空洞形成可出现咳痰增多。咯血亦为早期的主要症状，多为少量咯血或痰中带血，如病变累及大血管，可出现大咯血。当出现结核性胸膜炎时，可出现胸痛症状。呼吸困难多见于大量胸腔积液和干酪样肺炎患者。

2. 全身症状　部分患者表现为较长期的午后或傍晚低热或中等度发热，常伴有食欲不振、盗汗、疲乏无力、消瘦、面颊潮红等；有时可不规则发热，多发生于劳累后或月经期前，一般无寒战。女性可有月经失调。急性粟粒型肺结核或者严重免疫功能缺陷患者，则全身中毒症状较明显，表现为起病急，高热，全身衰竭等。

（二）体征

病变范围小，可以无任何体征。病变范围大，渗出明显时，可出现叩诊浊音和（或）闻及干、湿性啰音。气管-支气管结核者表现为局限性哮鸣音。临床上应警惕结核超敏综合征，表现为患者有疱疹性角膜炎、结膜炎或结节性红斑、结核性关节炎或有 PPD 皮肤试验阳性或强阳性既往史或现病史，常提示机体内有活动性结核可能。

【辅助检查】

1. 影像学检查　胸部 X 线检查是诊断肺结核的重要方法，可以发现早期轻微的结核病变，确定病变范围、部位、形态、密度、与周围组织的关系、病变阴影的伴随影像；判断病变性质、有无活动性、有无空洞、空洞大小和洞壁特点等。肺结核病影像特点是病变多发生在上叶的尖后段和下叶的背段，密度不均匀、边缘较清楚和变化较慢，易形成空洞和播散病灶。诊断最常用的摄影方法是正、侧位胸片，常能将心影、肺门、血管、纵隔等遮掩的病变以及中叶和舌叶的病变显示清晰。

CT 能提高分辨率，对病变细微特征进行评价，减少重叠影像，易发现隐匿的胸部和气管、支气管内病变，早期发现肺内粟粒阴影和减少微小病变的漏诊；能清晰显示各型肺结核病变特点和性质，与支气管关系，有无空洞以及进展恶化和吸收好转的变化；能准确显示纵隔淋巴结有无肿大。常用于对肺结核的诊断以及与其他胸部疾病的鉴别诊断，也可用于引导穿刺、引流和介入性治疗等。

2. 痰结核分枝杆菌检查　是确诊肺结核病的主要方法，也是制订化疗方案和考核治疗效果的主要依据。每一个有肺结核可疑症状或肺部有异常阴影的患者都必须查痰。

（1）痰标本的收集：肺结核患者的排菌具有间断性和不均匀性的特点，传染性患者查一次痰也许查不出，所以要多次查痰。菌阳患者 1 个痰标本涂片检查约 80％阳性，2 个痰标本涂片检查约 90％阳性，3 个痰标本涂片检查约 95％阳性。通常初诊患者要送 3 份痰标本，包括清晨痰、夜间痰和即时痰，复诊患者每次送两份痰标本。无痰患者可采用痰诱导技术获取痰标本。

（2）痰涂片检查：是简单、快速、易行和可靠的方法，但欠敏感。每毫升痰中至少含 5000～1000 个细菌时可呈阳性结果。常采用的是齐-尼（Ziehl-Neelsen）染色法。痰涂片检查阳性只能说明痰中含有抗酸杆菌，不能区分是结核分枝杆菌还是非结核性分枝杆菌，由于非结核性分枝杆菌少，故痰中检出抗酸杆菌有极重要的意义。

（3）培养法：结核分枝杆菌培养为痰结核分枝杆菌检查提供准确可靠的结果，常作为结核病诊断的金标准。同时也为药物敏感性测定和菌种鉴定提供菌株。结核分枝杆菌培养费时较长，一般为 2～8 周，阳性结果随时报告，培养至 8 周仍未生长者报告阴性。常用的培养方法为改良罗氏法（Lowenstein-Jenseri）和小川法。近期采用液体培养基和测定细菌代谢产物的 BACTEC-TB960 法，10 日可获得结果并提高 10%分离率。

（4）药物敏感性测定：主要是初治失败、复发以及其他复治患者进行药物敏感测定，为临床耐药病例的诊断、制定合理的化疗方案以及流行病学监测提供依据。

（5）其他检测技术：如 PCR、核酸探针检测特异性 DNA 片段、色谱技术检测结核硬脂酸和分枝菌酸等菌体特异成分以及采用免疫学方法检测特异性抗原和抗体等，使结核病快速诊断取得一些进展，但这些方法仍在研究阶段，尚需改进和完善。

3. 纤维支气管镜检查 纤维支气管镜检查常应用于支气管结核和淋巴结支气管瘘的诊断，支气管结核表现为黏膜充血、溃疡、糜烂、组织增生、形成瘢痕和支气管狭窄，可以在病灶部位钳取活体组织进行病理学检查、结核分枝杆菌培养。对于肺内结核病灶，可以采集分泌物或冲洗液标本做病原体检查，也可以经支气管肺活检获取标本检查。

4. 结核菌素试验 结核菌素试验广泛应用于检出结核分枝杆菌的感染，而非检出结核病。结核菌素试验对儿童、少年和青年的结核病诊断有参考意义。由于许多国家和地区广泛推行卡介苗接种，结核菌素试验阳性不能区分是结核分枝杆菌的自然感染还是卡介苗接种的免疫反应。因此，在卡介苗普遍接种的地区，结核菌素试验对检出结核分枝杆菌感染受到很大限制。目前世界卫生组织和国际防痨和肺病联合会推荐使用的结核菌素为纯蛋白衍化物（purified protein derivative，PPD）和 PPD-RT23，以便于国际间结核感染率的比较。

结核菌素试验选择左侧前臂曲侧中上部 1/3 处，0.1ml（5IU）皮内注射，试验后 48~72 小时观察和记录结果，手指轻摸硬结边缘，测量硬结的横径和纵径，得出平均直径＝（横径＋纵径）/2，而不是测量红晕直径，硬结为特异性变态反应，而红晕为非特异性反应。硬结直径≤4mm 为阴性，5~9mm 为弱阳性，10~19mm 为阳性，≥20 或虽＜20mm 但局部出现水疱和淋巴管炎为强阳性反应。结核菌素试验反应愈强，对结核病的诊断，特别是对婴幼儿的结核病诊断愈重要。凡是阴性反应结果的儿童，一般来说，表明没有受过结核分枝杆菌的感染，可以除外结核病。但在某些情况下，也不能完全排除结核病，因为结核菌素试验可受许多因素影响，结核分枝杆菌感染后需 4~8 周才建立充分变态反应，在此之前，结核菌素试验可呈阴性；营养不良、HIV 感染、麻疹、水痘、癌症、严重的细菌感染包括重症结核病如粟粒性结核病和结核性脑膜炎等，结核菌素试验结果则多为阴性和弱阳性。

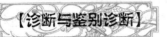
【诊断与鉴别诊断】

一、诊断标准

1. 病史和症状体征　明确症状的发展过程对结核病诊断有参考意义。当患者具有以下症状时，应高度怀疑肺结核可能：长期低热、咯血或痰中带血、咳嗽≥3 周，经抗炎治疗疗效不佳，尤其是有结核病密切接触史，或者伴有结核病好发的高危因素如糖尿病、矽肺、肿瘤、器官移植、长期使用免疫抑制药物或者皮质激素者。

2. 影像学诊断　胸部 X 线检查对了解病变的部位、范围、性质并了解病情的演变有重要价值。不同类型的肺结核均有其 X 线影像特征。但缺乏特异性，常需根据病变部位、病变性质结合临床进行分析，并需与其他肺部疾病鉴别。胸部 CT 扫描可发现胸内隐匿部位病变，包括气管、支气管内的病变；早期发现肺内粟粒阴影；诊断有困难的肿块阴影、空洞、孤立结节和浸润阴影；了解肺门、纵隔淋巴结肿大情况，鉴别纵隔淋巴结结核与肿瘤；少量胸腔积液、包裹积液、叶间积液和其他胸膜病变的检出等。

3. 痰结核菌检查　痰结核菌检查阳性对肺结核有确诊意义。但其检出率较低，可反复多次进行。

4. PPD 皮肤试验　对儿童结核病有一定的诊断意义，但对成人结核病则意义不大。试验阳性反应表明受试者感染了结核菌，但不一定患有活动性结核病。试验反应强阳性可见于结核病患者或感染结核菌未发病者。PPD 试验阴性除了表明未感染结核菌外，还可见于结核菌感染早期（4～8 周）或血行播散性肺结核等重症结核病患者、恶性肿瘤、艾滋病或使用免疫抑制剂者以及老人、营养不良者等。

5. 分子生物学技术　其中以 PCR 技术研究最多，可显著提高敏感性，较快速获得结果。

6. 内镜检查　支气管镜检查：有利于①支气管镜直视下观察病变部位；②直视下病变或可疑病变部位的活检和刷检；③支气管镜介导下可疑病变区域行支气管肺泡灌洗术，镜下取痰液标本。通过这些方法获取病原学和组织病理学依据，从而提高结核菌的检出率。

胸腔镜检查：有普通胸腔镜（Thoracoscopy）和电视胸腔镜（Video Assisted Thoracic Surgery，VATS）之分，检查部位主要是胸膜腔内胸膜或肺表面病变，应用穿刺获组织作病理诊断，是肺结核诊断的有效手段之一。

纵隔镜检查：对诊断困难的肺结核合并纵隔淋巴结肿大者提供了有价值的诊断方法。

7. 穿刺活检技术　经皮肺穿刺术：对于靠近胸壁的周围性病变，在 B 超或 CT 引导下进行经皮肺穿刺，获取活组织标本进行组织病理学和细菌学检查，是一项提高疑难肺结核诊断率的有效手段。

胸膜穿刺活检术：经胸壁针刺活检，肺结核合并结核性胸膜炎时，此项检查有助于确诊。

8. 血清学检查及免疫学诊断　即检测患者血清、体液中的结核菌、抗原、抗体等，对诊断有一定的辅助意义。

9. 血 γ-干扰素释放试验　可以区分结核分枝杆菌自然感染与卡介苗接种和大部分非结核分枝杆菌感染，特异性明显高于 PPD 试验，但由于成本较高，目前多用于研究，尚未广泛推行。

10. 诊断性、试验性治疗　对高度怀疑肺结核，但经上述各种检查而未确诊者，可行抗结核药物试验性治疗，但需严格掌握适应证、严密观察病情变化。

二、鉴　别　诊　断

1. 西医　本病需与肺炎、慢性阻塞性肺疾病、支气管扩张、肺癌、肺脓肿、纵隔和肺门疾病、其他发热性疾病相鉴别。

2. 中医　主要与喘证、肺胀、咳嗽、咯血等疾病相鉴别。

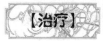

【治疗】

一、一　般　措　施

1. 保持呼吸道通畅，及时清除呼吸道分泌物，并做好呼吸道分泌物的消毒处理。

2. 尽量做到餐具的隔离消毒。咳嗽、喷嚏时尽量用纸巾遮掩口鼻，避免飞沫传播病菌。

3. 避免淋雨、受寒、疲劳、醉酒，注意卧床休息，节制房事，保养元气，爱惜精血。

4. 保持保持病室内空气新鲜、整洁、卫生、舒适，空气流通，开边窗，避免直接吹风。

5. 饮食要适宜，宜清淡又富有营养，不可饥饿；忌油腻及鱼虾腥荤等生痰助热之品，禁烟。体虚时，可服用补药。可身佩安息香，或用雄黄擦鼻，防止继发感染。

6. 加强锻炼，增强体质，提高正气是防止疾病传变恶化的重要措施。

二、中医药治疗

（一）古代方剂研究

中医学对肺痨的认识历史悠久，且逐渐深入，本病名称，历代所用甚多，但都认识到肺痨的传染性特点。由于本病的传染性和诸多症状，故有很多名称，如尸疰、劳疰、虫疰、传尸、肺痨、劳嗽、骨蒸、伏连、急痨等，直到宋代《三因极一病证方论》始以"痨瘵"定名。《医学正传·劳极》确立了杀虫与补虚的两大治疗原则，迄今仍然对肺痨病的治疗具有重要的指导意义。

1.《十药神书》 元代葛可久《十药神书》为我国现存的第一部治疗肺痨的专著。

（1）甲字十灰散：治呕血，吐血，咯血，嗽血，先用此药止之。

大蓟 小蓟 荷叶 扁柏叶 茅根 茜根 山栀 大黄 牡丹皮 棕榈皮。

上药各等分，烧灰存性，研极细末，用纸包，碗盖于地上一夕，出为毒。用时先将白藕捣汁或萝卜汁磨京墨半碗，调服五钱，食后服下。如病势轻，用此立止，如血出成升斗者，用后药止之。

（2）乙字花蕊石散：五藏崩损，涌，喷血成升斗，用此止之。

花蕊石火煅存性，研为末。

上用童便一盏，炖温，调末三钱，甚者一钱，食后服下。男子用酒一半，女人用醋一半。

（3）丙字独参汤：止血后，此药补之。

大人参二两，去芦。

上每服水二盏，枣五枚，煎一盏，细呷之，服后熟睡一觉，后服诸药除根。

（4）丁字保和汤：久嗽肺痿。

知母 贝母 天门冬 款冬花 各三钱 天花粉 薏苡仁 杏仁 五味子各二钱 甘草 兜铃 紫菀 百合 桔梗 阿胶 紫苏 薄荷 百部各一钱五分

上以水二盏，生姜三片，煎一盏，入饴糖一匙调服，日三食后各进一盏，与保真汤相间服。

血盛加炒蒲黄、茜根、藕节、大蓟、小蓟、茅花、当归。痰盛加南星、半夏、陈皮、茯苓、枳实、枳壳。喘盛加桑白皮、陈皮、莱菔子、葶苈子、苏子。热甚加山栀子、黄连、黄芩、黄柏、连翘、大黄、款冬花。风甚加荆芥、防风、菊花、细辛、香附子、旋覆花。寒甚加人参、桂枝、蜡片、芍药。

(5) 戊字保真汤：治虚弱，骨蒸，体虚。

当归 生地黄 白术 黄芪 人参各三钱 赤茯苓 陈皮 赤芍药 甘草 白茯苓 厚朴各一钱五分 天冬 麦冬 白芍药 知母 黄柏 五味子 柴胡 地骨皮 熟地黄各一钱。

每服水二盏，姜三片，枣五枚煎，与保和汤间服，每日一服。

惊悸加茯神，远志，柏子仁，酸枣仁。淋浊加萆薢，乌药，猪苓，泽泻。便涩加石韦，萹蓄，木通，茯苓。遗精加龙骨，牡蛎，莲心。莲须。燥热加石膏，滑石，鳖甲，青蒿。盗汗加浮小麦，牡蛎，黄芪，麻黄根。

(6) 己字太平丸：治久嗽、肺痿、肺痈。

天门冬 麦门冬 知母 贝母 款冬花各二两 杏仁 当归 熟地 生地 黄连 阿胶珠各一两五钱 蒲黄 京墨 桔梗 薄荷各一两 白蜜四两 麝香少许。

上为细末，和匀；用银石器先下白蜜，炼熟后下诸药末，搅匀再上火；入麝香，略熬三二沸。丸如弹子大，每日三食后细嚼一丸，薄荷煎汤缓缓化下。临卧时如痰盛，先用饴糖拌消化丸吞下，却含嚼此丸，仰卧使药流入肺窍，则肺清润，其嗽退除，服七日病痊。凡咳嗽只服此药立愈。

(7) 庚字沉香消化丸：治热嗽壅盛。

青礞石 明矾飞（研细） 猪牙皂角 生南星 生半夏 白茯苓 陈皮各二两 枳壳 枳实各一两五钱 黄芩 薄荷各一两 沉香五钱。

上为细末和匀，姜汁浸神曲为丸，梧桐子大，每服一百丸，每夜临卧前饴糖拌吞，嚼噙太平丸，二药相攻，痰、嗽除根。

(8) 辛字润肺膏：久嗽，肺燥，肺痿。

羊肺一具 杏仁净研 柿霜 真酥 真粉各一两 白蜜二两

上先将羊肺洗净，次将五味入水搅黏，灌入肺中，折水煮熟，如常服食。前七药相间服之亦佳。

(9) 壬字白凤膏：一切久怯极虚惫，咳嗽吐痰，咯血发热。

黑嘴白鸭一只、大京枣二升、参苓平胃散一升、陈煮酒一瓶。

上将鸭缚定脚，量患人饮酒多少，随量以酒烫温，将鸭项开，滴血入酒，搅匀饮之，直入肺经，润补其肺。却将鸭干剥去毛，于胁边开一孔，取去肠杂，拭干；次将枣子去核，每个中实纳参苓平胃散末，填满鸭肚中，用麻扎定；以砂瓶一个，置鸭在内，四周用火慢煨，将陈煮酒作三次添入，煮干为度，然后食。枣子阴干，随意用参汤化下，后服补髓丹，则补髓生精、和血顺气。

（10）癸字补髓丹：久痨虚惫，髓干精竭，血枯气少，服煎愈后服此药。

猪脊髓一条　羊脊髓一条　团鱼一枚　乌鸡一只

四味制净，去骨存肉，有酒一大碗于砂瓮内，煮熟擂细，再用后药：大山药五条　莲肉半斤　京枣一百枚　霜柿十个四味修制，有井花水一大瓶于砂瓮内，煮熟擂细，与前熟肉一处有慢火熬之，却下。明胶4两，黄蜡3两，上二味逐渐下，与前八味和一处研成膏子，和平胃散末、四君子汤并知母黄柏末各一两，共和成剂。如十分坚硬，入白蜜同熬，取起放青石上，用水捶打如泥，丸如梧桐子大，每服一百丸不拘时候，枣汤下。

2.《丹溪心法·劳瘵》朱丹溪倡"痨瘵主乎阴虚"之说，突出病理重点，确立了滋阴降火的治疗大法。

（1）莲心散

主治：虚劳或大病后，心虚脾弱，盗汗遗精。

组成：人参、白茯苓、莲肉各二两、白术、甘草、白扁豆炒、薏苡仁炒、桔梗炒、干葛炒、黄芪各一两。炒当归各半两、桑皮、半夏曲、百合、干姜、炮山药炒、五味、木香、丁香、杏仁炒、白芷、神曲炒各一两

用法：上剉，每服五钱，生姜三片，枣同煎，空腹温服。

（2）乐令建中汤

主治：治脏腑虚损，身体消瘦，潮热自汗，将成劳瘵。

此药退虚热，生血气。

组成：前胡一两、细辛、黄芪、人参、橘皮、麦门冬、桂心、当归、白芍、茯苓、甘草各一两、半夏七钱

用法：上剉，每服四钱，姜三片，枣一枚，水煎服。

（3）黄芪鳖甲散

主治：治虚劳客热，肌肉消瘦，四肢烦热，心悸盗汗，减食多渴，咳嗽有血。

组成：生地三两、桑白皮、半夏各三两半、天门冬五两、鳖甲醋煮五两、紫菀二两半、秦艽三两三钱、知母、赤芍、黄芪各三两半、人参、肉桂、桔梗二两六钱半、白茯苓、地骨皮、柴胡三两三钱、甘草二两半

用法：上剉，每服三钱，水煎服。

（4）清骨散

主治：治男子妇人，五心烦热，欲成劳瘵。

组成：北柴胡、生地各二两、人参、防风、熟地、秦艽各一两、赤苓一两、胡黄连半两、薄荷七钱半

用法：上每服四钱，水煎，温服。

3.《千金方》

主治：治肺劳热，生虫在肺为病方。

组成：狼牙三两，东行桑根白皮切，一升东行吴茱萸根白皮五合，上三味，咬咀，以酒七升，煮取一升。

用法：平旦顿服之。

4.《医方集解》人参固本丸

主治：治肺劳虚热。肺主气，气者，人身之根本也。肺气既虚，火又克之，则成肺劳而发热，有咳嗽、咯血、肺痿诸证也。

组成：人参二两、天冬、炒麦冬、炒生地黄、熟地黄四两蜜丸。

5. 张锡纯方

（1）补络补管汤加减

主治：阴虚肺热之咯血。

组成：生龙骨 30g，生牡蛎 30g，山萸肉 30g，三七 6g，白及 10g（冲服），茜草 10g。阴虚明显者，加百合、麦门冬、生地；痰盛者，加贝母、甘草；咯血量多者，加阿胶。

（2）清金解毒汤

主治：清金解毒，滋阴化痰，化瘀生肌。

组成：生明乳香 9g，生明没药 9g，粉甘草 9g，生黄芪 9g，玄参 9g，沙参 9g，牛蒡子 9g，贝母 9g，知母 9g，三七 6g（捣细，药汁送服）。

用法：水煎，每日 1 剂，分早晚 2 次温服。

方论：生黄芪、粉甘草补肺益气；玄参、沙参、知母养阴清热，润肺；牛蒡子、贝母清热化痰，利气；生明乳香、生明没药、三七活血化瘀，敛疮生肌。

（3）安肺宁嗽丸

主治：清热润肺，理肺止嗽。

组成：桑叶 30g，儿茶 30g，硼砂 30g，苏子 30g，粉甘草 30g。

用法：上药 5 味为细末，蜜做丸 9g 重，早晚各服 1 丸，开水送下。

方论：肺脏具翕辟之机，治肺之药，过于散则有碍于翕，过于敛则有碍于辟。桑得土之精气而生，故长于理肺家之病，以土生金之义也。至其叶凉而宣通，最解肺中风热，其能散可知。又善固气化，治崩带脱肛（肺气旺自无诸疾），其能敛可知。敛而且散之妙用，于肺脏翕辟之机尤投合也。硼砂之性凉而滑，能通利肺窍，儿茶之性凉而涩，能安敛肺叶。二药并用，与肺之合辟亦甚投合。又佐以苏子之降气定喘，甘草之益土生金，蜂蜜之润肺清燥，所以治嗽甚效也。

6.《明医杂著》 然必须病人爱命，坚心定志，绝房室，息妄想，戒恼怒，节饮食，以自培其根，否则虽服良药，亦无用也。

今制一方于后，治色欲证，先见潮热、盗汗、咳嗽、倦怠，趁早服之。

生地黄酒洗、甘草炙、干姜炮各五分、川芎、熟地各一钱、白芍药炒一钱三分、陈皮七分、当归、白术各一钱三分、黄柏蜜水浸炙七分、知母蜜水浸拌炒、天门冬去心皮各一钱、生姜三片

水煎，空心温服。

若咳嗽盛，加桑白皮、马兜铃、瓜蒌仁各七钱，五味子十粒。

若痰盛，加姜制半夏、贝母、瓜蒌仁各一钱。

若潮热盛，加桑白皮、沙参、地骨皮各七分。

若梦遗、精滑，加牡蛎、龙骨、山茱萸各七分。

若盗汗多，加牡蛎、酸枣仁各七分，浮小麦一撮。

若赤白浊，加白茯苓等一钱，黄连三分炒。

若兼衄血、咳血，出于肺也，加桑白皮一钱，黄芩、山栀子各五分炒。

若兼嗽血、痰血，出于脾也，加桑白皮、贝母、黄连、瓜蒌仁各七分。

若兼呕吐血，出于胃也，加山栀、黄连、干姜、蒲黄炒各一钱，韭汁半盏，姜汁少许。

若兼咯唾血，出于肾也，加桔梗、玄参、侧柏叶炒各一钱。

7. 唐容川方　专事杀虫，宜天灵盖散或金蟾丸，金线蛙烧服亦妙；或黑猫杀取肝，可代獭肝；或獭爪为末酒下。痨虫居肺叶间，咯血声嘶者，皆能治之。唐氏喜用干漆、雄黄、川椒、楝根皮、白颈蚯蚓、升麻、郁金，取其杀虫治瘀，标本皆治。

补虚当分阴阳，阴虚居多，十居八九，以补肺健脾为主。宜琼玉膏。

（二）辨证论治

中医学认为本病主要病理变化为阴虚，随着疾病发展可由阴及阳产生气阴两虚，阴阳两虚。病变脏腑，初期主要在肺，病久可由肺而迁延至脾、肾、心、肝。治疗应以补虚杀虫为原则，补益肺和脾、肾，根据病理"主乎阴虚"的特点，应以滋阴为主法，火旺者兼以清火，气虚的予以补气，结合主症，适当随证加减。本病为沉疴痼疾，要注重培土生金，配伍甘淡实脾之品，以畅化源，并能防止纯阴滋腻之弊。在疾病的发展中，表现为虚实夹杂之证，祛邪要不忘扶正，做到攻补兼施。

1. 肺阴亏损

主症：干咳，咳声短促，或咯少量黏痰，或痰中带有血丝，色鲜红，胸部隐隐闷痛，午后自觉手足心热，或见少量盗汗，皮肤干灼，口干咽燥，疲倦乏力，纳食不香，苔薄白，舌边尖红，脉细数。

治法：滋阴润肺。

方药：月华丸加减。天冬、生地、麦冬、熟地、山药、百部、沙参、川贝母、真阿胶各 30g，茯苓、獭肝、广三七各 15g。用白菊花 60g（去蒂），桑叶 60g（经霜者）熬膏，将阿胶化入膏内和药，稍加炼蜜为丸，如弹子大。每服 1 丸，含化，一日三次。

方中北沙参、麦冬、天冬、生地、熟地滋阴润肺；百部、川贝润肺止嗽，兼能杀虫；桑叶、白菊花清肺止咳；阿胶、三七止血和营；茯苓、山药健脾补气，以资生化之源。全方以滋阴降火保肺为主，辅以宁嗽止血，消风热，杀痨虫。咳甚加川贝母、甜杏仁、桑白皮。咯血配蛤粉炒阿胶、藕节、白茅花。低热加功劳叶、青蒿、地骨皮。胸痛加广郁金。

2. 虚火灼肺

主症：呛咳气急，痰少质黏，或吐痰黄稠量多，时时咯血，血色鲜红，混有泡沫痰涎，午后潮热，骨蒸，五心烦热，颧红，盗汗量多，口渴心烦，失眠，性情急躁易怒，或胸胁掣痛，男子可见遗精，女子月经不调，形体日益消瘦，舌干而红，苔薄黄而剥，脉细数。

治法：滋阴降火。

方药：百合固金汤或秦艽鳖甲散加减。

百合固金汤：熟地、生地、当归各 20g，白芍、甘草、桔梗、玄参各 10g，贝母、麦冬、百合各 15g。方中百合、生熟地滋养肺肾阴液，并为君药；麦冬助百合以养肺阴，清肺热，玄参助生熟地以益，肾阴，降虚火，共为臣药；当归、芍药养血和营，贝母、桔梗化痰止咳为佐；甘草调和诸药为使。诸药合用，使阴液恢复，肺金得固，则咳嗽、吐血诸证自愈。

秦艽鳖甲散：柴胡、鳖甲、地骨皮各 30g，秦艽、当归、知母各 15g。方中鳖甲、知母、当归滋阴养血，秦艽、柴胡、地骨皮、青蒿清热除蒸，乌梅敛阴止汗。诸药合用，既能滋阴养血以治本，又能退热除蒸以治标。临床上常用于结核病的潮热，温热病后期阴亏津伤，余热未尽，以及原因不明的长期反复低热属于阴虚型者。

咳嗽痰黏色黄，酌配黄芩、知母、海蛤粉、鱼腥草、白毛夏枯草。咳血酌加丹皮、山栀子、紫珠草、茜根炭、醋制大黄。血出紫黯，伴有胸痛，酌配锻花蕊石、血余炭、广郁金、参三七粉。潮热酌加银柴胡、炙鳖甲、白薇。盗汗酌配乌梅、牡蛎、浮小麦。

3. 气阴耗伤

主症：咳嗽无力，气短声低，咳痰清稀色白，量较多，偶或夹血，或咯血，血色淡红，午后潮热，伴有畏风，怕冷，自汗与盗汗可并见，纳少神疲，便溏，面色㿠白，颧红，舌质光淡，边有齿痕，苔薄，脉细弱而数。

治法：益气养阴。

方药：保真汤加减。

组成：当归、人参、生地黄、熟地黄、白术、黄芪各 9g、赤茯苓、白茯苓各 4.5g、天门冬、麦门冬各 6g、赤芍药、白芍药、知母、黄柏、五味子、柴胡、地骨皮各 6g、甘草、陈皮、厚朴各 4.5g。

本方为四君子汤加味而成，具有补益脾肺，养阴清热之功。方中四君子（参、苓、术、草）合黄芪益气健脾、培土生金；天冬、麦冬、生地、熟地、当归、五味子、白芍以育阴养荣、填补精血；地骨皮、黄柏、知母、柴胡以滋阴清热；厚朴、陈皮以理气运脾。

咳嗽酌配紫菀、款冬、苏子。如胸闷，痰多白沫，苔白腻，配法半夏、陈皮；食少、便溏、腹胀，酌加扁豆、薏苡仁、砂仁壳，均应忌用地黄、麦冬、阿胶等滋腻药。劳热，自汗，畏风，可酌配桂枝、白芍、红枣、瘪桃干、浮小麦，或佐以鳖甲、地骨皮。咳血配三七粉、仙鹤草。失音配诃子、胡桃肉、凤凰衣。

4. 阴阳虚损

主症：咳逆喘息，少气，咳痰色白有沫，或夹血丝，血色黯淡，潮热，自汗，盗汗，声嘶或失音，面浮肢肿，心慌，唇紫，肢冷，形寒，或见五更泄泻，口舌生糜，大肉尽脱，男子遗精阳痿，女子经闭，苔黄而剥，舌质光淡隐紫，少津，脉微细而数，或虚大无力。

治法：滋阴补阳。

方药：补天大造丸加减。

组成：人参 60g，黄芪（蜜炙）90g，白术（陈土蒸）90g，当归（酒蒸）45g，枣仁（去壳，炒）45g，远志（去心，甘草水泡，炒）45g，白芍（酒炒）45g，山药（乳蒸）45g，茯苓（乳蒸）45g，枸杞子（酒蒸）120g，大熟地（九蒸，晒）120g，紫河车 1 个（甘草水洗），鹿角 500g（熬膏），龟板 240 两（与鹿角同熬膏）。

本方为八珍汤加减化裁而来，具有滋阴补阳、培元固本之功。方中党参、黄芪、白术、山药、茯苓以补肺脾之气；白芍、地黄、当归、枸杞、龟板培补阴精，以滋养阴血；鹿角胶、紫河车助真阳而填精髓；枣仁、远志敛阴止汗、宁心止悸。

若肾虚气逆喘息者，配冬虫夏草、诃子、钟乳石摄纳肾气；心慌者加龙骨、丹参、茯神镇心安神；五更泄泻，配煨肉蔻、补骨脂补火暖土，并去地黄、阿胶等滋腻碍脾药物。

（三）特色专方

1. 保肺丸　朱良春创保肺丸（地鳖虫、紫河车各 120g、百部 180g、制首乌、白及各 450g 共碾粉末。另以生地榆、萆草、黄精各 180g 煎取浓汁泛丸烘干或晒干，每服 9g，日 2～3 次）治疗各型肺结核屡收卓效。在临床中遇长期发热者配合"地榆葎草汤"（由生地榆、怀山药各 30g，青蒿子、葎草各 20g，百部 15g，甘草 6g 组成，日 1 剂水煎服）。如属顽固性肺结核或空洞，配合"外敷肺痨膏"（由干蟾皮、壁虎、乳香、没药、蜈蚣共粉碎，搅入市售之外科黑膏药内，用软猪皮废角料做成膏药备用，用时微火烘软，敷在肺俞、膻中等穴，3 天一换）。此方配伍精当，用地鳖虫活血散瘀，穿透厚壁空洞，推陈致新，配合白及补肺泄热，敛肺止血，逐瘀生新，消肿生肌；首乌制用能滋补肝肾。紫河车大补气血，性虽温而不燥，有疗诸虚百损之功能。

2. 何氏加味地黄丸 何任家传何氏加味地黄丸，甚有治效。方用：干地黄、天冬、麦冬、北沙参、五味子、黄柏、百部、山萸肉、牡丹皮、山药、茯苓、龟板、平地木、仙鹤草。视症状加减，随证治之。

3. 治痨方 章叔赓老中医经验方：桂枝 30～60g，牡蛎 30～60g，三棱、莪术各 15～18g，桃仁、杏仁各 12g，红花 15g，红藤 30～60g。

肺气虚，加黄芪、党参（或太子参、移山参）、山药、甘草、茯苓；肺阴虚，加沙参、麦冬（或天冬）、玉竹、生地、阿胶；肺气阴虚，加党参、五味子、麦冬、玉竹、甘草；肺脾两虚，加党参、白术、山药、甘草、茯苓；肺虚肝旺，加石决明、鳖甲、生地、白芍、山栀；肺心两虚，加龟板、生地、枣仁（或远志）、麦冬、甘草；肺肾两虚，加龟板、熟地、首乌、川断、冬虫夏草；阴虚发热，加银柴胡、白薇、地骨皮；吐血，加茜草根、藕节、十灰丸；咳嗽重，加川贝、紫菀、款冬；夹湿重者，加二陈汤或平胃散。

4. 芩部丹 邵长荣老中医根据李时珍记载用黄芩治疗肺结核的经验，研制出芩部丹。

组成：黄芩 1 份、百部 2 份、丹参 2 份。

用法：共为细末，加工制成片剂，每日 10 片（含黄芩 9g、百部 18g、丹参 9g），分 2 次饭后口服。3 个月为 1 疗程。

加减：临床症状明显时，可以本方为基础煎汤口服一个时期，然后再服片剂，服用汤剂时，咯血加茜草根 15g、生侧柏叶 30g；痰黄量多或有臭味者加鱼腥草 30g、连翘 15g；潮热加青蒿 12g、地骨皮 12g；盗汗加五味子 4.5g、糯稻根 30g；自汗加黄芪 9g、防风 9g；咳嗽加紫菀 9g、姜半夏 9g、海浮石 18g、车前草 15g。

王莉新等人通过药理实验发现芩部丹通过上调巨噬细胞表面 TLR2 的表达调节免疫功能。

5. 岳美中 治肺痨咳血验方，通过临床观察，白芍用量若在 30g 以上，对大量吐血的确有较好的止血效果。

白芍 12～30g、藕节 30g、三七 3g、生地 12～24g。水煎服。

6. 蒲辅周　治肺结核吐血经验方。一老中医口传予我，此方配合有理。

生龙骨粉 60g、生牡蛎粉 60g、生三七粉 30g、生鸡内金粉 60g、生白及粉 30g、生百部粉 30g。

6 味细末和匀，磁器收贮。早晚各用 3g 加入调熟的藕粉或山药粉内服。服完后多永不再吐血，以后单用白及粉续服数克，肺结核可痊愈。我过去嘱患者自采白及约 30g 许，煮稀粥每日吃，或用羊肺汤送服白及粉，治疗半年，数例患者恢复了健康。(《蒲辅周医疗经验》)

7. 高氏柴胡清热饮　高仲山家传柴胡清热饮，对肺痨骨蒸潮热甚有效。方用：黄芩、生地、麦冬、地骨皮、赤芍、青蒿、知母、甘草。剂量随症加减。

（四）中成药

1. 利肺片　本药成分包括冬虫夏草、蛤蚧粉、百部、百合、五味子、枇杷叶、白及、牡蛎、甘草。苏锦瑞等人用利肺片配合抗结核药物治疗糖尿病合并肺结核 46 例，其有中效 41 例，无效 5 例，恶化 0 例，有效率为89.1%。方中冬虫夏草、蛤蚧粉为君药。冬虫夏草具有补肺益肾、抗痨杀虫、止咳化痰，用于治疗肺虚久咳、肾虚劳嗽，病后体虚自汗等。百合能滋肺阴、润肺燥，正合"肺喜润而恶燥"之特点；枇杷叶、白及性偏寒，具有收敛肺气，清热化痰止咳作用。主治肺虚咳喘，对结核杆菌有显著的抑制作用；牡蛎为重镇之品。一方面能平肝阳而起到安神之功。另一方面能够软坚散结；五味子、甘草补肺益气，润肺止咳，调和诸药的功效，具有调节机体免疫功能作用，抗炎、抗过敏。

2. 结核灵　结核灵的主要成分为狼毒。冯书钦等人将 140 例复治菌阳肺结核患者随机分为 2 组，治疗组 70 例，在采用常规抗结核药治疗的同时，配合结核灵进行治疗；对照组 70 例，单纯予常规抗结核药治疗。治疗组和对照组在强化期痰菌阴转率分别为 82.86% 和 67.14%。狼毒始载于《神农本草经》，味苦、辛，性平，具有逐水祛痰、破积、杀虫之功效，有一定的毒性，主治水肿、腹胀、痰食、虫积、心腹疼痛、咳嗽、气喘及淋巴结、皮肤、骨等结核和疥癣、痔瘘等。

3. 康复新液　康复新液其主要成分系美洲蠊的提取物，具有清热养阴、消癥散结等多种功效。肖洁观察康复新液与西药短期化疗联合治疗 63 例肺结核，总有效率为 91.5%，治疗 2 月末及疗程末痰菌转阴率为 96.8%，均优于单纯西药常规化疗。

4. 雪梨止咳糖浆　梨清膏、枇杷叶、紫菀、款冬花、桔梗、前胡。本品为棕红色黏稠液，味甜，本品清肺止咳化痰，用于燥痰阻肺致咳嗽，痰少。

（五）针灸疗法

1. 针刺　痰多不易咳出者，针刺足三里、丰隆、天突；喘咳甚者，针刺肺俞、定喘、天突、膻中。

2. 灸法　平时宜常艾灸大椎、肺俞、肾俞、命门、足三里、三阴交等穴以固本纳气平喘。

3. 耳针　选平喘、肺、下屏尖、神门、脑、下脚端等穴，每次取 2～3 穴，强刺激，留针 20～30 分钟，每日或隔日 1 次，适用于肺结核进展为肺胀患者。

（六）其他特色疗法

1. 抗痨膏外敷　抗痨膏 30g（药物制作：干蟾皮 10g，壁虎 20g，乳香 20g，黄连 10g，白芥子 20g，五灵脂 20g，没药 20g，蜈蚣 5 条，粉碎成末，分装备用）用麝香壮骨膏调和敷贴在双侧肺俞穴和痨穴上，每穴取蚕豆大小药膏 1 块，贴于穴位，覆盖纱布，胶布固定，2 天换贴 1 次，休息 3 天，继续贴用。10 天为 1 疗程。

2. 穴位注射　清晨 3～5 时，0.25%～0.5% 普鲁卡因，注射双侧尺泽穴各 1ml，行泻法，咯血时可加用 1 次；清晨 5～7 时，双侧太渊穴各注射立止血 0.5 KU，行补法。

3. 雾化吸入　制备雾化吸入药物（百合 30g、百部 15g、川贝 10g、知母 10g 煎汤浓缩至 30ml 左右），每日两次。

三、西医药常规治疗

1. 化学治疗的基本原则　肺结核的治疗以化学治疗为主，其原则为：早期、规律、全程、适量、联合。整个化疗方案分为强化和巩固两个阶段。目前业内对结核病化学治疗已有比较完备的认识，并有多种有效的抗结核药物及疗效确切的化疗方案。从早年的单药治疗到联合治疗，从 18～24 个月的长程治疗到含 2 个月强化期和 4～7 个月短程化疗。

当前，国际上通用的抗结核药物有十余种，一般可分为基本抗结核药物（即一线药物）和次要抗结核药物（即二线药物，复治药物）两大类，随着耐药及耐多药结核病的增多，还有新药类（即三线药物）。一线抗结核药物有：异烟肼、利福平、链霉素、吡嗪酰胺、乙胺丁醇、氨硫脲等。二线抗结核药物有：对氨基水杨酸、丙硫异烟胺、阿米卡星、卷曲霉素、利福喷汀、利福布汀等。对耐药及耐多药结核病的治疗，必要时还可加用一些新药如氟喹诺酮类药物，包括氧氟沙星、左氧氟沙星加替沙星和莫西沙星等。国外发达国家已将氟喹诺酮类药物用于各种类型的肺结核，根据我国的实际，氟喹诺酮类药物主要用于以下几种情况：①耐药肺结核，尤其是耐多药肺结核；②肺结核病人因种种原因不能耐受传统抗结核药物者。

2. 其他治疗方法　如免疫治疗、介入治疗、外科手术等，但只能作为辅助治疗手段。对于严重的耐药性肺结核，宜强调综合治疗，以提高疗效。

【特色疗法述评】

目前国内肺结核治疗主要是西药治疗为主，近半个世纪以来，肺结核疾病的研究得到了迅猛的发展。无论是发病机制的研究，诊断的研究以及发病时药物的应用均达到了前所未有的水平。先进的医疗技术治愈了大多数肺结核患者。然肺结核的治疗由于用药时间长，病人体质差，也需要在许多环节进行中医药的治疗。如减轻抗结核药肝肾损害等毒副作用、耐药性肺结核的治疗、预防发病和复发、长期阴虚盗汗、干咳不止、痰中带血、食欲不佳、夜卧不安、便秘难解、久病气血亏虚、阴阳两虚的腰膝酸软等。

中医学认为肺痨主要的病理机制为感染痨虫和正气虚弱。古今医家在总结前人的基础上，总结出肺痨的主要治疗思路为：①抗痨杀菌作用；②培补正气。中西医结合研究从结核分枝杆菌培养和动物模型病理变化研究单味中药和成方对结核分枝杆菌的抑制和杀菌作用，取得很好的实验效果。但也应该看到中药的局限性，迄今为止，尚未发现对结核分枝杆菌有良好杀菌作用的中药。中药还有另外一层作用是提高免疫力，符合结核分枝杆菌感染后免疫功能低下病理变化，常见的补益类中药明显提高 T 淋巴细胞免疫活性，介导免疫应答。免疫应答是非特异性的指标，在漫长的结核病发展过程中究竟起到多大的作用仍不得而知。今后科研的重点仍是以上述治疗思路为主，设计合理的实验方案才能验证出中医药的疗效。

从古至今，中医药在治疗结核病上积累的丰富的经验，产生了完善的辨证论治理论，涌现出卓有成效的方剂。当然从国家的防痨政策和消灭传染源的角度出发，结核病的治疗当首推化疗方案。然而，抗结核药并不能解决病人的所有痛苦。譬如，抗结核药对肝肾的损害，使很多病人因不能耐受而放弃服药。面对如此棘手而又不能回避的治疗问题，很多病人选择了求助于中医药。应用中医药可对肺结核治疗起到如下五方面的优势作用：

一是为初治肺结核病人增效。病人可在服用抗结核药进行正规疗程的同时口服中药，以增强其疗效。

二是减轻抗结核药毒副作用。服用抗结核药后出现肝肾损害而不能耐受者，可口服中药改善肝肾功能。

三是对症治疗减轻症状。长期阴虚盗汗者，可选用铁皮石斛泡茶，或加用西洋参、浮小麦、糯稻根、碧桃干等滋阴敛汗；干咳不止者，也可选用铁皮石斛泡茶，加用桔梗、杏仁、川贝等；痰中带血者，用安血汤、止红丸、十灰散等成药，或选用仙鹤草、丹参等凉血、活血、止血；食欲不佳者，可用陈皮、山楂等健脾开胃；夜卧不安者，可用合欢花、夜交藤、酸枣仁等助眠安神；便秘难解者，用火麻仁、杏仁、肉苁蓉等润肠通便；久病气血亏虚者，用黄芪、党参、当归、红枣等益气生血；阴阳两虚、腰膝酸软者，用生熟地、首乌、杜仲、淫羊藿等补阴壮阳。

四是对于耐药性肺结核的治疗。病人口服中药或用中西医结合治疗常可取得很好的疗效。根据中医"久病必瘀"的观点，名老中医邵长荣提出的"滋阴降火、行瘀杀虫"之说，乃是治疗耐药性肺结核的重要原则。他创立的"芩部丹"、"三草片"、"三参养肺汤"、"补肺片"等治疗耐药性肺结核均能取得较好疗效。

五是预防发病和复发。人体感染结核菌后，少数人可以自愈，很多人可以不发病，仅是处于抵抗力低下时才发病。说明人体的免疫力和体内的微生态状态是结核是否发病的关键。有肺结核病史的人，当免疫力低下时，体内残留的结核菌则容易"复燃"，引起肺结核复发的现象也说明这个问题。所以，对于素体亏虚易感者，或肺结核病恢复期患者，口服中药调理、改善机体内环境使结核菌不宜生长，提高机体免疫力，对预防肺结核的发生、复发都非常重要。中医药在此方面具有不可替代的重要作用，积累了大量有效的治法和方剂，尤其以滋阴清热、益气养阴、活血化瘀为代表的治法行之有效。还总结出很多养生、保健、康复的方法。临床中使很多耐药性结核病和因肝肾功能不能耐受抗痨的患者得到康复，其宝贵之处应该着力加以发扬光大。

这就是中医中药治疗结核病现代研究的基础和动力。但这些临床研究总的特点是小、散。建立起多中心研究，整合资源，探寻中医药的治疗优势，是以后研究的重点。中西医结合治疗应该是以后结核病防治的方向。

【主要参考文献】

1. 周仲瑛. 中医内科学［M］. 北京：中国中医药出版社，2003：108～117.
2. 陈灏珠，林果为. 实用内科学［M］. 第13版. 北京：人民卫生出版社，2010：592～610.
3. 陆再英，钟南山. 内科学［M］. 第7版. 北京：人民卫生出版社，2011：43～59.

4. 彭自强，彭日南．中药雾化吸入在空洞型肺结核治疗中的作用观察［J］．中华中医学杂志，2006，30（3）：239～240.

5. 徐毅，张奇．穴位注射治疗肺结核咯血 60 例对照观察［J］．山西中医，2006，22（2）：36.

6. 陈艳，张利君，郑芳，等．辨证食疗配合外敷抗痨膏辅助治疗肺结核 42 例［J］．中医外治杂志，2012，21（1）：16～17.

7. 肖洁．中药康复新液与西药短期化疗联合治疗肺结核的体会［J］．湖南中医药导报，2002，7：401.

8. 冯书钦，范立东，范立磊．结核灵辅助治疗复治菌阳肺结核疗效观察［J］．河北中医，2008，30（10）：1085～1086.

9. 苏锦瑞，梅早仙，李丽．利肺片配合抗结核药物治疗糖尿病合并肺结核 46 例［J］．北京中医药大学学报，2008，25（4）：321.

10. 王莉新，吴燕燕，王摇易．"芩部丹"中三种单体对结核分枝杆菌作用下 TLR2 表达的影响［J］．2011，27（9）：1284～1287.

11. 刘炎．江浙沪名医秘方精粹［M］．北京：北京医科大学、中国协和医科大学联合出版社，1996：15～16.

12. 何任．肺系病证诊治说略［J］．浙江中医学院学报，2003，27（2）：18～19.

13. 邱志济，朱建平，马璇卿．朱良春治疗肺结核及后遗症特色选析［J］．辽宁中医杂志，2002，29（5）：254～255.

14. 中华医学会结核病学分会．肺结核诊断和治疗指南［J］．中华结核和呼吸杂志，2001，24（2）：70～74.

15. 李凫坚，周敏，崔岩飞，等．芪百合荆对耐多药肺结核患者免疫功能的影响［J］．浙江中西医结合杂志，2009，19（3）：137～138.

16. 刘婷婷，叶品良，王帅，等．"肺痨康"对耐多药结核分枝杆菌抑菌效力的体外研究［J］．光明中医，2008，23（10）：1453.

（谢　纬　周岁峰　高　雪）

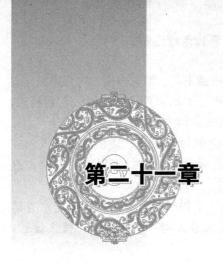

第二十一章　肺泡蛋白沉着症

肺泡蛋白沉着症（pulmonary alveolar proteinosis. PAP）是一类原因不明的以肺泡腔和远端气道内积聚大量富含磷脂蛋白质样物质为特征的罕见疾病。PAP 的临床表现多无特异性，多表现为进行性气促，咳嗽、咳白黏痰，继发感染后可伴发热及咳脓性痰，此外还可表现明显乏力，体重减轻，食欲减退等全身症状。晚期可出现明显气促及呼吸衰竭。PAP 是一类罕见的疾病，研究发现男性患病约为女性的 3 倍，各年龄组均可发病，30～50 岁是患病高峰。吸烟与 PAP 的发病密切相关，72％患者有吸烟史。

古代医籍对肺泡蛋白沉着症并无记录，目前中医对本病病因、病机、临床辨证分型、治疗等方面也尚未形成统一规范的标准，未形成对本病证的系统认识。就临床症状而言肺泡蛋白沉着症属于中医学的"咳嗽"、"肺痿"、"喘证"或"痰饮"病的范畴。《金匮·肺痿肺痈咳嗽上气病脉证治第七》："咳逆上气时时吐浊，但坐不得眠，皂荚丸主之"。可见古人早有妙用。肺泡蛋白沉积症起病隐匿，目前尚缺乏有效根治的方法，中医辨证施治的方法针对此病进行治疗，临床有较好的疗效。

肺泡蛋白沉着症经支气管肺活检及灌洗是诊断和治疗的主要手段，中医药治疗研究发现本病多表现为本虚标实。肺虚为本虚，痰浊、瘀血、湿毒为标实，通过补虚、化痰、祛瘀、解毒祛湿等治法取得较好疗效。

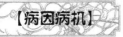

一、中　医

本病的特点是本虚标实，虚实并见，本虚是由于肺系久病失治，未得痊愈所引起的肺气虚耗，标实则指的是以痰浊、瘀血、湿毒为表现的病理产物。本病大多反复且缠绵难愈是因为正虚与痰浊、血瘀、湿毒等相互影响，虚实错杂、寒热错杂。其发病诱因较多，常与感受风寒或邪热、情志内伤、房劳虚损、恣食某些荤腥发物等有关，致使气道不畅，肺失宣降，痰浊瘀血内生，湿毒浸渍，或引动内伏之宿痰而发病，而宿痰伏肺则是本病的主要发病基础。

1. 肺气虚耗，肺卫不固　外邪六淫之邪侵袭肌表，或从口鼻而入，或从皮毛而侵，内合于肺，又因失治而致肺系伏邪，肺气不得宣发肃降，逐渐耗损肺气。

2. 肺病及脾，因虚致痰　肺气虚耗，子盗母气，不能助脾运化水谷精微，久而聚湿为痰饮；或肺气虚，通调水道失司，水湿困脾，脾失健运，皆可为肺虚及脾，而成痰浊蕴肺。

3. 肺病及脾，因虚致瘀　临肺气虚耗，子盗母气，肺病及脾，脾虚则统血失职，血溢于脉外，可见于咯血；脾气虚损清气不升，浊气不降，气滞而可引起血瘀。且气为血之帅，血随气行，脾为后天之本，气血生化之源，脾虚则气虚，则血运无力而致血行不畅，引起血瘀。又痰瘀既为病理产物又可以成为病因，痰瘀互结，互为影响，阻闭肺窍。

4. 肺脾同病，湿热内蕴　肺虚则不能化气布津，脾虚则不能健运水湿，湿浊郁久，化为湿毒，浸渍泛溢，内可阻于肺窍，导致咳喘；外可发于皮表，导致肌肤甲错、湿疮、粟疮。

二、西　　医

本病病因未明，目前认为多与几方面原因有关：如大量粉尘吸入（铝，二氧化硅等），机体免疫功能下降，遗传因素，酗酒，微生物感染等。而对于感染，有时很难确认是原发致病因素还是继发于肺泡蛋白沉着症，例如巨细胞病毒，卡氏肺孢子虫，组织胞浆菌感染等均发现有肺泡内高蛋白沉着。虽然启动因素尚不明确，但基本上同意发病过程为脂质代谢障碍所致，即由于机体内、外因素作用引起肺泡表面活性物质的代谢异常，研究较多的有肺泡巨噬细胞活力，动物实验证明巨噬细胞吞噬粉尘后其活力明显下降，而患者灌洗液中的巨噬细胞内颗粒可使正常细胞活力下降，经支气管肺泡灌洗治疗后，其肺泡巨噬细胞活力可上升，而研究未发现Ⅱ型细胞生成蛋白增加，全身脂代谢也无异常，因此目前一般认为本病与清除能力下降有关。

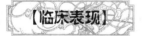

【临床表现】

一、症　　状

临床表现差异大，约1/3患者无任何临床症状，仅在体检时发现。起病隐匿，患者相对轻微的症状与严重的影像学表现或肺功能障碍往往不相符合。多数表现为渐进性劳力性呼吸困难（80％）和咳嗽（60％），可伴有乏力、体重下降、食欲减退等。胸痛和咯血相当少见。若继发肺部感染，则会出现发热。

二、体 征

无特异性的阳性体征。肺底有时可闻及少许细湿啰音。长期严重缺氧的患者通常会有发绀、杵状指和视网膜斑点状出血。部分患者伴有皮肤蛋白变性改变。

【辅助检查】

1. X线检查 典型的胸片表现是双肺对称的肺泡填充性阴影，肺门旁的浸润阴影延伸至外带，呈"蝴蝶状"分布，双肋膈角往往不受累及。可是多数的PAP病例报道PAP的胸片没有上述典型的特征，因此X线胸片的表现通常不具有特异性。

胸部HRCT能清晰地显示肺部受累的范围和特点。磨玻璃影与正常肺脏分界明显，呈"地图"样分布；小叶内和小叶间隔增厚，呈多角形，称为"铺路石征"；或者表现为大片的实变影伴支气管充气征，周围环绕着磨玻璃影。极少数病例有肺间质纤维化的表现，往往是疾病晚期。这些病变的程度和范围与肺功能以及肺脏气体交换障碍密切相关。

2. 肺功能检查及血气分析检查 可呈轻度的限制性通气功能障碍，表现为肺活量和功能残气量的降低，但肺弥散功能降低最为显著，可能是由于肺泡腔内充满蛋白样物质有关。动脉血气分析示动脉血氧分压和氧饱和度降低，动脉二氧化碳也因代偿性过度通气而降低。

3. 支气管肺泡灌洗液 典型的支气管肺泡灌洗液呈牛奶状或泥浆样。肺泡蛋白沉积物的可溶性很低，一般放置20分钟左右，即可出现沉淀。支气管肺泡灌洗液的细胞分类对PAP的诊断无帮助。BALF中可以以巨噬细胞为主，也可以淋巴细胞为主，CD_4/CD_8比值可以增高也可降低。BALF的生化检查如SP-A、SP-D可明显升高。将BAL液加福尔马林离心沉淀后，用石蜡包埋，进行病理切片检查，可见独特的组织学变化：在弥漫性的嗜酸颗粒的背景中，可见大的、无细胞结构的嗜酸性小体；PAS染色阳性，而奥星蓝染色及黏蛋白卡红染色阴性。

4. 生物学标志物

（1）血常规：多数患者血红蛋白正常，仅少数轻度增高，白细胞一般正常。血沉正常。

（2）血生化检查：多数患者的血清乳酸脱氢酶（LDH）明显升高，而其特异性同工酶无明显异常。一般认为血清 LDH 升高与病变程度及活动性有关，其升高的机制可能与肺泡巨噬细胞和肺泡Ⅱ型上皮细胞死亡的增多有关。少数患者还可有血清球蛋白的增高，但无特异性。近年来，有学者发现肺泡蛋白沉着症患者血清中肺泡表面活性物质相关蛋白 A(SP-A) 和肺泡表面活性物质相关蛋白 D(SP-D) 较正常人明显升高，但 SP-A 在特发性肺间质纤维化（IPF）、肺炎、肺结核和泛细支气管炎患者也有不同程度的升高，而 SP-D 仅在 IPF、PAP 和结缔组织并发的肺间质纤维化患者中明显升高，因此对不能进行支气管镜检查的患者，行血清 SP-A 和 SP-D 检查可有一定的诊断和鉴别诊断意义。

（3）痰液检查：虽然早在 20 世纪 60 年代，就有学者发现 PAP 患者痰中 PAS 染色阳性，但由于其他肺部疾病如慢性支气管炎、支气管扩张、肺炎和肺癌患者的痰液也可出现阳性，加之 PAP 患者咳痰很少，故痰的检查在 PAP 患者的使用受到很大限制。近年来，有学者报道，在 PAP 患者痰中 SP-A 浓度较对照组高出约 400 倍，此对照组疾病包括慢性支气管炎、支气管哮喘、肺气肿、IPF、肺炎和肺癌患者，提示痰 SP-A 检查在肺部鉴别诊断中有一定意义，但需进一步研究证实。

5. 抗 GM-CSF 抗体　原发性 PAP 患者血液和 BAL 中都能检测到抗 GM-CSF 抗体，而先天性或继发性 PAP 患者中不能检测到抗 GM-CSF 抗体，健康人群中只有 0.3%（4/1258）呈阳性。血液和 BAL 中抗 GM-CSF 抗体阳性对诊断 PAP 具有高度的敏感性（92%～100%）和特异性（98%～100%），可以作为诊断原发性 PAP 的重要依据。处于疾病活动期需要治疗的患者，血清或 BAL 抗 GM-CSF 抗体滴度显著地高于自发缓解的患者，抗 GM-CSF 抗体也可以作为监测疾病活动性的指标。BAL 中抗 GM-CSF 抗体的水平与血清乳酸脱氢酶，PaO_2，肺泡－动脉氧分压差，肺脏一氧化碳弥散量，胸片或胸部 HRCT 评分等显示疾病严重程度的指标密切相关，可以反映疾病的严重程度，对是否采取全肺灌洗治疗有重要的提示作用。

6. 经纤支镜肺活检和开胸肺活检　病理检查可发现肺泡腔内有大量无定型呈颗粒状的嗜酸性物质沉积，PAS 染色阳性，奥星蓝染色及黏蛋白卡红染色阴性。肺泡间隔可见轻度反应性增厚和肺泡Ⅱ型上皮细胞的反应性增生。但由于经纤支镜肺活检的组织较小，病理阴性并不能完全排除该病。

【诊断与鉴别诊断】

一、诊 断 标 准

1. 详细询问患者病史、临床表现，结合体征、胸部 X 线、CT、HRCT 等；

2. 支气管镜检查　支气管肺泡灌洗或经支气管肺活检仍是确定诊断的"金标准"，必要时也行外科肺活检术，获取组织病理学结果，以明确诊断。

此外，诊断原发性病例需要除外环境暴露史和其他可能的病因。

二、鉴 别 诊 断

1. 西医　主要需与浸润型肺结核、慢性阻塞性肺疾病、肺泡细胞癌、肺泡性肺水肿、胸腔积液等相鉴别。

2. 中医　主要是与肺痈、肺胀、肺痨等疾病相鉴别。

【治疗】

一、中医药治疗

中医学理论认为：本病的特点是本虚标实，虚实并见，本虚主要指的是肺虚，有肺阴虚、肺气虚之别；标实则指的是六淫之邪、痰浊、瘀血、湿毒。可因六淫引动伏邪，亦可痰瘀、湿毒闭阻于肺，导致肺失宣降，络脉不通；治则主要是补肺健脾、涤痰通络、活血祛瘀、解毒化湿等。

(一) 辨证论治

1. 肺虚及脾，因虚致痰

主症：咳喘气短，痰多，声音低怯，自汗畏风，易感外邪，气短乏力，面白神疲，或外感失治，余邪伏于鼻窍，常年咯吐黏痰，浊涕倒流于咽，嗅觉差，头晕头胀。舌淡苔白或腻，脉弱等。

治法：补肺健脾，涤痰利窍。

方药：补肺汤合二陈汤加味。人参 10g、黄芪 10g、熟地黄 10g、五味子 10g、紫菀 15g、桑白皮 10g、半夏 10g、橘红 10g、茯苓 10g、甘草 10g。此方中补肺汤药物可补肺益气健脾，二陈汤主燥湿化痰，理气和中。加入辛夷 10g、白芷 10g、苍耳子 10g 宣肺利窍。诸药合用，功可补肺健脾，涤痰利窍。若寒痰较重，痰黏白如泡沫，怯寒背冷，加干姜、细辛以温肺化痰；若热痰较重，痰黄如脓或有热腥味，面赤、身热，可加黄芩、鱼腥草、贯众、金荞麦。

2. 肺虚及脾，因虚致瘀

主症：咳嗽，胸痛转侧不利，自汗畏风，喷嚏流涕，易感外邪，气短乏力，面白神疲，或面色晦滞，舌淡或紫黯，苔白或腻，脉弱或弦。

治法：健脾益气，活血祛瘀。

方药：血府逐瘀汤合人参五味子汤。人参 10g、白术 10g、茯苓 10g、五味子 10g、麦冬 10g、当归 10g、生地 10g、桃仁 10g、红花 10g、枳壳 10g、赤芍 10g、柴胡 10g、甘草 10g、桔梗 10g、川芎 10g、牛膝 10g。其中血府逐瘀汤功可活血祛瘀、人参五味子汤功可健脾补肺。

3. 久病入络，痰瘀互结

主症：咳嗽反复发作，咳嗽痰多，色白或黄，或有血痰，胸痛气喘，神疲乏力，或肌肤甲错，皮肤瘙痒，舌质略黯或紫黯，苔腻或浊腻，脉涩或细。

治法：涤痰宣肺，祛瘀平喘。

方药：涤痰汤加味。半夏 10g、橘红 10g、茯苓 10g、菖蒲 10g、人参 10g、胆南星 10g、竹茹 10g、枳实 10g、三七 10g、水蛭 10g、甲珠 10g、甘草 10g。方中涤痰汤功用为豁痰通窍，而三七、水蛭、甲珠活血通络。若喘甚可加炙麻黄、荆芥宣肺平喘。若痰热夹瘀，痰黄稠，身热，可酌情加凉血消痈药物，如丹皮、红藤等。见肌肤甲错，皮肤瘙痒者，需加入燥湿疏风之品，如苍术、薏苡仁、白鲜皮、地肤子、蛇床子、白蒺藜、苦参等。

4. 肺脾同病，湿热内蕴

主症：咳嗽久治不愈，反复发作，喉中如梗，痰白黏难咯，或痰黄稠如胶，气促或喘，皮肤瘙痒，小腿伸侧、手臂外侧或背部、耳后肌肤甲错，或皮疹如粟，湿疮粟疮，大便黏滞，小便黄浊，舌质红绛，或淡黯，舌苔白腻或黄腻，脉沉或滑。

治法：解毒化湿，宣肺通络。

方药：高氏解毒开肺汤。水牛角 50g（先煎），白前、薏苡仁各 20g，丹皮、赤芍、苍术、苦参、贯众、荆芥、三棱、莪术、甘草各 10g，木香（后下）、田七粉（分冲）各 5g。喘重者加炙麻黄 10g、穿山龙 15g；痰黏者加海蛤壳 20g；皮肤疮毒重者加海桐皮 15g、络石藤 30g。

以上方药，水煎服，每日 1 剂。重症每日可连服 2 剂。

（二）特色专方

1. 皂角泻肺汤　皂角、麻黄、厚朴各 10g，白芥子、胆南星各 30g，苦杏仁、地龙、槟榔各 15g，冰片（分 3 次冲）0.5g，细辛 6g。加减变化：寒痰加干姜、川椒各 10g；热痰加生石膏、鱼腥草各 30g，桔梗 15g，人工牛黄（分冲）0.5g。每日 1 剂，水煎 3 次取汁，兑匀分 3 次服。本方泻肺逐痰平喘，可用于肺泡蛋白沉着症，表现为痰浊蕴肺症。

2. 小青龙汤 蜜麻黄 10g、芍药 10g、细辛 5g、干姜 5g、炙甘草 10g、桂枝 10g、五味子 5g、半夏 10g。加减变化，每日 1 剂，水煎 3 次取汁，兑匀分 3 次服。本方用于肺泡蛋白沉着症，表现为外有肺虚卫外不固，感受风寒，内有痰饮伏于肺系，肺失于宣发而喘咳。

3. 杏苏二陈汤合千金苇茎汤加减 方药组成杏仁、苏子、半夏、陈皮、桃仁、芦根各 10g，桑白皮、苡仁、当归、赤芍、白芍各 15g，冬瓜仁、葶苈子、生黄芪各 30g。水煎服用，每日 1 剂。方中半夏、陈皮、苏子、苡仁、冬瓜仁化痰泄浊；桑白皮、葶苈子泻肺；桃仁、当归、赤芍活血化瘀；黄芪、白芍益气活血，全方共奏祛痰行气、化瘀止咳之效。治疗过程中工作生活不受影响，追踪 6 月，胸片无明显进展。若结合支气管肺泡灌洗治疗，可能会进一步提高治疗的成功率。

（三）中药成药

1. 百令胶囊 发酵虫草菌粉，功能补益肺肾，秘精益气。用于肺肾两虚，精气不足，久咳虚喘。口服，每次 5～10 粒，每日 3 次。

2. 金水宝 发酵虫草菌粉，本品为硬胶囊，内容物为黄棕色至浅棕色的粉末，气香味苦，功能补益肺肾，秘精益气。用于肺肾两虚，精气不足，久咳虚喘。口服，每次 3 粒，每日 3 次。

3. 固本咳喘丸 本品组成熟地黄、附片、牡丹皮、牛膝、盐补骨脂、砂仁、车前子、茯苓、盐益智仁、肉桂、山药、泽泻、金樱子。本品为黑色的包衣水蜜丸，除去包衣后显棕色，气芳香，味苦。主治温肾纳气，健脾化痰，用于肺脾气虚、肾不纳气所致的咳嗽气喘，动则喘甚的肺气肿等。口服，每次 1.5～2.0g，一日 2～3 次，15 天为一疗程。

4. 利肺片 本品组成百部、百合、五味子、枇杷叶、白及、牡蛎、甘草、冬虫夏草、蛤蚧粉，本品为糖衣片，除去糖衣后显棕褐色，味略苦、涩，功能补肺镇咳化痰，主治气阴虚咳喘。

5. 人参保肺丸 人参、罂粟壳、五味子、川贝母、陈皮、砂仁、枳实、麻黄、石膏、甘草、玄参、苦杏仁，本品为黑褐色的大蜜丸，味甜、微苦，功能益气补肺，止咳嗽定喘，用于肺气虚弱、津液亏损引起的虚劳久咳、气短喘促。

目前并无已发表的实验室及临床研究发现有针对肺泡蛋白沉着症的有效中成药。中成药也可从增加肺泡活性的角度选用。

(四）针灸疗法

1. 针刺 目前尚无针灸治疗 PAP 的相关报道，临床上可参照喘证辨证施治。通过针刺具有健脾化痰、补肺通络、活血化瘀等作用的穴位来治疗，主穴：天突、定喘、肺俞、足三里、丰隆、阴陵泉、至阴等，采用补法；丰隆穴以捻转泻法。

2. 电针 取穴：定喘、风门、肺俞。喘促甚配天突、孔最；痰多配足三里、丰隆；气短配膻中、关元、气海；咳嗽，配尺泽、太渊。采用平补平泻法，并用 2～3V 弱感应直流电流，通电 3～5 分钟，每日或隔日治疗 1 次。

3. 天灸 选取穴位：大椎、风门、定喘、肺俞、膏肓、肾俞、大肠俞、天突、气海、关元、足三里、丰隆。贴药时间每年三伏天（5 次，初伏前、中伏后各加强 1 次）和三九天（4 次，一九、二九、三九、三九后加强 1 次）。选用药物白芥子、甘遂、延胡索、细辛 4 药按比例研粉（120 目）后，密封袋装备用；使用时用新鲜姜汁调成膏状，配少许凡士林，以增强其黏附性。

(五）其他特色疗法

1. 鼻腔冲洗法 0.9％氯化钠注射液 500ml，加入双黄连冻干粉剂 1.8～3.6g，每日一次，鼻腔冲洗。适用于肺泡蛋白沉着症合并鼻窦炎、鼻后滴流综合征者。有利于消除痰浊、湿毒，减少对下呼吸道的侵害。

2. 推拿疗法 患者坐位，以指推、拿、点、按法施于定喘、肺俞、中府、大椎、太渊、尺泽等穴，各 1～2 分钟。从背部大椎以下至至阳，及其两旁足太阳经循经部位施推法 10 分钟。在前胸锁骨下至第 10 肋施以擦法，在上肢手太阴经施以擦法。

3. 穴位注射 取穴：肺俞、足三里、大椎、肾俞等穴位，操作：用黄芪针注射液 2ml，按穴位注射常规，每穴注射 0.5ml，强刺激，每日 1 次，10 次 1 疗程。

二、西医药常规治疗

目前认为全肺灌洗为唯一有效的治疗方法。

1. 药物治疗 临床上有人使用雾化吸入胰蛋白酶、口服碘化钾、皮质激素，但效果均不可靠，且副作用较大。

2. 全肺灌洗 是治疗肺泡蛋白沉着症最为有效的方法。可改善病人的症状、运动耐受能力、提高动脉血氧分压、降低肺内分流。近年来还有学者证实全肺灌洗可以改善肺泡巨噬细胞功能，降低机会感染的发病率。全肺灌洗的适应证：①诊断明确。②肺内分流率＞10％。③呼吸困难等症状明显。④显著的运动后低氧血症。

3. 经纤维支气管镜分段支气管肺泡灌洗　具有安全、简便、可反复进行等优点。由于对肺泡蛋白沉积物的清除不及全肺灌洗，因而常需反复多次灌洗。

4. GM-CSF 替代疗法　作为一种新的治疗方法，国外使用 GM-CSF 治疗了小部分病例，虽反应良好，但这种新疗法的疗效尚需更多临床实验证实。

5. 基因治疗　目前已有学者在进行相关实验，今后能否用于临床治疗也尚需进一步研究。

【特色疗法述评】

1. 西医治疗方面，目前治疗主要以肺泡灌洗或全肺灌洗为主。通过灌洗清除沉积在肺泡表面及远端细支气管表面的富含磷脂蛋白质物质，改善肺的换气和通气功能，从而改善患者的临床症状及预后。但是，缺乏病因学研究，以及整体治疗的理论和方法。接受肺泡或全肺灌洗治疗的患者比较痛苦，依从性差，医源性感染机会多，且并不能阻止疾病的发展。

2. 中医方面，目前专门针对肺泡蛋白沉着症的研究尚不多，仅有个别医家论述了自己对于本病的治疗经验。一致的见解认为："邪之所凑，其气必虚"、"正气存内，邪不可干"，肺虚是本病的发病基础。因虚而生痰、因虚而致瘀，既是本病发病过程中逐渐产生的重要病理产物，又是导致疾病发生、发展的重要病理因素。痰瘀阻肺，壅滞络脉，致肺失宣肃，肺叶痿废不用，乃至皮肤失于濡润而甲错焦干。因此"补肺健脾、涤痰通络、活血祛瘀、解毒化湿"成为治疗肺泡蛋白沉着症的主要方法。

3. 笔者继承龙江医学流派"肺鼻同治"理论，针对肺泡蛋白沉积症患者长期患有副鼻窦炎的病史，以及患者皮肤淀粉样变性所致肌肤甲错的表现，认为肺系伏邪是导致肺脾受损，痰浊瘀血湿毒内生，机体抗病能力下降，体内微生态发生改变的根本原因。采取肺鼻同治、肺皮同治、内治与外治结合的方法，辨证运用高氏解毒开肺汤，配合中药鼻腔冲洗法，既可清除副鼻窦定植的病原体，又可改善气虚痰浊血瘀湿毒的状态，使患者临床自觉症状消失，肺部影像明显改善，肺功能恢复正常，皮损修复，收到满意的疗效，亟待深入研究。

【主要参考文献】

1. 钟南山 . 呼吸病学 ［M］. 第 2 版 . 北京：人民卫生出版社，2012：669～673.

2. 蔡柏蔷，李龙芸 . 协和呼吸病学 ［M］. 第 2 版 . 北京：中国协和医科大学出版社，2011：1599～1612.

3. 陈灏珠，林果为 . 实用内科学 ［M］. 第 13 版 . 北京：人民卫生出版社，2010：1848～1849.

4. 王永炎 . 中医内科学 ［M］. 北京：中国中医药出版社，2009：54～93.

5. 江杨清 . 中西医结合临床内科学 ［M］. 北京：人民卫生出版社，2012：215～221.

6. 陈玺，魏春林 . 肺泡蛋白沉积症的治疗现状与展望分析 ［J］. 医学信息：中旬刊，2010，5（10）：2775～2775.

7. 于继锋，陈依进，杜鹏，等 . 肺泡蛋白沉积症的诊断与鉴别诊断 ［J］. 浙江临床医学，2007，9（12）：1680～1681.

8. 郭思佳，廉富 . 中西医结合诊治肺泡蛋白沉积症 1 例 ［J］. 甘肃中医，2010，1：27.

（高　雪　贾　丹　陈　生）

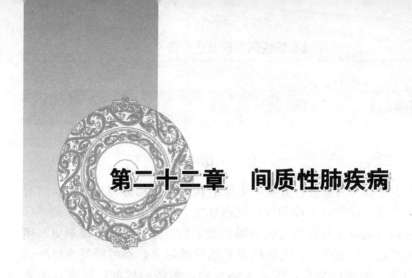

第二十二章　间质性肺疾病

　　间质性肺疾病是指肺间质损伤而产生的一类疾病。是一组异源性疾病，病变涉及肺泡壁和肺泡周围组织。病变主要发生在肺间质，累及肺泡上皮细胞、肺毛细血管内皮细胞和肺动静脉。是以弥漫性肺实质、肺泡炎症和间质纤维化为病理基本病变，以运动性呼吸困难、X线胸片弥漫性浸润阴影、限制性肺功能异常为临床表现的不同种类疾病群构成的临床—病理实体的总称。本病多为隐袭性发病，临床症状以渐进性加重的劳力性呼吸困难最为常见，通常伴有干咳、易疲劳感，其主要体征为浅快呼吸，双下肺有显著的爆裂音，唇、指发绀及杵状指（趾），晚期可出现肺动脉高压和右心室肥厚，常死于呼吸衰竭或（和）心力衰竭。其病因多样，发病机制复杂，临床缺乏有效治疗方法，是目前呼吸系统疾病中的难治性疾病。许多疾病可以导致间质性肺疾病，包括职业性或环境相关性肺病，如矽肺、石棉肺、硬质合金尘肺、放射线肺炎等；药物所致的间质性肺疾病，如抗肿瘤药物、非甾体类抗炎制剂等；结缔组织病相关性肺间质病，如类风湿关节炎、系统性红斑狼疮干燥综合征等。随着人类生存环境的变化，大气污染、病毒感染、大量使用某些药物等使间质性肺疾病发病率日益增高。

　　该病属中医学肺痹、肺痿范畴，两者分别是间质性肺疾病的不同病理阶段。肺之气血运行不畅，痰瘀互结阻滞肺之络脉时，可称之为肺痹；久病肺脏虚损，肺叶枯萎不用时，可称之为肺痿。无论是肺痹还是肺痿，都表示肺脏处于病理状态，两者并不相互矛盾，详审肺痹与肺痿，分清虚实主次、轻重缓急，可以指导辨证用药思路和方向，以求效佳。《素问·四时刺逆从论》曰："少阴有余，病皮痹隐轸；不足病肺痹"；《黄帝内经》所论肺痹主要因肾气不足，风寒湿邪入舍于肺而成；《辨证录》曰："肺痹之成，于气虚尽人而不知也……肺气受伤而风寒湿之邪填塞肺窍而成痹矣。"

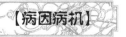

【病因病机】

一、中　医

本病的发生通常为隐袭性起病，主要症状是干咳和劳力性气促。随着肺纤维化的发展，发作性干咳和气促逐渐加重，进展的速度有明显的个体差异，经过数月或数年发展为呼吸衰竭和肺心病。详细的职业接触史和用药史、发病经过、伴随症状、既往病史和治疗经过等，都可能是重要的诊断线索。本病"因虚而毒侵，虚毒入络成痰；因痰而风起，风痰日久生瘀"。风、痰、虚、瘀、毒为本病主要病机属性，病变涉及肺、肾、心、脾诸脏。肺肾亏虚是发病的内因，外感六淫、疠气及环境毒邪侵袭是疾病发生的外因。

1. 肺气亏虚，易感外邪而致瘀　在正常情况下，肺脏通过其主宣发肃降的功能将卫气输布于体表，发挥其"温分肉，充皮肤，肥腠理，司开阖"的作用，以护卫机体，抵御外邪。由于禀赋不足或后天失养，导致肺气虚，卫外失固，营卫失和，则外邪容易侵袭而致病。《素问·六节藏象论》云："肺者，气之本，魄之处也，其华在毛，其充在皮。"清·王九峰谓："肺合皮毛，风邪易袭，邪气以从其合。"肺朝百脉，肺气亏虚，邪气不得外解，经皮肤侵入血络，形成毒邪，影响肺之气血运行而成瘀。气虚血瘀，加之毒邪伤肺，瘀毒互结，肺络受损，是早期间质性肺疾病的基本病机表现。

2. 慢性消耗，气阴亏虚，痰瘀互结　病久耗气，肺气虚甚，子盗母气，脾气受损，脾虚不能化生水谷精微，聚津成痰，痰瘀交阻，瘀阻更甚。肺气郁闭，气机不畅，郁而化火，火热伤津，阴液亏耗；或气虚及阳，阳气虚甚，肺气清冷，不能化生津液，亦可导致阴虚。正如《金匮要略·肺痿肺痛咳嗽上气篇》所云："热在上焦，因咳为肺痿"和"肺痿吐涎沫而不咳者……此为肺中冷"的论述。阴津不足，气阴亏虚，痰瘀互结，以致病势更加缠绵难愈。

3. 久病及肾，虚喘更甚，阴损及阳　疾病日久，累及肾气。肾者气之根，与肺同司气体之出纳，肾气虚不能纳摄，气浮于上，以至虚喘动甚。阴阳互根，阴损及阳；或气虚渐甚，阳气受累。阳虚不能制水，水液泛滥，溢于肌肤，上凌心肺，病情危重。王焘《外台秘要》认为，肺痿为肺气衰、久嗽而成，并可见于骨蒸、传尸。"肺气嗽者，不限老少，宿多上热，后因饮食将息伤热，则常嗽不断，积年累岁，肺气衰便成气嗽，此嗽不早疗，遂成肺痿，若此将成，多不救矣"指出疾病后期病情危重，预后不良。

肺气亏虚为间质性肺疾病的主要病因；瘀血痰浊为基本病理产物；痰瘀互结、肺络痹阻为发病关键；毒邪侵袭、反复外感，风邪侵袭，外风扰动内风，加重疾病进展，痰浊瘀毒痹阻肺络更致气阴两虚。因此，本病多因虚致病，因虚致瘀，痰瘀互结，虚实夹杂，病位在肺，涉及心脾肾。虚痰瘀毒，痹阻肺络，缠绵难愈，痿废不用。气虚血瘀痰结为基本病机表现，并贯穿疾病始终，病机复杂，预后不佳。

二、西 医

间质性肺疾病的病因尚不清楚，可能与病毒感染、接触粉尘或有毒物质、自身免疫、吸烟等因素有关，遗传因素或先天性易感因子可能对本病的发病有一定的影响。

在不明病因的作用下，致使肺泡上皮损伤和上皮下基底膜破坏，引发成纤维细胞的聚集、分化和增生，导致胶原和细胞外基质过度生成。损伤肺泡上皮和炎症浸润的白细胞通过自分泌和旁分泌的形式，分泌 TNF-α、TGF-β 和 IL-8 等炎症介质，促进肺纤维化过程。肺泡内氧化负荷过重，也有可能参与肺泡的损伤过程。在肺损伤的同时，复杂的修复纤维化过程也在进行。在肺泡巨噬细胞等释放生成因子的作用下，合成 I 型胶原的成纤维细胞异常增殖和活化，并随病程进展而持续。病程早期 III 型胶原含量增加，此后 I 型胶原含量增高，使 III 型/I 型胶原比值逐渐降低，胶原代谢失常。大量 I 型胶原的沉积，使肺纤维化不断进展，伴有平滑肌细胞的增殖，肺内血管也被累及。正常的肺泡毁损，形成大片瘢痕，最终形成蜂窝肺。

【临床表现】

一、症 状

1. 进行性呼吸困难 是最具特征性的症状。早期仅觉劳累后疲乏或"气短"，以后逐渐加重，甚至静息时也觉呼吸困难。有发绀，一般无端坐呼吸。

2. 干咳 早期症状较轻，晚期呈刺激性干咳，少数患者有血痰。合并感染时可有脓痰。

3. 多数患者经常有疲劳感，后期更明显、体重下降、食欲减退，少数患者会出现胸痛。

二、体 征

1. 紫绀 随病情加重，缺氧现象日益严重，疾病晚期可见口唇和指趾紫绀。

2. 杵状指 40%～80%的患者出现杵状指，但无肺癌中常见的肺性肥大性骨关节病表现。

3. 肺部听诊 约70%患者可闻爆裂性啰音（Velcro啰音），多位于中下肺或两肺底部。典型表现为吸气后期浅表、细小、高音调的啰音（类似尼龙带拉开声）。

4. 肺动脉高压 多见于晚期患者，肺动脉听诊区第二心音亢进。并发右心衰者，可见颈静脉怒张，肝大和周围水肿等。

【辅助检查】

1. 胸部影像学检查 绝大多数间质性肺疾病患者，X线胸片显示双肺弥漫性阴影。阴影的性质可以是网格条索状、弥漫磨玻璃状、结节状，亦可呈现多发片状或大片状等，可以混合存在。多数ILD可以导致肺容积减少。后期可见区域性囊性病变（蜂窝肺），常伴肺容积的进一步减少。阴影性质、分布规律和肺容积变化的特点有助于基础疾病的诊断和鉴别诊断。高分辨CT（HRCT）更能细致地显示肺组织和间质形态的结构变化和大体分布特点，成为诊断ILD的重要手段之一。

2. 肺功能 ILD患者以限制性通气障碍和气体交换障碍为特征，限制性通气功能障碍表现为肺容量包括肺总量（TLC）、肺活量（VC）和残气量（RV）均降低，残气量随病情进展而减少，肺顺应性降低，第一秒用力呼气容量与用力肺活量之比值（FEV_1/FVC）正常或偏高。换气功能往往在ILD的早期可显示弥散功能（DLco）明显下降，伴单位肺泡气体弥散量（DLco/Va）下降。ILD的中晚期均可见低氧血症，但气道阻力改变不大，常因呼吸频率加快及过度通气而出现低碳酸血症。

3. 实验室检查 常规进行全血细胞学，尿液、生物化学及肝肾功能、红细胞沉降率（ESR）检查，结缔组织疾病相关的自身抗体如抗核抗体（ANA）、类风湿因子（RF）等及抗中性粒细胞胞质抗体（ANCA）检查。酌情进行巨细胞病毒（CMV）或肺孢子菌（机会性感染）、肿瘤细胞（怀疑肿瘤）等检查，这些检查对ILD的病因或伴随疾病具有提示作用。

4. 支气管肺泡灌洗检查 支气管肺泡灌洗是通过将纤维支气管镜嵌顿在相应的支气管内，以无菌生理盐水灌入后再回吸获得支气管肺泡灌洗液（BALF），对BALF进行细胞学、病原学、生化和炎症介质等的检测。支气管肺泡灌洗液（BALF）检查，也称为"液体的肺活检"。

（1）细胞性成分：即肺泡中的炎性和效应细胞的类型和数目。各种间质性肺纤维化中，BALF 中细胞的计数有如下改变：①IPF 和胶原—血管性疾病伴肺间质纤维化中性粒细胞增多；②过敏性肺炎、结节病时：淋巴细胞增多；③嗜酸性粒细胞性肺炎：嗜酸性粒细胞增加。

（2）非细胞性成分：间质性肺纤维化时 IgG 增加，过敏性肺炎的 BALF 中 IgM 增加。

（3）BALF 能获得有关其他一些疾病的临床资料，如感染、肺出血、肺泡蛋白沉积症、朗格汉斯细胞性组织细胞增多症以及一些职业性肺病。

（4）BALF 帮助估测对 IPF 治疗反应和预后：通常 BALF 中以淋巴细胞增多为主者对糖皮质激素反应较好，其预后也好；而以中性粒细胞和嗜酸性粒细胞增多为主者，糖皮质激素的效果不如细胞毒性药物，这些患者预后相对也较差。然而 BALF 中的淋巴细胞、中性粒细胞及嗜酸性粒细胞计数并不能反映疾病的活动度。不同类型的 IPF 患者 BALF 中的 T 细胞亚群也有差异。NSIP 患者中通常 $CD_4：CD_8$ 比例倒置，平均为 0.63，在以炎症为主的患者倒置更为明显，可达 0.3，而 UIP 患者 $CD_4：CD_8$ 平均为 1.65。

（5）BALF 对某些 ILD 的诊断价值：BALF 的某些异常发现可以确诊有些疾病或能提示某一种特异的疾病。

5. 肺活检　通过经支气管肺活检（TBLB）或外科肺活检（SLB，包括胸腔镜或开胸肺活检）获取肺组织进行病理学检查，是诊断 ILD 的重要手段。经皮穿刺肺活检并发气胸的可能性较高，而且取材过小，不易作出病理诊断，较少在 ILD 中使用。

（1）经支气管镜肺活检（TBLB）：作为一项创伤性的肺部疾病诊断措施。常规首选右下肺的前、外、后基底段作为活检部位。TBLB 的优点为操作较简便，安全性大，可作为常规检查。每次可摘取肺组织多块，但每小块组织仅为 1～2mm，TBLB 的缺点是：因组织缺少，不能全面观察肺泡炎的范围和程度，漏诊率较高。为提高阳性率可取 5～6 块肺组织。TBLB 的并发症：气胸约 5％，避免作中叶及舌叶的肺活检，只作一边的肺活检（避免双侧气胸）。出血的发生率为 1％～9％。TBLB 的禁忌证有：①肺大泡、肺动脉高压、呼吸衰竭；②应用呼吸机进行正压通气的病人；③不能很好合作的患者。

TBLB 受取材部位和标本量的限制，只能对 25％的 ILD 病例作出诊断。如肉芽肿性疾病为主（结节病、BOOP、过敏性肺泡炎、淋巴管炎样癌等）。

（2）外科肺活检（开胸肺活检，OLB；电视辅助胸腔镜肺活检，VATS）：局限性开胸肺活检，因取得组织较大（2cm×2cm）病理阳性率较高，达 95％以上。目前经电视辅助胸腔镜肺活检（VATS），正迅速代替开胸肺活检。

开胸肺活检/电视辅助胸腔镜肺活检的临床指征：①相对年轻的患者；②有发热、体重下降、盗汗、咯血的病史；③明显的肺间质病的家族史；④有周围肺血管炎的相关症状和体征；⑤非典型的特发性肺间质纤维化的胸部影像学表现：如上叶病变；结节、斑片影伴随亚段的间质性病变；肺门或纵隔淋巴结大；胸膜渗出/瘢痕，Kerley B 线等；⑥不可解释的肺外表现，肺动脉高压，心脏扩大；⑦迅速进展，恶化疾病；⑧确定或排除某些职业病。

6. 全身系统检查　ILD 可以是全身性疾病的肺部表现，对于这类患者的诊断，全身系统检查特别重要。例如，结缔组织病的血清学异常和其他器官表现、Wegener 肉芽肿的鼻腔和鼻窦表现等，都是重要的诊断依据。

【诊断与鉴别诊断】

一、诊　　断

1. 详细询问病史、职业史、用药史，结合临床表现和体征。

2. 综合各项检查：胸部影像学检查（胸片、CT、HRCT），肺功能检查，支气管肺泡灌洗液，镓扫描等。

3. 肺组织活检　除患者有典型的间质性肺炎临床表现和影像学改变外，肺组织活检对明确临床和病理诊断是极其重要的。目前主要有：经支气管肺活检、开胸肺活检、电视辅助胸腔镜手术活检等。

二、间质性肺疾病的分类

目前国际上将 ILD/DPLD 分为四类：

1. 已知病因的 DPLD　如药物诱发性、职业或环境有害物质诱发性（铍、石棉）DPLD 或胶原血管病的肺表现等。

2. 特发性间质性肺炎　特发性间质性肺炎（idiopathic interstitial pneumonia，IIP），包括 7 种临床病理类型：特发性肺纤维化（IPF）/寻常型间质性肺炎（UIP），非特异性间质性肺炎（NSIP），隐源性机化性肺炎（COP）/机化性肺炎（OP），急性间质性肺炎（AIP）/弥漫性肺泡损伤（DAD），呼吸性细支气管炎伴间质性肺疾病（RB-ILD）/呼吸性细支气管炎（RB），脱屑性间质性肺炎（DIP），淋巴细胞间质性肺（LIP）。

3. 肉芽肿性 DPLD　如结节病、外源性过敏性肺泡炎、Wegener 肉芽肿等。

4. 其他少见的 DPLD　如肺泡蛋白质沉积症、肺出血-肾炎综合征、肺淋巴管平滑肌瘤病、朗格汉斯细胞组织细胞增多症、慢性嗜酸性粒细胞性肺炎、特发性肺含铁血黄素沉着症等。

三、鉴　别　诊　断

1. 西医　本病应与左心衰竭引起的喘息样呼吸困难、慢性阻塞性肺疾病、肺癌、变态反应性肺浸润、肺结核等疾病相鉴别。

2. 中医　主要是与肺胀、肺痿、胸痹等疾病相鉴别。

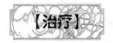【治疗】

一、一　般　措　施

1. 随气候变化增添衣被。坚持锻炼，增强体质，推荐做床上八段锦等，以改善肺脏通气功能，扶助正气，防止外邪侵入。身体恢复较好的患者推荐打太极拳、八段锦、做呼吸操。

2. 戒烟是预防本病的重要举措，也是最简单易行的措施，在疾病的任何阶段戒烟都有效预防 COPD 的发生和发展。

3. 避免有害粉尘、烟雾或气体的吸入，工厂、矿山应做好粉尘和有害气体的处理，如采用湿式作业，密闭尘源，加强通风和个人防护。

4. 预防呼吸道感染，包括病毒、支原体或细菌感染。可定期注射流感疫苗、肺炎球菌疫苗等。

5. 提高患者的生活水平，增加营养，加强卫生健康教育，改善工作环境及条件，养成良好的卫生习惯等，对本病的预防均具有重要的意义。

6. 饮食宜清淡，忌食辛辣、煎炸、酸咸、甜腻及海腥发物。有水肿者应进低盐或无盐饮食。

7. 早发现、早诊断、早治疗，是防治和减缓疾病发展而采取的措施。

二、中医药治疗

间质性肺疾病急性发作期及慢性持续期的中医病因病机，近年来中医界进行了较深入的研究。传统中医学理论认为：本病的病理状态主要表现为六淫之邪侵袭，痰瘀互结，气滞血瘀、久之耗气伤阴。属本虚标实，治疗上，应以急则治其标，缓则治其本为治疗原则，根据六淫、气滞、血瘀、痰浊等不同邪气及病理产物的不同，治标一般采用清热化痰、燥湿化痰、宣肺化痰、温肺化饮等治则。治本则根据脏腑气血阴阳虚损不同而益气生津，兼清余邪。

（一）辨证论治

1. 阴虚肺燥

主症：咳吐浊唾涎沫，其质较黏稠，或咳痰带血，咳声不扬，甚则喑哑气急喘促，口渴咽燥，午后潮热，形体消瘦，皮毛干枯，舌红而干，脉虚数。

治法：滋阴清热，润肺生津。

方药：麦门冬汤合清燥救肺汤加减。麦门冬42g，半夏6g，党参10g，甘草、大枣各5g，粳米、胡麻仁、阿胶各3g，桑叶、煅石膏、杏仁、枇杷叶各10g。诸药合用，功可滋阴清热，润肺生津。大便稀薄者加葛根30g；口渴者加天花粉15g；津伤甚者加沙参、玉竹各10g。

2. 肺气虚冷

主症：咯吐涎沫，其质清稀量多，不渴，短气不足以息，头眩，神疲乏力，食少，形寒，小便数，或遗尿，舌质淡，脉虚弱。

治法：温肺益气。

方药：甘草干姜汤或生姜甘草汤加减。炙甘草、干姜、党参、白术、茯苓、大枣各10g。全方功可温肺益气。尿频者加益智仁10g；喘息气短者加钟乳石、五味子各10g。

3. 痰浊阻肺

主症：咳嗽胸满胀闷，痰多色白黏腻，咯吐涎沫，短气喘息，不能平卧，稍劳即甚，怕风易汗，食纳减少，倦怠乏力，舌质偏淡，苔浊腻，脉滑。

治法：降气化痰，宣肺止咳。

方药：高氏燥湿邪肺咳方。方中法半夏、陈皮、石菖蒲、紫苏叶、杏仁、荆芥、枳壳、胆南星、天竺黄、瓜蒌皮、前胡、浙贝、甘草各10g。诸药合用，功可降气化浊、宣肺止咳。口渴者加天花粉10g；大便稀薄者加葛根30g；胁痛者加三七10g。

4. 痰瘀阻肺证

主症：气短憋闷，偶咳无痰，神疲乏力，动则气喘加重，消瘦，还多见周身皮肤硬化、肤色黯褐、指端青紫、口唇紫绀、舌质瘀斑或紫黯 脉细涩。

治法：活血化瘀。

方药：血府逐瘀汤加减。当归、生地、桃仁、红花、枳壳、赤芍、柴胡、川芎、桔梗、淮牛膝各10g。全方功可活血化瘀。血瘀明显者加三七、丹参各10g，气短明显者加黄芪、党参各10g。

以上方药，每日 1 剂，分两次温服。重者每日可服 3 次。

（二）特色专方

1. 薏苡仁散（《寿世保元》）　本方组成当归、白芍、麦门冬、桑白皮、百部、薏苡仁各 10g，人参 3g 或党参 9g，黄芩 6g，五味子 3g。功能主治：适用于肺痿、肺痹属气阴两虚者。用法：用生姜煎服。

2. 清金益气汤（《医学衷中参西录》）　方药组成：生黄芪、知母、粉甘草、玄参、沙参、牛蒡子各 9g，生地 15g，川贝母 6g。功能主治：适应于津液亏耗，虚热灼肺所致肺痿、肺痹。用法：水煎服。

3. 安肺汤（《类证治裁》）　方药组成：茯苓、白术、甘草、麦冬、阿胶（烊化）、生姜各 10g，人参 6g（或党参 12g），川芎、五味子、桑白皮各 6g，当归、白芍各 9g。功能主治：适应用于肺痿、肺痹气虚甚者。用法：水煎服。

4. 炙甘草汤（《伤寒论》）　方药组成：炙甘草、人参、桂枝、生姜、阿胶、生地黄、麦冬、火麻仁、大枣。功能主治：滋阴养血，益气温阳，适用于肺痿、肺痹阴血不足，阳气虚弱及虚劳者。用法：水煎服。

5. 通络益肺汤（验方）　方药组成：西洋参、水蛭各 3g，全蝎 6g，僵蚕 10g，蝉蜕 10g，皂荚 3g，蛤蚧（1 对），黄芪 60g，白术 10g，冬虫夏草 2g，蚤休 6g，川贝母 10g，防风 10g，甘草 10g。功能主治：通络益肺，化痰解毒，活血化瘀，扶正固本，适应于肺痿、肺痹证、毒损肺络、络虚不荣。用法：水煎服，每日 1 剂。

6. 麦门冬汤（验方）　方药组成：麦门冬、粳米各 15g，制半夏 4.5g，西洋参 9g，炙甘草 3g，南枣 5 枚，鲜芦根 30g。功能主治：适用于肺痿、肺痹阴虚者。用法：水煎服，每日 1 剂。

7. 益肺化纤方（验方）　方药组成：炙黄芪、太子参、三七粉、当归、牛膝、鱼腥草、虎杖、炙甘草。功能主治：具有益肺化纤功能，适用于肺痿、肺痹证。用法：水煎服。

8. 蛤蚧虫草黑锡生脉饮（《魏长春临证经验集》）　方药组成：蛤蚧 1 对，冬虫夏草、党参、麦冬各 9g，五味子、黑锡丹各 3g。功能主治：补肺益肾，纳气敛汗，强心固脱。适用于咳喘、心悸，气短促，不能平卧，面苍白，自汗，肢冷，脉沉细如丝，呈虚脱之象者。

9. 清肺化痰止咳汤（《陈树森医疗经验集粹》）　方药组成：麻黄、杏仁、甘草、川贝粉、桔梗各 9g，矮地茶 15g，鱼腥草 20g。功能主治：清肺化痰、止咳平喘，适用于咳嗽痰黄者。用法：水煎服。

10. 加味人参饮合白虎汤（验方）　方药组成：野山人参 12g，苏叶 3g，杏仁、炒苏子、知母、炒莱菔子、冬虫夏草各 10g，石菖蒲、紫菀、枇杷叶各 15g，生石膏、生牡蛎各 30g，浙贝母 9g，生甘草 5g。功能主治：适用于肺痿、肺痹痰多，正虚邪实者。用法：水煎，每日分 3 次服。

11. 肺复康汤（验方）　方药组成：桃仁、红花、川芎、杏仁各 50g，当归、赤芍、麻黄、车前子各 75g，百部 60g。功能主治：适用于瘀血阻肺者，用法：水煎 2 次，浓缩 500ml。每日 100ml 分 3 次服用。2 个月 1 个疗程。

（三）中药成药

1. 参七虫草胶囊　药由西洋参、三七、冬虫夏草等组成。益气，养阴，活血。用于因气虚血瘀所致的咳声低微、咳而伴喘，动则为甚，咳痰量少或干咳无痰，气短胸闷、乏力，或有唇甲紫绀、杵状指，舌质黯淡，或有瘀斑，苔多薄白，脉沉细；间质性肺疾病见上述证候者。每次 2 粒，日 2 次口服，3 个月为 1 疗程。

2. 肺痿冲剂　方含西洋参、三七粉、山萸肉、五味子、紫菀、麦冬、银杏叶、炙甘草。益气活血，养阴清肺止咳。用于因气虚血瘀所致气短促、动喘、咳嗽、咳唾涎沫；平素易感、畏寒、腰膝酸软、动则汗出、唇甲青紫；舌质黯红或淡黯，或有瘀斑瘀点，苔少或花剥；脉弱或沉细涩。间质性肺疾病见上述证候者。每日 1 剂，日 2 次口服，2 个月为 1 疗程。

3. 肺纤康颗粒　由西洋参、黄芪、丹参、水蛭等药物组成。功可补益肺肾、纳气平喘、益气活血、化痰通络。每次 15g，每天 3 次，治疗 3 个月为 1 疗程。

4. 复痿膏　药由穿山龙和地龙等组成。功可活血通络，清肺化痰。每次 20g，日 3 次口服，10 天为一疗程。

5. 水蛭通络胶囊　由水蛭、炙穿山甲、黄芪、血竭、党参、三棱、莪术、蜈蚣、川芎、炙甘草等组成，可益气活血通络。每次 5 粒，每天 2 次，疗程 3 个月。

6. 血府逐瘀胶囊　由川芎、当归、桃仁、红花、赤芍、枳壳、生地、柴胡、甘草、桔梗、牛膝。功可活血祛瘀。一次 6 粒，一日 2 次，一个月为一疗程。

7. 疏血通注射液　以水蛭、地龙为主。功可活血化瘀、通经活络。疏血通注射液 6ml 加入 5% 葡萄糖或 0.9% 氯化钠注射液 250ml 中静脉滴注，1 次/天，15 天为 1 个疗程。

（四）针灸疗法

1. 普通针刺　取穴分为六组，第一组取背部相关节段内的穴位，如风门、肺俞、厥阴俞、T$_2$～T$_4$ 夹脊穴等，第二组取胸部相关节段内的穴位，如膻中、玉堂、紫宫等，第三组取位于上肢的相关节段内的穴位，如孔最、列缺、太渊、鱼际等，第四组取位于下肢后内侧的特殊穴位，如三阴交、太溪等，第五组取位于下肢前外侧和腹部的特殊穴位，如足三里、关元等，并发感染时取用第六组穴位，第六组取单侧的少商、商阳或十宣。第一组穴位与第四组穴位、第六组穴位同时使用，第二组穴位与第三组穴位、第五组穴位、第六组穴位同时使用。这两组处方交替使用。退烧后去掉第六组穴位。操作方法：常规消毒后，选用 28～30 号毫针，向脊柱方向 45°角斜刺风门、肺俞、厥阴俞、T_2～T_4 夹脊穴 0.6±0.2 寸。向下平刺膻中、玉堂、紫宫 1.2±0.2 寸。斜刺孔最 1.2±0.2 寸，平刺列缺 1.2±0.2 寸，直刺太渊 0.4±0.1 寸，直刺鱼际 0.8±0.2 寸。直刺三阴交 1.4±0.2 寸，直刺太溪 0.8±0.2 寸。直刺足三里 2.0±0.5 寸，直刺关元 1.4±0.4 寸。点刺少商、商阳或十宣各出血 3～5 滴。每天针刺 1～2 次，每次留针 30 分钟，留针期间行针 3～5 次。第一组、第二组、第三组穴位用较强刺激手法针刺，捻转幅度为 3～4 圈，捻转频率为每秒 3～5 个往复，每次行针 10～30 秒，第四组、第五组穴位用中等强度捻转手法，捻转幅度为 2～3 圈，捻转频率为每秒 2～4 个往复，每次行针 10～30 秒。

2. 电针体穴疗法　取穴分为六组，同普通针刺，操作方法分为两步，第一步，进针操作与体针疗法一样；第二步为电针疗法操作方法。第一步操作完毕后，在第一组（背部的穴位）与第四组穴位之间，在第三组（胸部的穴位）与第二组穴位。第五组穴位之间，分别连接电针治疗仪的两极导线，采用疏密波，刺激量的大小，以出现明显的局部肌肉颤动或患者能够耐受为宜。每次电针治疗 20 分钟，每天治疗 1～2 次。每次电针 6～10 个穴位即可。没有接电疗仪的穴位，按普通体针疗法进行操作。点刺少商、商阳或十宣各出血 3～5 滴。退烧后去掉第六组穴位。

3. 灸法　处方取穴分为三组，第一组取位于背部椆关节段内的穴位，如风门、肺俞、厥阴俞、T_2～T_4 夹脊穴等，第二组取位于胸部、上肢相关节段内的穴位，如孔最、列缺、膻中、玉堂、紫宫等，第三组取位于下肢的穴位，如足三里、三阴交，太溪。三组穴位交替使用。操作方法：每次选双侧 6～10 个穴位即可，用艾条温和灸，或用隔姜灸，每穴灸 15 分钟，以局部有明显的温热感为宜。每日治疗 1～2 次。

4. 化脓灸　取穴分为 3 组。第 1 组：天突、大椎、定喘、风门、肺俞；第 2 组：膏肓、至阳、脾俞、肾俞；第 3 组：膻中、列缺、关元、足三里、丰隆。3 组穴先后选用，每 10 天取一组。操作方法：每穴皮肤先用 0.5% 碘伏常规消毒，再予 75% 酒精脱碘。用一次性无菌注射器抽取 2% 普鲁卡因 4ml，以 10°～30°角进针，将穴位处皮肤挑起，回抽无血后注入 2% 普鲁卡因 1ml，形成皮丘。每穴逐次局部麻醉后，捻黄豆大小圆锥形艾炷置其上点燃烧尽，每穴灸 3 壮。灸后用 75% 酒精棉球擦拭皮肤表面，再将剪成圆形的化脓灸药膏（由湖南省慈利化脓灸研究所提供）烤热贴上。每天更换药膏1次，每组换药5～7次。灸后局部皮肤成瘢痕化。30天为一疗程。

5. 隔姜灸　取定喘、膏肓俞、大椎、足三里穴。肺气亏虚加肺俞；脾气亏虚加脾俞；肾气亏虚加肾俞、关元。选用姜汁丰富的老姜（生姜），切成厚0.5cm、直径3～5cm的薄片，用7号注射针头在其中央多处刺穿成孔，上置艾炷，放在上述穴位皮肤上施灸，当患者感到灼痛时，可将姜片稍提起，随后放下再灸，反复进行，每次灸3～5壮，以局部皮肤潮红为度。

6. 耳针疗法　处方主穴、配穴同时取用，两侧交替。主穴取一侧的支气管区、肺区、肾上腺区。配穴取另一侧的缘中、皮质下区、胸椎上段，发烧时配耳尖、耳垂。操作方法：常规消毒后，用28号0.5～1.0寸毫针斜刺或平刺耳穴。每天针刺1～2次，每次留针30分钟，留针期间行针3～5次，每次行针10～30秒。主穴中的耳尖、耳垂点刺，各出血3～5滴；其他主穴用较强刺激手法针刺，捻转幅度为3～4圈，捻转频率为每秒1～2个往复；配穴用中等强度捻转手法，捻转幅度为2～3圈，捻转频率为每秒2～4个往复。咳嗽明显缓解后，主穴、配穴均用中等强度捻转手法行针。退烧后去掉耳尖，耳垂。

7. 电针耳穴疗法　处方主穴、配穴同时取用，两侧交替。主穴取一侧的支气管区、肺区、肾上腺区。配穴取另一侧的缘中、皮质下区、胸椎上段，发烧时配耳尖、耳垂。在上述耳针疗法处方的基础上，选取单侧的体穴足三里。三阴交、孔最、列缺（双侧交替使用）。操作方法：常规消毒后，用28号0.5～1.0寸毫针斜刺或平刺耳穴。直刺足三里2.0±0.5寸，直刺三阴交1.4±0.2寸，斜刺孔最1.2±0.2寸。平刺列缺1.2±0.2寸。然后在主要的耳穴与足三里、三阴交、孔最、列缺之间分别连接电针治疗仪的两极导线，采用疏密波，刺激量的大小，以出现明显的局部肌肉颤动或患者能够耐受为宜。每次电针6～8个穴位（交替使用耳穴），每次电针20分钟。每天治疗1～2次。没有接电疗仪的耳穴，按普通耳针疗法进行操作。主穴中的耳尖、耳垂点刺，各出血3～5滴。退烧后去掉耳尖、耳垂。

（五）其他特色疗法

1. 鼻腔冲洗疗法　运用双黄连冻干粉剂加入0.9％生理盐水进行鼻腔冲洗，经过大量的临床实践证明该方法是安全可靠、疗效显著、患者依从性好、可行性强的中医外治法，并成功治愈了众多患者的慢性鼻窦炎及其并发症带来的种种病症。

临床表现：鼻涕倒流，痰涕色白质黏，或黄绿如脓，或结块如胶冻状，每日十口以上，或咽干、鼻鼽、鼻塞而张口呼吸、口臭如败卵。可伴有慢性支气管炎、支气管哮喘、肺炎、慢性阻塞性肺疾病、慢性肺源性心脏病、呼吸衰竭等。小儿可伴有腺样体肥大、扁桃体肥大。

用法与用量：0.9％生理盐水 500ml 加双黄连冻干粉剂 1.8～2.4g 配成溶液，行鼻腔冲洗，每天一次。

注意事项：①由于口腔通过咽鼓管与中耳相通，所以，冲洗时需要按要求进行操作，避免药水逆流入中耳内；②洗鼻时应在水池上方低头清洗鼻腔，切勿侧头；洗鼻时必须张开嘴巴呼吸，并便于使进入口腔的药液直线下流；③洗鼻药水不宜流速过大过快，以缓缓下流即可；④腺样体肥大的患儿洗鼻时要特别小心，因该疾病有些患儿炎症已经波及近中耳；⑤若因鼻腔红肿阻塞鼻腔，药水不能进入出现反流，应立即停止鼻腔冲洗；⑥寒冷季节可将溶液适度加温，避免溶液过凉引起的鼻部不适；⑦注意使用一次性洗鼻器，避免细菌滋生感染鼻腔。

2. **耳穴贴压疗法** 处方主穴、配穴同时取用，两侧交替。主穴取一侧的支气管区，肺区、肾上腺区。配穴取另一侧的缘中。皮质下区，胸椎上段。操作方法：用王不留行子进行贴压。常规消毒后，用 5mm×5mm 的医用胶布将王不留行子固定于选用的耳穴，每穴固定 1 粒。让患者每天自行按压 3～5 次，每个穴位每次按压 2～3 分钟，按压的力量以有明显的痛感但又不过分强烈为度。隔 2 天更换 1 次，双侧耳穴交替使用。

3. **火罐疗法** 充分暴露背部，局部涂上石蜡油，将罐吸于背上，沿着膀胱经背部第一和第二侧线的循行上下推动火罐，火罐吸附的强度和走罐的速度以病人耐受为度。左右交替进行刺激，致使其走行分布部位的皮肤潮红、充血为度。然后，沿着膀胱经分布从上往下拔罐，拔 8～10 个罐，留罐 10 分钟，起罐后用卷纸清洁患者背部。

4. **针灸火罐疗法** 取穴：大椎、陶道，第一胸椎旁开 0.5 寸夹脊穴、足三里。针具：选直径 0.3mm×50mm 华佗牌针灸针。药艾条选用（苏州市东方艾绒厂）。操作：取坐位，夹脊穴向脊柱方向针刺不易过深，其他穴位垂直进针，平补平泻，针毕每穴均悬灸 4～8 壮，从根部点燃艾炷，使温热慢慢扩散。每日一次，5 次一疗程。火罐组，穴位：大椎、陶道、肺俞（双）、足三里。火罐选 4 号玻璃火罐，用 95％酒精。操作：取坐位，遵上述穴位进行针刺，肺俞（双）向脊柱方向针刺不易过深，其他穴位垂直进针，平补平泻。每日一次，5 次一疗程。

5. **穴位贴敷法** 取穴分 3 组：①双肺俞、双胃俞、双志室、膻中；②双脾俞、双风门、双膏肓、天突；③双肾俞、双定喘、双心俞、中脘。药物制备：将白芥子、细辛、甘遂、延胡索按 4：4：1：1 比例共研细末，备用。使用方法：取药末 10g，以老姜汁（生姜去皮绞汁过滤）10ml 调和成 1cm×1cm×1cm 大小的药饼，用 5cm×5cm 胶布贴于穴位上，背部穴位均取双侧。每次1组，3组交替使用。每次贴药1小时，10天贴1次，共治疗9次，疗程3月。穴位贴敷后反应及处理：严密观察用药反应。穴位贴敷后多数患者局部有发红、发热、发痒感，或伴少量小水泡，此属穴位贴敷的正常反应，一般不需处理；如果出现较大水泡，可先用消毒毫针将泡壁刺一针孔，放出泡液，再涂龙胆紫药水。要注意保持局部清洁，避免摩擦，防止感染；穴位贴敷治疗后皮肤可暂有色素沉着，但会消退，且不会留有瘢痕，不必顾忌；治疗期间忌烟、酒、海鲜及生冷、辛辣之品等。

6. **穴位注射**　选取肺俞、曲池、丰隆、尺泽、足三里、止咳穴等穴位；针剂选用斯奇康和黄芪注射液。每周2次，每次选2穴，其中斯奇康每次每穴注射0.5～1ml，黄芪每次每穴注射5～10ml，2种针剂交替使用。进针时，拟用快速进针法。进针后对准穴位上、下缓慢提插，探得酸胀针感后，回抽针芯，如无回血，即将药液推入。一般用中等速度推药。体弱者速度应减慢。14天为1个疗程，间歇1周后（逢3伏天除外），继续下1个疗程，共治疗2个疗程。

7. **拔药罐疗法**　穴取大椎，肺俞，膏肓；脾俞，肾俞。两组交替。药用羌活、独活、防风、艾叶、苏叶、当归、葱等共煎汤液。将竹罐浸入药液中，水温保持在60℃，每次留罐5分钟。治疗组在每年夏季，初伏开始进行，每星期2次，共10次。

8. **梅花针叩刺加温和灸**　选取后颈部（颈5～7两侧）、气管两侧、天突、手太阴肺经体表循行路线。操作用中等度刺激，叩至局部皮肤有潮红、丘疹，但不出血；取穴大椎、风门、肺俞、列缺。操作时点燃艾条一端，在距穴位约1寸左右的高度进行熏烤，灸至局部起红晕为度。以上两种方法联合使用，每日1次，3次为1个疗程。未愈者继续进行1个疗程治疗。

9. **梅花针叩刺加拔火罐**　先让患者仰卧，用梅花针叩刺胸部，沿胸正中线从天突叩至鸠尾穴，然后在胸正中线至两侧腋前线之间的肋间隙进行均匀叩刺，程序为沿肋间隙从中间到两边，从上到下，再在叩刺部位拔火罐。具体为：天突穴下至鸠尾穴上拔3个中号玻璃火罐，两旁锁骨中线上各拔4个火罐，两旁腋前线各拔4个火罐，时间为10～20分钟。去罐后再让患者伏卧，先用梅花针沿后正中线叩刺，上起大椎穴，下至筋缩穴，然后在与胸部相对应的部位上拔火罐，时间为10～20分钟。要求：叩刺以皮肤表面潮红为度，一般不要求皮肤表面渗血，以皮肤充血、轻度瘀紫为度，火罐型号根据体型胖瘦而定，一般用中号火罐，为便于观察，以玻璃火罐为宜。隔日治疗1次，连续10次为一疗程，休息3天后再作第2疗程，治疗期间停用一切药物。

10. **针罐天灸疗法**　用麻黄3g，川椒目、丁香、细辛各1.5g，甘遂、白芥子各 9g，柴胡 4.5g。以上各药研末备用，用时取粉末二小匙加生姜汁或黄酒调成糊状，置于自制直径约 4cm 的黑膏药上。敷贴前先针刺定喘、肺俞穴，得气后不留针，加用火罐并留置 5 分钟，取罐后将调制烘热后的膏药敷于所选穴位。穴位选择为双侧肺俞、定喘及天突穴，保留时间为 3～5小时，每周 2 次，10 次为 1 个疗程，可连续 35 个疗程或更长，对稳定期病人可适当减少至隔周一次直至终止。但到夏季三伏天应增加至隔日一次并连做 2 年，取其冬病夏治之意。取穴①上伏取穴：双侧百劳、风门、肺俞；②中伏取穴：双侧定喘、脾俞、膏肓俞；③下伏取穴：双侧肾俞、关元俞，大椎。操作方法在每年确定的三伏天时间内，将"天灸膏方"（白芥子、细辛、甘遂、延胡索等）药粉配等量蜂蜜和新鲜姜汁，调制成软膏状，以专用工具做成直径约 1cm、厚约 1cm 形状药膏，每穴 1 块，使用时用牙签在药膏上点麝香为引药，然后用 5cm×5cm 大小的透气胶布将药物敷贴固定在相关穴位上。疗程每年三伏天的上伏、中伏、下伏各贴药 1 次，连续 3 年为一疗程。一般每次贴药 6 小时，如在贴药过程中局部灼热疼痛难忍，可提前取下；敷药后，皮肤有热感、瘙痒、发红、起小水疱属正常反应，如水疱较大，可到针灸科挑破水泡后外敷消毒纱布处理。

11. 针罐疗法　处方：大杼、风门、肺俞、心俞、督俞、膈俞、夹脊刺；风门、肺俞、膈俞刺络拔罐。具体操作：先取华佗夹脊穴直刺 1～1.5寸，使针感有向前胸或上、下方向放射的感觉，施捻转补法，以宣肺理气；再取大杼、风门、肺俞、心俞、督俞、膈俞留针 20～30 分钟，行捻转补法；风门、肺俞、膈俞于起针时，再用三棱针点刺 3～5 点，然后用火罐拔之，令其出血量达 5ml 左右。疗程：每 10 天为 1 疗程，连续治疗 2 个疗程。

12. 割治法　取拇指第一掌骨掌侧大鱼际，备穴为食指近指掌关节处指腹及 2～5 掌指关节之间掌侧肉皇。穴位常规消毒后用普鲁卡因局麻并加肾上腺素以减少出血。沿皮肤皱褶纵向切开约 0.5cm，切取脂肪约 1g 后缝合包扎。常规换药，7 天拆线。

13. 点穴　先点阑门，再点建里、气海，再点章门、梁门、石关、巨阙，并以一手捺天突、璇玑、华盖；再点上脘、建里、天枢、气海，并压三把，并用引气归原法及或中与阴陵泉齐放法，次治背部及督脉，按百劳、肩井，再按肺俞、膏肓俞、脾俞、肾俞诸穴。适用于风寒痹阻证、肺虚气痹证、肾不纳气证等。

14. 推拿　患者给予俯卧位，选择经外奇穴定喘，足太阳膀胱经的肺俞，膈俞，脾俞，胃俞手法选取点按揉三种手法相结合，力度中等随时询问患者感受。每穴给予 2～3 分钟的治疗，然后分推肾俞，以掌根揉法，揉按肾俞 3～5 分钟。如腰骶肌肉丰厚可去肘搽法 3～5 分钟，肘尖点按双侧肾俞 1~2 分钟。选取内踝上三寸的足三阴经，足太阴脾经，足厥阴肝经，足少阴肾经。先单侧按抚使其自然放松，然后用四指揉法循经施以揉，按，点直至双侧膝关节内侧。取双侧手太阴肺经，应用五指揉按法，顺经揉按云门穴，中府穴，天府穴，侠白穴，尺泽穴，太渊穴，列缺穴，鱼际穴，每穴不低于 1 分钟，先揉，后点，再按。揉鱼际穴的同时顺行捋指至少商 7~8 次以达到透邪外出的作用。同时选任脉的廉泉穴，天突穴，膻中穴。给予点按揉 3~5 分钟，再用掌根施以震颤手法，震颤膻中穴 2~3 分钟，力度适中，选双侧下肢足阳明胃经足三里穴给予点按法 2~3 分钟结束，一般施术 40 分钟左右。

15. 饮食疗法

（1）桃仁粥：桃仁 10g，青粱米（或粳米）50g。将桃仁研碎和米煮粥，加少许红糖，作早餐服用。适用于肺痹之皮肤干燥、大便秘结者。

（2）黄精冰糖：黄精 30g，冰糖 50g。黄精冷水发泡，入砂锅，加水适量，入冰糖，煮至黄精烂熟。每日服 2 次。适用于肺虚气痹而肺燥者。

三、西医药常规治疗

间质性肺疾病所包括的范畴很广，其治疗也依据各病种而定；即使患相同疾病的患者，其治疗方案也随疾病所处发展阶段而不同。因大部分间质性肺炎的病因和发病机制尚不明确，故目前所采取的治疗方法为非特异性，目的在于减轻炎症反应，从而达到减缓或阻止肺纤维化的进展。当前常用的药物有：

1. 肾上腺皮质激素 肾上腺皮质激素能够抑制炎症及免疫过程，可改善症状和肺功能，对有广泛间质纤维化病例则无效，总体有效率不足 30%。急性期应采用先大剂量冲击后维持疗法，以迅速扭转病情。此外，长期使用激素存在明显的副作用，对于老年（>60 岁），尤其是合并冠状动脉心脏病和（或）糖尿病时，若临床表现病情较稳定，无明显的活动性，可不用激素治疗。

2. 免疫抑制剂 这类药物常用的有硫唑嘌呤、环磷酰胺、甲氨蝶呤、环孢霉素 A 等。至今仍少有令人信服的资料说明这类药物的效果。临床上大多与激素联合应用，对患者的生存期及临床症状有一定的改善。

3. 抗纤维化制剂 秋水仙碱具有抗纤维化作用，过去把该药归入免疫抑制剂。临床研究证实对激素治疗无效病例，仍有约 50% 的疗效，或与激素有相同的疗效，但长期服用秋水仙碱耐受性良好，无明显副作用。

γ-干扰素（INF-γ）具有抑制成纤维细胞增殖和合成胶原作用，下调转化生长因子 $β_1$ 基因的转录，从而对抗纤维化形成。

抗氧化剂：抗氧化剂 N-乙酰半胱氨酸（NAC）能抑制肺细胞黏附分子表达及细胞因子生成，NAC 吸入肺泡腔中能直接与炎性细胞相互作用，并增加上皮衬液谷胱甘肽（GSH）水平，从而减轻肺纤维化。

其他如细胞因子拮抗剂、白三烯拮抗剂、内皮素受体拮抗剂、脯氨酸同系物等在体外或临床试验治疗均发现有抗肺泡炎、抗纤维化作用，但若应用于临床，还须更深入地研究。

【特色疗法述评】

1. 间质性肺疾病是目前呼吸系统疾病中的难治性疾病。近十年来，在世界范围内无论是发病机制的研究，还是诊断的研究，都达到了前所未有的水平，然本病尚无有效的根治方法与药物。西药主要是以肾上腺皮质激素抑制炎症及免疫过程为主。近年来，人们注重运用中西医结合防治本病，使得间质性肺疾病的治疗水平有了显著的提高。

2. 中医认为，肺痹总以局部气血痹阻不通，脉络失和为基本表现，实验室检查可见全血黏度增高、纤维蛋白原升高、血小板增多等血瘀证表现。因此，血瘀证贯穿于肺痹整个疾病过程的始终。针对肺痹浊瘀毒结，肺络失和的基本病机特点，其治疗应以解毒祛瘀、化痰通络、补益肺肾为基本治疗大法。本病为本虚标实，其本虚多为肺肾两虚、气血不足，但因毒、瘀、痰浊长期痹阻体内，因此其治疗应以补益肺肾治其本，解毒祛瘀、化痰通络治其标。近年来，医家以活血化瘀为主，综合多种方法防治，每常选用血府逐瘀汤等活血化瘀，以降低全血黏度、纤维蛋白原及血小板等，并注重补肾祛邪并举同施，其疗效比单纯祛邪要高。

3. 目前，西医学对中医药的作用机制有了进一步的研究，为提高中西医结合治疗本病的临床疗效提供有力的理论依据。如人工冬虫夏草对肺纤维化疾病不同阶段均有良好的抗纤维化作用，在早期肺泡炎阶段，通过减少脂质过氧化延缓纤维化的进展；在纤维化阶段，通过抑制转化生长因子 $β_1$ 及结缔组织生长因子表达，减少胶原生成而起抗纤维化作用。

4. 临床疗效方面，近年来中医药在治疗间质性肺炎、肺纤维化有较大的进展。笔者应用化痰、祛瘀、益气、养阴的治疗原则治疗上百例上述患者，普遍获得较好的治疗效果。一部分伴呼吸衰竭的老人化掉了最后一口痰，还有一部分老人原来只能行走数十米，治疗后可以行走数百米，甚至 1～2 公里。中医药之博大精深，只有持续地学习、钻研、坚持才能有体会和疗效。

5. "化除最后一口痰"的理念很适合于相当多的有痰的间质性肺疾病。

该理念笔者倡导了十余年，它有 3 点好处：①痰是病原微生物的病理产物，具体说它是细菌、霉菌、病毒的聚集物，它可以使疾病复发，还可以传染他人。所以，消灭了最后一口痰就是消除了病原微生物，就是消灭了病邪；②没有病邪就可以补益身体，就不会出现虚不受补的尴尬局面。为增强抵抗力，防止病邪侵袭打下良好的基础；③良性循环的建立十分重要。患者的病情属于良性循环者生，属于恶性循环者死。医圣张仲景云"病痰饮者当以温药和之"。这是治疗痰饮之大法。间质性肺疾病的痰饮治疗方法必须根据病邪的属性运用该理论辨证论治。一般采用清热化痰、燥湿化痰、宣肺化痰、温肺化饮等方法。

近年来，中医治疗间质性肺疾病取得了较大的发展，其疗效是肯定而确切的，但是仍然存在不足之处，如中医辨证缺乏统一标准，对疗效的评价缺乏统一的量化标准，较难横向比较各法优势；间质性肺疾病的中医病因病机、辨证规律的研究均有待于进一步深入研究。

【主要参考文献】

1. 钟南山，刘又宁．呼吸病学［M］．第 2 版．北京：人民卫生出版社，2012：633～676.

2. 蔡柏蔷，李龙芸．协和呼吸病学［M］．第 2 版．北京：中国协和医科大学出版社，2011：1407～1655.

3. 陆再英，钟南山．内科学［M］．第 7 版．北京：人民卫生出版社，2010：98～109.

4. 王永炎．中医内科学［M］．北京：中国中医药出版社，2009：54～93.

5. 李建生．临床中医老年病学［M］．北京：人民卫生出版社，2008，248.

6. 张心月．血瘀贯穿间质性肺疾病始终探析［J］．中医研究，2013，26（2）：1～2.

7. 邓伟吾，高蓓莉．呼吸疾病诊断学［M］上海：上海科学技术出版社，2006，207～210.

8. 王承德，沈丕安，胡荫奇．实用中医风湿病学［M］．北京：人民卫生出版社，1996，400～407.

9. 董瑞．中西医结合诊治肺纤维化［J］．人民卫生出版社，2009，175～180.

10. 陈炜，张念志，王前程．参七虫草胶囊治疗肺间质纤维化临床研究［J］．中医药临床杂志，2013，25（1）：20～21.

11. 季坤，马建岭，史利卿．"肺痿冲剂"治疗特发性肺间质纤维化 20 例临床疗效观察［J］．辽宁中医药大学学报，2013，15（4）：65～68.

12. 张建，冯美，张雨星，等．肺纤康颗粒治疗特发性肺纤维化 24 例［J］．湖南中医杂志，2013，29（3）：14～16.

13. 乔世举，丁晓欢，于雪峰，等．复痿膏治疗弥漫性间质性肺疾病 68 例［J］．中医临床研究，2012，4（20）：106.

14. 谭捷，陆继梅．水蛭通络胶囊对特发性肺纤维化患者生活质量的影响［J］．陕西中医，2011，32（4）：399～400.

15. 杨艳玲．疏血通注射液治疗肺间质纤维化 20 例临床观察［J］．实用中医内科杂志，2012，26（1）：49～50.

（曲敬来　朱跃兰　唐明文）

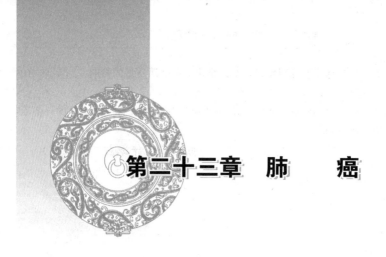

第二十三章　肺　　癌

　　原发性支气管肺癌（以下简称肺癌），为起源于支气管黏膜或腺体的恶性肿瘤。其临床表现主要以咳嗽、胸痛、气急为主，咳痰或稀或稠，甚则咳痰带血或为血痰，其发病率和病死率都有明显增高的趋势；世界卫生组织 2003 年公布资料显示肺癌无论是发病率还是病死率，均居全球癌症首位；2010 年我国卫生统计年鉴显示，2005 年，肺癌病死率占我国恶性肿瘤病死率的第 1 位。

　　根据本病的临床表现，其属于中医学的"肺积"、"息贲"、"肺痿"、"肺痈"、"咳嗽"、"咯血"、"胸痛"、"悬饮"等范畴。《难经》曰："肺之积，名曰息贲，在右胁下，覆大如杯。久不已，令人洒淅寒热，喘咳，发肺壅。以春甲乙日得之……"，《素问·咳论》说："肺咳之状，咳而喘息有音，甚则唾血；心咳之状，咳则心痛，喉中介介如梗状，甚则咽肿喉痹；肝咳之状，咳则两胁下痛，甚则不可以转，转则两肢下满……"。这些症状在肺癌中均可见到。《金匮要略·肺痿肺痈咳嗽上气病脉证》中的"寸口脉数，其人咳，口中反有浊唾、涎沫"的肺痿，"咳即胸中隐隐痛，脉反滑数……咳唾脓血"的肺痈，在肺癌病人也可见到。《素问·玉机真藏论》："大骨枯槁、大肉陷下，胸中气满，喘息不便，内痛引肩项，身热，脱肉破䐃……"等症状，颇似肺癌晚期之表现，并明确指出预后不良。

　　近年来，随着中医药治疗肺癌研究的深入，在对肺癌的病因病机认识、中医辨证论治、专方专药、中成药、实验研究等方面均取得了一定的进展。中医药辅助西医治疗肿瘤具有鲜明的特点和优势，已成为流行趋势。

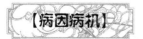【病因病机】

一、中　医

　　肺癌的病因尚未完全明了，但据癌病的起病经过及临床表现，其发生与外在的六淫邪毒，内在的七情怫郁、饮食失调；宿有旧疾或久病伤正、年老体衰等有密切关系。

1. 六淫邪毒 外感六淫之邪，或工业废气、石棉、煤焦烟煤、放射性物质等邪毒之气入侵，若正气不能抗邪，则致客邪久留，脏腑气血阴阳失调，而致气滞、血瘀、痰浊、热毒等病变，久则可形成结块。

2. 七情怫郁 情志不遂，气机郁结，久则导致气滞血瘀，或气不布津，久则津凝为痰，血瘀、痰浊互结，渐而成块。

3. 饮食失调 嗜好烟酒辛辣腌炸烧烤，损伤脾胃，脾失健运，正气亏虚，气虚血瘀。或正气亏虚，易感外邪，或易致客邪久留。另一方面，脾失健运，不能升清降浊，输布运化水湿，则痰湿内生，阻遏气血脉络，渐成积块。

4. 宿有旧疾 机体脏腑阴阳的偏盛偏衰，气血功能紊乱，如治不得法或失于调养，病邪久羁，损伤正气，或正气本虚，祛邪无力，加重或诱发气、痰、食、湿、水、血等凝结阻滞体内，邪气壅结成块。

5. 久病伤正、年老体衰 正气内虚，脏腑阴阳气血失调，是罹患癌症的主要病理基础。久病体衰，正气亏虚，气虚血瘀；或生活失于调摄，劳累过度，气阴耗伤，外邪每易乘虚而入，客邪留滞不去，气机不畅，终致血行瘀滞，结而成块。

肺癌的形成虽有上述多种因素，但其基本病理变化为正气内虚，气滞、血瘀、痰结、热毒等相互纠结，日久积滞而成有形之肿块。病理属性总属本虚标实。多是因虚而得病；因虚而致实，是一种全身属虚，局部属实的疾病。初期邪盛而正虚不显，故以气滞、血瘀、痰结、热毒等实证为主。中晚期由于癌瘤耗伤人体气血津液，故多出现气血亏虚、阴阳两虚等病机转变，由于邪愈盛而正愈虚，本虚标实，病变错综复杂，病势日益深重。肺为娇脏，喜润而恶燥，邪毒郁肺，久而化热，最易耗气伤阴，故肺癌的虚以阴虚、气阴两虚为多，实则不外乎气滞，血瘀，痰凝，毒聚的病理变化。病位在肺，其发生发展，与肝、脾、肾的关系也较为密切。

二、西 医

肺癌与下列因素有关：目前认为比较重要的有吸烟、电离辐射、大气污染、砷和其他职业因素、慢性肺疾病等因素，也与原癌基因的活化与抑癌基因的丢失密切相关。

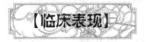
【临床表现】

一、症　状

（一）由原发肿瘤引起的症状

1. 咳嗽　为常见的早期症状，多为刺激性干咳。中央气道肿物引起气道狭窄，可出现持续性、高调金属音咳嗽。肺泡癌患者常有的特点是大量黏液痰。

2. 咯血　约21%以上的患者有咯血，多为痰中带血或间断血痰，少数因侵蚀大血管出现大咯血。

3. 其他　肿瘤导致较大气道阻塞，或合并感染；患者可出现胸闷、气短、胸痛和发热等。

（二）肿瘤在胸腔内扩展所致的症状

1. 胸痛　肿瘤直接侵犯胸膜、肋骨或胸壁，导致胸痛。如肿瘤侵犯胸膜，则产生不规则的钝痛或隐痛；肿瘤压迫肋间神经，胸痛可累及其分布区。

2. 上腔静脉综合征　肿瘤压迫上腔静脉或出现的腔内瘤栓阻塞，表现为颜面、颈部、上肢水肿，颈静脉怒张，胸前部瘀血及静脉曲张，可伴头晕、头痛。

3. 吞咽困难　肿瘤侵犯或压迫食管，引起吞咽困难。

4. 呛咳　气管食管瘘或喉返神经麻痹引起饮水或进食流质食物时呛咳。

5. 声音嘶哑　肿瘤直接压迫或转移致淋巴结压迫喉返神经（多为左侧）时出现。

6. Horner综合征　位于肺上尖部的肺癌称为肺上沟癌（Pancoast癌），当压迫颈8、胸1交感神经干，出现典型的Horner综合征，患侧眼睑下垂、瞳孔缩小、眼球内陷、同侧颜面部与胸壁无汗或少汗；侵犯臂丛神经时出现局部疼痛、肩关节活动受限，称为Pancoast综合征。

7. 肺部感染　由于肿瘤阻塞气道，导致在肺内同一部位反复发生的炎症，亦称作阻塞性肺炎。

（三）肿瘤肺外转移引起的症状

1. 转移至淋巴结　锁骨上、颈部淋巴结转移，质地坚硬，逐渐增大、增多、融合，多无痛感。

2. 转移至胸膜　引起胸痛、胸腔积液，胸腔积液多为血性。

3. 转移至骨　较隐匿，仅1/3有局部症状，如疼痛、病理性骨折。当转移至脊柱压迫脊髓神经根时，疼痛为持续性且夜间加重。脊髓内转移可于短时间内迅速出现不可逆的截瘫症候群。

4. 转移至脑　可造成颅内高压，出现头痛、恶心、呕吐的症状。或因占位效应导致复视、共济失调、脑神经麻痹、一侧肢体无力甚至偏瘫。

5. 转移至心包　可出现心包积液，甚至出现心包填塞的表现，如呼吸困难，平卧时明显，颈静脉怒张，血压降低，脉压差缩小，体循环瘀血，尿量减少等。

6. 转移至肾上腺、肝脏等部位，引起局部周围脏器功能紊乱并出现相应症状。

（四）肿瘤肺外表现及全身症状

肿瘤肺外表现包括非特异性全身症状，如气短、乏力、厌食、体重下降。还包括副肿瘤综合征，常见的以下几种：

1. 类癌综合征　因5-羟色胺分泌过多导致哮喘样呼吸困难、阵发性心动过速、水样腹泻、皮肤潮红。

2. Eaton-Lambert综合征　即肿瘤引起的肌无力综合征。

3. 抗利尿激素分泌异常综合征　表现为稀释性低钠血症、食欲欠佳、恶心、呕吐、乏力、嗜睡，甚至定向力障碍。

4. 肺性肥大性骨关节病：多侵犯上、下肢长骨远端，杵状指，指端疼痛。

5. 库欣综合征　肿瘤分泌促肾上腺皮质激素样物质，脂肪重新分布等。

二、体　　征

1. 多数肺癌患者无明显相关阳性体征。

2. 患者出现原因不明，久治不愈的肺外征象，如杵状指（趾）、非游走性肺性关节疼痛、男性乳腺增生、皮肤黝黑或皮肌炎、共济失调、静脉炎等。要考虑肺癌的可能。

3. 临床表现高度可疑肺癌的患者，体检发现声带麻痹、上腔静脉梗阻综合征、Horner征、Pancoast综合征等提示局部侵犯及转移的可能。

4. 临床表现高度可疑肺癌的患者，体检发现肝肿大伴有结节、皮下结节、锁骨上窝淋巴结肿大等提示远处转移的可能。

【辅助检查】

（一）胸部影像学检查

是发现肿瘤最重要的方法之一。可通过透视或正侧位X线胸片和CT发现肺部阴影。

1. 中央型肺癌 向管腔内生长可引起支气管阻塞征象。阻塞不完全时呈现段、叶局限性气肿。完全阻塞时，表现为段、叶不张。肺不张伴有肺门淋巴结肿大时，下缘可表现为倒 S 状影像，是中央型肺癌，特别是右上叶中央型肺癌的典型征象。引流支气管被阻塞后可导致远端肺组织继发性感染，发生肺炎或肺脓肿。炎症常呈段、叶分布，近肺门部阴影较浓。抗生素治疗后吸收多不完全，易多次复发。若肿瘤向管腔外生长，可产生单侧性、不规则的肺门肿块。肿块亦可能由支气管肺癌与转移性肺门或纵隔淋巴结融合而成。CT 可明显提高分辨率，CT 支气管三维重建技术还可发现段支气管以上管腔内的肿瘤或狭窄。

2. 周围型肺癌 早期多呈局限性小斑片状阴影，边缘不清，密度较淡，易误诊为炎症或结核。随着肿瘤增大，阴影渐增大，密度增高，呈圆形或类圆形，边缘常呈分叶状，伴有脐凹或细毛刺。高分辨 CT 可清晰地显示肿瘤的分叶、边缘的毛刺、胸膜凹陷征，支气管充气征和空泡征，甚至钙质分布类型。如肿瘤向肺门淋巴结蔓延，可见其间引流淋巴管增粗形成条索状阴影伴肺门淋巴结增大。癌组织坏死与支气管相通后，表现为厚壁、偏心、内缘凹凸不平的癌性空洞。继发感染时，洞内可出现液平。腺癌经支气管播散后，可表现类似支气管肺炎的斑片状浸润阴影。易侵犯胸膜，引起胸腔积液。也易侵犯肋骨，引起骨质破坏。

3. 细支气管－肺泡细胞癌 有结节型与弥漫型两种表现。结节型与周围型肺癌的圆形病灶的影像学表现不易区别。弥漫型为两肺大小不等的结节状播散病灶，边界清楚，密度较高，随病情发展逐渐增多，增大，甚至融合成肺炎样片状阴影。病灶间常有增深的网状阴影，有时可见支气管充气征。CT 的优点在于能够显示一些普通 X 线检查所不能发现的病变，包括小病灶和位于心脏后、脊柱旁、肺尖、近膈面及肋骨头部位的病灶。CT 还可显示早期肺门和纵隔淋巴结肿大。CT 更易识别肿瘤有无侵犯邻近器官。

(二) 磁共振显像（MRI）

与 CT 相比，在明确肿瘤与大血管之间的关系上有优越性，而在发现小病灶（<5mm）方面则不如 CT 敏感。

(三) 单光子发射计算机断层显像（SPECT）

方法简便、无创，利用肿瘤细胞摄取放射性核素与正常细胞之间的差异，进行肿瘤定位、定性和骨转移诊断。目前应用的方法为放射性核素肿瘤阳性显像和放射免疫肿瘤显像。前者以亲肿瘤的标记化合物作为显像剂，虽性能稳定，但特异性差。后者以放射性核素标记的肿瘤抗原或其相关抗原制备的特异抗体为显像剂进行肿瘤定位诊断，特异性高，但制备过程复杂，影响因素多，稳定性不如前者。

（四）正电子发射计算机体层显像（PET）

与正常细胞相比，肺癌细胞的代谢及增殖加快，对葡萄糖的摄取增加，注入体内的 18-氟-2-脱氧 D-葡萄糖（FDG）可相应地在肿瘤细胞内大量积聚，其相对摄入量可以反映肿瘤细胞的侵袭性及生长速度，故可用于肺癌及淋巴结转移的定性诊断，诊断肺癌骨转移的价值也优于 SPECT。PET 扫描对肺癌的敏感性可达 95%，特异性可达 90%，对发现转移病灶也很敏感，但对肺泡细胞癌的敏感性较差，评价时应予考虑。

（五）痰脱落细胞检查

如果痰标本收集方法得当，3 次以上的系列痰标本可使中央型肺癌的诊断率提高到 80%，周围型肺癌的诊断率达 50%。其他影响准确性的因素有：痰中混有脓性分泌物可引起恶性细胞液化；细胞病理学家识别恶性细胞的能力。

（六）纤维支气管镜检查和电子支气管镜检查

对诊断、确定病变范围、明确手术指征与方式有帮助。纤支镜可见的支气管内病变，刷检的诊断率可达 92%，活检诊断率可达 93%。经支气管镜肺活检（TBLB）可提高周围型肺癌的诊断率。对于直径大于 4cm 的病变，诊断率可达到 50%～80%。但对于直径小于 2cm 的病变，诊断率仅 20% 左右。纤支镜检查时的灌洗物、刷检物的细胞学检查也可对诊断提供重要帮助。纤支镜检查的合并症很少，但检查中可出现喉痉挛、气胸、低氧血症和出血。有肺动脉高压、低氧血症伴二氧化碳潴留和出血体质者，应列为肺活检的禁忌证。

（七）针吸细胞学检查

可经皮或经纤支镜进行针吸细胞学检查。还可在超声波、X 线或 CT 引导下进行，目前常用的主要为浅表淋巴结和经超声波引导针吸细胞学检查。

1. 浅表淋巴结针吸细胞学检查　可在局麻甚至不麻醉时对锁骨上或腋下肿大的浅表淋巴结做针吸细胞学检查。对于质地较硬，活动度差的淋巴结可得到很高的诊断率。

2. 经纤支镜针吸细胞学检查　对于周围型病变和气管、支气管旁肿大的淋巴结或肿块，可经纤支镜针吸细胞学检查。与 TBLB 合用时，可将中央型肺癌的诊断率提高到 95%，弥补活检钳夹不到黏膜下病变时所造成的漏诊。

3. 经皮针吸细胞学检查　病变靠近胸壁者可在超声引导下针吸活检，病变不紧贴胸壁时，可在透视或 CT 引导下穿刺针吸或活检。由于针刺吸取的细胞数量有限，可出现假阴性结果。为提高诊断率，可重复检查。约

29％的病变最初细胞学检查为阴性，重复检查几次后发现恶性细胞。经皮针吸细胞学检查的常见并发症是气胸，发生率为 25％～30％。

（八）纵隔镜检查

纵隔镜检查是一种对纵隔转移淋巴结进行评价和取活检的创伤性检查手段。它有利于肿瘤的诊断及 TNM 分期。

（九）胸腔镜检查

主要用于确定胸腔积液或胸膜肿块的性质。

（十）其他细胞或病理检查

如胸腔积液细胞学检查、胸膜、淋巴结、肝或骨髓活检。

（十一）开胸肺活检

若经痰细胞学检查、支气管镜检查和针刺活检等项检查均未能确立细胞学诊断，则考虑开胸肺活检，但必须根据患者的年龄、肺功能等仔细权衡利弊后决定。

（十二）血液免疫生化检查

1. 血液生化检查　对于原发性肺癌，目前无特异性血液生化检查。肺癌患者血浆碱性磷酸酶或血钙升高考虑骨转移的可能，血浆碱性磷酸酶、谷草转氨酶、乳酸脱氢酶或胆红素升高考虑肝转移的可能。

2. 血液肿瘤标志物检查　目前尚并无特异性肺癌标志物应用于临床诊断，故不作为常规检查项目，但有条件的医院可以酌情进行如下检查，作为肺癌评估的参考：

（1）癌胚抗原（CEA）：目前血清中 CEA 的检查主要用于判断肺癌预后以及对治疗过程的监测。

（2）神经特异性烯醇化酶（NSE）：是小细胞肺癌首选标志物，用于小细胞肺癌的诊断和治疗反应监测。

（3）细胞角蛋白片段 19（CYFRA21-1）：对肺鳞癌诊断的敏感性、特异性有一定参考意义。

（4）鳞状细胞癌抗原（SCC）：对肺鳞状细胞癌疗效监测和预后判断有一定价值。

【诊断与鉴别诊断】

一、诊断标准

1. 病理学诊断

（1）肺手术标本经病理、组织学证实者。

（2）行开胸探查、细针穿刺或经支气管镜所得肺或支气管活检组织标本，经组织学诊断为原发性支气管肺癌者。

（3）锁骨上、颈和腋下淋巴结、胸壁或皮下结节等转移灶活检，组织学符合原发性支气管肺癌，且肺或支气管壁内疑有肺癌存在，临床上又能排除其他器官原发癌者。

2. 细胞学诊断 痰液、支气管镜毛刷、抽吸、冲洗及刮匙等获得的细胞学标本，显微镜下所见符合肺癌细胞学标准，诊断即可确立。但须注意排除呼吸道及食道癌肿。

3. 临床诊断 符合下列各项之一者，可以确立临床诊断：

（1）X 线胸片或 CT 见肺部有孤立性结节或肿块阴影，有周围性肺癌特殊征象，如分叶、细毛刺状、胸膜牵拉和小空泡征，并在短期内（2～3 个月）逐渐增大，尤其经过短期药物治疗，可排除特异性炎性病变，临床上无结核病特征；PET 检查证实者。

（2）节段性肺炎在短期内（2～3 个月）发展为肺叶不张，或肺叶不张短期内发展为全肺不张者，或在其相应部位的肺根部出现肿块，特别是呈生长性肿块。

（3）上述肺部病灶伴远处转移、邻近器官受侵或压迫症状出现者。如邻近骨破坏、肺门或（和）纵隔淋巴结肿大明显增大，短期内发展的腔静脉压迫症。同侧喉返神经麻痹（排除手术创伤后）、臂丛神经、膈神经侵犯等。

组织学和细胞学是确诊肺癌及分型的最确切标准。

二、鉴 别 诊 断

1. 西医 本病主要与以下疾病鉴别：血行播散型肺结核、结核瘤、炎性假瘤、肺脓肿、肺转移癌、淋巴瘤、结节病、胸腔积液、纵隔增宽等。

2. 中医 主要与肺痨、肺痈、肺胀、咯血等疾病鉴别。

【治疗】

一、中医药治疗

1. 中医药治疗肺癌，重在提高非特异性免疫功能，改善机体内环境，调动体内各种积极因素，从而抑制或不利于肿瘤生长或转移。

2. 对于那些失去了手术、放疗机会，而对化疗疗效较差的晚期肺鳞癌和肺腺癌者，特别是由于多种原因而不能耐受化疗、放疗者，可使多数病人症状改善、食欲增强。并可达到延长生存时间，甚至有的还可以使癌灶控制或缩小。

3. 肺癌病人手术后，可以抑制体内残存的癌细胞，从而防止或延缓癌瘤复发转移。

4. 应用中医药配合化疗、放疗可以减轻其副反应，包括胃肠道反应及骨髓抑制等，为顺利完成化疗、放疗而创造条件。

5. 中药抗肿瘤药物具有毒副作用小，患者依从性好，可以长期使用等优点。

扶正祛邪、标本兼治是治疗肺癌的基本原则。本病整体属虚，局部属实，正虚为本，邪实为标。肺癌早期，以邪实为主，治当行气活血、化瘀软坚和清热化痰、利湿解毒；肺癌晚期，以正虚为主，治宜扶正祛邪，分别采用养阴清热、解毒散结及益气养阴、清化痰热等法。临床还应根据虚实的不同，每个患者的具体情况，按标本缓急恰当处理。由于肺癌患者正气内虚，抗癌能力低下，虚损情况突出，因此，在治疗中要始终顾护正气，保护胃气，把扶正抗癌的原则贯穿肺癌治疗的全过程。应在辨证论治的基础上选加具有一定抗肺癌作用的中草药。

（一）辨证论治

1. 气血瘀滞

主症：咳嗽不畅，胸闷气憋，胸痛有定处，如锥如刺，或痰血黯红，口唇紫黯，面色晦黯，舌质黯或有瘀斑，苔薄，脉细弦或细涩。

治法：活血散瘀，行气化滞。

方药：血府逐瘀汤。

方用桃红四物汤活血化瘀；柴胡、枳壳疏肝理气；牛膝活血化瘀，引血下行；桔梗载药上行，直达病所；甘草调和诸药。胸痛明显者可配伍香附、延胡索、郁金以等理气通络，活血定痛。若反复咯血，血色黯红者，可减少桃仁、红花的用量，加蒲黄、三七、藕节、仙鹤草、茜草祛瘀止血；瘀滞化热，暗伤气津见口干、舌燥者，加沙参、天花粉、生地、玄参、知母等清热养阴生津；食少、乏力、气短者，加黄芪、党参、白术益气健脾。

2. 痰湿蕴肺

主症：咳嗽，咳痰，气憋，痰质黏稠，痰白或黄白相兼，胸闷胸痛，纳呆便溏，神疲乏力，舌质淡，苔白腻，脉滑。

治法：行气祛痰，健脾燥湿。

方药：涤痰汤。

方用二陈汤理气燥湿化痰；胆南星、石菖蒲、党参、竹茹、枳壳以助行气祛痰；加瓜蒌宽胸散结。若见胸脘胀闷、喘咳较甚者，可加用葶苈大枣泻肺汤以泻肺行水。痰郁化热，痰黄黏稠难出者，加海蛤壳、鱼腥草、金荞麦根、黄芩、栀子清化痰热；胸痛甚，且瘀象明显者，加川芎、郁金、延胡索行瘀止痛；神疲、纳呆者，加党参、白术、鸡内金健运脾气。

3. 阴虚毒热

主症：咳嗽无痰或少痰，或痰中带血，甚则咯血不止，胸痛，心烦寐差，低热盗汗，或热势壮盛，久稽不退，口渴，大便干结，舌质红，少苔或舌苔薄黄，脉细数或数大。

治法：养阴清热，解毒散结。

方药：沙参麦冬汤合五味消毒饮。

方中用沙参、玉竹、麦冬、甘草、桑叶、天花粉、生扁豆养阴清热；金银花、野菊花、蒲公英、紫花地丁、紫背天葵清热解毒散结。若见咯血不止，可选加白及、生地、仙鹤草、茜草根、三七凉血止血；低热盗汗加地骨皮、白薇、五味子育阴清热敛汗；大便干结加全瓜蒌、火麻仁润燥通便。

4. 气阴两虚

主症：咳嗽痰少，或痰液黏稠，咳声低弱，气短喘促，神疲乏力，面色㿠白，形瘦恶风，自汗或盗汗，口干少饮，舌质红或淡，脉细弱。

治法：益气养阴。

方药：生脉饮合百合固金汤。

生脉饮中人参大补元气，麦冬养阴生津，五味子敛补肺津，三药合用，共奏益气养阴生津之功。百合固金汤用生地、熟地、玄参滋阴补肾；当归、芍药养血平肝；百合、麦冬、甘草润肺止咳；桔梗止咳祛痰。气虚征象明显者加生黄芪、太子参、白术等益气补肺健脾；咳痰不利，痰少而黏者加贝母、瓜蒌、杏仁等利肺化痰。若肺肾同病，由阴损阳，出现以阳气虚衰为突出的临床表现时，可选用右归丸温补肾阳。

上述证候中，如合并有上腔静脉压迫综合征，出现颜面、胸上部青紫水肿，声音嘶哑，头痛眩晕，呼吸困难，甚至昏迷的严重症状，严重者可在短期内死亡。中医治疗从瘀血、水肿论治，活血化瘀，利水消肿可使部分病人缓解。常用方剂如通窍活血汤、五苓散、五皮饮、真武汤等。压迫症状较轻者，可在辨证施治方药中，酌加葶苈子、猪苓、生麻黄、益母草等泻肺除壅，活血利水。

在肺癌长期临床研究过程中，已筛选出一些较常用的抗肺癌的中草药，如清热解毒类的白花蛇舌草、半边莲、半枝莲、拳参、龙葵、猫爪草、蛇莓、马鞭草、凤尾草、蚤休、山豆根、蒲公英、野菊花、金荞麦、蝉蜕、黄芩、苦参、马勃、射干等；化痰散结类的瓜蒌、贝母、南星、半夏、杏仁、百部、马兜铃、海蛤壳、牡蛎、海藻等；活血化瘀类的桃仁、大黄、穿山甲、三棱、莪术、鬼箭羽、威灵仙、紫草、石见穿、延胡索、郁金、三七、虎杖、丹参等；攻逐水饮类的猪苓、泽泻、防己、大戟、芫花等。上述这些具有一定抗肺癌作用的药物，可在辨证论治的基础上，结合肺癌的具体情况，酌情选用。

（二）专家特色方

1. 益肺消积汤　生黄芪 30g、生白术 12g、北沙参 30g、天冬 12g、石上柏 30g、石见穿 30g、白花蛇舌草 30g、银花 15g、山豆根 15g、夏枯草 15g、海藻 15g、昆布 12g、生南星 30g、瓜蒌皮 15g、生牡蛎 30g，水煎服，3 个月为 1 疗程。阴虚去黄芪、白术，加南沙参、麦冬、元参、百合、生地；气虚去北沙参、天冬，加党参、人参、茯苓；肾阳虚加补骨脂、淫羊藿、菟丝子、肉苁蓉、锁阳。

2. 肺金生汤　泽漆 30g、桂枝 6g、黄芩 10g、石见穿 30g、生晒参 9g、白前 10g、制南星 6g、甘草 6g、蜂房 15g、红豆杉 8g、生姜 7 片。功效：化痰散结，益气宣肺。主治肺肿瘤。水煎服，日一剂，先煎泽漆，加水 5000ml，武火煮开，文火煮至 1500ml，加诸药，再武火后改文火，煎 2 次药汁合之，人参另炖兑入，分温 2～3 次服。渣加水煎煮洗脚，按摩涌泉穴 300 次。肺阴亏虚者加百合 15g，沙参 30g；纳差者加鸡内金 10g，焦三仙各 15～30g；少气懒言者加黄芪 30g，白术 10g；血虚者可加当归补血汤；脾土不足加四君子或另处参苓白术散以培土生金；痰热壅结加胆南星 6g，鱼腥草 30g，薏苡仁 30g；胸水加葶苈子 12g；骨转移加自然铜 20g，杜仲 10g；胸痛加延胡索 15g，瓜蒌 20g。

3. 《千金》苇茎汤加金荞麦　苇茎 30g、薏苡仁 10～20g、桃仁 10g、冬瓜仁 10g 以水 1000ml，先煮苇茎，煮取 500ml，去滓，悉纳诸药，煮取 300ml，分两次服。功效：清肺化痰，逐瘀排脓，适合于肺癌肿块增大至一定程度时阻塞气道，出现阻塞性肺炎、肺不张，或经放疗后出现放射性肺炎。

4. 消岩汤　人参 30g、白术 60g、黄芪 30g、当归 30g、忍冬藤 30g、茜草根 9g、白芥子 6g、茯苓 9g，每日 1 剂，水煎分 2 次服用。28 天为 1 疗程。功效：解毒祛瘀，扶正抗癌，适合于肺癌化疗出现耐药患者。

5. 金福安汤　生南星（先煎）15g、生半夏（先煎）15g、太子参 30g、苇茎 30g、生薏仁 30g、桃仁 10g、浙贝母 15g、守宫 6g、山慈菇 10g、丹参 15g。每日 1 剂，水煎 2 次，混匀，分 2 次内服，连续服用 21 天为一周期。功效：健脾益气、化痰祛瘀消积。适用于痰湿蕴肺证。

6. 益津助阳方　生熟地各 30g、麦冬 15g、北沙参 30g、当归 10g、白芍 30g、山萸肉 15g、淫羊藿 15g、补骨脂 15g、枸杞子 15g、女贞子 15g、菟丝子 30g、紫河车 20g、壁虎 10g、蛤蚧 10g、冬虫夏草 2g、灵芝 30g。功效：益气养阴，补肾助阳。肺热痰瘀致咳嗽不畅、胸闷气急、痰中带血，加鱼腥草、黄芩、仙鹤草、金荞麦、白花蛇舌草、三七、莪术、桃仁；阴虚痰热致咳嗽少痰而黏，或干咳无痰、心烦失眠、口干、大便秘结、潮热盗汗者，加浙贝母、冬虫夏草、龟板、鳖甲、蜂房、前胡、天花粉；气阴两虚致咳声低微、神疲乏力、自汗、五心烦热者，加生黄芪、五味子、西洋参、黄精、百合、芦根；胸背疼痛加瓜蒌、半夏、元胡、枳壳、郁金；高热不退加生石膏、知母、白薇、青蒿；胸腔积液加桑白皮、葶苈子、大枣、猪苓、白术；咳嗽、咳黄色脓性痰液加冬瓜仁、生薏苡仁、瓜蒌、黄芩、半夏、桔梗。水煎服，每日 1 剂，分早晚 2 次服用。

7. 高氏肺癌方　半枝莲 10g，黄芪 30g，仙鹤草 30g，水牛角 50g（先煎），薏苡仁 30g，石见穿 30g，藕节 20g，龙葵 30g，猫爪草 30g，白花蛇舌草 10g，重楼 15g，杏仁 10g，红豆杉 3g，僵蚕 10g，紫苏叶 10g，猪苓 20g，山慈菇 15g。咳嗽咳痰加白前 20g，法半夏 10g；黄痰胶着加黄芩 15g，连翘 15g；气短汗出加白术 15g，浮小麦 30g；纳呆便溏加鸡内金 10g，白豆蔻 20g。

（三）中成药

1. 益肺抗瘤饮　太子参、党参、浙贝母、薏苡仁、天冬、百合、石上柏、夏枯草、鳖甲、地龙、蜈蚣、仙茅、白术、黄芪、女贞子、北沙参、七叶一枝花。每次 30ml。每日 3 次，30 天为 1 个周期，2 个周期为 1 个疗程，功效：益气养阴，清热解毒。适合于气阴两虚证兼热毒内蕴。

2. 润肺消积胶囊　黄芪 30g，人参、淫洋藿、三棱、当归各 15g，茯苓、沙参、玄参、天花粉、莪术各 20g，麦门冬、桃仁、白花蛇舌草等各 25g。上方共研细末，装胶囊。口服，每次 2g，每日 3 次，6 周为 1 个疗程。

3. 贞芪扶正胶囊　黄芪、女贞子等药物组成，口服，一次 6 粒，一日 2 次，功效：补气养阴，适用于久病虚损，气阴不足。配合手术、放射治疗、化学治疗，促进正常功能的恢复。每 6 粒相当于原生药 12.5g。

4. 鹤蟾片　仙鹤草 450g、干蟾皮 150g、猫爪草 340g、浙贝母 230g、生半夏 230g、鱼腥草 450g、天冬 230g、人参 30g、葶苈子 180g。口服，一次 6 片，一日 3 次。功效：解毒除痰，凉血祛瘀，消癥散结。用于原发性支气管肺癌，肺部转移癌，能够改善患者的症状体征，提高患者体质。

5. 平肺口服液　百合 15g、麦冬 15g、五味子 10g、白及 10g、桑白皮 30g、浙贝母 10g、瓜蒌 10g、鱼腥草 30g、白花蛇舌草 30g。每次 10ml，每日 2 次。30 日为 1 个疗程，从放疗第 1 日起开始服用。连续服用 3 个疗程。

功效：养阴益肺、清热解毒。适用于阴虚热毒症。

6. 益肺清化颗粒　黄芪、党参、沙参、麦冬、川贝、杏仁、白花蛇舌草、败酱草、仙鹤草、紫菀、桔梗、甘草。一次 2 袋，一日 3 次。两个月为一疗程。功效：益气养阴、化痰止咳、清热解毒、凉血止血之功效。适用于气阴两虚、阴虚内热型晚期肺癌的辅助治疗。

7. 复方红豆杉胶囊　红豆杉皮、红参、甘草等。功效：祛邪散结。一次 2 粒，一日 3 次，21 天为一疗程。用于气虚痰瘀所致的中晚期肺癌及化疗的辅助治疗。

（四）中药静脉制剂的应用

1. 紫杉醇注射液　是一线治疗晚期非小细胞肺癌药物。本品是新型抗微管药物，通过促进微管蛋白聚合，抑制解聚，保持微管蛋白稳定，抑制细胞有丝分裂。体外实验证明具有显著的放射增敏作用。用法：单药剂量为 $135\sim200\mathrm{mg/m^2}$，在 G-CSF 支持下，剂量可达 $250\mathrm{mg/m^2}$。将紫杉醇用生理盐水或 5％ 葡萄糖盐水稀释，静滴 3 小时。联合用药剂量为 $135\sim175\mathrm{mg/m^2}$，3～4 周重复。

2. 蟾酥注射液　功效：作为抗肿瘤、抗放射辅助用药，有改善全身状况，恢复细胞免疫功能，提升白细胞等作用，一次 10～20ml（一次 5～10 支），用 5％ 葡萄糖注射液 500ml 稀释后缓慢滴注，一日 1 次，抗肿瘤，30 天为一疗程，或遵医嘱。

3. 康艾注射液　功效：①直接杀死癌细胞（缩小肿块）；②可切断癌细胞 NDA 分子链的合成，抑制癌细胞生长（控制和稳定病情）；③增强体质、提高对癌细胞的侵蚀的免疫力。用法：静脉滴注；一日 1～2 次，每日 40～60ml，用 5％ 葡萄糖或 0.9％ 生理盐水 250～500ml 稀释后使用。30 天为一疗程或遵医嘱。

4. 复方苦参注射液　通过降低对基质金属蛋白酶、血管内皮生长因子的表达来抑制肺癌细胞的生长和转移。用法：静脉滴注，一次 12ml，用氯化钠注射液 200ml，稀释后应用，一日一次，儿童酌减，全身用药总量 200ml 为一疗程，一般可连续使用 2～3 个疗程。

5. 参芪扶正注射液　益气扶正。用于气虚证肺癌的辅助治疗。与化疗合用有助于提高疗效、保护血象。提高气虚患者免疫功能、改善气虚症状及生存质量。静滴：250ml/次，1 次/日，疗程 21 天；与化疗合用，在化疗前 3 天开始使用，疗程可与化疗同步结束。

6. 华蟾素注射液　①缓和持久的镇痛作用；②抗肿瘤作用；③促进体液免疫的功能，对细胞免疫也具有一定的促进作用。静脉滴注，一次 10～20ml，用 5％的葡萄糖注射液 500ml 稀释后缓缓滴注，用药 7 天，休息 1～2

天，四周为一疗程，或遵医嘱。

7. 鸦胆子油乳注射液　鸦胆子油乳在体内有定向分布作用，使抗肿瘤药物在该处有较高的浓度，对抗肿瘤药物有增敏作用，从而增强了抗肿瘤效果；还可增强人体免疫功能和骨髓造血功能，配合化疗及放疗有增效减毒作用。静脉滴注，一次 10～30ml，一日一次（本品须加灭菌生理盐水250ml，稀释后立即使用）。

（五）针灸疗法

针灸主要是通过调节人体免疫功能，达到防治肿瘤的目的，针灸同时还可以达到辅助性治疗肿瘤的目的。其作用主要有：①用于改善患者的症状，如用于肺癌疼痛、发热，缓解患者便秘、腹胀、胸闷、失眠等；②对肺癌患者采用瘢痕灸的方法，可明显改善其一般状况，提高机体免疫力；③对放化疗阶段的患者，使用针灸科改善患者血象，减少患者胃肠道反应。

1. 针刺　主穴取风门、肺俞、心俞、天泉、膏肓、中府、尺泽、腹中以及癌痛压痛点。配穴取列缺、内关、足三里。耳穴取上肺、下肺、心、大肠、肾上腺、内分泌、鼻、咽部、胸等。补泻兼施，每日1次，每次留针20～30分钟。适用于各期肺癌者。针刺治疗时可配合汤药同时治疗。

2. 针刺和穴位注射　针刺百会、内关、胸区、风门、肺俞、定喘及丰隆突，并以 20%～50% 紫河车注射液 14～16ml，分别注入足三里及大椎穴。每日或隔日1次，连续治疗15天为一疗程，休息3～5天，再开始下一疗程。适用于肺癌等晚期恶性肿瘤疼痛者。

3. 针刺　定喘、风门、肺俞、列缺、合谷等穴，宣肺降逆止咳平喘。痰多配太渊、丰隆、足三里等穴、化气、健脾、除痰。平补平泻法。适用于肺癌患者咳嗽喘促者。

（六）其他特色疗法

肺癌中医治疗多以内服法居多，临床往往忽略外治法，而肺癌患者经过放疗、化疗等治疗后常常有呕吐、厌食、腹泻、癌痛、呼吸困难等情况发生，内服用药受到影响，采用外治法可以弥补患者不易服药的不足，且对于缓解胸痛、改善呼吸困难等常见症状具有较好的疗效：

1. 自血疗法　选择肺俞、脾俞、肾俞、丰隆、足三里等穴位，每次选取2组穴位，抽取静脉血4ml，分注于2组共4个穴位。每周2次，疗程12周。提高体液免疫和细胞免疫功能，延长患者带瘤生存时间。

2. 中药涂擦剂　药物组成为元胡、丹参、台乌药、蚤休、地鳖虫、血竭、冰片等，前4味药与地鳖虫以 4∶1 比例配方，血竭、冰片各按 10% 比例加入。以上药物加 75% 酒精浸泡 1 周（酒精用量以没过中药为度），过滤后将药物浓度调至每毫升含中药 1g 即可。用法：洗净疼痛部位皮肤，棉签蘸涂，用药面积应大于疼痛周边 2～3cm，每日 3～4 次。可治肺癌引起胸部疼痛，缓解率达为 90.1%。

3. 祛痛喷雾酊　由延胡索、乌药、土鳖虫、丹参、红花、血竭、冰片等组成。先以 75% 酒精 2000ml 浸泡延胡索等前五味中药，1 周后滤取药汁；再于药液中加入血竭、冰片，溶解后过滤，装入 50ml 塑料喷雾瓶中备用，每毫升含生药 0.1g。癌痛时可均匀喷涂于癌痛处的体表。功能止痛、消炎、消肿，适用于各种癌痛，对胸痛、胁肋痛效果最佳。

4. 穴位敷贴法　山柰、乳香、没药、大黄、姜黄、栀子、白芷、黄芩各 20g，小茴香、公丁香、赤芍、木香、黄柏各 15g，蓖麻仁 20 粒。上药共研细末，取鸡蛋清（或蜂蜜）适量，混合拌匀成糊状。肺癌敷乳根穴。痛剧者 6 小时换药 1 次，痛轻者 12 小时更换 1 次。可持续使用至疼痛缓解或消失。

5. 穴位封闭法　在用止痛药无效时可使用本方法。取穴：足三里（双侧），让患者正坐垂足，从外膝眼下量 3 寸，胫骨外侧 1 寸处取穴。在无菌操作下用 5ml 注射器，7 号针头抽吸维生素 K_3 注射液 8mg，654-2 10mg，让患者取坐位（或仰卧位），选准穴位，局部皮肤常规用碘酒、酒精消毒后，直刺进针，待患者有酸、麻、胀感时，快速将药液注入，两侧穴各一半，每日 1 次，3 次为 1 疗程。间隔 2 天，再进行下一疗程。能有效缓解肺癌引起的疼痛。

6. 癌痛膏外敷

（1）蟾酥消肿膏　由蟾酥、细辛、生川乌、七叶一枝花、红花、洋片等 20 余种味中药组成，用橡胶氧化锌为基质加工成中药橡皮膏。使用前先将皮肤洗净擦干，再将膏药敷在疼痛处，每隔 24 小时换药一次。适用于肺癌疼痛者。

（2）消积止痛膏　取樟脑、阿魏、丁香、山柰、蚤休、藤黄等量，分研为末，密封备用。用时将上药按前后顺序分别撒在胶布上，敷贴于患者肺癌痛之部位，随即用 60℃ 左右的热毛巾在药膏上敷 30 分钟。每天热敷 3 次，5～7 天换药一次。

7. 饮食疗法

（1）手术后饮食　手术后肺气大伤，宜以补气养血为主。选用杏仁露、山药粉、鲜白菜、白萝卜、冬瓜皮、冬瓜子、山梨、莲藕等食品。

（2）放疗时饮食　化疗期间肺阴大伤，宜滋阴养血为主。选用鲜蔬菜、鲜水果，如菠菜、杏仁、核桃仁、枇杷果、枸杞果。

（3）疗时饮食　化疗期间气血两伤，宜以大补气血为主。饮食选用鳖、龟、鲜鲤鱼、白木耳、香菇、燕窝、向日葵、山梨、银杏等。

8. 中药雾化吸入 选用半夏、川陈皮、川细辛、石菖蒲、生大黄、生栀子、薏苡仁、白茅根、浙贝母、甲珠、皂角刺、丹参、川芎、半枝莲、白花蛇舌草等浓煎后予雾化吸入,每日 2 次。适用于肺癌喘促者。

9. 外治法 癌性胸水,是肺癌常见并发症,中医外治方治癌性胸腹水有效果。

制法:生川乌、生大黄、甘遂、白芷各 20g。上药混合浓煎 200ml(每日用量)。

用法:将取上药液和面粉适量成湿润饼状,按积液部位大小敷于体表对应皮肤,妥帖固定。每天 4 小时,7 天为一疗程。持续 1~3 个疗程。能较好改善癌性胸水压迫症状。

二、西医药常规治疗

应当采取综合治疗的原则,即:根据患者的机体状况,肿瘤的细胞学、病理学类型,侵及范围(临床分期)和发展趋向,采取多学科综合治疗(MDT)模式,有计划、合理地应用手术、化疗、放疗和生物靶向等治疗手段,以期达到根治或最大程度控制肿瘤,提高治愈率,改善患者的生活质量,延长患者生存期的目的。目前肺癌的治疗仍以手术治疗、放射治疗和药物治疗为主。此外,还有靶向治疗和生物治疗等。

1. 靶向治疗 分子靶向治疗是在细胞分子水平上,明确肿瘤细胞具有的特异性分子靶点(致癌位点),并设计相应的治疗药物,药物进入体内会特异地选择致癌位点来相结合发生作用,使肿瘤细胞特异性死亡,而不会波及肿瘤周围的正常组织细胞,从而达到抑制肿瘤生长甚至肿瘤消退的目的。

2. 生物治疗 利用天然物质治疗人类的疾病或达到某种医疗效果一直是医学上的一个重要研究领域。生物治疗包括细胞素治疗、抗细胞素治疗、免疫保护治疗、毒素导向治疗、基因转录因子作为药物治疗、单克隆抗体治疗、寡核苷酸药物治疗、基因治疗及基因疫苗九个方面。生物治疗适用于多种实体肿瘤,肿瘤生物治疗的第一代为细胞因子技术,包括 IFN、IL、TNL、CSL、TGF 等;第二代为细胞技术,包括 LAK、TIL、GTL 等;三代为 CIK 细胞技术、DC 细胞疫苗技术、单克隆抗体技术、基因技术等。

【特色疗法述评】

根据西医学研究,每种肿瘤都有大致相同的生物学特性、发生发展规律及病理、生理、生化改变规律,肺癌亦是如此。肺癌中医证候既往制定的标准中主观因素和经验性较多，缺乏数理统计学的支持，实用性较差。目前学者有从基因、蛋白质、病理及自主神经等多方面来寻求客观、直接的、可重复的依据协助中医辨证分型，逐步做到宏观辨证和微观指标相结合。在肺癌组织病理学与中医证型之内在关系中，周伟生等观察 56 例肺癌患者，结果表明肺郁痰瘀型以鳞癌多见；脾虚痰湿型以肺泡癌多见；阴虚痰热型以腺癌多见。基因组学研究表明，人体健康状况或疾病状态作为表型，直接或间接地与基因有关，体外观察到的症状和体征变化是基因及其在转录和翻译水平作用的综合过程。证候不一，其基因表达谱也不一样。高尤亮等人对交叉互补基因 1（ERCC1）在不同中医证型肺癌患者中的表达及临床意义的研究结果表明，肺癌各证型中痰湿蕴肺、气滞血瘀预后好于其他各型，各证型 ERCC1 表达存在差异并与预后相关。生物功能的主要体现者或执行者是蛋白质，任何基因、基因组都只有在表达蛋白质的前提下才能表现出生命现象，即蛋白质的表达水平、存在方式及相互作用等直接与生物功能有关。童凤军等研究 54 例手术治疗的肺癌患者证型与表皮生长因子（EGFR）相关性，发现 EGFR 表达依痰湿蕴肺型、气滞血瘀型、阴虚热毒型、气阴两虚型依次增高，痰湿蕴肺型和气阴两虚型比较有显著性差异。提示 EGFR 可作为反映肺癌患者正虚邪实病机及不同证型正虚邪实状况的较好指标。晏雪生等测定 32 例肺癌患者和 30 例正常人血清中 12 项肿瘤标志物的血清水平，得出气血瘀滞型、痰湿蕴肺型、热毒炽盛型 CEA 浓度、Ca19-9 和 Ca-242 的浓度明显高于气阴两虚型，但热毒炽盛型和气血瘀滞型、痰湿蕴肺型间无显著性差异；气血瘀滞型、痰湿蕴肺型、气阴两虚型 Ca-125 的浓度明显高于热毒炽盛型。龚亚斌等人对晚期非小细胞肺癌痰湿证与外周血免疫指标相关性研究表明：晚期 NSCLC 痰湿证与血清 $CD_3^-/SD56^+16^+$ 细胞水平相关。陶志广等人进行肺癌中医证候与自主神经及免疫功能状态的相关性研究表明：自主神经功能状态可较准确反映肺癌的寒热虚实状态而免疫功能则与肺癌虚实关系不大。

中医治疗肺癌主要机制为增强免疫功能、抑制肿瘤细胞增殖、诱导肿瘤细胞分化和凋亡、防止转移、逆转多药耐药、抑制自由基、调节神经内分泌、放疗增敏作用和化疗减毒作用等，在提高生活质量延长带瘤生存时间、改善症状及增效减毒方面疗效肯定。周茜等人的半夏总生物碱对人肺癌细胞增殖的抑制作用结果提示在体外培养的条件下，TATP 能明显抑制 A549 细胞增殖，其机制可能与 DNA 的损伤作用有关。贾英丽等人的白金消积胶囊抗肿瘤作用及其机制研究结果表明：白金消积胶囊具有抑制 Lewis 肺肿瘤作用，且能保护实验动物的细胞免疫器官，提高免疫功能。曹洋等对鸦胆子油乳注射液联合化疗治疗晚期非小细胞肺癌临床研究提示：鸦胆子油乳注射液配合化疗治疗晚期非小细胞肺癌不影响化疗疗效，不增加化疗的毒副反应且具有增加患者体重的作用。窦永起等的早期应用凉血活血法预防放射性肺炎临床观察：放疗过程中早期应用凉血活血法可以降低放射性肺炎的发生率，减轻急性放射性肺损害程度，并可控制患者症状，改善患者生存质量。赵廉栋等人的中医药防治放射性肺纤维化的进展提示：单味中药、中成药、复方均有抗辐射、抗放射性炎症，从而预防肺纤维化作用。吴玉生等的金福安汤治疗中晚期非小细胞肺癌的临床研究，结果表明金福安汤具有改善中晚期非小细胞肺癌患者的临床主要症状，提高患者生活质量，稳定瘤体，提高免疫功能，对化疗药物增效减毒、毒副反应少等作用。龙鑫等温阳益肾汤联合化疗治疗中晚期肺癌 30 例疗效观察，结论为温阳益肾汤联台 NP 方案化疗治疗晚期非小细胞肺癌，与单纯 NP 方案相比，疗效相似而毒性较低，且可以提高生存质量。自体血穴位注射法可以有效提高体液免疫和细胞免疫功能，延长患者带瘤生存时间。

　　辨证使用具有一定抗癌作用的中草药，如：白花蛇舌草、半边莲、半枝莲、拳参、龙葵、猫爪草、蛇莓、马鞭草、凤尾草、蚤休、山豆根、蒲公英、野菊花、金荞麦、蝉蜕、黄芩、苦参、马勃、射干、瓜蒌、贝母、南星、半夏、杏仁、百部、马兜铃、海蛤壳、牡蛎、海藻、桃仁、大黄、穿山甲、三棱、莪术、鬼箭羽、威灵仙、紫草、石见穿、延胡索、郁金、三七、虎杖、丹参、猪苓、泽泻、防己、大戟、芫花等，患者依从性好，副作用小，在改善放化疗不良反应，提高免疫力，提高带瘤生存率等方面具有较好疗效。

【主要参考文献】

1. 王永炎．中医内科学［M］．北京：中国中医药出版社，2009：54～93．

2. 蔡柏蔷，李龙芸．协和呼吸病学［M］．第 2 版．北京：中国协和医科大学出版社，2011：1203～1236．

3. 陈灏珠，林果为．实用内科学［M］．第 13 版．北京：人民卫生出版社，2010：1797～1812．

4. 钟南山．刘又宁．呼吸病学［M］．第 2 版．北京：人民卫生出版社，2012：610～633．

5. 周伟生，杨贤卫，何蓉．中晚期周围型肺癌临床分期病理分型与中医证型相关性研究［J］．中医药学刊，2006，24（8）：1436～1437．

6. 高尤亮等人．交叉互补基因 1（ERCC1）在不同中医证型肺癌患者中的表达及临床意义［J］．贵阳中医学院学报，2012，34（4）：41～42．

7. 童凤军．肺癌患者不同证型表皮生长因子受体表达的研究［J］．浙江中医杂志，

2007，42（8）：446～447.

8. 晏雪生，李瀚旻，彭亚琴. 肺癌肿瘤标志物与中医辨证分型的相关性研究［J］. 湖北中医杂志，2007，29（9）：11～12.

9. 龚亚斌等晚期非小细胞肺癌痰湿证与外周血免疫指标相关性研究［J］. 世界中西医结合杂志，2013，8（4）：395～396，416.

10. 陶志广，王雄文，吴红洁. 肺癌中医证候与自主神经及免疫功能状态的相关性研究［J］. 中医研究，2012，25（9）：10～12.

11. 周茜等. 半夏总生物碱对人肺癌细胞增殖的抑制作用［J］. 药学实践杂志，2013，31（1）：38～41.

12. 贾英丽等. 白金消积胶囊抗肿瘤作用及其机制研究［J］. 医学信息临床医学，2013，26（3）：126.

13. 曹洋等. 鸦胆子油乳注射液联合化疗治疗晚期非小细胞肺癌临床研究［J］. 中医药学报，2013，41（1）：44～46.

14. 窦永起等. 早期应用凉血活血法预防放射性肺炎临床观察［J］. 中国实验方剂学杂志，2007，13（10）：64～66.

15. 赵廉栋，温馨，陈宇，等. 中医药防治放射性肺纤维化的进展［J］. 中国中医药现代远程教育，2013，11（7）：162～163.

16. 吴玉生，赵媛媛，曹洋，等. 金福安汤治疗中晚期非小细胞肺癌的临床研究［J］. 中成药，2010，32（4）：547～550.

17. 龙鑫，雷欧. 温阳益肾汤联合化疗治疗中晚期肺癌30例疗效观察［J］. 云南中医中药杂志，2007，28（11）：23～24.

（高　雪　韩正雪　熊　广）

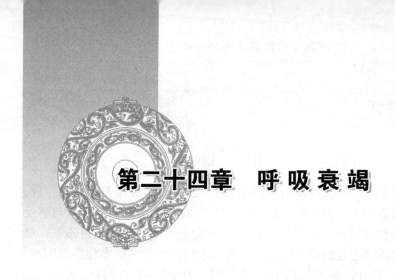

第二十四章 呼吸衰竭

呼吸衰竭（respiratory failure）是指各种原因引起的肺通气和（或）换气功能严重障碍，以致在静息状态下亦不能维持足够的气体交换，导致低氧血症伴或不伴高碳酸血症，进而引起一系列病理生理改变和相应临床表现的综合征。其临床表现缺乏特异性，明确诊断有赖于动脉血气分析：在海平面、静息状态、呼吸空气条件下，动脉血氧分压（PaO_2）＜60mmHg，伴或不伴二氧化碳分压（$PaCO_2$）＞50mmHg，并排除心内解剖分流和原发于心排出量降低等因素，可诊为呼吸衰竭。呼吸衰竭按起病缓急分为急性、慢性呼吸衰竭。本文主要介绍慢性呼吸衰竭。

中医学无呼吸衰竭这一病名，但对其症状的描述却可上溯至先秦时代。呼吸衰竭的患者多以呼吸困难为主症，轻则呼吸费力，重则呼吸窘迫，属"喘证"、"痰饮"、"肺胀"、"心悸"、"水肿"、"惊厥"、"闭证"、"脱证"等多种危重症范畴，常表现为喘、厥、痉、闭、脱等特点。中医对本病的研究源远流长，正如《灵枢·五阅五使》篇说："故肺病者、喘息鼻张"；《灵枢·本藏》篇谓："肺高则上气肩息"；《灵枢·胀论》篇亦云："肺胀者，虚满而喘咳"。另隋朝巢元方《诸病源候论·咳逆短气候》叙述其发病机制则更为详细："肺虚为微寒所伤则咳嗽，嗽则气还于肺间则肺胀，肺胀则气逆，而肺本虚，气为不足，复为邪所乘，壅痞不能宣畅，故咳逆，短乏气也"。还可见于明代秦景明在《病因脉治》中亦谓："肺胀之因，内有郁结，先伤肺气，外复感邪，肺气不得发泄，则肺胀作矣"。可见中医药治疗本病经验丰富。

本病多在肺脾肾虚的基础上感受外邪，故治疗当"急则治其标"，以祛邪为主，补虚为辅。本病缓解期中医药治疗疗效显著。

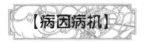

【病因病机】

一、中 医

中医学认为本病病位在肺，与脾、肾、心、肝密切相关，以肺、脾、肾、心、肝虚损为本；痰、瘀、热为标。本病的发病诱因较多，常与感受风寒或邪热、情志内伤、疲劳、食用某些食物等有关，致使气道不畅，肺气不降，引动内伏之宿痰毒热而发病。而且本病的发病常由多种疾患引起，其病因亦极为复杂，常见病因有毒热内陷、败血停凝、痰阻气道、肺脾肾虚。

1. 肺脾肾虚　肺脾肾虚为发生慢性呼吸衰竭的重要病理基础，具体有三：

（1）久咳久喘、久患痨瘵、肺胀，或痰饮久羁，或水饮内停，皆能进一步伤及肺气，肺气虚衰，气失所主，而发生喘促。气不得续，肺气不足，血行不畅，又可导致气虚血瘀，而发生心悸气短，面唇青紫等症。

（2）脾虚失运，聚湿生痰，上凌于肺，或久咳、久喘，肺病不愈，影响及脾，脾虚失运，酿湿生痰，上干于肺，肺为痰壅，不得肃降，均可出现喘促、紫绀等症。

（3）肺脾久病不愈，穷必及肾，肾虚不能制水，则水湿停聚而成痰饮，痰饮上泛于肺，肺气肃降不利，上逆而作喘。肾司气之摄纳，肾元不固，摄纳失常，则气不归元，上逆于肺，而发为喘促，动则加重，且呼多吸少。

2. 感受外邪　复感外邪是本病反复发作的主要原因。尤其是风寒或湿热之邪。肺虚病久，卫外不固，则邪易乘袭，邪犯于肺则肺气更伤，促使病情恶化。《诸病源候论·咳逆短气候》明确指出：肺胀为"肺本虚，气为不足，复为外邪，壅否不能宣畅，故咳逆短乏气也"并有"肺虚为微寒所伤，肺虚为微热所客"等不同。同时外感势必触动内伏之痰浊，而致内外合邪，同气相召，互为关联影响，如寒痰（饮）蕴肺者易为风寒所乘，痰热郁肺者易为风热所伤；或见外寒内热、寒痰热化等错杂演变情况。从邪正的关系而言，寒痰（饮）易伤阳气，痰热易伤阴津；而阳气虚者外邪易从寒化，阴虚者外邪易于热化。

3. 痰瘀伏肺　肺系疾病日久不愈，正气虚衰。肺气亏虚，肺主治节失司，水道失于通调而聚湿为痰，脾气虚衰，水谷精微不化其津壅滞生痰，肾气虚弱，气化不利，水湿上泛而为痰饮。痰饮日久，聚于贮痰之器，肺络受阻，血行不畅，瘀渐生成，加之气为血帅，气虚则血运无力，肺虚不能助心行血,血行不利而成瘀。瘀血阻滞气机,气化不利,则进一步加重痰饮的形成,且瘀阻血脉,血不利直接化为水,故痰瘀互为因果,是外邪侵袭人体后肺心病发展过程中形成的病理产物,同时二者又作用于人体,加速疾病的发展。其中痰浊蕴结于肺而致心血瘀阻,痰瘀互结,是本病的关键。痰瘀伏肺是内邪,风寒外袭是外邪,内外合邪造成肺气大伤,而出现诸多症状。因而痰瘀伏肺是肺心病心衰的基本病机。

综上所述,本病为本虚标实、虚实夹杂,本虚是肺脾肾心肝俱虚,标实为痰饮,湿热,瘀血为患。久病肺脾肾心肝俱虚,复感外邪是本病反复发作的主要原因。病位由肺累及脾、肾、心、肝。

二、西 医

完整的呼吸过程由相互衔接并同时进行的外呼吸、气体运输和内呼吸三个环节来完成。参与外呼吸即肺通气和肺换气的任何一个环节的严重病变,都可导致呼吸衰竭。

(一)气道阻塞性病变

气管—支气管的炎症、痉挛、肿瘤、异物、纤维化瘢痕,如慢性阻塞性肺疾病、重症哮喘等引起气道阻塞和肺通气不足,或伴有通气/血流比例失调,导致缺氧和 CO_2 潴留,发生呼吸衰竭。

(二)肺组织病变

各种累及肺泡和(或)肺间质的病变,如肺炎、肺气肿、严重肺结核、弥漫性肺纤维化、肺水肿、矽肺等,均致肺泡减少、有效弥散面积减少、肺顺应性减低、通气/血流比例失调,导致缺氧或合并 CO_2 潴留。

(三)肺血管疾病

肺栓塞、肺血管炎等可引起通气/血流比例失调,或部分静脉血未经过氧合直接流入肺静脉,导致呼吸衰竭。

(四)胸廓与胸膜病变

胸部外伤造成连枷胸、严重的自发性或外伤性气胸、脊柱畸形、大量胸腔积液或伴有胸膜肥厚与粘连、强直性脊柱炎、类风湿性脊柱炎等,均可影响胸廓活动和肺脏扩张,造成通气减少及吸入气体分布不均,导致呼吸衰竭。

(五)神经肌肉疾病

脑血管疾病、颅脑外伤、脑炎以及镇静催眠剂中毒,可直接或间接抑制呼吸中枢。脊髓颈段或高位胸段损伤(肿瘤或外伤)、脊髓灰质炎、多发性神经炎、重症肌无力、有机磷中毒、破伤风以及严重的钾代谢紊乱,均可累及呼吸肌,造成呼吸肌无力、疲劳、麻痹,导致呼吸动力下降而引起肺通气不足。

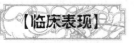

【临床表现】

一、症　状

急性呼吸衰竭的临床表现主要是低氧血症所致的呼吸困难和多器官功能障碍。

1. 呼吸困难　是最早出现的临床症状，随疾病的进展而加重，可有呼吸频率、节律和幅度的改变。辅助呼吸肌参与时可见"三凹征"。中枢性疾病或中枢神经抑制性药物所致的呼吸衰竭，表现为呼吸节律改变，如潮式呼吸、比奥呼吸等。慢性呼吸衰竭的呼吸困难，稳定期表现为呼吸费力伴呼气延长；急性期发展成浅快呼吸，并发 CO_2 潴留时，患者呼吸转为浅慢呼吸或潮式呼吸。

2. 发绀　是缺氧的典型表现。当动脉血氧饱和度低于90％时，则出现口唇、指甲等处发绀。另应注意，发绀还受还原型血红蛋白含量、是否贫血、末梢循环情况、皮肤色素及心功能等的影响。

3. 精神神经症状　急性缺氧可出现精神错乱、狂躁、昏迷、抽搐等症状。CO_2 潴留主要表现为中枢神经系统抑制症状如嗜睡、淡漠、扑翼样震颤等。慢性呼吸衰竭 CO_2 潴留的发展相对缓慢，患者表现为先兴奋后抑制现象。兴奋症状包括烦躁、失眠、夜间躁动而白天嗜睡（黑白颠倒现象）等，此时切忌使用镇静或催眠药物，以免诱发肺性脑病。$PaCO_2 > 80mmHg$（10.7kPa）时，患者出现表情呆滞、精神错乱甚或嗜睡；$PaCO_2 > 120mmHg$（16kPa）时，患者进入昏迷。但临床上急性发病，短期内出现 CO_2 潴留，症状相对较重；慢性呼吸衰竭致 CO_2 潴留并上升，症状相对较轻。

4. 循环系统表现　多数患者有心动过速。慢性呼吸衰竭 CO_2 潴留使皮肤温暖、红润、多汗、血压升高、脉搏洪大；还可因脑血管扩张产生搏动性头痛。严重低氧血症、酸中毒可导致心排出量减少、血压下降、心律失常等。

5. 消化和泌尿系统表现　严重缺氧可致细胞变性坏死。导致血清谷－丙转氨酶与血浆尿素氮升高；个别病例可出现尿蛋白、红细胞和管型，严重者可出现急性肾衰竭。缺氧和 CO_2 潴留可导致胃肠道黏膜充血、水肿或应激性溃疡，引起上消化道出血。

二、体 征

1. 呼吸衰竭的体征 患者神智的改变，呼吸节律、频率和幅度的改变，是否端坐呼吸、张口呼吸和（或）三凹征，有无发绀等。

2. 基础疾病的体征 COPD 患者多有桶状胸，支气管哮喘患者两肺可闻及哮鸣音等。

3. 并发症的体征 合并肺部感染时，可闻及湿性啰音；并发气胸时，一侧胸廓饱满，呼吸音低下或消失；此外，如并发肺性脑病、心力衰竭、消化道出血等均可出现相应体征。

【辅助检查】

呼吸衰竭的诊断主要依靠血气分析。而结合肺功能、胸部影像学和纤维支气管镜等检查对明确呼吸衰竭的原因至为重要。

1. 动脉血气分析 对于判断呼吸衰竭和酸碱失衡的严重程度及指导治疗具有重要意义。pH 可反映机体的代偿状况，有助于对急性或慢性呼吸衰竭加以鉴别。当 $PaCO_2$ 升高、pH 正常时，称为代偿性呼吸性酸中毒；若 $PaCO_2$ 升高、pH<7.35，则称为失代偿性呼吸性酸中毒。需要指出，由于血气受年龄、海拔高度、氧疗等多种因素的影响，在具体分析时一定要结合临床情况。

2. 肺功能检测 尽管在某些重症患者，肺功能检测受到限制，但通过肺功能的检测能判断通气功能障碍的性质（阻塞性、限制性或混合性）及是否合并有换气功能障碍，并对通气和换气功能障碍的严重程度进行判断。而呼吸肌功能测试能够提示呼吸肌无力的原因和严重程度。

3. 胸部影像学检查 包括普通 x 线胸片、胸部 CT 和放射性核素肺通气/灌注扫描、肺血管造影等。

4. 纤维支气管镜检查 对于明确气道疾病和获取病理学证据具有重要意义。

【诊断与鉴别诊断】

一、诊 断 标 准

在海平面大气压下，于静息条件下呼吸室内空气，并排除心内解剖分流和原发于心排血量降低等情况后，动脉血氧分压（PaO_2）低于 60mmHg

（8.0kPa），或伴有二氧化碳分压（$PaCO_2$）高于 50mmHg（6.67kPa），可以诊断。呼吸衰竭的确诊主要靠动脉血气分析，并结合病史、症状和体征。

二、鉴 别 诊 断

1. 西医　本病需辨别导致呼吸衰竭的病因，并要分清呼吸衰竭的种类。
2. 中医　主要是与肺痨、哮病、肺痿等相鉴别。

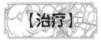
【治疗】

一、一 般 措 施

1. 根据"肺主皮毛"的理论，呼吸衰竭的病人应该随气候变化增添衣被，并推荐做床上八段锦等健身活动，以改善肺脏通气功能，扶助正气，防止外邪侵入。身体恢复较好的患者推荐打太极拳、做八段锦、做呼吸操等。

2. 戒烟是预防本病的重要举措，也是最简单易行的措施，在疾病的任何阶段戒烟都有效预防 COPD 的发生和发展。

3. 避免有害粉尘、烟雾或气体的吸入，工厂、矿山应做好粉尘和有害气体的处理，如采用湿式作业，密闭尘源，加强通风和个人防护。

4. 预防呼吸道感染，包括病毒、支原体或细菌感染。可定期注射流感疫苗、肺炎球菌疫苗等。

5. 提高患者的生活水平，增加营养，加强卫生健康教育，改善工作环境及条件，养成良好的卫生习惯等，对本病的预防均具有重要的意义。

6. 饮食宜清淡，忌食辛辣、煎炒、酸咸、甜腻及海腥发物。有水肿者应进低盐或无盐饮食。

二、中医药治疗

急性期治疗

慢性呼吸衰竭急性发作期的中医病因病机，近年来中医界进行了较深入的研究。传统中医学理论认为：本病的病理状态主要表现为痰湿互结、气滞血瘀、久之耗气或伤阴液。病位在肺，多累及脾、肾、心。易受六淫之邪侵袭，形成本虚标实的病理状态。治疗上，应急则治其标，缓则治其本。根据六淫、气滞、血瘀、痰浊等不同邪气及病理产物，治标一般采用祛邪、理气化瘀、降浊化痰、醒神开窍等治则。治本则根据脏腑气血阴阳虚损不同而补益之，兼清余邪。

（一）辨证论治

1. 热毒犯肺

主症：喘促胸闷，活动后气短，高热面赤，咽痛口渴，咳声重浊，汗出不畏寒，痰黏难咳，痰居胸中，痰稠黄绿，或咽痛，或发热，或便干，或大便稀薄，或痰中带血，或高热神昏。舌红，苔黄，脉数有力。

治法：清热利咽、宣肺化痰。

方药：曲氏肺咳方加减。炙麻黄、杏仁、法半夏、橘红、茯苓、瓜蒌皮、浙贝、木蝴蝶、金荞麦、生石膏、甘草各10g。全方功可清热利咽、宣肺化痰。咽痛者加射干10g；发热者加柴胡、黄芩各10g；便干者去瓜蒌皮、加瓜蒌仁30g；大便稀薄者加葛根30g；痰中带血者加仙鹤草30g；高热神昏者加安宫牛黄丸以豁痰清心开窍。

2. 气阴两虚

主症：喘促痰鸣，难以平卧，或气短明显，咯痰稀薄或痰少，烦热口干，咽喉不利，舌质淡或舌红，少苔，脉细数。治法：清肺化痰，益气养阴。

方药：曲氏阴虚肺咳方合小柴胡汤加减。柴胡、黄芩、紫菀、款冬花、桔梗、陈皮、防风、杏仁、法半夏、浙贝、麦冬、党参、黄芪、甘草各10g。全方功可清肺化痰、益气养阴。喘促痰鸣者加炙麻黄10g；气短明显者加黄芪至40g；痰稠黄绿者加金荞麦、鱼腥草各10g；口干渴者加天花粉15g；肾不纳气者加蛤蚧1只，紫河车5g；咽痛者加射干10g；阴虚明显者加沙参、石斛各10g。

3. 痰瘀阻肺

主症：喘促气逆，紫绀，咳嗽胸满胀闷，痰多色白黏腻，或呈泡沫，短气喘息，不能平卧，稍劳即甚，喉间痰鸣，神志恍惚，或嗜睡，或抽搐，舌质黯或紫黯，苔浊腻，脉滑或滑数。

治法：涤痰祛瘀，开窍醒神。

方药：高氏燥湿邪肺咳方加减。方中法半夏、陈皮、石菖蒲、炙麻黄、杏仁、荆芥、枳壳、胆南星、天竺黄、瓜蒌皮、前胡、郁金、三七、甘草各10g。诸药合用，功可涤痰祛瘀，开窍醒神。大便稀薄者加葛根30g；痰黄量多者加鱼腥草15g，浙贝10g；痰瘀化热，蒙闭心窍，发热昏迷者加安宫牛黄丸以豁痰清心开窍；化火动风，抽搐者加山羊角或羚羊角、僵蚕、全蝎以凉肝熄风止痉。

4. 水凌心肺

主症：喘咳气逆倚息难以平卧，心悸，咳痰稀白，面目肢体浮肿，怯寒肢冷，小便量少，面唇青紫，舌胖黯，苔白滑，脉沉细。

治法：温阳利水，泻壅平喘。

方药：真武汤合五苓散。附子、茯苓、白术、白芍、生姜、泽泻、桂枝、猪苓各10g。诸药合用，功可温阳利水，泻壅平喘。血瘀甚者加三七、丹参各10g；气虚者加黄芪、党参各10g。肿势盛者加茯苓至50g，葶苈子10g；紫绀明显者加泽兰、红花、桃仁各10g。

5. 喘脱症

主症：喘促加剧，呼吸时停时续，神志不清，胸高气促，喉间鼾音，大汗淋漓，四肢厥逆，脉微细欲绝。

治法：扶阳固脱，降逆平喘。

方药：参附汤送服黑锡丹。人参、附子各10g。黑锡丹镇摄浮阳，降逆平喘。全方功可扶阳固脱，降逆平喘。为气衰微欲脱之要方。口干舌红，脉沉细者，人参改用西洋参并加山茱萸10g；神志不清者加丹参、远志、菖蒲各10g；汗多者加煅龙骨、煅牡蛎各20g。

（二）特色专方

1. 洪广祥温阳祛瘀方　制附子10g、茯苓20g、葶苈子10g、牡荆子10g、白术15g、红参10g、干姜6g、泽泻20g、山茱萸15g、生大黄10g、陈皮10g、青皮10g、桃仁10g、水蛭4g，水煎服，日1剂。本方温阳利水，涤痰祛瘀，用于素体阳虚、痰瘀伏肺呼吸衰竭的急性发作期。

2. 温阳补肾平喘汤　熟附片先煎、白芍、茯苓、白术各12g，五味子、生姜、桂枝、杏仁各10g，细辛、甘草各6g。水煎服（附片先煎15分钟再与诸药同煎），用文火煎3次，头煎沸15分钟，二煎沸20分钟，三煎沸30分钟。将三煎滤出匀分3次服用，1日1剂。本方功用温补脾肾，平喘止咳。本方乃由真武汤、苓桂术甘汤和苓甘五味姜辛汤加杏仁组成。其数方的综合作用，故对脾肾所致的喘息型虚寒性气管炎往往应手而效，便溏者生姜易干姜；动则喘甚者加党参15g；手足转温、小便正常后，可用六君子汤加姜、辛、味善后。

3. 独参汤　人参20～30g，用水300ml，大枣5个，同煎至150ml，随时细细服之。可补气固脱，用于呼吸衰竭症见面色苍白，恶寒发热，手足清冷，冷汗淋漓，脉细微欲绝。

（三）中药成药

1. 洋参保肺丸　罂粟壳、五味子醋炙、川贝母、陈皮、砂仁、枳实、麻黄、苦杏仁、石膏、甘草、玄参、西洋参。辅料为赋形剂蜂蜜。有滋阴补肺，止嗽定喘的功效。用于阴虚肺热，咳嗽痰喘，胸闷气短，口燥咽干，睡卧不安。口服，一次2丸，一日2～3次。

2. 补虚止嗽丸　党参、炙黄芪、白术各40g，云苓、当归、半夏各

30g，炙升麻、柴胡各 5g，麦冬、白芥子、五味子各 10g，炙百合、广皮、炙冬花、炙草各 20g。用于中气虚弱，日久咳嗽。

3. 生脉注射液　本品含人参、麦冬、五味子。具有益气养阴，复脉固脱的功效。生脉注射液 40ml 溶于 5% 葡萄糖注射液 250ml 中静脉点滴。

4. 清开灵注射液　含胆酸、珍珠母（粉）、猪去氧胆酸、栀子、水牛角（粉）、板蓝根、黄芩苷、金银花等。清开灵注射液，一日 2～4ml，肌内注射，重症者一日 20～40ml，溶于 10% 葡萄糖溶液 200ml 中静脉滴注，一日两次。具有清热解毒，化痰通络，醒神开窍的功效。可用于呼吸衰竭痰浊闭窍者，症见咳喘、语无伦次，甚至恍惚，昏睡，昏迷，面紫绀，脉滑数，舌紫黯或绛，苔白腻或黄腻。

5. 川芎嗪注射液　川芎嗪注射液 40～80mg 加入 5% 葡萄糖注射液或氯化钠注射液 250～500ml 中静脉点滴，1 次/天。现代药理研究证明川芎嗪注射液能疏通血脉，降低血液黏度及红细胞比容，解除红细胞和血小板聚集，扩张肺血管，改善肺微循环，降低肺动脉高压解除支气管平滑肌痉挛，有效改善肺泡通气量，对各种原因所致的呼吸衰竭均有显著疗效。

（四）针灸疗法

1. 电针　①主穴：素髎、内关、太冲，肾上腺（耳穴）。配穴：涌泉、内庭、太渊、天突、膈神经刺激点（胸锁乳突肌外缘下 1/3 处）。用于急性呼吸衰竭患者，一般取主穴，疗效不明显时酌加配穴。针刺得气后，接 6805 型电针仪。素髎、内关接阳极，太冲、肾上腺接阴极，呼吸骤停者，加取膈神经刺激点。用断续波，开始时用较弱的电流强度，以后逐渐增大，强度应视病情和个体反应而定，呼吸骤停者，刺激宜强。频率常用 20～30 次/分。如发生适应，则可暂换其他波型，或不断地来回调整电流强度。施电针时，需专人负责，严密观察，多在 1～2 分钟内见效。也有须经 20～30 分钟才能使极严重的呼吸节律不整的患者恢复，此时宜再断续通电 20～30 分钟加以巩固。对停用电针又出现反复的少数病人，可采用断续刺激治疗 2～3 日。②取穴：膈神经刺激点。以银针从膈神经刺激点进针，左（向左背部）、右（向右背部）两侧与人体纵轴偏斜 30°～40°角各刺 1 针。深度达左右肩胛舌骨肌下腹的背面，与膈神经相触，针尖不超过锁骨。接通 G6805 治疗仪的膈神经刺激器，断续波，频率为 16～26 次/分，电流强度由 0.5mA 逐渐增至 4mA，持续刺激 2 小时后再与人工呼吸法交替使用。在特殊情况下，电刺激可延至 6～7 小时。至自主呼吸恢复后，可断电留针。

2. 体针　主穴：气舍、水沟、内关。配穴：足三里、丰隆。主穴均取，酌加配穴。进针得气后，均持续运针。内关行捻转提插泻法；水沟以雀啄泻法，刺激至患者眼睑潮湿或流泪；气舍，直刺 0.3～0.4 寸，行捻转补法；

足三里和丰隆均直刺 0.8～1.2 寸行捻转泻法。其持续时间及刺激强弱应视症情变化而定，一般每次行针 3～5 分钟，留针 1 小时。本法宜在常规治疗的基础上进行。

3. 耳针　取耳穴的脑、交感、肺、皮质下、肾等，先用毫针捻转数分钟，24～48 小时，隔日更换。

（五）其他特色疗法

1. 穴位注射　①应用肝素于双侧肺俞穴穴位注射治疗肺心病呼吸衰竭，取得满意疗效。②应用洛贝林 3mg 注射于曲池穴，两侧交替注射 1 次；醒脑静 1～2ml 注射于膻中、曲池、中府、肺俞、足三里，双侧穴位可交替注射 1 次；氨茶碱 0.5～1.0ml 注射于列缺、中府、合谷等穴。回苏灵：8mg 注射足三里或三阴交，两侧可交替注射 1 次。

2. 搐法　用搐鼻散（细辛、皂角、半夏）和通关散（牙皂、细辛、薄荷等）吹入患者鼻中，使之喷嚏，以达到兴奋呼吸的目的。

3. 水罐疗法　青霉素小瓶，去底，上面铝盖不动。水罐药为辣椒粉 21g，枸杞子 15～30g，五味子 15g，以 75％酒精泡 10～15 日，过滤后使用。取中府、乳根及合谷等穴，治疗时，先以水罐按在上述穴位上，然后用注射器于每个穴位上注入 2～3ml 水罐药，从铝罐上抽气，使瓶内形成负压，每次 10～15 分钟。

缓解期治疗

（一）辨证论治

1. 肺肾阴虚，湿热未尽

主症：咳嗽仍反复发作且日久不愈，活动后气短，咳少痰声重浊脓稠，汗出不畏寒，痰居胸中，或肾不纳气，或咽痛，或五心烦热，舌质红，少苔，脉细数。

治法：清肺化痰、益气养阴。

方药：曲氏阴虚肺咳方。黄芪 50g，党参 20g，紫菀、款冬花、桔梗、陈皮、防风、杏仁、法半夏、浙贝、麦冬、甘草各 10g，桑白皮 5g。全方功可清肺化痰、益气养阴。口干渴者加天花粉 10g；肾不纳气者加蛤蚧 1 只、紫河车 5g；咽痛者加射干 10g；五心烦热者加沙参、石斛各 10g。

2. 脾肾气虚，痰瘀阻络

主症：呼吸浅短，动则尤甚，声怯乏力，咳嗽痰少，甚则张口抬肩，倚息不能平卧，舌淡紫黯，脉沉细弱。

治法：补肺纳肾，兼化痰瘀。

方药：人参蛤蚧散合八珍汤加减。蛤蚧 15g，人参、白术、茯苓、熟地、当归、白芍、川芎、桃仁、杏仁、贝母、炙甘草各 10g，桑白皮、知母各 5g。诸药合用，功可补肺纳肾，兼化痰瘀。肾不纳气者加五味子、补骨脂各 10g；阴虚者加百合、生地、天冬、麦冬、玄参各 10g；心悸者加龙眼肉、远志各 10g；血瘀者加丹参、五灵脂各 10g。

（二）特色专方

1. 肺心汤（周嫦昆）　人参 10g、麦冬 20g、玉竹 30g、黄芩 12g、连翘 20g、陈皮 15g、桔梗 15g、半夏 10g、川芎 12g、白茅根 30g、车前子 15g、砂仁 10g、甘草 6g、水煎服，日 1 剂，每次 150～200ml，每日 3 次。本方功效益气养阴、活血化瘀、清热利水，周氏治疗肺心病肺心功能不全收效良好。

2. 平喘固本汤（周仲瑛方）　党参、冬虫夏草、五味子、胡桃肉、坎脐、沉香、磁石、苏子、款冬花、半夏、橘红，功效降气化痰、温养下元，用于上盛下虚的呼吸衰竭。

3. 通活汤　本方组成当归、赤芍、川芎、牡丹皮、桃仁、杏仁、桔梗各 10g，鸡血藤 12g，鱼腥草 30g。肺气虚者，加黄芪、党参；阴虚者，加沙参、麦冬；脾虚者，加淮山药、白术、茯苓；水肿者，加五加皮、冬瓜皮。每日 1 剂，水煎服。临床证明，本方有降低血液黏稠度，改善肺部微循环的作用，与西药配合，能提高疗效，缩短病程。

4. 葶苈大枣泻肺汤　本方组成葶苈子、大枣。本方泻肺清热、止咳平喘，既能泻肺中痰水而平喘利尿，又不耗伤肺气，祛邪又不伤正。本方可减少利尿剂、激素的用量。

5. 加味四君子汤　红参 10g，先煎，白术 12g，茯苓 12g，炙甘草 6g，黄芪 15g，胡桃肉 10g，临床证明可改善呼吸衰竭的主要症状、体征、动脉血气分析，用于慢性呼吸衰竭失代偿期，而且能增强病人体质等。

6. 冬虫夏草液　肺心病呼吸衰竭患者，在西医常规治疗基础上，同时给予口服天然水煎蜜制冬虫夏草液，发现冬虫夏草可补充人体必需氨基酸，改善营养状况，增强抵抗力，达到对肺心病呼吸衰竭的治疗作用。

7. 小青龙汤　本方组成炙麻黄 10g，芍药 10g，细辛 3g，干姜 3g，炙甘草 10g，桂枝 10g，半夏 10g，五味子 10g，水煎服，日 1 剂，分 2 次服。本方散寒蠲饮，止咳平喘。

8. 润肺止嗽丸　天冬、天花粉、青皮（醋炙）、五味子（醋炙）、紫菀、款冬花、瓜蒌子（蜜炙）、桑白皮（蜜炙）各 15g，紫苏子（炒）、黄芪（蜜炙）、陈皮、浙贝母、知母、淡竹叶、酸枣仁（炒）、地黄各 9g，苦杏仁（去皮炒）、桔梗、前胡、甘草（蜜炙）各 6g。润肺定喘，止嗽化痰。用于肺气虚弱引起的咳嗽喘促，痰涎壅盛，久嗽声哑。口服，一次 2 丸，一日 2 次。

9. 健脾益肺冲剂　余燕娜等用健脾益肺冲击（红参、白术、茯苓、麦冬、桑白皮、黄芪等）治疗缓解期呼吸衰竭患者 30 例，最大吸气压、潮气量改善明显好于对照组。

10. 呼衰 I 号方　含黄芪、西洋参、麦冬五味子，浙贝母、全瓜蒌、胆南星、半夏、赤芍、丹参、石菖蒲。李素云以呼衰 I 号方配合中药注射液治疗慢性呼衰患者 40 例，明显缩短机械通气时间及住院时间，降低病死率。

（三）中药成药

1. 百令胶囊　发酵虫草菌粉，功能补益肺肾，秘精益气。用于肺肾两虚，精气不足，久咳虚喘。口服，每 5～10 粒，每日 3 次。

2. 金水宝　发酵虫草菌粉，本品为硬胶囊，内容物为黄棕色至浅棕色的粉末，气香味苦，功能补益肺肾，秘精益气。用于肺肾两虚，精气不足，久咳虚喘。口服，每次 3 粒，每日 3 次。

3. 安宫牛黄丸或至宝丹　功效：清热解毒，镇惊开窍。用于痰热上扰，窍闭神昏之肺性脑病。每次 1 丸，一天 2 次。

4. 复方丹参注射液　本品由丹参组成，为棕色至棕红色的澄清液体，主治活血化瘀，清心除烦。II 型呼吸衰竭患者其血液的高黏滞、高凝聚状态，是导致呼吸衰竭加重的重要因素。经采用本药治疗后，发现丹参能够降低血黏度及血流阻力，从而对治疗呼吸衰竭起辅助作用。静滴每次 10～20ml，用 5％葡萄糖或 0.9％氯化钠注射液 250～500ml 稀释后使用，一日一次。

5. 参麦注射液　本品由红参、麦冬组成，为微黄色至淡棕色的澄清液体，功能益气固脱，养阴生津，生脉注射液有提高血氧分压，降低二氧化碳分压，使肺型 p 波消失，呼吸频率减慢的功能。静滴每次 10～60ml，用 5％葡萄糖或 0.9％氯化钠注射液 250～500ml 稀释后使用，一日一次。

6. 灯盏花素注射液　本品由灯盏花素组成，为黄色的澄清液体，主治活血化瘀，通络止痛。运用治疗肺心病呼吸衰竭，提示其具有明显的改善心、肺功能，纠正低氧血症及降低血液黏稠度的作用。静滴每次 10～20mg，用 10％葡萄糖注射液 500ml 稀释后使用，一日一次。

7. 灯盏细辛注射液　本品由灯盏细辛组成，为棕色的澄清液体，主治活血化瘀，通络止痛。在常规西药治疗基础上加用灯盏细辛注射液治疗，结果发现灯盏细辛注射液能改善慢性呼吸衰竭患者血气分析情况，减缓慢性呼吸衰竭的进展。静滴每次 20～40ml，用 0.9％氯化钠注射液 250～500ml 稀释后使用，一日一次。

8. α_2 细辛脑注射液　本品由石菖蒲组成，为黄色的澄清液体，治疗慢性肺源性心脏病急性发作期呼吸衰竭的患者，发现 α_2 细辛脑注射液具有止咳、祛痰、平喘作用，可改善肺通气功能。其治疗的总有效率为 96.67%，与对照组比较有显著性差异。

（四）针灸疗法

1. 体针 取穴足三里、三阴交、肺俞、脾俞等穴，常规针法或灸法，有增强体质、预防慢性支气管炎复发的效果。

2. 耳针

主穴：肺 气管 神门 脾

方法：取双侧，中等刺激，留针 10～20 分钟，隔日一次，10 次为一疗程；并可用王不留行贴压耳穴。

3. 皮肤针

主穴：颈背部督脉、膀胱经、后两侧。

方法：轻或中度叩刺，每日一次，10 次为一疗程。

4. 按摩疗法

①取坐位。用拇指指腹端按揉内关、合谷、神门、曲池穴各 1 分钟。②取仰卧位，立其头前，两拇指置于天突穴两侧，分别沿肋间隙自内向外推至腋中线，自上而下推至乳头，重复进行 5 分钟；再用拇指指腹端按揉天突、膻中、足三里、丰隆穴各 1 分钟。③取仰卧位，家人掌摩法，以脐为中心圈，从小到大，顺时针摩腹 3 分钟；再用手掌自上而下拍胸 5 遍。④取侧卧位，以手掌沿腋中线自上而下擦胁 3 分钟，以透热为度。⑤取俯卧位，用禅推法推背部两侧脾俞、胃俞、肾俞、膈俞各 1 分钟，肺俞各 2 分钟；再用擦动法在上述各穴位处来回操作 5 分钟。

（五）其他特色疗法

1. 鼻腔冲洗疗法 用双黄连冻干粉针 1.8g 加入 0.9% 氯化钠注射液 500ml，鼻腔冲洗，每日 1 次，30～90 天为 1 疗程。治疗急、慢性鼻窦炎效佳。主症：鼻涕倒流，痰色白黏，日十口以上，或打呼噜，或张口睡，或口干鼻臭，舌淡红，苔白腻，脉滑。

2. 穴位敷贴

主穴：肺俞、心俞、膈俞（均为双侧）穴。

方法：白芥子（炒）、延胡索各 21g，甘遂、细辛各 12g，共研末（此为 1 人 1 年的用量），于夏季三伏天开始使用。每次以 1/3 药末，加生姜汁调成稠膏状，分摊于 6 块直径约 5cm 的油纸或塑料布上，贴于背部上，后用胶布固定；贴 4～6 小时。每隔 10 天贴 1 次，于初伏、中伏、晚伏各 1 次，共 3 次。连贴 3～5 年。宜晴天中午前后贴，阴雨天贴效果欠佳，可改善咳痰喘症状。贴药后不宜过多活动。

3. 雾化吸入

（1）自制呼吸衰竭灵气道雾化剂（人参、麻黄、鱼腥草、石菖蒲等）。雾化吸入该制剂，能改善呼吸肌疲劳，增加肺的通气量，改善通气/血流比例等作用。

（2）双黄连雾化合剂（由双黄连粉注射液、丹参注射液组成），可湿化气道、稀释痰液，具有止咳平喘、祛痰、抗菌抗炎作用，可改善肺通气及肺循环。

（3）鲜竹沥或金荞麦水剂雾化吸入（金荞麦水剂或鲜竹沥）雾化吸入在临床症状、体征、血气分析C反应蛋白、白细胞介素-8（IL-8）、可溶性细胞间黏附分子方面均有改善。

4. 中药灌肠　用加味大承气汤保留灌肠能较快控制肺部感染，减少机械通气时间，减少无创通气的副作用。

三、西医药常规治疗

呼吸衰竭总的治疗目的是：改善缺氧和纠正二氧化碳潴留。具体措施有：

（一）保持呼吸道通畅

保持呼吸道通畅是最基本、最重要的治疗措施。其方法主要有：①徒手开放气道：适用于昏迷的患者，使其处于仰卧位，头后仰，托起下颌并将口打开，清除气道内分泌物及异物。②建立人工气道：一般有三种方法，即简便人工气道、气管插管及气管切开。简便人工气道主要有口咽通气道、鼻咽通气道和喉罩。

若患者有支气管痉挛，需积极使用支气管扩张药物。在急性呼吸衰竭时，主要经静脉给药。

（二）氧疗

氧疗可以纠正患者的缺氧状态。确定吸氧浓度的原则是保证 PaO_2 迅速提高到60mmHg或血氧饱和度（SpO_2）达90％以上的前提下，尽量减低吸氧浓度。Ⅰ型呼吸衰竭的主要问题为氧合功能障碍，较高浓度（＞35％）给氧可以迅速缓解低氧血症而不会引起 CO_2 潴留。对于Ⅱ型呼吸衰竭，则应将给氧浓度设定为达到上述目标的最低值。吸氧方式有：鼻导管、鼻塞和面罩。

（三）呼吸兴奋剂

主要适用于以中枢抑制为主、通气量不足引起的呼吸衰竭，对以肺换气功能障碍为主所导致的呼吸衰竭患者，不宜使用。常用的药物有尼可刹米和洛贝林，用量过大可引起不良反应。近年来这两种药物在西方国家几乎已被淘汰，取而代之的有多沙普仑，该药对于镇静催眠药过量引起的呼吸抑制和COPD并发急性呼吸衰竭有显著的呼吸兴奋效果。

（四）机械通气

用机械通气（呼吸机）来改善通气和（或）换气功能，维持必要的肺泡通气量，降低$PaCO_2$。包括有创和无创通气两种。

（五）对症治疗

1. 针对病因治疗，引起呼吸衰竭的原发疾病多种多样，针对不同病因采取适当的治疗措施十分必要，也是治疗呼吸衰竭的根本所在。

2. 一般支持疗法，维持水和电解质平衡，营养支持。

（六）保护其他重要脏器

人体是统一的整体，呼吸衰竭往往会累及其他重要脏器。故在治疗的同时，应密切关注其他脏器功能的变化，积极防治重要脏器功能损害。

【特色疗法述评】

1. 慢性呼吸衰竭属于呼吸系统的急危重症。该病致残率及病死率高，是我国重点防治的慢性肺源性心脏病的垂危阶段。半个世纪以来，西医药得到了迅猛的发展。无论是发病机制的研究，诊断的研究以及急性发作期的药物和医疗器械的应用均达到了前所未有的水平。先进的医疗技术救治了许多慢性呼吸衰竭的急性发作期患者。然本病缓解期的治疗至今仍处于延缓疾病发展的被动局面。缓解期的方法较为单一，手段较为贫乏。患者往往因为病邪久居鼻窦或肺系而不去、体虚易感因素、气道高反应性、空气污染等因素难以防范疾病发展。所以，去除最后一口痰、提高抵抗力的中药研发仍是重要的课题。

2. 近年来，中医药在治疗间质性肺炎、肺纤维化引起的慢性呼吸衰竭方面有较大的进展。笔者应用化痰、祛瘀、益气、养阴的治疗原则治疗上百例上述患者，普遍获得较好的治疗效果。一部分呼吸衰竭的老人化掉了最后一口痰，还有一部分老人原来只能行走数十米，治疗后可以行走数百米，甚至1～2公里。中医药之博大精深，只有持续地学习、钻研、坚持才能有体会和疗效。

3. "化除最后一口痰"的理念很适合于慢性呼吸衰竭的缓解期。该理念笔者倡导了十余年，它有几点好处：①痰是病原微生物的病理产物，具体说它是细菌、霉菌、病毒的聚集物，它可以使疾病复发，还可以传染他人。所以，消灭了最后一口痰就是消除了病原微生物，就是消灭了病邪。②没有病邪就可以补益身体，就不会出现虚不受补的尴尬局面。为增强抵抗力，防止病邪侵袭打下良好的基础。③良性循环建立十分重要。患者的病情属于良性循环者生，属于恶性循环者死。因此，大力提倡"化除最后一口痰"理论是治疗本病的关键所在，是延缓疾病发展、延长生存时间的有力措施。是有特色的中医治疗方法。

4. 医圣张仲景云"病痰饮者当以温药和之"。这是治疗痰饮之大法。慢性呼吸衰竭缓解期的痰饮治疗方法必须根据病邪的属性运用该理论辨证论治。一般采用清热化痰、燥湿化痰、宣肺化痰、温肺化饮等治则。

【主要参考文献】

1. 钟南山，刘又宁．呼吸病学［M］．第 2 版．北京：人民卫生出版社，2012：974～890.

2. 蔡柏蔷，李龙芸．协和呼吸病学［M］．第 2 版．北京：中国协和医科大学出版社，2011：59～89.

3. 陆再英，钟南山．内科学［M］．第 7 版．北京：人民卫生出版社，2010：141～150.

4. 王永炎．中医内科学［M］．北京：中国中医药出版社，2009：54～93.

5. 李慧，邓瑞锋，王曙光，等．云南灯盏花治疗慢性肺心病呼吸衰竭疗效观察［J］．实用心脑肺血管病杂志，2001，9（4）：238～239.

6. 陈刚，吴莉琴，李旭．灯盏细辛对慢性呼吸衰竭患者血气的影响［J］．浙江中西医结合杂志，2002，12（5）：279～280.

7. 陶凯，周晓园，林惠娟，等．菖蒲雾化合剂治疗慢性呼吸衰竭失代偿期临床观察［J］．中医杂志，1996，37（3）：161.

8. 钟南山，刘又宁．呼吸病学［M］．第 2 版．北京：人民卫生出版社，2012：974～890.

9. 蔡柏蔷，李龙芸．协和呼吸病学［M］．第 2 版．北京：中国协和医科大学出版社，2011：59～89.

10. 陆再英，钟南山．内科学［M］．第 7 版．北京：人民卫生出版社，2010：141～150.

11. 王永炎．中医内科学［M］．北京：中国中医药出版社，2009：54～93.

12. 李慧，邓瑞锋，王曙光，等．云南灯盏花治疗慢性肺心病呼吸衰竭疗效观察［J］．实用心脑肺血管病杂志，2001，9（4）：238～239.

13. 陶凯，周晓园，林惠娟，等．菖蒲雾化合剂治疗慢性呼吸衰竭失代偿期临床观察［J］．中医杂志，1996，37（3）：161.

（陈　生　莫玉霞　曲敬来）

12检